中药注射剂
调配技术手册

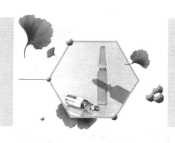

主 编 刘 圣

编 委（按姓氏笔画排序）
刘 圣　李 正　陈象青
纵 盼　谢 军　蔡静雯

人民卫生出版社
·北京·

版权所有，侵权必究！

图书在版编目（CIP）数据

中药注射剂调配技术手册/刘圣主编. —北京：人民卫生出版社，2024.9
　ISBN 978-7-117-36377-8

Ⅰ.①中… Ⅱ.①刘… Ⅲ.①中草药－注射剂－配制－手册 Ⅳ.①R286-62

中国国家版本馆CIP数据核字（2024）第109446号

人卫智网	www.ipmph.com	医学教育、学术、考试、健康，购书智慧智能综合服务平台
人卫官网	www.pmph.com	人卫官方资讯发布平台

中药注射剂调配技术手册

Zhongyao Zhusheji Tiaopei Jishu Shouce

主　　编：刘　圣
出版发行：人民卫生出版社（中继线 010-59780011）
地　　址：北京市朝阳区潘家园南里19号
邮　　编：100021
E - mail：pmph@pmph.com
购书热线：010-59787592　010-59787584　010-65264830
印　　刷：中煤（北京）印务有限公司
经　　销：新华书店
开　　本：710×1000　1/16　　印张：30
字　　数：571千字
版　　次：2024年9月第1版
印　　次：2024年9月第1次印刷
标准书号：ISBN 978-7-117-36377-8
定　　价：88.00元

打击盗版举报电话：010-59787491　E-mail：WQ@pmph.com
质量问题联系电话：010-59787234　E-mail：zhiliang@pmph.com
数字融合服务电话：4001118166　E-mail：zengzhi@pmph.com

前　言

中药注射剂系指中药饮片经提取、纯化制成的原料药物或与适宜的辅料制成的供注入体内的无菌制剂。中药注射剂临床主要用于治疗感染性疾病、心脑血管疾病、呼吸系统疾病、肿瘤等，具有独特的疗效，发挥着重要的作用，给药途径包括静脉滴注、静脉注射、肌内注射和皮下注射等。作为现代制药技术与传统中医药理论结合的产物，中药注射剂是中医药现代化历史进程中的重大创新成果，临床应用广泛，其安全性和质量控制受到了广泛关注。

中药注射剂成分复杂，与溶剂或其他注射剂混合，溶液可能发生物理和/或化学性质变化，如颜色变化、出现浑浊、产生沉淀或结晶、产生气体、产生丁达尔效应、不溶性微粒增加、pH 变化等，甚至产生致敏性物质，由此导致不良反应。针对这些问题，《中药注射剂调配技术手册》详述药物功能与主治或适应证、用法与用量、调配及溶液稳定性、药物与静脉输液相容性、静脉输液加药相容性、输液器加药相容性、注射器加药相容性、药物与容器具相容性。推荐静脉用中药注射剂调配的溶液用药期限内性状没有变化、丁达尔效应阴性药物不产生丁达尔效应、丁达尔效应阳性药物的丁达尔效应不得明显增强或减弱甚至完全消失、不溶性微粒符合《中华人民共和国药典》（2020 年版）规定、浊度与 0 时比较变化小于 0.5 浊度单位（NTU）、pH 与 0 时比较变化小于 10% 作为其物理性质控制指标，但中药静脉乳剂调配的溶液不完全符合上述规定。

《中药注射剂调配技术手册》分为补益药、清热药、理血药、祛风湿药、抗肿瘤药、其他类药与来源于中药或天然药物的化学药共 7 章。本书收录中药注射剂品种齐全，可为临床医师用药、药师处方审核与调剂、护师用药监护提供指导，也可为医药教学及科研人员提供参考。由于我们学识与专业水平有限，书中可能存在疏漏之处，衷心希望广大读者提出宝贵的意见和建议，以期再版修正和补充。

刘　圣

2024 年 3 月 31 日

目 录

第一章 补益药 ... 1

黄芪注射液 ... 1
注射用黄芪多糖 ... 3
刺五加注射液 ... 4
参附注射液 ... 6
肾康注射液 ... 9
参麦注射液 ... 11
生脉注射液 ... 14
注射用益气复脉 ... 17
参芪扶正注射液 ... 20
人参糖肽注射液 ... 21
薄芝菌注射液 ... 21
鹿茸精注射液 ... 22

第二章 清热药 ... 23

清开灵注射液(注射用清开灵) ... 23
双黄连注射液(注射用双黄连) ... 29
茵栀黄注射液 ... 34
鱼腥草注射液 ... 37
柴胡注射液 ... 41
痰热清注射液 ... 42
肿节风注射液 ... 48
醒脑静注射液 ... 48
穿心莲注射液 ... 50
喜炎平注射液 ... 50
苦黄注射液 ... 55

羚羊角注射液 ·· 56
肝炎灵注射液 ·· 56
舒肝宁注射液 ·· 57
热毒宁注射液 ·· 58
板蓝根注射液 ·· 63
鱼金注射液 ··· 64
银黄注射液 ··· 65
黄藤素注射液 ·· 65
射干抗病毒注射液 ·· 66
苦木注射液 ··· 66
清热解毒注射液 ··· 66
复方大青叶注射液 ·· 67
白花蛇舌草注射液 ·· 67
热可平注射液 ·· 68
去感热注射液 ·· 68
岩黄连注射液 ·· 68
抗腮腺炎注射液 ··· 69
野菊花注射液 ·· 69
复方蒲公英注射液 ·· 69
田基黄注射液 ·· 70
柴辛感冒注射液 ··· 70
桑姜感冒注射液 ··· 71
退热解毒注射液 ··· 71
勒马回注射液 ·· 71
胆木注射液 ··· 72
清肝注射液 ··· 72
土贝母皂苷注射液 ·· 72

第三章　理血药 ·· 74

大株红景天注射液 ·· 74
血必净注射液 ·· 75
血塞通注射液（注射用血塞通） ························· 80
血栓通注射液（注射用血栓通） ························· 83
丹参注射液（注射用丹参/丹参滴注液） ············· 86
注射用丹参多酚酸 ·· 89

注射用丹参多酚酸盐 92
　　红花注射液 95
　　注射用红花黄色素 97
　　丹红注射液 99
　　香丹注射液（丹香冠心注射液） 102
　　冠心宁注射液 104
　　灯盏花素注射液（注射用灯盏花素） 106
　　灯盏细辛注射液 109
　　瓜蒌皮注射液 111
　　苦碟子注射液 111
　　脉络宁注射液 113
　　舒血宁注射液 114
　　银杏内酯注射液 117
　　银杏二萜内酯葡胺注射液 118
　　疏血通注射液 118
　　复方麝香注射液 120
　　心脉隆注射液 120
　　川参通注射液 121
　　毛冬青注射液 122

第四章　祛风湿药 123

　　正清风痛宁注射液 123
　　复方风湿宁注射液 124
　　丁公藤注射液 125
　　当归寄生注射液 125
　　夏天无注射液 125
　　祖师麻注射液 126
　　黄瑞香注射液 126
　　红茴香注射液 126
　　雪上一枝蒿总碱注射液 127
　　雪莲注射液 127
　　野木瓜注射液 128
　　健骨注射液 128
　　伊痛舒注射液 128
　　鸡矢藤注射液 129

第五章 抗肿瘤药 130

艾迪注射液 130
复方苦参注射液 131
蟾酥注射液 133
华蟾素注射液 134
康艾注射液 136
通关藤注射液 138
鸦胆子油乳注射液 140
康莱特注射液 141
猪苓多糖注射液 141
乌头注射液 142
痛安注射液 142

第六章 其他类药 143

复方半边莲注射液 143
复方当归注射液 143
益母草注射液 144
补骨脂注射液 144
驱虫斑鸠菊注射液 144
地龙注射液 145
止喘灵注射液 145
喘可治注射液 145
复方蛤青注射液 146
芍倍注射液 146
消痔灵注射液 147
矾藤痔注射液 148

第七章 来源于中药或天然药物的化学药 149

人参多糖 149
藻酸双酯钠 150
甘草酸二铵 151
异甘草酸镁 154
复方甘草酸铵 157
复方甘草酸单铵 S 157

复方甘草酸苷 159
苦参碱 161
苦参素 163
硝酸一叶萩碱 164
盐酸洛贝林 165
天麻素 166
枸橼酸咖啡因 167
氧化樟脑 170
樟脑磺酸钠 171
丹参酮 II_A 磺酸钠 171
葛根素 174
盐酸槐定碱 179
丹皮酚 180
穿琥宁 180
炎琥宁 186
莪术油 191
银杏叶提取物 194
川芎嗪 196
丹参川芎嗪注射液 200
参芎葡萄糖注射液 202
杏芎氯化钠注射液 203
七叶皂苷钠 203
三尖杉酯碱 205
高三尖杉酯碱 206
榄香烯 207
紫杉醇 209
多西他赛 217
硫酸长春碱 223
硫酸长春新碱 228
硫酸长春地辛 235
酒石酸长春瑞滨 236
羟喜树碱 242
盐酸托泊替康 243
盐酸伊立替康 246
依托泊苷 250

替尼泊苷……260
去水卫矛醇……265
阿魏酸钠……266
新鱼腥草素钠……268
大蒜素……269
氢溴酸加兰他敏……271
棓丙酯……272
细辛脑……273
盐酸罂粟碱……275
吗啡……278
磷酸可待因……292
奎宁……293
蒿甲醚……294
青蒿琥酯……294
丁苯酞……295
盐酸关附甲素……296
氢溴酸樟柳碱……297
山莨菪碱……297
丁溴东莨菪碱……300
氢溴酸东莨菪碱……302
硫酸阿托品……306
去乙酰毛花苷……311
地高辛……312
毒毛花苷K……316
麻黄碱……317
环轮宁……319
石杉碱甲……320
硝酸士的宁……321
硫酸罗通定……321
硫酸四氢帕马丁……321
汉防己甲素……322
氢溴酸高乌甲素……323
草乌甲素……324
曲克芦丁……325
利血平……326

黄体酮	327
胎盘多肽	327
乌司他丁	328
尿激酶	329
尿促性素	331
绒促性素	332
尿促卵泡素	333
尿多酸肽	334
鹿瓜多肽	334
骨瓜提取物	336
骨肽	337
复方骨肽	339
脑蛋白水解物	340
单唾液酸四己糖神经节苷脂钠	342
复方曲肽	343
复方脑肽节苷脂	344
肌氨肽苷	345
脑苷肌肽	346
心肌肽	347
胰岛素	348
垂体后叶	353
缩宫素	354
促皮质素	357
小牛血去蛋白提取物	358
小牛脾提取物	359
脾多肽	360
转移因子	360
胸腺肽	361
胰激肽原酶	362
糜蛋白酶	363
肝水解肽	363
促肝细胞生长素	364
硫酸软骨素	366
肝素钠	367
肝素钙	388

玻璃酸酶	390
细胞色素 C	392
抑肽酶	393
斑蝥酸钠	395
去甲斑蝥酸钠	396
蜂毒	397
血凝酶	397
蕲蛇酶	400
巴曲酶	401
降纤酶	402
科博肽	403
鱼肝油酸钠	404
硫酸鱼精蛋白	404
三氧化二砷	406
灵孢多糖（赤芝孢子多糖）	407
薄芝糖肽	408
香菇多糖	409
亮菌甲素	410
谷红注射液	411
银杏达莫注射液	412
复方对乙酰氨基酚金银花注射液	415
复方明矾布比卡因注射液	415

参考文献 ... 417

中文药名索引 ... 464

第一章 补益药

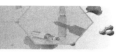

黄芪注射液
Huangqi Zhusheye

【功能与主治】益气养元、扶正祛邪、养心通脉、健脾利湿。用于心气虚损、血脉瘀阻之病毒性心肌炎、心功能不全与脾虚湿困之肝炎。

【制剂与规格】黄芪注射液：2ml（相当于原药材 4g）；10ml（相当于原药材 20g）；20ml（相当于原药材 40g）。本品为黄色或淡棕黄色的澄明液体，成分为黄芪，辅料为依地酸二钠、碳酸氢钠、甘油和注射用水。本品 pH 为 6.0～7.5。

【用法与用量】

用法：肌内注射；或稀释后静脉滴注，滴注速度＜40 滴/min，一般 15～30 滴/min。禁止静脉注射。

用量：肌内注射，一次 2～4ml，一日 1～2 次；静脉滴注，一次 10～20ml，一日 1 次。建议 1 个疗程不宜超过 2 周。

【调配】肌内注射不必稀释；或按照无菌操作技术，一次 10～20ml 药物，缓慢稀释于 0.9% 氯化钠注射液 250～500ml 中作静脉滴注液。

【稳定性】本品未启封于遮光、室温处保存；调配的溶液立即使用。本品及调配的溶液如出现变色、浑浊、沉淀或结晶等物理性状改变，不得使用。

【药物相容性】

与静脉输液相容性：本品与静脉输液相容性见表 1-1。

表 1-1 黄芪注射液与静脉输液相容性

静脉输液	黄芪注射液浓度/(ml/ml)	溶液保存条件与结果	相容性
0.9% 氯化钠注射液	0.16	室温 24 小时性状、pH、紫外光谱与薄层色谱无明显变化	相容
	0.1	18～22℃及 38℃ 12 小时性状、pH 与紫外光谱无明显变化，不溶性微粒符合规定	

续表

静脉输液	黄芪注射液浓度/(ml/ml)	溶液保存条件与结果	相容性
5%葡萄糖注射液	0.16	室温24小时性状、pH、紫外光谱与薄层色谱无明显变化	相容
	0.1	18~22℃及38℃ 12小时性状、pH与紫外光谱无明显变化,不溶性微粒符合规定	
10%葡萄糖注射液	0.16	室温24小时性状、pH、紫外光谱与薄层色谱无明显变化	相容
	0.1	18~22℃及38℃ 12小时性状、pH与紫外光谱无明显变化,不溶性微粒符合规定	
葡萄糖氯化钠注射液	0.16	室温24小时性状、pH、紫外光谱与薄层色谱无明显变化	相容
	0.1	18~22℃及38℃ 12小时性状、pH与紫外光谱无明显变化,不溶性微粒符合规定	
乳酸钠林格注射液	0.16	室温24小时性状、pH、紫外光谱与薄层色谱无明显变化	相容
	0.1	18~22℃及38℃ 12小时性状、pH与紫外光谱无明显变化,不溶性微粒符合规定	

静脉输液加药相容性：本品不得与其他药物混合于同一容器内使用。本品调配的溶液加入其他药物,药物相容性见表1-2。

表1-2　静脉输液中黄芪注射液与其他药物相容性

加入药物	药物浓度	黄芪注射液浓度/(ml/ml)	静脉输液	溶液保存条件与结果	相容性
刺五加注射液	总黄酮0.4mg/ml	0.08	5%或10%葡萄糖注射液	室温4小时性状、pH与两药物含量无明显变化,不溶性微粒符合规定	相容
甘草酸二铵	0.4mg/ml	0.08	5%葡萄糖注射液	23℃ 6小时性状、pH与甘草酸二铵含量无明显变化	相容
胰岛素（普通）	0.016U/ml	0.08	5%葡萄糖注射液	室温8小时性状、pH与两药物含量稳定,不溶性微粒符合规定	相容

输液器加药相容性：本品不得与其他药物混合使用,如通过输液器序贯输液,须用相容性静脉输液适量冲洗静脉通路。

注射用黄芪多糖
Astragalus Polysaccharide for Injection

【功能与主治】益气补虚。用于倦怠乏力、少气懒言、自汗、气短、食欲缺乏属气虚证因化疗后白细胞减少、生活质量降低、免疫功能低下的肿瘤患者。

【制剂与规格】注射用黄芪多糖：250mg。本品为类白色的无定形粉末，成分为黄芪多糖。

【用法与用量】

用法：静脉滴注，每次滴注不少于2.5小时。

用量：一次250mg，一日1次。

疗程：免疫功能低下患者用药21日，其他症状患者用药7日。

皮肤过敏试验：患者用药前需做皮试，皮试阴性者方可使用。用无菌注射器抽取用0.9%氯化钠注射液调配的药物浓度为0.05%皮试液约0.2ml，在前臂屈侧皮内注射0.1ml，20分钟后观察结果，皮试部位无反应或皮丘直径小于0.3cm、不痒，判断为阴性；风团直径为0.3～0.5cm、不痒，判断为可疑；风团不明显，但局部充血伴瘙痒或风团直径大于0.5cm，判断为阳性；风团直径大于1cm，周围充血，伴伪足，有皮试部位以外的反应，判断为强阳性。

【调配】按照无菌操作技术，每瓶250mg药物，加入0.9%氯化钠注射液10ml，振摇使完全溶解，取1ml稀释于0.9%氯化钠注射液至10ml，再取1ml稀释于0.9%氯化钠注射液至5ml，药物浓度为0.5mg/ml作皮下注射液；或每瓶250mg药物，加入0.9%氯化钠注射液10ml，振摇使完全溶解，溶解液缓慢稀释于0.9%氯化钠注射液、5%葡萄糖注射液或10%葡萄糖注射液500ml中作静脉滴注液。

【稳定性】本品未启封于室温处保存；调配的皮试液室温8小时内使用；调配的静脉滴注液立即使用。本品调配的溶液如出现变色、浑浊、沉淀或结晶等物理性状改变，不得使用。

【药物相容性】

与静脉输液相容性：本品与0.9%氯化钠注射液、5%葡萄糖注射液或10%葡萄糖注射液相容。

静脉输液加药相容性：本品不得与其他药物混合于同一容器内使用。

输液器加药相容性：本品不得与其他药物混合使用，如通过输液器序贯输液，须用相容性静脉输液适量冲洗静脉通路。

刺五加注射液
Ciwujia Zhusheye

【功能与主治】 平补肝肾、益精壮骨。用于肝肾不足所致的短暂性脑缺血发作,脑动脉硬化,脑血栓形成,脑栓塞等;亦用于冠心病、心绞痛合并神经衰弱和更年期综合征等。

【制剂与规格】 刺五加注射液:20ml(含总黄酮100mg);100ml(含总黄酮300mg);250ml(含总黄酮500mg)。本品为橙黄色或棕黄色的澄明液体,成分为刺五加,辅料为氯化钠和注射用水。本品pH为4.5~6.0。

【用法与用量】

用法: 静脉滴注,滴注速度开始为20滴/min,15~20分钟后无不适,可改为40~50滴/min。

用量: 一次300~500mg,一日1~2次;5mg/ml 刺五加注射液一次按体重7mg/kg稀释后静脉滴注。

【调配】 按照无菌操作技术,5mg/ml 刺五加注射液一次按体重 7mg/kg,缓慢稀释于0.9%氯化钠注射液、5%葡萄糖注射液或10%葡萄糖注射液 250ml 中作静脉滴注液;2mg/ml、3mg/ml 刺五加注射液不必稀释。

【稳定性】 本品未启封于遮光、阴凉处(不超过20℃)保存;调配的溶液必须4小时内使用。如果用5%或10%葡萄糖注射液调配,建议使用pH>4.2调配的溶液。本品及调配的溶液如出现变色、浑浊、沉淀或结晶等物理性状改变,不得使用。

【药物相容性】

与静脉输液相容性: 本品与静脉输液相容性见表1-3。

表1-3 刺五加注射液与静脉输液相容性

静脉输液	总黄酮浓度/(mg/ml)	溶液保存条件与结果	相容性
0.9%氯化钠注射液	1	室温24小时性状、pH与紫外光谱无明显变化,总黄酮损失小于5%	相容
5%葡萄糖注射液	1	室温24小时性状、pH与紫外光谱无明显变化,总黄酮损失小于5%	相容
10%葡萄糖注射液	1	室温24小时性状、pH与紫外光谱无明显变化	相容

续表

静脉输液	总黄酮浓度/(mg/ml)	溶液保存条件与结果	相容性
葡萄糖氯化钠注射液	1	室温24小时性状、pH与紫外光谱无明显变化,总黄酮损失小于5%	相容
复方醋酸钠注射液	1	室温24小时性状、pH与紫外光谱无明显变化	相容

静脉输液加药相容性:本品调配的溶液加入其他药物,药物相容性见表1-4。

表1-4 静脉输液中刺五加注射液与其他药物相容性

加入药物	药物浓度	总黄酮浓度/(mg/ml)	静脉输液	溶液保存条件与结果	相容性
黄芪注射液	0.08ml/ml	0.4	5%或10%葡萄糖注射液	室温4小时性状、pH与两药物含量无明显变化,不溶性微粒符合规定	相容
硫酸阿米卡星	4mg/ml	1	0.9%氯化钠注射液	20℃24小时性状、pH与总黄酮含量无明显变化	相容
盐酸倍他司汀	0.04mg/ml	0.6	0.9%氯化钠注射液	4℃、23℃、37℃避光或15~20℃光照6小时性状、pH与总黄酮含量无明显变化	相容
地塞米松磷酸钠	0.1mg/ml	1	0.9%氯化钠注射液	20℃24小时性状、pH与总黄酮含量无明显变化	相容
甲硝唑	5mg/ml	1	—	室温24小时性状、pH与紫外光谱无明显变化,总黄酮损失小于5%	相容
氯化钾	10mg/ml	1	0.9%氯化钠注射液	20℃24小时性状、pH与总黄酮含量无明显变化	相容
维生素B_6	1mg/ml	1	0.9%氯化钠注射液	20℃24小时性状、pH与总黄酮含量无明显变化	相容
维生素C	20mg/ml	1	0.9%氯化钠注射液	20℃24小时性状无明显变化,总黄酮含量下降30%	不相容

输液器加药相容性:本品不得与其他药物混合使用,如确需要联合使用其他药物,本品静脉滴注前、后须用相容性静脉输液适量冲洗静脉通路。

注射器加药相容性:本品与其他药物混合于注射器中,药物相容性见表1-5。

表 1-5　注射器中刺五加注射液与其他药物相容性

注射器中药物	药物量	总黄酮量	溶液保存条件与结果	相容性
丹香冠心注射液	1ml	0.4mg/1ml①、②	室温 4 小时目视性状相容	相容
三磷酸腺苷二钠	10mg/1ml	0.4mg/1ml①、②	室温 4 小时目视性状相容	相容
胞磷胆碱钠	125mg/1ml	0.4mg/1ml①、②	室温 4 小时目视性状相容	相容
细胞色素 C	7.5mg/1ml	0.4mg/1ml①、②	室温 4 小时目视性状相容	相容
地塞米松磷酸钠	5mg/1ml	0.4mg/1ml①、②	室温 4 小时目视性状相容	相容
双嘧达莫	5mg/1ml	0.4mg/1ml①、②	立即出现浑浊	不相容
泮托拉唑钠	2mg/5ml②	15mg/5ml②	颜色立即变为棕褐色，2 小时产生沉淀	不相容
氯化钾	100mg/1ml	0.4mg/1ml①、②	室温 4 小时目视性状相容	相容
曲克芦丁	50mg/1ml	0.4mg/1ml①、②	室温 4 小时目视性状相容	相容
盐酸维拉帕米	5mg/1ml	0.4mg/1ml①、②	立即出现浑浊	不相容
维生素 B_6	25mg/1ml	0.4mg/1ml①、②	室温 4 小时目视性状相容	相容
维生素 C	125mg/1ml	0.4mg/1ml①、②	室温 4 小时目视性状相容	相容

注：①用 5% 葡萄糖注射液稀释；②用 0.9% 氯化钠注射液稀释。

参附注射液
Shenfu Zhusheye

【功能与主治】回阳救逆、益气固脱。主要用于阳气暴脱的厥脱症（感染性、失血性、失液性休克等）；也可用于阳虚（气虚）所致的惊悸、怔忡、喘咳、胃疼、泄泻、痹症等。

【制剂与规格】参附注射液：2ml；10ml；50ml；100ml。本品为淡黄色或淡黄棕色的澄明液体，成分为红参、附片（黑顺片），辅料为盐酸、氢氧化钠、聚山梨酯 80 和注射用水。本品 pH 为 4.5～7.0；用 5% 葡萄糖注射液或 0.9% 氯化钠注射液调配的参附注射液，0.08ml/ml 溶液的渗透压摩尔浓度为 278～296mOsmol/kg；用 10% 葡萄糖注射液或葡萄糖氯化钠注射液调配的参附注射液，0.08ml/ml 溶液的渗透压摩尔浓度为 503～579mOsmol/kg。

【用法与用量】
肌内注射：一次 2～4ml，一日 1～2 次。
静脉滴注：一次 20～100ml，滴注速度不宜过快，初次使用者、儿童和年老体弱者以 20～40 滴 /min 为宜,成人以 40～60 滴 /min 为宜。

静脉注射:一次 5～20ml,稀释后缓慢静脉注射。

疗程:一般连续用药不宜超过 20 日。

【调配】肌内注射不必稀释;或按照无菌操作技术,一次 20～100ml 药物,缓慢稀释于 5% 葡萄糖注射液、10% 葡萄糖注射液或 0.9% 氯化钠注射液 250～500ml 中作静脉滴注液;或一次 5～20ml 药物,用 5% 葡萄糖注射液或 10% 葡萄糖注射液 20ml 稀释作静脉注射液。

【稳定性】本品未启封于遮光、室温处保存;调配的溶液 4 小时内使用。本品及调配的溶液如出现变色、浑浊、沉淀或结晶等物理性状改变,不得使用。

【药物相容性】

与静脉输液相容性:本品与静脉输液相容性见表 1-6。

表 1-6　参附注射液与静脉输液相容性

静脉输液	参附注射液浓度/（ml/ml）	溶液保存条件与结果	相容性
0.9% 氯化钠注射液	0.1	室温 6 小时性状、pH 与主要成分含量无明显变化	相容
5% 葡萄糖注射液	0.1	室温 6 小时性状、pH 与主要成分含量无明显变化	相容
10% 葡萄糖注射液	0.1	室温 6 小时性状、pH 与主要成分含量无明显变化	相容
葡萄糖氯化钠注射液	0.1	室温 6 小时性状、pH 与主要成分含量无明显变化	相容

静脉输液加药相容性:本品调配的溶液加入其他药物,药物相容性见表 1-7。

表 1-7　静脉输液中参附注射液与其他药物相容性

加入药物	药物浓度	参附注射液浓度/（ml/ml）	静脉输液	溶液保存条件与结果	相容性
丹参注射液	—	—	—	药品说明书不推荐混合使用	不相容
脑蛋白水解物	—	—	—	药品说明书不推荐混合使用	不相容
三磷酸腺苷二钠	0.006 6mg/ml	0.46	5% 葡萄糖注射液	室温 4 小时人参皂苷损失小于 10%	相容

续表

加入药物	药物浓度	参附注射液浓度/(ml/ml)	静脉输液	溶液保存条件与结果	相容性
氨茶碱	—	—	—	药品说明书不推荐混合使用	不相容
	0.08mg/ml	0.46	5%葡萄糖注射液	室温4小时人参皂苷损失小于10%	相容
辅酶A	—	—	—	药品说明书不推荐混合使用	不相容
	0.016U/ml	0.46	5%葡萄糖注射液	室温4小时人参皂苷损失小于10%	相容
盐酸多巴胺	0.033mg/ml	0.46	5%葡萄糖注射液	室温4小时人参皂苷损失小于10%	相容
盐酸多柔比星	—	—	—	药品说明书不推荐混合使用	不相容
酚磺乙胺	0.41mg/ml	0.46	5%葡萄糖注射液	室温4小时人参皂苷损失小于10%	相容
盐酸洛贝林	0.000 5mg/ml	0.46	5%葡萄糖注射液	室温4小时人参皂苷损失小于10%	相容
亚硫酸氢钠甲萘醌	—	—	—	药品说明书不推荐混合使用	不相容
尼可刹米	0.008mg/ml	0.46	5%葡萄糖注射液	室温4小时人参皂苷损失小于10%	相容
维生素B_6	0.016mg/ml	0.46	5%葡萄糖注射液	室温4小时人参皂苷损失小于10%	相容
维生素C	0.16mg/ml	0.46	5%葡萄糖注射液	室温4小时人参皂苷损失小于10%	相容
维生素K_1	0.001 5mg/ml	0.46	5%葡萄糖注射液	室温4小时人参皂苷损失小于10%	相容
奥美拉唑钠	—	—	—	药品说明书不推荐混合使用	不相容
碳酸氢钠	5%	0.1	—	室温6小时性状、pH与参附注射液主要成分含量无明显变化	相容

注射器加药相容性：本品调配的溶液与其他药物混合于注射器中，药物相容性见表 1-8。

表 1-8　注射器中参附注射液与其他药物相容性

注射器中药物	药物量	参附注射液量	溶液保存条件与结果	相容性
兰索拉唑	1.5mg/5ml①	2ml/5ml②	室温 6 小时 pH 与 0 时比较明显降低，不溶性微粒增加	不相容
奥美拉唑钠	—	—	药品说明书不推荐混合使用	不相容
	2mg/5ml①	2ml/5ml②	室温 6 小时 pH 与 0 时比较明显降低，不溶性微粒增加	不相容
泮托拉唑钠	2mg/5ml①	2ml/5ml②	室温 6 小时 pH 与 0 时比较明显降低，不溶性微粒增加	不相容

注：①用 0.9% 氯化钠注射液稀释；②用 5% 葡萄糖注射液稀释。

肾康注射液
Shenkang Zhusheye

【功能与主治】降逆泄浊、益气活血、通腑利湿。用于慢性肾功能衰竭属湿浊血瘀证，症见恶心、呕吐、口中黏腻、面色晦暗、身重困倦、腰痛、纳呆、腹胀、肌肤甲错、肢体麻木、舌质紫暗或有瘀点、舌苔厚腻、脉涩或细涩。

【制剂与规格】肾康注射液：20ml。本品为黄棕色的澄明液体，成分为大黄、丹参、红花、黄芪，辅料为 pH 调节剂和注射用水。本品 pH 为 5.0～7.0。

【用法与用量】

用法：静脉滴注，稀释后滴注速度为 20～30 滴 /min。

用量：一次 100ml，一日 1 次，1 个疗程为 4 周。

【调配】按照无菌操作技术，一次 100ml 药物，用 10% 葡萄糖注射液 300ml 缓慢稀释作静脉滴注液；或一次 60～100ml 药物，每 20ml 药物用 10% 葡萄糖注射液 20～40ml 缓慢稀释作静脉滴注液；高血糖患者，每 20ml 药物用 5% 葡萄糖注射液或 0.9% 氯化钠注射液 40～60ml 缓慢稀释作静脉滴注液。

【稳定性】本品未启封于遮光、阴凉处（不超过 20℃）保存；调配的溶液立即使用。本品及调配的溶液如出现变色、浑浊、沉淀或结晶等物理性状改变，不得使用。

【药物相容性】

与静脉输液相容性：本品与静脉输液相容性见表 1-9。

表 1-9　肾康注射液与静脉输液相容性

静脉输液	肾康注射液浓度/(ml/ml)	溶液保存条件与结果	相容性
0.9%氯化钠注射液	0.25	室温 4 小时性状与 pH 稳定,主要成分损失小于 10%	相容
5%葡萄糖注射液	0.25	室温 1 小时性状、pH 与主要成分含量稳定,不溶性微粒符合规定	相容
10%葡萄糖注射液	0.25	室温 4 小时性状、pH 与主要成分含量无明显变化	相容

输液器加药相容性:本品不得与其他药物混合使用,如通过输液器序贯输液,须用相容性静脉输液适量冲洗静脉通路。本品调配的溶液与其他药物通过 Y 型输液器按 1∶1 比例混合或输液器序贯输液,药物相容性见表 1-10。

表 1-10　输液器中肾康注射液与其他药物相容性

加入药物	药物浓度	肾康注射液浓度	溶液保存条件与结果	相容性
盐酸昂丹司琼	2mg/ml	0.28ml/ml[①]	立即产生棕色絮状物	不相容
前列地尔	5μg/ml	0.28ml/ml[①]	立即产生棕色絮状物	不相容
	0.1μg/ml[①]	0.375ml/ml[①]	立即产生棕黄色絮状物	
盐酸格拉司琼	0.15mg/ml[①]	0.4mg/ml[②]	产生棕黄色絮状物	不相容
盐酸莫西沙星	20mg/ml	未明确[②]	产生棕黄色絮状沉淀	不相容

注:①用 0.9%氯化钠注射液稀释;②用 5%或 10%葡萄糖注射液稀释。

注射器加药相容性:本品及调配的溶液与其他药物混合于注射器中,药物相容性见表 1-11。

表 1-11　注射器中肾康注射液与其他药物相容性

注射器中药物	药物量	肾康注射液量	溶液保存条件与结果	相容性
前列地尔	5μg/1ml	1ml	立即产生棕色絮状物	不相容
盐酸格拉司琼	1mg/1ml	1ml	15 分钟产生棕黄色絮状物	不相容
兰索拉唑	1.5mg/5ml[①]	2mg/5ml[②]	室温 6 小时性状稳定,不溶性微粒增加	不相容
盐酸莫西沙星	100mg/5ml	5ml	产生棕红色絮状沉淀	不相容
奥美拉唑钠	2mg/5ml[①]	2mg/5ml[②]	室温 6 小时性状稳定,不溶性微粒明显增加	不相容

续表

注射器中药物	药物量	肾康注射液量	溶液保存条件与结果	相容性
盐酸昂丹司琼	2mg/1ml	1ml	立即产生棕色絮状物	不相容
泮托拉唑钠	2mg/5ml①	2mg/5ml②	室温6小时性状稳定，pH与0时比较变化明显，不溶性微粒增加	不相容

注：①用0.9%氯化钠注射液稀释；②用5%葡萄糖注射液稀释。

参麦注射液
Shenmai Zhusheye

【功能与主治】益气固脱、养阴生津、生脉。用于治疗气阴两虚型之休克、冠心病、病毒性心肌炎、慢性肺心病、粒细胞减少症。提高肿瘤患者的免疫功能，与化疗药物合用，有一定增效作用，并能减少化疗药物所引起的毒副作用。

【制剂与规格】参麦注射液：2ml；5ml；10ml；15ml；20ml；50ml；100ml。本品为微黄色至淡棕色的澄明液体，成分为红参、麦冬，辅料为氯化钠、聚山梨酯80和注射用水。本品pH为5.0～6.5；用5%葡萄糖注射液或0.9%氯化钠注射液调配的参麦注射液0.08ml/ml，溶液的渗透压摩尔浓度为285～310mOsmol/kg；用10%葡萄糖注射液或葡萄糖氯化钠注射液调配的参麦注射液0.08ml/ml，溶液的渗透压摩尔浓度为573～593mOsmol/kg。

【用法与用量】

用法：肌内注射；或静脉滴注，成人滴注速度为40～60滴/min，儿童与年老体弱者以滴注速度在20～40滴/min为宜。禁止静脉注射。

用量：肌内注射，一次2～4ml，一日1次；静脉滴注，一次20～100ml。1个疗程不宜超过2周。

【调配】肌内注射不必稀释；或按照无菌操作技术，一次20～100ml药物，缓慢稀释于5%葡萄糖注射液或0.9%氯化钠注射液250～500ml中作静脉滴注液；参麦注射液50ml、100ml可以直接静脉滴注，但建议稀释后作静脉滴注液。

【稳定性】本品未启封于遮光、室温处保存；调配的溶液4小时内使用。本品及调配的溶液如出现变色、浑浊、沉淀或结晶等物理性状改变，不得使用。

【药物相容性】

与静脉输液相容性：本品与静脉输液相容性见表1-12。

静脉输液加药相容性：本品不得与其他药物混合于同一容器内使用。本品调配的溶液加入其他药物，药物相容性见表1-13。

表 1-12　参麦注射液与静脉输液相容性

静脉输液	参麦注射液浓度/（ml/ml）	溶液保存条件与结果	相容性
0.9%氯化钠注射液	0.08	室温 2 小时性状、pH 与紫外光谱稳定	相容
5%葡萄糖注射液	0.08	室温 2 小时性状、pH 与紫外光谱稳定	相容
5%果糖注射液	0.16	25℃ 6 小时性状、pH、紫外光谱与人参皂苷 Re 含量无明显变化，不溶性微粒符合规定	相容
5%木糖醇注射液	0.16	25℃ 6 小时性状、pH、紫外光谱与人参皂苷 Re 含量无明显变化，不溶性微粒符合规定	相容

表 1-13　静脉输液中参麦注射液与其他药物相容性

加入药物	药物浓度	参麦注射液浓度/（ml/ml）	静脉输液	溶液保存条件与结果	相容性
三磷酸腺苷二钠	0.08mg/ml	0.5	5%葡萄糖注射液	室温 4 小时性状与 pH 无明显变化	相容
氨茶碱	1mg/ml	0.5	5%葡萄糖注射液	室温 4 小时性状与 pH 无明显变化	相容
盐酸倍他司汀	0.04mg/ml	0.12	0.9%氯化钠注射液	23℃ 6 小时性状、pH 与两药物含量稳定	相容
辅酶 A	0.2U/ml	0.5	5%葡萄糖注射液	室温 4 小时性状与 pH 无明显变化	相容
盐酸多巴胺	0.4mg/ml	0.5	5%葡萄糖注射液	室温 4 小时性状与 pH 无明显变化	相容
酚磺乙胺	5mg/ml	0.5	5%葡萄糖注射液	室温 4 小时性状与 pH 无明显变化	相容
肌苷	1mg/ml	0.5	5%葡萄糖注射液	室温 4 小时性状与 pH 无明显变化	相容
盐酸左氧氟沙星	0.8mg/ml	0.08	5%葡萄糖注射液	室温 8 小时性状、pH 与左氧氟沙星含量稳定	相容
盐酸洛贝林	0.006mg/ml	0.5	5%葡萄糖注射液	室温 4 小时性状与 pH 无明显变化	相容
亚硫酸氢钠甲萘醌	0.08mg/ml	0.5	5%葡萄糖注射液	室温 4 小时性状与 pH 无明显变化	相容

续表

加入药物	药物浓度	参麦注射液浓度/(ml/ml)	静脉输液	溶液保存条件与结果	相容性
重酒石酸间羟胺	0.2mg/ml	0.5	5%葡萄糖注射液	室温4小时性状与pH无明显变化	相容
尼可刹米	0.1mg/ml	0.5	5%葡萄糖注射液	室温4小时性状与pH无明显变化	相容
维生素B_6	0.2mg/ml	0.5	5%葡萄糖注射液	室温4小时性状与pH无明显变化	相容
维生素C	2mg/ml	0.5	5%葡萄糖注射液	室温4小时性状与pH无明显变化	相容
维生素K_1	0.02mg/ml	0.5	5%葡萄糖注射液	室温4小时性状与pH无明显变化	相容

输液器加药相容性：本品不得与其他药物混合使用，如通过输液器序贯输液，须用相容性静脉输液适量冲洗静脉通路。用5%葡萄糖注射液调配的0.16ml/ml参麦注射液与用0.9%氯化钠注射液调配的泮托拉唑钠0.4mg/ml溶液通过输液器序贯输液，混合溶液立即出现白色浑浊，其物理性状不相容。

注射器加药相容性：本品及调配的溶液与其他药物混合于注射器中，药物相容性见表1-14。

表1-14 注射器中参麦注射液与其他药物相容性

注射器中药物	药物量	参麦注射液量	溶液保存条件与结果	相容性
甘露聚糖肽	0.4mg/2ml[①]	0.16ml/2ml[①]	用0.9%氯化钠注射液稀释至10ml，25℃、37℃ 2小时性状与pH无明显变化，甘露聚糖肽紫外吸光度明显变化	不相容
泮托拉唑钠	8mg/2ml[①]	2ml	立即出现白色浑浊，4小时产生白色沉淀	不相容
帕米膦酸二钠	6mg/2ml	2ml	立即出现白色浑浊，静置分成2层，上层为澄明液体，下层为沉淀物	不相容
	6mg/2ml	0.5ml/2ml[②]	立即出现白色浑浊	

注：①用0.9%氯化钠注射液稀释；②用5%葡萄糖注射液稀释。

生脉注射液
Shengmai Zhusheye

【功能与主治】益气养阴、复脉固脱。用于气阴两亏,脉虚欲脱的心悸、气短、四肢厥冷、汗出、脉欲绝及心肌梗死、心源性休克、感染性休克等具有上述证候者。

【制剂与规格】生脉注射液:2ml;5ml;10ml;20ml;25ml;50ml。本品为淡黄色或淡黄棕色的澄明液体,成分为红参、麦冬、五味子,辅料为聚山梨酯 80 和注射用水。本品 pH 为 5.0～7.0。

【用法与用量】

用法:肌内注射;或静脉滴注,一般滴注速度为 40～50 滴/min,不宜超过 60 滴/min。禁止静脉注射。

用量:肌内注射,一次 2～4ml,一日 1～2 次;静脉滴注,一次 20～60ml;或遵医嘱。

【调配】肌内注射不必稀释;或按照无菌操作技术,一次 20～60ml 药物,缓慢稀释于 5% 葡萄糖注射液或 0.9% 氯化钠注射液 250～500ml 中作静脉滴注液。

【稳定性】本品未启封于避光、阴凉处(不超过 20℃)保存;调配的溶液 4 小时内使用。本品及调配的溶液如出现变色、浑浊、沉淀或结晶等物理性状改变,不得使用。

【药物相容性】

与静脉输液相容性:本品与静脉输液相容性见表 1-15。

表 1-15　生脉注射液与静脉输液相容性

静脉输液	生脉注射液浓度/(ml/ml)	溶液保存条件与结果	相容性
0.9% 氯化钠注射液	0.33	25℃ 4 小时性状、pH 与五味子醇甲稳定,不溶性微粒符合规定	相容
	0.167	室温 5 小时性状稳定,人参皂苷 Rg_1 损失小于 10%,不溶性微粒符合规定	
5% 葡萄糖注射液	0.33	25℃ 4 小时性状、pH 与五味子醇甲稳定,不溶性微粒符合规定	相容
	0.167	室温 3 小时性状稳定,人参皂苷 Rg_1 损失约 10%,不溶性微粒符合规定	

续表

静脉输液	生脉注射液浓度/（ml/ml）	溶液保存条件与结果	相容性
10%葡萄糖注射液	0.33	25℃ 4小时性状、pH 与五味子醇甲稳定,不溶性微粒符合规定	相容
5%果糖注射液	0.16	25℃ 6小时性状、pH、紫外光谱与人参皂苷 Re 含量无明显变化,不溶性微粒符合规定	相容
5%木糖醇注射液	0.16	25℃ 6小时性状、pH、紫外光谱与人参皂苷 Re 含量无明显变化,不溶性微粒符合规定	相容
葡萄糖氯化钠注射液	0.33	25℃ 4小时性状、pH 与五味子醇甲稳定,不溶性微粒符合规定	相容
乳酸钠林格注射液	0.33	25℃ 4小时性状、pH 与五味子醇甲稳定,不溶性微粒增加	不相容

静脉输液加药相容性：本品不得与其他药物混合于同一容器内使用。本品调配的溶液加入其他药物,药物相容性见表1-16。

表1-16　静脉输液中生脉注射液与其他药物相容性

加入药物	药物浓度	生脉注射液浓度（ml/ml）	静脉输液	溶液保存条件与结果	相容性
三磷酸腺苷二钠	0.08mg/ml	0.5	5%葡萄糖注射液	室温4小时性状与pH无明显变化	相容
氨茶碱	1mg/ml	0.5	5%葡萄糖注射液	室温4小时性状与pH无明显变化	相容
盐酸倍他司汀	0.04mg/ml	0.12	0.9%氯化钠注射液	23℃ 6小时性状、pH 与两药物含量稳定	相容
辅酶A	0.2U/ml	0.5	5%葡萄糖注射液	室温4小时性状与pH无明显变化	相容
盐酸多巴胺	0.4mg/ml	0.5	5%葡萄糖注射液	室温4小时性状与pH无明显变化	相容
酚磺乙胺	5mg/ml	0.5	5%葡萄糖注射液	室温4小时性状与pH无明显变化	相容
肌苷	1mg/ml	0.5	5%葡萄糖注射液	室温4小时性状与pH无明显变化	相容
盐酸左氧氟沙星	0.8mg/ml	0.08	5%葡萄糖注射液	室温8小时性状、pH 与左氧氟沙星含量稳定	相容

续表

加入药物	药物浓度	生脉注射液浓度（ml/ml）	静脉输液	溶液保存条件与结果	相容性
盐酸洛贝林	0.006mg/ml	0.5	5%葡萄糖注射液	室温4小时性状与pH无明显变化	相容
甘露聚糖肽	0.2mg/ml	0.08	0.9%氯化钠注射液	25℃6小时性状与pH稳定，甘露聚糖肽含量变化较大	不相容
亚硫酸氢钠甲萘醌	0.08mg/ml	0.5	5%葡萄糖注射液	室温4小时性状与pH无明显变化	相容
重酒石酸间羟胺	0.2mg/ml	0.5	5%葡萄糖注射液	室温4小时性状与pH无明显变化	相容
尼可刹米	0.1mg/ml	0.5	5%葡萄糖注射液	室温4小时性状与pH无明显变化	相容
维生素B_6	0.2mg/ml	0.5	5%葡萄糖注射液	室温4小时性状与pH无明显变化	相容
维生素C	2mg/ml	0.5	5%葡萄糖注射液	室温4小时性状与pH无明显变化	相容
维生素K_1	0.02mg/ml	0.5	5%葡萄糖注射液	室温4小时性状与pH无明显变化	相容

输液器加药相容性：本品不得与其他药物混合使用，如通过输液器序贯输液，须用相容性静脉输液适量冲洗静脉通路。

注射器加药相容性：本品及调配的溶液与其他药物混合于注射器中，药物相容性见表1-17。

表1-17 注射器中生脉注射液与其他药物相容性

注射器中药物	药物量	生脉注射液量	溶液保存条件与结果	相容性
甘露聚糖肽	0.4mg/2ml[1]	0.16ml/2ml[1]	用0.9%氯化钠注射液稀释至10ml，25℃、37℃ 2小时性状与pH无明显变化，甘露聚糖肽紫外吸光度明显变化	不相容
盐酸纳洛酮	1mg/1ml	1ml	用适量0.9%氯化钠注射液稀释，立即产生白色絮状沉淀	不相容
奥美拉唑钠	8mg/2ml[1]	2ml	室温4小时性状与pH无明显变化，奥美拉唑含量稳定	相容

注：[1]用0.9%氯化钠注射液稀释。

注射用益气复脉
Zhusheyong Yiqifumai

【功能与主治】 益气复脉、养阴生津。用于冠心病劳力性心绞痛气阴两虚证，症见胸痹心痛，心悸气短，倦怠懒言，头晕目眩，面色少华，舌淡、少苔或剥苔，脉细弱或结代；冠心病所致慢性左心功能不全Ⅱ、Ⅲ级气阴两虚证，症见心悸、气短甚则气急喘促，胸闷隐痛，时作时止，倦怠乏力，面色苍白，动则汗出，舌淡、少苔或剥苔，脉细弱或结代。

【制剂与规格】 注射用益气复脉：0.65g（相当于含红参0.5g、五味子0.75g与麦冬1.5g）。本品为浅黄色的疏松块状物，成分为红参、麦冬、五味子，辅料为葡甲胺和甘露醇。注射用益气复脉250mg/ml水溶液pH为5.0~7.0。

【用法与用量】 一日1次，一次5.2g（8瓶），静脉滴注，稀释液滴注速度约40滴/min，1个疗程为2周。

【调配】 按照无菌操作技术，每瓶0.65g药物，沿瓶内壁加入灭菌注射用水约5ml使药物溶解，8瓶药物溶解液，缓慢稀释于5%葡萄糖注射液或0.9%氯化钠注射液250~500ml中作静脉滴注液。

【稳定性】 本品未启封于遮光、室温处保存；调配的溶液立即使用。本品调配的溶液如出现变色、浑浊、沉淀或结晶等物理性状改变，不得使用。

【药物相容性】

与静脉输液相容性： 本品与静脉输液相容性见表1-18。

表1-18　注射用益气复脉与静脉输液相容性

静脉输液	注射用益气复脉浓度/(mg/ml)	溶液保存条件与结果	相容性
0.9%氯化钠注射液	2.6	27℃ 24小时性状、pH与紫外光谱稳定，不溶性微粒符合规定	相容
	20.8	25℃、35℃光照或暗处6小时性状、pH、主要成分含量与指纹图谱无明显变化，不溶性微粒符合规定	
5%葡萄糖注射液	2.6	27℃ 24小时性状、pH与紫外光谱稳定，不溶性微粒符合规定	相容
5%果糖注射液	20.8	25℃ 6小时性状、pH、主要成分含量与指纹图谱无明显变化，不溶性微粒符合规定	相容

续表

静脉输液	注射用益气复脉浓度/(mg/ml)	溶液保存条件与结果	相容性
5%木糖醇注射液	20.8	25℃ 6小时性状、pH、主要成分含量与紫外光谱无明显变化,不溶性微粒符合规定	相容

静脉输液加药相容性：本品不得与其他药物混合于同一容器内使用。本品调配的溶液加入其他药物,药物相容性见表1-19。

表1-19 静脉输液中注射用益气复脉与其他药物相容性

加入药物	药物浓度	注射用益气复脉浓度/(mg/ml)	静脉输液	溶液保存条件与结果	相容性
三磷酸腺苷二钠	0.08mg/ml	20.8	0.9%氯化钠注射液	室温12小时性状、pH、紫外光谱与指纹色谱无明显变化,不溶性微粒符合规定	相容
氨茶碱	1mg/ml	20.8	0.9%氯化钠注射液	0～12小时紫外光谱明显变化,指纹色谱图相似度小于0.9	不相容
胞磷胆碱钠	2mg/ml	20.8	0.9%氯化钠注射液	室温12小时性状、pH、紫外光谱与指纹色谱无明显变化,不溶性微粒符合规定	相容
辅酶A	0.4U/ml	20.8	0.9%氯化钠注射液	不溶性微粒立即增加	不相容
环磷酰胺	0.8mg/ml	20.8	0.9%氯化钠注射液	不溶性微粒增加,0～12小时指纹色谱图相似度小于0.9	不相容
去乙酰毛花苷	0.0016mg/ml	20.8	0.9%氯化钠注射液	室温12小时性状、pH、紫外光谱与指纹色谱无明显变化,不溶性微粒符合规定	相容
地塞米松磷酸钠	0.02mg/ml	20.8	0.9%氯化钠注射液	室温12小时性状、pH、紫外光谱与指纹色谱无明显变化,不溶性微粒符合规定	相容

续表

加入药物	药物浓度	注射用益气复脉浓度/(mg/ml)	静脉输液	溶液保存条件与结果	相容性
地西泮	0.04mg/ml	20.8	0.9%氯化钠注射液	室温12小时性状、pH、紫外光谱与指纹色谱无明显变化,不溶性微粒符合规定	相容
呋塞米	0.08mg/ml	20.8	0.9%氯化钠注射液	0~12小时紫外光谱明显变化,指纹色谱图相似度小于0.9	不相容
胰岛素	0.032U/ml	20.8	5%葡萄糖注射液	室温8小时性状、pH、两药物含量与指纹图谱无明显变化,不溶性微粒符合规定	相容
盐酸纳洛酮	0.004mg/ml	20.8	0.9%氯化钠注射液	立即不溶性微粒增加	不相容
硝酸甘油	0.02mg/ml	20.8	0.9%氯化钠注射液	室温12小时性状、pH、紫外光谱与指纹色谱无明显变化,不溶性微粒符合规定	相容
奥扎格雷钠	0.32mg/ml	20.8	0.9%氯化钠注射液	0~12小时指纹色谱图相似度小于0.9	不相容
泮托拉唑钠	0.32mg/ml	20.8	0.9%氯化钠注射液	颜色立即变化,产生絮状物	不相容
碳酸氢钠	2mg/ml	20.8	0.9%氯化钠注射液	室温12小时性状、pH、紫外光谱与指纹色谱无明显变化,不溶性微粒符合规定	相容
维生素B_6	0.2mg/ml	20.8	0.9%氯化钠注射液	0~12小时紫外光谱明显变化,指纹色谱图相似度小于0.9	不相容
维生素C	2mg/ml	20.8	0.9%氯化钠注射液	0~12小时指纹色谱图相似度小于0.9	不相容
维生素K_1	0.04mg/ml	20.8	0.9%氯化钠注射液	室温12小时性状、pH、紫外光谱与指纹色谱无明显变化,不溶性微粒符合规定	相容

输液器加药相容性：本品不得与其他药品混合使用，如通过输液器序贯输液，须用相容性静脉输液不少于32ml冲洗静脉通路。

参芪扶正注射液
Shenqi Fuzheng Zhusheye

【功能与主治】 益气扶正。用于肺脾气虚引起的神疲乏力，少气懒言，自汗眩晕；肺癌、胃癌见上述证候者的辅助治疗。

【制剂与规格】 参芪扶正注射液：250ml。本品为黄色的澄明液体，成分为党参、黄芪，辅料为氯化钠、焦亚硫酸钠、依地酸二钠和注射用水。本品pH为4.5~6.5。

【用法与用量】 静脉滴注，一次250ml，一日1次，滴注速度成人40~60滴/min，年老体弱者≤40滴/min，1个疗程为21日；与化疗合用，在化疗前3日开始使用，疗程可与化疗同步结束。

【调配】 不必稀释。

【稳定性】 本品未启封于避光、室温处保存。本品如出现变色、浑浊、沉淀或结晶等物理性状改变，不得使用。

【药物相容性】

静脉输液加药相容性：本品不得与其他药物混合于同一容器内使用。但用0.9%氯化钠注射液调配的甲氨蝶呤2.5mg/ml、丝裂霉素5mg/ml、盐酸多柔比星5mg/ml、阿糖胞苷25mg/ml、依托泊苷50mg/ml、氟尿嘧啶0.125g/ml、硫酸长春新碱0.5mg/ml、顺铂3.03mg/ml、盐酸博来霉素1mg/ml溶液分别与2、4、8、16、32、64、128倍量参芪扶正注射液混合，溶液室温4小时内性状与pH无明显变化，其物理性质无明显变化。

注射器加药相容性：本品及调配的溶液与其他药物混合于注射器中，药物相容性见表1-20。

表1-20 注射器中参芪扶正注射液与其他药物相容性

注射器中药物	药物量	参芪扶正注射液量	溶液保存条件与结果	相容性
甘露聚糖肽	0.4mg/2ml[①]	0.16ml/2ml[①]	用0.9%氯化钠注射液稀释至10ml，25℃、37℃ 2小时性状、pH与甘露聚糖肽紫外吸光度无明显变化	相容
泮托拉唑钠	2mg/5ml[①]	5ml	室温6小时性状与pH无明显变化，不溶性微粒符合规定	相容

注：①用0.9%氯化钠注射液稀释。

人参糖肽注射液
Ginseng Glycopeptide Injection

【功能与主治】补气、生津、止渴。用于消渴病，气阴两虚型，症见气短懒言、倦怠乏力、自汗盗汗、口渴喜饮、五心烦热。

【制剂与规格】人参糖肽注射液：2ml。本品为浅棕黄色澄明溶液，成分为人参糖肽，辅料为氯化钠、聚山梨酯80和注射用水。

【用法与用量】

肌内注射：一次2～4ml，一日1～2次。

缓慢静脉注射或静脉滴注：一日1～2次，一日6～20ml。

疗程：30日为1个疗程或遵医嘱。

【调配】肌内注射不必稀释；或按照无菌操作技术，一次6～20ml药物，缓慢稀释于5%葡萄糖注射液或0.9%氯化钠注射液250～500ml中作静脉注射液或滴注液。

【稳定性】本品未启封于室温、遮光处保存；调配的溶液立即使用。

【药物相容性】

与静脉输液相容性：本品与5%葡萄糖注射液或0.9%氯化钠注射液相容。

静脉输液加药相容性：本品不得与其他药物混合于同一容器内使用。

输液器加药相容性：本品不得与其他药物混合使用，如通过输液器序贯输液，须用相容性静脉输液适量冲洗静脉通路。

薄芝菌注射液
Bozhijun Zhusheye

【功能与主治】扶正培本、滋补强壮。用于红斑狼疮、皮肌炎、硬皮病等结缔组织病辅助治疗。

【制剂与规格】薄芝菌注射液：2ml。本品为棕黄色至棕红色的澄明液体，成分为薄芝菌丝体粉，辅料为氯化钠和注射用水。本品pH为5.0～7.0。

【用法与用量】肌内注射，一次2ml，一日1～2次；治疗硬皮病可行病灶皮下注射，一次4ml，一周1～2次。

【调配】不必稀释。

【稳定性】本品未启封于室温、避光处保存。

【药物相容性】本品不得与其他药物混合使用。

鹿茸精注射液
Lurongjing Zhusheye

【功能与主治】能增强肌体活力及促进细胞新陈代谢。用于神经衰弱,食欲不振,营养不良,性功能减退及健忘症等。

【制剂与规格】鹿茸精注射液:2ml。本品为无色或略带淡黄色的澄清液体,系梅花鹿鹿茸的提取物,辅料为甲酚和注射用水。本品pH为5.6~6.8。

【用法与用量】肌内注射或皮下注射,一次1~2ml,一日1次。

【调配】不必稀释。

【稳定性】本品未启封于避光、阴凉处(不超过20℃)保存。

【药物相容性】本品不得与其他药物混合使用。

(蔡静雯 刘 圣)

第二章 清 热 药

清开灵注射液（注射用清开灵）
Qingkailing Zhusheye（Zhusheyong Qingkailing）

【功能与主治】清热解毒、化痰通络、醒神开窍。用于热病、神昏、脑卒中、偏瘫、神志不清；急性肝炎、上呼吸道感染、肺炎、脑血栓形成、脑出血见上述证候者。

【制剂与规格】

清开灵注射液：2ml；5ml；10ml。本品为棕黄色或棕红色的澄明液体，成分为胆酸、珍珠母（粉）、猪去氧胆酸、栀子、水牛角（粉）、板蓝根、黄芩苷、金银花，辅料为氢氧化钠、依地酸二钠和注射用水等。本品pH为6.8~7.5。

注射用清开灵：200mg。本品为浅黄色至棕黄色的疏松块状物，成分同清开灵注射液，辅料为乳糖。本品40mg/ml水溶液pH为6.5~8.0。

【用法与用量】

用法：肌内注射；重症患者静脉滴注，建议滴注速度≤40滴/min，一般控制滴注速度在15~30滴/min。禁止静脉注射。

用量：肌内注射，一日2~4ml或200mg；静脉滴注，一日20~40ml或1 200mg，一日1次。

疗程：1个疗程不宜超过2周。

【调配】

清开灵注射液：肌内注射不必稀释；或按照无菌操作技术，每20~40ml药物，缓慢稀释于10%葡萄糖注射液200ml或0.9%氯化钠注射液100ml中作静脉滴注液；或每10ml药物，缓慢稀释于5%葡萄糖注射液或0.9%氯化钠注射液100ml中作静脉滴注液。

注射用清开灵：按照无菌操作技术，每瓶200mg药物，沿瓶内壁加入灭菌注射用水5ml使溶解药物作肌内注射液；或一次1 200mg药物的溶解液，缓慢稀释于10%葡萄糖注射液250ml或0.9%氯化钠注射液100ml中作静脉滴注液。

【稳定性】本品未启封于室温处保存；调配的溶液须 4 小时内用完。本品及调配的溶液如出现变色、浑浊、沉淀或结晶等物理性状改变，不得使用。

【药物相容性】

与静脉输液相容性：本品与静脉输液相容性见表 2-1。

表 2-1　清开灵注射液或注射用清开灵与静脉输液相容性

静脉输液	清开灵注射液或注射用清开灵浓度	溶液保存条件与结果	相容性
0.9% 氯化钠注射液	0.08ml/ml	18～25℃、37℃ 24 小时性状、pH 与紫外光谱无明显变化	相容
	0.8mg/ml	室温 4 小时性状与 pH 稳定，药物损失小于 10%，不溶性微粒符合规定	
5% 葡萄糖注射液	0.08ml/ml	18～25℃、37℃ 24 小时性状、pH 与紫外光谱无明显变化	相容
	0.8mg/ml	室温 4 小时性状与 pH 稳定，药物损失小于 10%，不溶性微粒符合规定	
10% 葡萄糖注射液	0.08ml/ml	18～25℃、37℃ 24 小时性状、pH 与紫外光谱无明显变化	相容
	0.8mg/ml	室温 4 小时性状与 pH 稳定，药物损失小于 10%，不溶性微粒符合规定	
葡萄糖氯化钠注射液	0.08ml/ml	18～25℃、37℃ 24 小时性状、pH 与紫外光谱无明显变化	相容
	0.8mg/ml	室温 4 小时性状与 pH 稳定，药物损失小于 10%，不溶性微粒符合规定	
复方氯化钠注射液	0.08ml/ml	18～25℃、37℃ 24 小时性状、pH 与紫外光谱无明显变化	相容
乳酸钠林格注射液	0.08ml/ml	18～25℃、37℃ 24 小时性状、pH 与紫外光谱无明显变化	相容
复方电解质葡萄糖 MG3 注射液	0.08ml/ml	30 分钟出现浑浊	不相容
复方乳酸钠葡萄糖注射液	0.08ml/ml	30 分钟出现浑浊	不相容

静脉输液加药相容性：本品不得与其他药物混合于同一容器内使用。清开灵注射液调配的溶液加入其他药物，药物相容性见表 2-2。

表 2-2　静脉输液中清开灵注射液与其他药物相容性

加入药物	药物浓度	清开灵注射液浓度/(ml/ml)	静脉输液	溶液保存条件与结果	相容性
热毒宁注射液	0.04ml/ml	0.04	0.9%氯化钠注射液	立即出现浑浊，10分钟形成白色结晶	不相容
阿昔洛韦	2.5mg/ml	0.02	0.9%氯化钠注射液	室温24小时物理性状相容，阿昔洛韦损失小于10%	相容
氨苄西林钠	10mg/ml	0.2	5%葡萄糖注射液或10%葡萄糖注射液、0.9%氯化钠注射液、葡萄糖氯化钠注射液	4小时物理性状相容	相容
头孢唑林钠	10mg/ml	0.2	5%葡萄糖注射液或10%葡萄糖注射液、0.9%氯化钠注射液、葡萄糖氯化钠注射液	产生黄褐色沉淀	不相容
头孢哌酮钠	未明确	未明确	0.9%氯化钠注射液	不溶性微粒增加	不相容
头孢噻肟钠	16mg/ml	0.16	0.9%氯化钠注射液	10分钟内产生浑浊和白色沉淀	不相容
头孢拉定	1mg/ml	0.02	0.9%氯化钠注射液	产生浑浊或沉淀	不相容
地塞米松磷酸钠	0.05mg/ml	0.2	5%葡萄糖注射液或10%葡萄糖注射液、0.9%氯化钠注射液、葡萄糖氯化钠注射液	室温8小时性状与pH无明显变化，不溶性微粒符合规定	相容
更昔洛韦	2.5mg/ml	0.02	0.9%氯化钠注射液	室温24小时物理性状相容，更昔洛韦损失小于10%	相容
氧氟沙星	0.4mg/ml	0.02	0.9%氯化钠注射液	室温24小时物理性状相容，氧氟沙星损失小于10%	相容
青霉素钠	16 000U/ml	0.2	5%葡萄糖注射液或10%葡萄糖注射液、0.9%氯化钠注射液、葡萄糖氯化钠注射液	4小时物理性状相容	相容
	40 000U/ml	0.02	0.9%氯化钠注射液	产生浑浊或沉淀	不相容
利巴韦林	1mg/ml	0.02	0.9%氯化钠注射液	室温24小时物理性状相容，利巴韦林损失小于10%	相容

输液器加药相容性：本品不得与其他药物混合使用，如通过输液器序贯输液，须用相容性静脉输液适量冲洗静脉通路。本品调配的溶液与其他药物通过Y型输液器按1∶1比例混合或输液器序贯输液，药物相容性见表2-3。

表2-3 输液器中清开灵注射液或注射用清开灵与其他药物相容性

加入药物	药物浓度	清开灵注射液或注射用清开灵浓度	溶液保存条件与结果	相容性
盐酸氨溴索	7.5mg/ml	0.12ml/ml[①]	产生乳白色沉淀	不相容
盐酸精氨酸	80mg/ml[①]	0.08ml/ml[①]	产生浑浊和白色絮状物	不相容
头孢西丁钠	1mg/ml[②]	0.2ml/ml[②]	室温4小时性状、pH无明显变化，不溶性微粒增加	不相容
乳酸环丙沙星	2mg/ml	0.2ml/ml[①]	出现浑浊	不相容
	2mg/ml	6ml/ml[①]	出现浑浊	
氟罗沙星	0.8mg/ml[①]	0.2ml/ml[①]	不溶性微粒增加	不相容
	0.8mg/ml[①]	6ml/ml[①]	不溶性微粒增加	
	2mg/ml	0.08ml/ml[①,②]	产生白色浑浊或沉淀	
果糖二磷酸钠	未明确	未明确	产生白色浑浊和絮状物	不相容
洛美沙星	2mg/ml	0.2ml/ml[①]	不溶性微粒增加	不相容
	2mg/ml	6ml/ml[①]	不溶性微粒增加	
氧氟沙星	2mg/ml	0.2ml/ml[①]	不溶性微粒增加	不相容
	2mg/ml	6ml/ml[①]	不溶性微粒增加	
培氟沙星	1.6mg/ml[①]	0.2ml/ml[①]	不溶性微粒增加	不相容
	1.6mg/ml[①]	6ml/ml[①]	不溶性微粒增加	
甲磺酸酚妥拉明	未明确	未明确	产生褐色沉淀	不相容
维生素B_6	50mg/ml	0.08ml/ml[①]	出现白色浑浊	不相容

注：①用5%葡萄糖注射液稀释②用0.9%氯化钠注射液稀释。

注射器加药相容性：本品及调配的溶液与其他药物混合于注射器中，药物相容性见表2-4。

表2-4 注射器中清开灵注射液或注射用清开灵与其他药物相容性

注射器中药物	药物量	清开灵注射液或注射用清开灵量	溶液保存条件与结果	相容性
热毒宁注射液	0.5ml/1ml①	0.5ml/1ml①	产生浑浊或沉淀	不相容
	0.15ml/1ml①	0.15ml/1ml①	出现浑浊	
盐酸川芎嗪	40mg/2ml	2ml	产生大量棕色沉淀	不相容
炎琥宁	20mg/1ml①	0.5ml/1ml①	16~18℃ 1小时物理性状相容	相容
	2mg/1ml①	0.15ml/1ml①	16~18℃ 1小时物理性状相容	
盐酸氨溴索	15mg/2ml	200mg/10ml②,③	立即产生白色絮状沉淀	不相容
	3mg/1ml①	0.5ml/1ml①	产生浑浊或沉淀	
硫酸阿米卡星	200mg/2ml	10ml	立即出现浑浊，4小时产生沉淀	不相容
	20mg/1ml①	0.5ml/1ml①	出现浑浊	
阿昔洛韦	50mg/1ml①	0.5ml/1ml①	产生浑浊或沉淀	不相容
	2mg/1ml①	0.15ml/1ml①	产生浑浊或沉淀	
阿奇霉素	12.5mg/1ml①	0.5ml/1ml①	16~18℃ 1小时物理性状相容	相容
氨甲苯酸	20mg/2ml	2ml	出现浑浊	不相容
葡萄糖酸钙	500mg/10ml	10ml	立即出现浑浊	不相容
	200mg/2ml	2ml	立即产生沉淀	
头孢西丁钠	50mg/1ml①	0.5ml/1ml①	16~18℃ 1小时物理性状相容	相容
头孢拉定	50mg/1ml①	0.5ml/1ml①	16~18℃ 1小时物理性状相容	相容
头孢哌酮钠	50mg/1ml①	0.5ml/1ml①	16~18℃ 1小时物理性状相容	相容
头孢曲松钠	50mg/1ml①	0.5ml/1ml①	16~18℃ 1小时物理性状相容	相容
头孢呋辛钠	75mg/1ml①	0.5ml/1ml①	16~18℃ 1小时物理性状相容	相容
西咪替丁	40mg/1ml①	0.5ml/1ml①	16~18℃ 1小时物理性状相容	相容
克林霉素磷酸酯	60mg/1ml①	0.5ml/1ml①	16~18℃ 1小时物理性状相容	相容

续表

注射器中药物	药物量	清开灵注射液或注射用清开灵量	溶液保存条件与结果	相容性
盐酸氯丙嗪	25mg/1ml	1ml	立即产生棕红色沉淀	不相容
加替沙星	2mg/1ml③	1ml	立即产生沉淀	不相容
	2mg/1ml①	0.5ml/1ml①	产生沉淀	
	2mg/1ml③	0.04ml/1ml②	产生沉淀	
硫酸庆大霉素	80mg/2ml	2ml	立即产生沉淀	不相容
	8mg/1ml①	0.5ml/1ml①	出现浑浊	
盐酸异丙肾上腺素	1mg/2ml	2ml	出现浑浊	不相容
酒石酸吉他霉素	20mg/1ml①	0.5ml/1ml①	产生浑浊或沉淀	不相容
	3.4mg/1ml①	0.15ml/1ml①	产生浑浊或沉淀	
兰索拉唑	1.5mg/5ml③	0.4ml/5ml②	室温6小时内不溶性微粒明显增加	不相容
乳酸左氧氟沙星	2.5,6.7mg/1ml①	0.15ml/1ml①	16~18℃ 1小时物理性状相容	相容
盐酸林可霉素	120mg/1ml③	0.5ml/1ml①	16~18℃ 1小时物理性状相容	相容
盐酸洛贝林	6mg/2ml	2ml	出现浑浊	不相容
甲硝唑	5mg/1ml	0.5ml/1ml①	16~18℃ 1小时物理性状相容	相容
硫酸镁	250mg/10ml	10ml	立即出现浑浊	不相容
	500mg/2ml	2ml	立即产生沉淀	
重酒石酸间羟胺	20mg/2ml	2ml	立即产生沉淀	不相容
硫酸小诺霉素	80mg/2ml	2ml	立即产生浑浊或沉淀	不相容
重酒石酸去甲肾上腺素	1mg/2ml	2ml	出现浑浊	不相容
奥美拉唑钠	2mg/5ml③	0.4ml/5ml②	室温6小时内不溶性微粒明显增加	不相容
泮托拉唑钠	2mg/5ml③	0.4ml/5ml②	室温6小时内不溶性微粒明显增加	不相容

续表

注射器中药物	药物量	清开灵注射液或注射用清开灵量	溶液保存条件与结果	相容性
甲磺酸帕珠沙星	300mg/100ml[③]	0.4ml/10ml[②]	产生淡黄色絮状沉淀	不相容
垂体后叶	12U/2ml	2ml	立即产生沉淀	不相容
利巴韦林	20mg/1ml[①]	0.5ml/1ml[①]	16～18℃ 1 小时物理性状相容	相容
替硝唑	4mg/1ml	0.5ml/1ml[①]	16～18℃ 1 小时物理性状相容	相容
胸腺肽	10mg/1ml	1ml	立即出现白色浑浊	不相容
硫酸妥布霉素	80mg/2ml	10ml	立即产生棕色絮状沉淀	不相容
维生素 B_6	10mg	1ml	立即产生浑浊和白色絮状物	不相容
	100mg/2ml	2ml	立即产生沉淀	
	20mg/1ml[①]	0.5ml/1ml[①]	产生沉淀	
	50mg/1ml	0.04ml/1ml[②]	产生沉淀	

注：①用灭菌注射用水溶解或稀释；②用 5% 或 10% 葡萄糖注射液稀释；③用 0.9% 氯化钠注射液稀释。

双黄连注射液（注射用双黄连）

Shuanghuanglian Zhusheye（Zhusheyong Shuanghuanglian）

【功能与主治】清热解毒、疏风解表。用于外感风热引起的发热、咳嗽、咽痛；上呼吸道感染、轻型肺炎、扁桃体炎见上述证候者。

【制剂与规格】

双黄连注射液：20ml。本品为棕红色的澄明液体，成分为金银花、黄芩、连翘，辅料为 pH 调节剂和注射用水。本品 pH 为 5.0～7.0。

注射用双黄连：600mg；900mg；1 200mg。本品为黄棕色的无定形粉末或疏松固体状物，成分为金银花、黄芩、连翘，辅料为 pH 调节剂。注射用双黄连 25mg/ml 水溶液 pH 为 5.7～6.7。

【用法与用量】

双黄连注射液：肌内注射，一次 2～4ml，一日 2 次；静脉滴注，每次按体重 1ml/kg，一日 1 次，滴注速度开始为 20 滴/min，15～20 分钟后无不适，可改为 40～60 滴/min。

注射用双黄连：静脉滴注，一次按体重 60mg/kg，一日 1 次，滴注速度开始为 20 滴 /min，15～20 分钟后无不适，可改为 40～60 滴 /min。

疗程：1 个疗程不宜超过 2 周。

【调配】

双黄连注射液：肌内注射不必稀释；或按照无菌操作技术，一次 10～20ml 药物，缓慢稀释于 0.9% 氯化钠注射液、5% 葡萄糖注射液或 10% 葡萄糖注射液 500ml 中作静脉滴注液。

注射用双黄连：按照无菌操作技术，每瓶药物，沿瓶内壁加入适量灭菌注射用水使药物充分溶解，一次用量药物的溶解液缓慢稀释于 0.9% 氯化钠注射液或 5% 葡萄糖注射液 500ml 中作静脉滴注液。

【稳定性】本品未启封于避光、阴凉处（不超过 20℃）保存；调配的溶液 3 小时内用完。本品及调配的溶液如出现变色、浑浊、沉淀或结晶等物理性状改变，不得使用。

【药物相容性】

与静脉输液相容性：注射用双黄连与静脉输液相容性见表 2-5。

表 2-5　注射用双黄连与静脉输液相容性

静脉输液	注射用双黄连浓度/（mg/ml）	溶液保存条件与结果	相容性
0.9% 氯化钠注射液	1.2	室温 8 小时性状、pH 与药物含量无明显变化	相容
5% 葡萄糖注射液	1.2	室温 8 小时性状、pH 与药物含量无明显变化	相容
10% 葡萄糖注射液	1.2	室温 8 小时性状、pH 与药物含量无明显变化	相容
葡萄糖氯化钠注射液	1.2	室温 8 小时性状、pH 与药物含量无明显变化	相容

静脉输液加药相容性：本品不得与其他药物混合于同一容器内使用。本品调配的溶液加入其他药物，药物相容性见表 2-6。

表 2-6　静脉输液中双黄连注射液或注射用双黄连与其他药物相容性

加入药物	药物浓度	双黄连注射液或注射用双黄连浓度	静脉输液	溶液保存条件与结果	相容性
三磷酸腺苷二钠	8mg/ml	2.4mg/ml	5% 葡萄糖注射液	4 小时性状、pH 与紫外光谱无明显变化	相容

续表

加入药物	药物浓度	双黄连注射液或注射用双黄连浓度	静脉输液	溶液保存条件与结果	相容性
硫酸阿米卡星	1mg/ml	0.04ml/ml	10%葡萄糖注射液	出现浑浊	不相容
	1.6mg/ml	0.16ml/ml	5%葡萄糖注射液	产生沉淀	
	1mg/ml	2.4mg/ml	5%葡萄糖注射液	产生沉淀	
氨苄西林钠	16mg/ml	6mg/ml	0.9%氯化钠注射液	20℃ 8小时性状、pH与紫外光谱无明显变化,不溶性微粒符合规定	相容
	4mg/ml	2.4mg/ml	0.9%氯化钠注射液	4小时性状、pH与紫外光谱无明显变化	
葡萄糖酸钙	未明确	未明确	0.9%氯化钠注射液	室温6小时性状与pH无明显变化	相容
头孢唑林钠	2mg/ml	0.08ml/ml	5%葡萄糖注射液、0.9%氯化钠注射液	室温8小时性状、pH与紫外光谱无明显变化	相容
	4mg/ml	6mg/ml	0.9%氯化钠注射液	室温4小时性状与pH无明显变化,两药物损失小于10%	
	10mg/ml	6mg/ml	5%葡萄糖注射液	20℃ 8小时性状、pH与紫外光谱无明显变化,不溶性微粒符合规定	
头孢噻肟钠	4mg/ml	0.08ml/ml	5%葡萄糖注射液、0.9%氯化钠注射液	室温8小时性状、pH与紫外光谱无明显变化	相容
	10mg/ml	0.12ml/ml	0.9%氯化钠注射液	37℃ 4小时性状、pH与紫外光谱无明显变化,薄层色谱无改变	
头孢呋辛钠	未明确	未明确	0.9%氯化钠注射液	产生沉淀	不相容
西咪替丁	未明确	未明确	0.9%氯化钠注射液	室温6小时性状与pH无明显变化	相容

续表

加入药物	药物浓度	双黄连注射液或注射用双黄连浓度	静脉输液	溶液保存条件与结果	相容性
乳酸环丙沙星	1mg/ml	2.4mg/ml	5%葡萄糖注射液	产生沉淀	不相容
盐酸肾上腺素	未明确	未明确	0.9%氯化钠注射液	室温6小时性状与pH无明显变化	相容
地塞米松磷酸钠	0.02mg/ml	6mg/ml	5%葡萄糖注射液	5小时物理性状相容	相容
盐酸多巴胺	0.04mg/ml	6mg/ml	10%葡萄糖注射液	20℃ 5小时性状、pH与紫外光谱无明显变化,不溶性微粒符合规定	相容
乳糖酸红霉素	2.4mg/ml	6mg/ml	5%葡萄糖注射液	立即产生沉淀	不相容
氟罗沙星	0.8mg/ml	0.16ml/ml	5%葡萄糖注射液	出现轻度浑浊	不相容
呋塞米	0.08mg/ml	6mg/ml	10%葡萄糖注射液	立即产生沉淀	不相容
磷霉素钠	10mg/ml	0.12ml/ml	0.9%氯化钠注射液	4小时性状与pH无明显变化,但紫外光谱明显变化	不相容
硫酸庆大霉素	0.32mg/ml	6mg/ml	5%葡萄糖注射液	立即产生沉淀	不相容
	0.64mg/ml	0.16ml/ml	0.9%氯化钠注射液	立即出现浑浊,1小时产生沉淀	
氢化可的松	0.4mg/ml	0.08ml/ml	5%葡萄糖注射液、0.9%氯化钠注射液	室温8小时性状、pH与紫外光谱无明显变化	相容
盐酸洛贝林	0.016mg/ml	6mg/ml	5%葡萄糖注射液	20℃ 5小时性状、pH与紫外光谱无明显变化,不溶性微粒符合规定	相容
硫酸镁	未明确	未明确	0.9%氯化钠注射液	6小时pH与0时比较变化大于10%	不相容
重酒石酸间羟胺	0.08mg/ml	6mg/ml	10%葡萄糖注射液	20℃ 5小时性状、pH与紫外光谱无明显变化,不溶性微粒符合规定	相容

续表

加入药物	药物浓度	双黄连注射液或注射用双黄连浓度	静脉输液	溶液保存条件与结果	相容性
甲硝唑	5mg/ml	2.4mg/ml	5%葡萄糖注射液	4小时性状、pH与紫外光谱无明显变化	相容
尼可刹米	0.003mg/ml	6mg/ml	0.9%氯化钠注射液	20℃ 5小时性状、pH与紫外光谱无明显变化,不溶性微粒符合规定	相容
诺氟沙星	1mg/ml	2.4mg/ml	5%葡萄糖注射液	产生沉淀	不相容
氧氟沙星	2mg/ml	2.4mg/ml	5%葡萄糖注射液	产生沉淀	不相容
苯唑西林钠	4mg/ml	2.4mg/ml	0.9%氯化钠注射液	4小时性状、pH与紫外光谱无明显变化	相容
甲磺酸帕珠沙星	未明确	未明确	0.9%氯化钠注射液	室温6小时性状与pH无明显变化	相容
哌拉西林钠	10mg/ml	0.12ml/ml	0.9%氯化钠注射液	37℃ 4小时性状、pH与紫外光谱无明显变化,薄层色谱无改变	相容
利巴韦林	0.4mg/ml	0.08ml/ml	5%葡萄糖注射液、0.9%氯化钠注射液	室温8小时性状、pH与紫外光谱无明显变化	相容
碳酸氢钠	未明确	未明确	0.9%氯化钠注射液	颜色逐渐加深	不相容
替硝唑	未明确	未明确	葡萄糖氯化钠注射液	室温6小时性状与pH无明显变化	相容
硫酸妥布霉素	0.8mg/ml	6mg/ml	5%葡萄糖注射液	立即产生黄褐色沉淀	不相容
维生素C	未明确	2.4mg/ml	5%葡萄糖注射液	4小时紫外光谱明显变化	不相容
	10mg/ml	10mg/ml	0.9%氯化钠注射液	25℃ 12小时紫外光谱明显变化	

输液器加药相容性:本品不得与其他药物混合使用,如通过输液器序贯输液,须用相容性静脉输液适量冲洗静脉通路。本品调配的溶液与其他药物通过

Y 型输液器按 1∶1 比例混合或输液器序贯输液，药物相容性见表 2-7。

表 2-7　输液器中双黄连注射液或注射用双黄连与其他药物相容性

加入药物	药物浓度	双黄连注射液或 注射用双黄连浓度	溶液保存条件与结果	相容性
硫酸阿米卡星	1.6mg/ml①	0.16ml/ml①	立即产生浑浊或颗粒	不相容
阿莫西林钠克拉维酸钾	未明确②	4.8mg/ml①	出现浑浊	不相容
头孢替安	未明确②	4.8mg/ml①，6mg/ml①	出现浑浊	不相容
硫酸依替米星	0.8mg/ml①	12mg/ml①	立即出现黄白色浑浊	不相容
磷霉素钠	未明确②	2.4mg/ml①	出现浑浊	不相容
盐酸林可霉素	未明确	未明确	立即出现浑浊，24 小时产生棕色沉淀	不相容
甲磺酸酚妥拉明	未明确	未明确	产生褐色沉淀	不相容
维生素 B_6	25mg/ml	0.15ml/ml①	1 分钟出现白色浑浊	不相容

注：①用 5% 或 10% 葡萄糖注射液稀释；②用 0.9% 氯化钠注射液稀释。

注射器加药相容性：用 0.9% 氯化钠注射液调配的注射用双黄连 360mg/1ml 与硫酸依替米星 30mg/1ml 溶液混合于注射器中，立即出现黄白色浑浊，1 小时后产生棕色沉淀，其物理性状不相容。

茵栀黄注射液
Yinzhihuang Zhusheye

【功能与主治】清热、解毒、利湿、退黄。用于肝胆湿热，面目悉黄，胸胁胀痛，恶心，呕吐，小便黄赤；急性、慢性、迁延性肝炎见上述证候者。

【制剂与规格】茵栀黄注射液：2ml；10ml；20ml。本品为橙红色的澄明液体，成分为茵陈提取物、栀子提取物、黄芩苷、金银花提取物，辅料为葡萄糖、葡甲胺、甘油和注射用水。本品 pH 为 6.5～8.0。

【用法与用量】

用法：静脉滴注，建议滴注速度 <40 滴 /min，一般控制滴注速度在 15～30 滴 /min；症状缓解后可改用肌内注射。禁止静脉注射。

用量：肌内注射，一日 2～4ml；静脉滴注，一次 10～20ml。1 个疗程不宜超过 2 周。

【调配】肌内注射不必稀释；或按照无菌操作技术，一次 10～20ml 药物，缓慢稀释于5%或10%葡萄糖注射液250～500ml中作静脉滴注液。

【稳定性】本品未启封于避光、室温处保存；调配的溶液2小时内用完。本品及调配的溶液如出现变色、浑浊、沉淀或结晶等物理性状改变，不得使用。

【药物相容性】

与静脉输液相容性：本品与静脉输液相容性见表2-8。

表2-8　茵栀黄注射液与静脉输液相容性

静脉输液	茵栀黄注射液浓度/(ml/ml)	溶液保存条件与结果	相容性
0.9%氯化钠注射液	0.05	不溶性微粒立即增加，25℃ 24小时pH与0时比较变化大于10%	不相容
5%葡萄糖注射液	0.05	25℃ 2小时性状、pH与黄芩苷含量稳定，不溶性微粒符合规定	相容
10%葡萄糖注射液	0.05	25℃ 2小时性状、pH与黄芩苷含量稳定，不溶性微粒符合规定	相容
葡萄糖氯化钠注射液	0.05	25℃ 2小时性状、pH与黄芩苷含量稳定，不溶性微粒符合规定	相容
复方氯化钠注射液	0.05	立即出现大量白点，颜色逐渐加深，25℃ 24小时pH与0时比较大于10%	不相容

静脉输液加药相容性：本品不得与其他药物混合于同一容器内使用。本品调配的溶液加入其他药物，药物相容性见表2-9。

表2-9　静脉输液中茵栀黄注射液与其他药物相容性

加入药物	药物浓度	茵栀黄注射液浓度/（ml/ml）	静脉输液	溶液保存条件与结果	相容性
丹香冠心注射液	0.08ml/ml	0.16	10%葡萄糖注射液	2小时性状与pH无明显变化	相容
三磷酸腺苷二钠	0.08mg/ml	0.04	10%葡萄糖注射液	室温24小时性状与pH无明显变化	相容
硫酸阿米卡星	1mg/ml	0.04	10%葡萄糖注射液	出现浑浊	不相容
头孢噻肟钠	2mg/ml	0.04	10%葡萄糖注射液	紫外光谱变化	不相容
头孢西丁钠	1mg/ml	0.02	5%葡萄糖注射液	室温4小时性状、pH、头孢西丁与黄芩苷含量稳定，但不溶性微粒明显增加	不相容

续表

加入药物	药物浓度	茵栀黄注射液浓度/(ml/ml)	静脉输液	溶液保存条件与结果	相容性
头孢拉定	2mg/ml	0.04	10%葡萄糖注射液	室温24小时性状与pH无明显变化	相容
氯霉素	2mg/ml	0.04	10%葡萄糖注射液	室温24小时性状与pH无明显变化	相容
复方氨林巴比妥	1mg/ml	0.04	10%葡萄糖注射液	出现浑浊	不相容
地塞米松磷酸钠	0.02mg/ml	0.04	10%葡萄糖注射液	室温24小时性状与pH无明显变化	相容
地西泮	0.02mg/ml	0.04	10%葡萄糖注射液	室温24小时性状与pH无明显变化	相容
硫酸庆大霉素	0.16mg/ml	0.04	10%葡萄糖注射液	出现浑浊	不相容
硫酸卡那霉素	1mg/ml	0.04	10%葡萄糖注射液	出现浑浊	不相容
左氧氟沙星	未明确	未明确	5%葡萄糖注射液	出现轻度浑浊	不相容
甲硝唑	2.5mg/ml	0.02	10%葡萄糖注射液	室温24小时性状与pH无明显变化	相容
氯化钾	2mg/ml	0.04	10%葡萄糖注射液	室温24小时性状与pH无明显变化	相容
利巴韦林	1mg/ml	0.04	10%葡萄糖注射液	室温24小时性状与pH无明显变化	相容
维生素B_{12}	2mg/ml	0.04	10%葡萄糖注射液	室温24小时性状与pH无明显变化	相容
维生素C	2mg/ml	0.04	10%葡萄糖注射液	室温24小时性状与pH无明显变化	相容

输液器加药相容性：本品不得与其他药物混合使用，如通过输液器序贯输液，须用相容性静脉输液适量冲洗静脉通路。用10%葡萄糖注射液调配的茵栀黄注射液0.1ml/ml与葡萄糖酸钙42.8mg/ml溶液通过输液器序贯输液，混合溶液产生絮状物，其物理性状不相容。

注射器加药相容性：茵栀黄注射液2ml分别与10%氯化钾注射液2ml、门冬氨酸钾镁注射液2ml混合于注射器中，静置5分钟，溶液物理性状相容。但茵栀黄注射液2ml与10%氯化钾注射液2ml、门冬氨酸钾镁注射液2ml混合于注射器中，静置5分钟，产生浑浊和絮状沉淀，溶液物理性状不相容。

鱼腥草注射液
Yuxingcao Zhusheye

【功能与主治】清热解毒、消痈排脓、利湿通淋。用于痰热壅肺所致的肺脓疡、湿热下注所致的尿路感染、热毒壅盛所致的痈疖。

【制剂与规格】鱼腥草注射液:2ml;10ml;20ml;100ml。本品为微黄色或几乎无色的澄明液体,成分为鲜鱼腥草,辅料氯化钠、聚山梨酯80和注射用水。本品 pH 为 4.0～6.0。

【用法与用量】

肌内注射:一次 2～4ml,一日 4～6ml。

静脉滴注:一次 20～100ml,建议滴注速度≤40 滴/min。

【调配】肌内注射不必稀释;按照无菌操作技术,一次 20～100ml 药物,缓慢稀释于 5%～10% 葡萄糖注射液 250ml 中作静脉滴注液。

【稳定性】本品未启封于遮光、阴凉处(不超过 20℃)保存;调配的溶液立即使用。本品及调配的溶液如出现变色、浑浊、沉淀或结晶等物理性状改变,不得使用。

【药物相容性】

与静脉输液相容性:本品与静脉输液相容性见表 2-10。

表 2-10 鱼腥草注射液与静脉输液相容性

静脉输液	鱼腥草注射液浓度/(ml/ml)	溶液保存条件与结果	相容性
0.9%氯化钠注射液	0.08	20℃ 24 小时性状、pH 与紫外光谱无明显变化	相容
	0.1	室温 6 小时性状、pH 与药物含量无明显变化,不溶性微粒符合规定	
	0.4	室温 6 小时性状、pH 与药物含量无明显变化,不溶性微粒符合规定	
5%葡萄糖注射液	0.08	20℃ 24 小时性状、pH 与紫外光谱无明显变化	相容
	0.1	室温 6 小时性状、pH 与药物含量无明显变化,不溶性微粒符合规定	
	0.4	室温 6 小时性状、pH 与药物含量无明显变化,不溶性微粒符合规定	

续表

静脉输液	鱼腥草注射液浓度/(ml/ml)	溶液保存条件与结果	相容性
10%葡萄糖注射液	0.08	20℃ 24小时性状、pH与紫外光谱无明显变化	相容
	0.1	室温6小时性状、pH与药物含量无明显变化,不溶性微粒符合规定	
	0.4	室温6小时性状、pH与药物含量无明显变化,不溶性微粒符合规定	
葡萄糖氯化钠注射液	0.08	20℃ 24小时性状、pH与紫外光谱无明显变化	相容
复方氯化钠注射液	0.08	20℃ 24小时性状、pH与紫外光谱无明显变化	相容

静脉输液加药相容性: 本品不得与其他药物混合于同一容器内使用。本品调配的溶液加入其他药物,药物相容性见表2-11。

表2-11 静脉输液中鱼腥草注射液与其他药物相容性

加入药物	药物浓度	鱼腥草注射液浓度/(ml/ml)	静脉输液	溶液保存条件与结果	相容性
阿昔洛韦	2.5mg/ml	0.02	0.9%氯化钠注射液	室温24小时性状与pH无明显变化,紫外吸光度明显降低	不相容
硫酸阿米卡星	未明确	0.16	5%葡萄糖注射液	20~22℃ 4小时pH、紫外吸光度与0时比较变化大于10%	不相容
氨苄西林钠	未明确	0.16	5%葡萄糖注射液	20~22℃ 4小时性状与pH无明显变化,紫外吸光度变化大于10%	不相容
葡萄糖酸钙	未明确	0.08	5%葡萄糖注射液	室温10分钟不溶性微粒增加	不相容
头孢唑林钠	未明确	0.16	5%葡萄糖注射液	20~22℃ 4小时pH、紫外吸光度与0时比较变化大于10%	不相容
头孢噻肟钠	未明确	0.08	5%葡萄糖注射液	室温10分钟不溶性微粒增加	不相容
	10mg/ml	0.16	5%葡萄糖注射液	室温8小时性状与pH无明显变化,头孢噻肟损失小于10%	相容

续表

加入药物	药物浓度	鱼腥草注射液浓度/(ml/ml)	静脉输液	溶液保存条件与结果	相容性
头孢拉定	1mg/ml	0.02	0.9%氯化钠注射液	室温24小时性状与pH无明显变化，头孢拉定损失大于10%	不相容
	未明确	0.16	5%葡萄糖注射液	20～22℃ 4小时pH、紫外吸光度与0时比较变化大于10%	
头孢曲松钠	未明确	0.16	5%葡萄糖注射液	20～22℃ 4小时性状、pH与紫外吸光度无明显变化	相容
头孢哌酮钠	未明确	0.16	5%葡萄糖注射液	20～22℃ 4小时性状、pH与紫外吸光度无明显变化	相容
头孢呋辛钠	7.5mg/ml	0.04	0.9%氯化钠注射液	25℃ 4小时性状与头孢呋辛含量无明显变化	相容
琥珀酸钠氯霉素	未明确	0.16	5%葡萄糖注射液	20～22℃ 4小时性状与pH无明显变化，紫外吸光度变化大于10%	不相容
乳酸环丙沙星	未明确	0.08	5%葡萄糖注射液	室温10分钟不溶性微粒增加	不相容
	0.04ml/ml	0.2	5%葡萄糖注射液	立即产生浑浊或沉淀	
	0.04ml/ml	0.4	5%葡萄糖注射液	立即产生浑浊或沉淀	
盐酸克林霉素	未明确	0.08	5%葡萄糖注射液	室温10分钟不溶性微粒增加	不相容
	未明确	0.16	5%葡萄糖注射液	20～22℃ 4小时性状与pH无明显变化，紫外吸光度变化大于10%	
地塞米松磷酸钠	未明确	0.08	5%葡萄糖注射液	室温10分钟不溶性微粒增加	不相容
乳糖酸红霉素	未明确	0.16	5%葡萄糖注射液	20～22℃ 4小时性状与pH无明显变化，紫外吸光度变化大于10%	不相容
氟罗沙星	0.8mg/ml	0.08	5%葡萄糖注射液	立即出现浑浊	不相容

续表

加入药物	药物浓度	鱼腥草注射液浓度/(ml/ml)	静脉输液	溶液保存条件与结果	相容性
磷霉素钠	未明确	0.08	5%葡萄糖注射液	室温10分钟不溶性微粒增加	不相容
更昔洛韦	未明确	0.08	5%葡萄糖注射液	室温10分钟不溶性微粒增加	不相容
	2.5mg/ml	0.02	0.9%氯化钠注射液	25℃ 24小时出现浑浊	
硫酸庆大霉素	未明确	0.08	5%葡萄糖注射液	室温10分钟不溶性微粒增加	不相容
	未明确	0.08	5%葡萄糖注射液	20～22℃ 4小时性状与pH无明显变化，紫外吸光度变化大于10%	
硫酸卡那霉素	未明确	0.16	5%葡萄糖注射液	20～22℃ 4小时性状与pH无明显变化，紫外吸光度变化大于10%	不相容
乳酸左氧氟沙星	未明确	0.08	5%葡萄糖注射液	室温10分钟不溶性微粒增加	不相容
盐酸林可霉素	未明确	0.16	5%葡萄糖注射液	20～22℃ 4小时性状与pH无明显变化，紫外吸光度变化大于10%	不相容
硫酸小诺霉素	未明确	0.16	5%葡萄糖注射液	20～22℃ 4小时性状与pH无明显变化，紫外吸光度变化大于10%	不相容
哌拉西林钠	未明确	0.16	5%葡萄糖注射液	20～22℃ 4小时性状、pH与紫外吸光度无明显变化	相容
氧氟沙星	0.4mg/ml	0.02	0.9%氯化钠注射液	室温24小时性状、pH与紫外吸光度无明显变化	相容
	2mg/ml	0.2	5%葡萄糖注射液	25℃及37℃ 24小时性状、pH与紫外吸光度无明显变化	
甲磺酸培氟沙星	0.02ml/ml	0.04	0.9%氯化钠注射液	37℃ 6小时性状、pH、紫外吸收光谱与甲磺酸培氟沙星含量无明显变化	相容
	未明确	0.16	5%葡萄糖注射液	20～22℃ 4小时性状、pH与紫外吸光度无明显变化	

续表

加入药物	药物浓度	鱼腥草注射液浓度/(ml/ml)	静脉输液	溶液保存条件与结果	相容性
青霉素钠	未明确	0.08	5%葡萄糖注射液	室温10分钟不溶性微粒增加	不相容
氯化钾	未明确	0.08	5%葡萄糖注射液	室温10分钟不溶性微粒增加	不相容
利巴韦林	未明确	0.08	5%葡萄糖注射液	室温10分钟不溶性微粒增加	不相容
	1mg/ml	0.02	0.9%氯化钠注射液	室温24小时性状、pH与紫外吸光度无明显变化	相容
	1mg/ml	0.02	灭菌注射用水	室温6小时性状、pH与利巴韦林含量无明显变化	相容
硫酸妥布霉素	未明确	0.08	5%葡萄糖注射液	室温10分钟不溶性微粒增加	不相容
	未明确	0.16	5%葡萄糖注射液	20～22℃ 4小时性状与pH无明显变化,紫外吸光度变化大于10%	
维生素B_1	未明确	0.08	5%葡萄糖注射液	室温10分钟不溶性微粒增加	不相容
维生素C	未明确	0.08	5%葡萄糖注射液	室温10分钟不溶性微粒增加	不相容

输液器加药相容性: 本品不得与其他药物混合使用,如通过输液器序贯输液,须用相容性静脉输液适量冲洗静脉通路。

柴胡注射液
Chaihu Zhusheye

【功能与主治】清热解表。用于治疗感冒、流行性感冒及疟疾等的发热。

【制剂与规格】柴胡注射液:2ml。本品为无色至微黄色或呈微乳白色的澄明液体,成分为北柴胡,辅料为聚山梨酯80、氯化钠和注射用水。本品pH为4.0～6.0。

【用法与用量】肌内注射,一次2～4ml,一日1～2次,1个疗程不宜超过2周。

【调配】不必稀释。

【稳定性】本品未启封于避光、阴凉处（不超过20℃）保存。

【药物相容性】

注射器加药相容性：柴胡注射液 4ml 与硫酸庆大霉素注射液 160mg/4ml 混合于玻璃注射器中，于 10～40℃保存 8 小时，溶液性状与 pH 无明显变化，薄层层析无新物质生成，其物理与化学性质相容。用灭菌注射用水调配的柴胡注射液 0.02ml/ml 与利巴韦林 1mg/ml 混合溶液于室温保存 6 小时，其性状、pH 与利巴韦林含量无明显变化。

痰热清注射液
Tanreqing Zhusheye

【功能与主治】清热、化痰、解毒。用于风温肺热病痰热阻肺证，症见发热、咳嗽、咯痰不爽、咽喉肿痛、口渴、舌红、苔黄；肺炎早期、急性支气管炎、慢性支气管炎急性发作及上呼吸道感染属上述证候者。

【制剂与规格】痰热清注射液：10ml。本品为棕红色的澄明液体，成分为黄芩、熊胆粉、山羊角、金银花、连翘，辅料为丙二醇和注射用水。本品 pH 为 7.0～8.0。

【用法与用量】

用法：静脉滴注，滴注速度成人以 30～60 滴/min 为宜，儿童以 30～40 滴/min 为宜。

用量：成人一次 20ml，重症患者一次可用 40ml；儿童按体重 0.3～0.5ml/kg，最高剂量不超过 20ml，一日 1 次。

【调配】按照无菌操作技术，成人每 20～40ml 药物，缓慢稀释于 5% 葡萄糖注射液或 0.9% 氯化钠注射液 250～500ml 中作静脉滴注液；儿童按体重 0.3～0.5ml/kg，最高剂量不超过 20ml 药物，缓慢稀释于 5% 葡萄糖注射液或 0.9% 氯化钠注射液 100～200ml 中作静脉滴注液。

【稳定性】本品未启封于密封、避光处保存；调配的溶液立即使用。本品及调配的溶液如出现变色、浑浊、沉淀或结晶等物理性状改变，不得使用。

【药物相容性】

与静脉输液相容性：本品与静脉输液相容性见表 2-12。

静脉输液加药相容性：本品不得与其他药物混合于同一容器内使用。本品调配的溶液加入其他药物，药物相容性见表 2-13。

表 2-12 痰热清注射液与静脉输液相容性

静脉输液	痰热清注射液浓度/(ml/ml)	溶液保存条件与结果	相容性
0.9%氯化钠注射液	0.04	3小时内物理性状相容,不溶性微粒符合规定	相容
5%葡萄糖注射液	0.04	3小时内物理性状相容,不溶性微粒可能增加	不确定
10%葡萄糖注射液	0.04	不溶性微粒立即明显增加	不相容
5%果糖注射液	0.08	不溶性微粒立即明显增加	不相容
5%木糖醇注射液	0.08	不溶性微粒立即明显增加	不相容
5%转化糖电解质注射液	0.16	立即出现浑浊	不相容

表 2-13 静脉输液中痰热清注射液与其他药物相容性

加入药物	药物浓度/(mg/ml)	痰热清注射液浓度/(ml/ml)	静脉输液	溶液保存条件与结果	相容性
盐酸头孢吡肟	5	0.05	5%葡萄糖注射液	立即出现浑浊	不相容
头孢呋辛钠	1	0.08	5%葡萄糖注射液	25℃、35℃ 8小时性状与pH无明显变化,不溶性微粒符合规定	相容
	1	0.08	0.9%氯化钠注射液	25℃ 4小时、35℃ 2小时性状与pH无明显变化,不溶性微粒增加	不相容
西咪替丁	0.8	0.04	0.9%氯化钠注射液	立即出现褐色浑浊	不相容
盐酸克林霉素	0.6	0.02	0.9%氯化钠注射液	立即产生浑浊和红棕色沉淀	不相容

输液器加药相容性:本品不得与其他药物混合使用,如通过输液器序贯输液,须用相容性静脉输液适量冲洗静脉通路。本品调配的溶液与其他药物通过Y型输液器按1:1比例混合或输液器序贯输液,药物相容性见表2-14。

表 2-14　输液器中痰热清注射液与其他药物相容性

加入药物	药物浓度	痰热清注射液浓度	溶液保存条件与结果	相容性
丹参川芎嗪注射液	0.04ml/ml①	0.08ml/ml①	出现褐色浑浊	不相容
丹参酮ⅡA磺酸钠	0.12mg/ml①	0.12ml/ml①	产生絮状沉淀	不相容
汉防己甲素	2.4mg/ml①	0.2ml/ml①	产生白色絮状物	不相容
盐酸氨溴索	1.5mg/ml①	0.1ml/ml①	立即出现浑浊	不相容
硫酸阿米卡星	1.6mg/ml②	0.08ml/ml①	立即出现黄褐色浑浊	不相容
阿奇霉素	2mg/ml②	0.08ml/ml①	产生白色絮状物	不相容
葡萄糖酸钙	未明确②	未明确②	出现白色浑浊	不相容
头孢美唑钠	5mg/ml①	0.05mg/ml①	产生沉淀	不相容
头孢米诺钠	10mg/ml①	0.2ml/ml①	立即出现白色浑浊	不相容
头孢他啶	100mg/ml①	0.12ml/ml②	立即出现浑浊	不相容
乳酸环丙沙星	2mg/ml①	0.08ml/ml①	立即出现白色浑浊	不相容
葡萄糖酸依诺沙星	2mg/ml②	0.08ml/ml①	出现浑浊	不相容
二乙酰氨乙酸乙二胺	6mg/ml①	0.3ml/ml①	出现棕红色絮状物	不相容
氟罗沙星	2mg/ml②	0.12ml/ml①	立即产生褐色浑浊或沉淀	不相容
果糖二磷酸钠	40mg/ml②	0.05ml/ml①	出现褐色浑浊	不相容
加替沙星	1.6mg/ml①, 2mg/ml②	0.04ml/ml①	立即产生褐色浑浊和颗粒	不相容
兰索拉唑	0.3mg/ml①	0.08ml/ml①	立即产生绿色浑浊或沉淀	不相容
盐酸左氧氟沙星	1.6mg/ml①, 5mg/ml①	0.08ml/ml②	立即产生白色浑浊和絮状沉淀	不相容
门冬氨酸洛美沙星	0.8mg/ml①	0.04ml/ml①	产生黄色沉淀及白色絮状物	不相容
米力农	0.6mg/ml①	未明确②	出现浑浊	不相容
盐酸莫西沙星	1.6mg/ml①	0.08ml/ml①	产生白色絮状物	不相容
盐酸去甲万古霉素	8mg/ml①	0.08ml/ml①	立即出现黄色浑浊	不相容
氧氟沙星	2mg/ml③	0.08ml/ml①	产生黄色浑浊和絮状沉淀	不相容
奥硝唑	2mg/ml①	0.08ml/ml①	立即出现浑浊	不相容
泮托拉唑钠	0.8mg/ml①	0.12ml/ml①	出现白色浑浊	不相容
甲磺酸帕珠沙星	3mg/ml①	0.08ml/ml②	立即产生白色浑浊和絮状物	不相容

续表

加入药物	药物浓度	痰热清注射液浓度	溶液保存条件与结果	相容性
硫酸西索米星	1mg/ml①	0.08mg/ml①	立即产生絮状物	不相容
磺苄西林钠	5mg/ml①	0.05mg/ml①	产生沉淀	不相容
硫普罗宁	1.2mg/ml②	0.08ml/ml②	出现乳白色浑浊	不相容
氨甲环酸	10mg/ml①	未明确	产生棕色颗粒沉淀	不相容
甲氧苄啶	0.2mg/ml①	0.12mg/ml①	产生淡黄色浑浊	不相容
盐酸托烷司琼	1mg/ml	0.16ml/ml②	出现白色絮状物	不相容
长春西汀	0.08mg/ml①	0.08ml/ml①	出现淡棕色浑浊	不相容

注：①用 0.9% 氯化钠注射液稀释；②用 5% 葡萄糖注射液稀释；③用 5% 甘露醇注射液稀释。

注射器加药相容性：本品及调配的溶液与其他药物混合于注射器中，药物相容性见表 2-15。

表 2-15　注射器中痰热清注射液与其他药物相容性

注射器中药物	药物量	痰热清注射液量	溶液保存条件与结果	相容性
复方甘草酸苷	40mg/20ml	2ml	30 分钟产生颗粒	不相容
丹参川芎嗪注射液	0.02ml/1ml①	0.04ml/1ml①	立即出现褐色浑浊	不相容
三磷酸腺苷二钠	20mg/2ml	2ml	立即产生絮状物	不相容
盐酸氨溴索	7.5mg/1ml	1ml	产生棕黄色沉淀	不相容
硫酸阿米卡星	30mg/5ml	0.4ml/5ml②	立即产生浑浊和颗粒	不相容
氨茶碱	250mg/2ml	2ml	30 分钟内颜色改变	不相容
氨曲南	100mg/2ml	2ml	30 分钟内性状相容	相容
阿莫西林钠舒巴坦钠	200mg/2ml①	2ml	30 分钟内颜色改变	不相容
阿奇霉素	125mg/2.5ml	2ml	立即产生浑浊或沉淀	不相容
	41mg/5ml①	1ml，2ml，3ml	产生片状结晶或沉淀	不相容
	5mg/5ml①	0.2ml/5ml①	18～22℃ 4 小时溶液澄明	相容
葡萄糖酸钙	0.5g/10ml	2ml	立即产生沉淀	不相容
硫酸卷曲霉素	750mg/5ml①	10ml	立即产生黑色浑浊或沉淀	不相容
头孢硫脒	100mg/2ml①	2ml	30 分钟内颜色改变	不相容

续表

注射器中药物	药物量	痰热清注射液量	溶液保存条件与结果	相容性
头孢他啶	150mg/2ml①	2ml	立即产生絮状沉淀	不相容
	500mg/5ml①	0.6ml/5ml②	立即出现白色浑浊	
头孢唑林钠	5mg/5ml①	0.2ml/5ml①	18~22℃ 4小时溶液澄明	相容
头孢哌酮钠舒巴坦钠	450mg/2ml①	2ml	立即产生絮状沉淀	不相容
	12mg/2ml②	2ml	立即出现白色浑浊	
头孢西丁钠	2mg/2ml①,③	0.16ml/2ml①	立即产生白色絮状物	不相容
头孢匹胺钠	200mg/2ml①	2ml	立即出现浑浊	不相容
	100mg/10ml①	0.8ml/10ml①	立即出现白色浑浊	
头孢噻肟钠	200mg/2ml①	2ml	30分钟内性状相容	相容
盐酸头孢替安	200mg/2ml①	2ml	立即产生絮状沉淀	不相容
头孢曲松钠	200mg/2ml①	2ml	30分钟内性状相容	相容
	5mg/5ml①	0.2ml/5ml①	18~22℃ 4小时溶液澄明	
头孢呋辛钠	5mg/5ml①	0.2ml/5ml①	18~22℃ 4小时溶液澄明	相容
去乙酰毛花苷	0.4mg/2ml	2ml	30分钟内性状相容	相容
地塞米松磷酸钠	5mg/1ml	2ml	30分钟内性状相容	相容
二羟丙茶碱	250mg/2ml	2ml	30分钟内性状相容	相容
盐酸多巴胺	20mg/2ml	2ml	立即出现浑浊	不相容
硫酸依替米星	250mg/5ml	5ml	立即产生白色絮状物	不相容
乳酸环丙沙星	10mg/5ml	0.2ml/5ml	立即出现浑浊	不相容
葡萄糖酸依诺沙星	10mg/5ml	3ml	立即出现棕红色浑浊	不相容
法莫替丁	4mg/2ml①	2ml	立即产生浑浊或沉淀	不相容
磷霉素钠	5mg/5ml①	0.2ml/5ml①	18~22℃ 4小时溶液澄明	相容
氟罗沙星	10mg/5ml②	5ml	立即产生褐色沉淀	不相容
乳糖酸红霉素	5mg/5ml②	0.2ml/5ml①	18~22℃ 4小时溶液澄明	相容
更昔洛韦	62.5mg/1.25ml	2ml	30分钟内性状相容	相容
硫酸庆大霉素	200mg/5ml	0.2ml/5ml①	立即出现浑浊	不相容
酒石酸吉他霉素	10mg/10ml②	未明确	产生褐色沉淀	不相容
亚叶酸钙	20mg/2ml	2ml	产生淡棕色浑浊和气泡	不相容
门冬氨酸洛美沙星	8mg/10ml①	0.4ml/10ml②	立即产生黄色沉淀和白色絮状物	不相容
赖氨匹林	180mg/2ml①	2ml	立即出现浑浊	不相容

续表

注射器中药物	药物量	痰热清注射液量	溶液保存条件与结果	相容性
甘露聚糖肽	0.4mg/2ml①	0.16ml/2ml①	用0.9%氯化钠注射液稀释至10ml,25℃、37℃ 2小时性状与pH无明显变化,但甘露聚糖肽含量测定不稳定	不相容
亚硫酸氢钠甲萘醌	20mg/5ml	5ml	出现浑浊	不相容
甲泼尼龙琥珀酸钠	40mg	2ml	30分钟产生颗粒	不相容
盐酸甲氧氯普胺	10mg/1ml	1ml	产生黄色沉淀	不相容
甲硝唑	10mg/5ml	0.2ml/5ml	18～22℃ 4小时溶液澄明	相容
米力农	5mg/5ml	5ml	出现浑浊	不相容
硫酸奈替米星	100mg/2ml	2ml	立即产生淡黄色浑浊或沉淀	不相容
还原型谷胱甘肽	900mg/5ml	5ml	立即出现浑浊,随后产生颗粒	不相容
利巴韦林	100mg/2ml	2ml	30分钟性状相容	相容
	250mg/5ml	0.2ml/5ml	18～22℃ 4小时溶液澄明	
丁溴东莨菪碱	50mg/5ml	0.2ml/5ml	18～22℃ 4小时溶液澄明	相容
青霉素钠	320 000U/2ml①	2ml	30分钟内颜色改变	不相容
	50 000U/5ml①	0.2ml/5ml	18～22℃ 4小时溶液澄明	相容
硫普罗宁	50mg/1ml	1ml	出现乳白色浑浊	不相容
盐酸托烷司琼	5mg/5ml	5ml	出现白色浑浊絮状物	不相容
甲氧苄啶	50mg/1ml	10ml/20ml①	立即产生浑浊或沉淀	不相容
长春西汀	0.36mg/3ml①	0.24ml/1ml②	产生白色沉淀	不相容
维生素B₆	50mg/1ml	1ml	产生白色絮状物	不相容
	100mg/2ml	2ml/7ml①、②	立即产生白色絮状沉淀	
	250mg/5ml	0.2ml/5ml①	立即出现浑浊	
维生素C	0.2g/1ml	1ml	产生沉淀	不相容
	2.5g/20ml	2ml	产生絮状沉淀	
	0.5g/2ml	2ml/7ml①、②	产生絮状沉淀	

注:①用0.9%氯化钠注射液稀释;②用5%或10%葡萄糖注射液稀释;③用灭菌注射用水溶解。

肿节风注射液
Zhongjiefeng Zhusheye

【功能与主治】清热解毒、消肿散结。用于热毒壅盛所致肺炎、阑尾炎、蜂窝织炎、细菌性痢疾、脓肿，与肿节风片联合用于食管癌、胰腺癌、肝癌等肿瘤。

【制剂与规格】肿节风注射液：2ml。本品为深棕色澄明液体，成分为肿节风，辅料为聚山梨酯80和注射用水。本品pH为5.0～6.0。

【用法与用量】肌内注射。抗菌消炎，一次2～4ml，一日1～2次；抗肿瘤，一次3～4ml，一日2次。

【调配】不必稀释。

【稳定性】本品未启封于密封、避光处保存。本品如出现变色、浑浊、沉淀或结晶等物理性状改变，不得使用。

【药物相容性】本品不得与其他药物混合使用。

醒脑静注射液
Xingnaojing Zhusheye

【功能与主治】清热解毒、凉血活血、开窍醒脑。用于气血逆乱，脑脉瘀阻所致脑卒中昏迷，偏瘫口㖞；外伤头痛，神志昏迷；酒毒攻心，头痛呕恶，昏迷抽搐。脑栓塞、脑出血急性期、颅脑外伤，急性酒精中毒见上述证候者。

【制剂与规格】醒脑静注射液：2ml；5ml；10ml。本品为无色的澄明液体，成分为麝香、郁金、冰片、栀子。辅料为聚山梨酯80、氯化钠和注射用水。本品pH为5.0～7.0。

【用法与用量】

肌内注射：一次2～4ml，一日1～2次。

静脉滴注：一次10～20ml，一日1次；或遵医嘱。

【调配】肌内注射不必稀释；或按照无菌操作技术，一次10～20ml药物，缓慢稀释于5%葡萄糖注射液或10%葡萄糖注射液或0.9%氯化钠注射液250～500ml中作静脉滴注液。

【稳定性】本品未启封于避光、室温处保存；调配的溶液立即在4小时内用完。本品及调配的溶液如出现变色、浑浊、沉淀或结晶等物理性状改变，不得使用。

【药物相容性】

与静脉输液相容性：本品与静脉输液相容性见表2-16。

表2-16　醒脑静注射液与静脉输液相容性

静脉输液	醒脑静注射液浓度/(ml/ml)	溶液保存条件与结果	相容性
0.9%氯化钠注射液	0.08	室温4小时性状与pH稳定,不溶性微粒符合规定	相容
5%葡萄糖注射液	0.08	室温4小时性状与pH稳定,不溶性微粒符合规定	相容
10%葡萄糖注射液	0.08	室温4小时性状与pH稳定,不溶性微粒符合规定	相容
葡萄糖氯化钠注射液	0.08	室温4小时性状与pH稳定,不溶性微粒符合规定	相容

静脉输液加药相容性：本品不得与其他药物混合于同一容器内使用。

输液器加药相容性：本品不得与其他药物混合使用,如通过输液器序贯输液,须用相容性静脉输液适量冲洗静脉通路。本品调配的溶液与其他药物通过Y型输液器按1:1比例混合或输液器序贯输液,药物相容性见表2-17。

表2-17　输液器中醒脑静注射液与其他药物相容性

加入药物	药物浓度	醒脑静注射液浓度/(ml/ml)	溶液保存条件与结果	相容性
苦碟子注射液	0.04ml/ml[①]	0.04[①]	室温15~60分钟性状与pH无明显变化,不溶性微粒符合规定	相容
奥美拉唑钠	0.4mg/ml[①]	0.08[①]	室温溶液为淡红色,4小时后颜色加深	不相容

注：①用0.9%氯化钠注射液稀释。

注射器加药相容性：本品调配的溶液与其他药物混合于注射器中,药物相容性见表2-18。

表2-18　注射器中醒脑静注射液与其他药物相容性

注射器中药物	药物量	醒脑静注射液量	溶液保存条件与结果	相容性
甘露聚糖肽	0.4mg/2ml[①]	0.16ml/2ml[①]	用0.9%氯化钠注射液稀释至10ml,25℃、37℃ 2小时性状与pH无明显变化,但干扰鞣质含量测定	不相容
果糖二磷酸钠	2.5g/25ml[①]	1.25ml/25ml[①]	室温4小时性状、pH与紫外光谱无明显变化	相容

注：①用0.9%氯化钠注射液稀释。

穿心莲注射液
Chuanxinlian Zhusheye

【功能与主治】清热解毒。用于咽喉肿痛,肺热咳嗽,热痢,亦可用于上呼吸道感染,细菌性痢疾等。

【制剂与规格】穿心莲注射液:2ml。本品为淡黄色至黄色的澄明液体,成分为穿心莲提取物,辅料为聚山梨酯80、苯甲醇和注射用水。本品pH为5.0~7.0。

【用法与用量】肌内注射,一次2ml,一日2次。儿童禁用。

【调配】不必稀释。

【稳定性】本品未启封于室温、避光处保存。

【药物相容性】本品不得与其他药物混合使用。

喜炎平注射液
Xiyanping Zhusheye

【功能与主治】清热解毒、止咳止痢。用于支气管炎,扁桃体炎,细菌性痢疾等。

【制剂与规格】喜炎平注射液:2ml:50mg;5ml:125mg。本品为淡黄色至黄绿色的澄明液体,成分为穿心莲内酯总磺化物,辅料为氢氧化钠和注射用水。本品pH为4.5~6.5。

【用法与用量】

肌内注射:成人,一次50~100mg,一日2~3次;小儿酌减。

静脉滴注:成人,一日250~500mg;儿童,一日按体重5~10mg/kg(0.2~0.4ml/kg),最高剂量不超过250mg,滴注速度控制在30~40滴/min,一日1次。

【调配】肌内注射不必稀释;或按照无菌操作技术,成人一次250~500mg的药物,缓慢稀释于0.9%氯化钠注射液或5%葡萄糖注射液250ml中作静脉滴注液;儿童一次按体重5~10mg/kg(0.2~0.4ml/kg)计算药物量,最高剂量不超过250mg的药物,缓慢稀释于0.9%氯化钠注射液或5%葡萄糖注射液100~250ml中作静脉滴注液。

【稳定性】本品未启封于遮光、阴凉处(不超过20℃)保存;调配的溶液立即使用。本品及调配的溶液如出现变色、浑浊、沉淀或结晶等物理性状改变,不得使用。

【药物相容性】

与静脉输液相容性:本品与静脉输液相容性见表2-19。

表 2-19 喜炎平注射液与静脉输液相容性

静脉输液	喜炎平注射液浓度/(mg/ml)	溶液保存条件与结果	相容性
0.9%氯化钠注射液	0.2～2	室温 4 小时性状与 pH 稳定,药物损失小于 10%,不溶性微粒符合规定	相容
	3	室温 4 小时性状与 pH 稳定,药物损失小于 10%,但不溶性微粒增加	不相容
5%葡萄糖注射液	0.2～2	室温 4 小时性状与 pH 稳定,药物损失小于 10%,不溶性微粒符合规定	相容
	3	室温 4 小时性状与 pH 稳定,药物损失小于 10%,但不溶性微粒增加	不相容
10%葡萄糖注射液	0.2～2	室温 4 小时性状与 pH 稳定,药物损失小于 10%,不溶性微粒符合规定	相容
	3	室温 4 小时性状与 pH 稳定,药物损失小于 10%,但不溶性微粒增加	不相容
葡萄糖氯化钠注射液	1	室温放置 24 小时性状、pH 与紫外光谱无明显变化	相容
复方氯化钠注射液	1	室温放置 24 小时性状、pH 与紫外光谱无明显变化	相容

静脉输液加药相容性: 本品不得与其他药物混合于同一容器内使用。本品调配的溶液加入其他药物,药物相容性见表 2-20。

表 2-20 静脉输液中喜炎平注射液与其他药物相容性

加入药物	药物浓度	喜炎平注射液浓度/(mg/ml)	静脉输液	溶液保存条件与结果	相容性
阿昔洛韦	未明确	1	5%葡萄糖注射液、0.9%氯化钠注射液	室温 6 小时性状与 pH 无明显变化,但不溶性微粒增加	不相容
盐酸氨溴索	未明确	1	5%葡萄糖注射液、0.9%氯化钠注射液	室温 6 小时性状与 pH 无明显变化,但不溶性微粒增加	不相容
硫酸阿米卡星	未明确	1	5%葡萄糖注射液、0.9%氯化钠注射液	室温 6 小时性状与 pH 无明显变化,但不溶性微粒增加	不相容

续表

加入药物	药物浓度	喜炎平注射液浓度/(mg/ml)	静脉输液	溶液保存条件与结果	相容性
阿奇霉素	未明确	1	5%葡萄糖注射液、0.9%氯化钠注射液	室温6小时性状与pH无明显变化,但不溶性微粒增加	不相容
葡萄糖酸钙	未明确	1	5%葡萄糖注射液、0.9%氯化钠注射液	室温6小时性状与pH无明显变化,但不溶性微粒增加	不相容
头孢唑林钠	未明确	1	5%葡萄糖注射液、0.9%氯化钠注射液	室温6小时性状与pH无明显变化,但不溶性微粒增加	不相容
头孢哌酮钠	未明确	1	5%葡萄糖注射液、0.9%氯化钠注射液	室温6小时性状与pH无明显变化,但不溶性微粒增加	不相容
头孢哌酮钠舒巴坦钠	未明确	1	5%葡萄糖注射液、0.9%氯化钠注射液	室温6小时性状与pH无明显变化,但不溶性微粒增加	不相容
头孢噻肟钠	未明确	1	5%葡萄糖注射液、0.9%氯化钠注射液	室温6小时性状与pH无明显变化,但不溶性微粒增加	不相容
头孢匹胺钠	未明确	1	5%葡萄糖注射液、0.9%氯化钠注射液	室温6小时性状与pH无明显变化,但不溶性微粒增加	不相容
头孢拉定	未明确	1	5%葡萄糖注射液、0.9%氯化钠注射液	室温6小时性状与pH无明显变化,但不溶性微粒增加	不相容
头孢他啶	未明确	1	5%葡萄糖注射液、0.9%氯化钠注射液	室温6小时性状与pH无明显变化,但不溶性微粒增加	不相容
头孢替唑钠	10mg/ml	1	5%葡萄糖注射液	室温6小时性状与pH无明显变化,头孢替唑未损失	相容
头孢唑肟钠	10mg/ml	0.5	0.9%氯化钠注射液	室温6小时性状与pH无明显变化,头孢唑肟未损失	相容

续表

加入药物	药物浓度	喜炎平注射液浓度/(mg/ml)	静脉输液	溶液保存条件与结果	相容性
头孢曲松钠	未明确	1	5%葡萄糖注射液、0.9%氯化钠注射液	室温6小时性状与pH无明显变化,但不溶性微粒增加	不相容
头孢呋辛钠	未明确	1	5%葡萄糖注射液、0.9%氯化钠注射液	室温6小时性状与pH无明显变化,但不溶性微粒增加	不相容
克林霉素磷酸酯	未明确	1	5%葡萄糖注射液、0.9%氯化钠注射液	室温6小时性状与pH无明显变化,但不溶性微粒增加	不相容
地塞米松磷酸钠	未明确	1	5%葡萄糖注射液、0.9%氯化钠注射液	室温6小时性状与pH无明显变化,但不溶性微粒增加	不相容
依诺沙星	10mg/ml	1	5%葡萄糖注射液	室温6小时穿心莲内酯总磺化物含量明显降低	不相容
氟罗沙星	0.8mg/ml	0.4	5%葡萄糖注射液	室温6小时穿心莲内酯总磺化物含量明显降低	不相容
更昔洛韦	未明确	1	5%葡萄糖注射液、0.9%氯化钠注射液	室温6小时性状与pH无明显变化,但不溶性微粒增加	不相容
硫酸庆大霉素	未明确	1	5%葡萄糖注射液、0.9%氯化钠注射液	室温6小时性状与pH无明显变化,但不溶性微粒增加	不相容
氢化可的松	未明确	1	5%葡萄糖注射液、0.9%氯化钠注射液	室温6小时性状与pH无明显变化,但不溶性微粒增加	不相容
盐酸左氧氟沙星	未明确	1	5%葡萄糖注射液、0.9%氯化钠注射液	室温6小时性状与pH无明显变化,但不溶性微粒增加	不相容
美洛西林钠	10.41mg/ml	1	5%葡萄糖注射液、0.9%氯化钠注射液	室温6小时性状与pH无明显变化,但不溶性微粒增加	不相容

续表

加入药物	药物浓度	喜炎平注射液浓度/(mg/ml)	静脉输液	溶液保存条件与结果	相容性
青霉素钠	未明确	1	5%葡萄糖注射液、0.9%氯化钠注射液	室温6小时性状与pH无明显变化,但不溶性微粒增加	不相容
甲磺酸酚妥拉明	未明确	1	5%葡萄糖注射液、0.9%氯化钠注射液	室温6小时性状与pH无明显变化,但不溶性微粒增加	不相容
氯化钾	0.05g/ml	1	5%葡萄糖注射液	室温6小时性状、pH与穿心莲内酯总磺化物含量无明显变化	相容
利巴韦林	未明确	1	5%葡萄糖注射液、0.9%氯化钠注射液	室温6小时性状与pH无明显变化,但不溶性微粒增加	不相容
维生素B_6	未明确	1	5%葡萄糖注射液、0.9%氯化钠注射液	室温6小时性状与pH无明显变化,但不溶性微粒增加	不相容

输液器加药相容性:本品不得与其他药物混合使用,如通过输液器序贯输液,须用相容性静脉输液适量冲洗静脉通路。本品调配的溶液与其他药物通过Y型输液器按1:1的比例混合或输液器序贯输液,药物相容性见表2-21。

表2-21 输液器中喜炎平注射液与其他药物相容性

加入药物	药物浓度/(mg/ml)	喜炎平注射液浓度/(mg/ml)	溶液保存条件与结果	相容性
阿奇霉素	1.25①	1.25①	产生絮状物	不相容
头孢硫脒	5①	1.25①	产生絮状物	不相容
头孢美唑钠	5①	1.25①	产生絮状物	不相容
磺苄西林钠	5①	1.25①	产生沉淀	不相容

注:①用0.9%氯化钠注射液稀释。

注射器加药相容性:本品及调配的溶液与其他药物混合于注射器中,药物相容性见表2-22。

表 2-22 注射器中喜炎平注射液与其他药物相容性

注射器中药物	药物量	喜炎平注射液量	溶液保存条件与结果	相容性
复方氨林巴比妥	158mg/2ml	2ml	室温6小时性状与pH无明显变化,不溶性微粒符合规定	相容
盐酸多西环素	10mg/1ml[①]	1ml	立即出现黄色浑浊,3分钟后产生絮状沉淀	不相容
加替沙星	2mg/1ml[①]	0.04ml/1ml[②]	产生沉淀	不相容
维生素 B_6	50mg/1ml	0.04ml/1ml[②]	产生沉淀	不相容

注:①用0.9%氯化钠注射液稀释;②5%或10%葡萄糖注射液稀释。

苦黄注射液
Kuhuang Zhusheye

【功能与主治】清热利湿、疏肝退黄。主治湿热黄疸,也用于黄疸型病毒性肝炎。

【制剂与规格】苦黄注射液:10ml。本品为橙红色至棕红色的澄明液体,成分为苦参、大黄、大青叶、茵陈、春柴胡,辅料为氢氧化钠、聚山梨酯80和注射用水。本品pH为6.0~8.0。

【用法与用量】

用法:静脉滴注,滴注速度不宜超过30滴/min,每500ml稀释液缓慢静脉滴注3~4小时。

用量:一次10~60ml,一日1次,15日为1个疗程。建议第1日10ml,第2日20ml,第3日30~60ml。

【调配】按照无菌操作技术,一次10~60ml药物,缓慢稀释于5%或10%葡萄糖注射液500ml中作静脉滴注液。

【稳定性】本品未启封于避光、室温处保存;调配的溶液立即使用。本品及调配的溶液如出现变色、浑浊、沉淀或结晶等物理性状改变,不得使用。

【药物相容性】

与静脉输液相容性:本品与静脉输液相容性见表2-23。

静脉输液加药相容性:本品不得与其他药物混合于同一容器内使用。但用10%葡萄糖注射液调配的苦黄注射液(0.12ml/ml)与丹香冠心注射液(0.08ml/ml)混合溶液于室温保存2小时,其性状与pH无明显变化。

输液器加药相容性:本品不得与其他药物混合使用,如通过输液器序贯输液,须用相容性静脉输液适量冲洗静脉通路。

表 2-23　苦黄注射液与静脉输液相容性

静脉输液	苦黄注射液浓度 /(ml/ml)	溶液保存条件与结果	相容性
5% 葡萄糖注射液	0.02，0.12	室温避光 48 小时或荧光 6 小时性状与 pH 无明显变化，不溶性微粒符合规定，药物含量稳定	相容
10% 葡萄糖注射液	0.02，0.12	室温避光 48 小时或荧光 6 小时性状与 pH 无明显变化，不溶性微粒符合规定，药物含量稳定	相容
5% 果糖注射液	0.02，0.12	室温避光 24 小时不溶性微粒增加，药物含量明显降低	不相容

羚羊角注射液
Lingyangjiao Zhusheye

【功能与主治】平肝息风、清热镇惊、解毒。用于高热神昏，惊痫抽搐及流行性感冒；上呼吸道感染，扁桃体炎，麻疹，小儿肺炎及原因不明的高热等。

【制剂与规格】羚羊角注射液：2ml。本品为微黄色的澄明液体，成分为羚羊角水解液，辅料为注射用水。本品 pH 为 3.5～5.5。

【用法与用量】肌内注射，一次 2～4ml，一日 2 次；小儿酌减。

【调配】不必稀释。

【稳定性】本品未启封于遮光、阴凉处（不超过 20℃）保存。

【药物相容性】本品不得与其他药物混合使用。

肝炎灵注射液
Ganyanling Zhusheye

【功能与主治】降低氨基转移酶，提高机体免疫力。用于慢性、活动性肝炎。

【制剂与规格】肝炎灵注射液：2ml（含苦参碱 35mg）。本品为棕红色的澄明液体，成分为山豆根，辅料为聚山梨酯 80 和注射用水。本品 pH 为 6.0～7.0。

【用法与用量】肌内注射，一次 2ml，一日 1～2 次，2～3 个月为 1 个疗程。

【调配】不必稀释。

【稳定性】本品未启封于遮光处保存。

【药物相容性】本品不得与其他药物混合使用。

舒肝宁注射液
Shuganning Zhusheye

【功能与主治】清热解毒、利湿退黄、益气扶正、保肝护肝。用于湿热黄疸，症见面目俱黄，胸胁胀满，恶心呕吐，小便黄赤，乏力，纳差，便溏；急、慢性病毒性肝炎见前述症状者。

【制剂与规格】舒肝宁注射液：2ml；10ml；20ml。本品为棕红色的澄明液体，成分为茵陈提取物、栀子提取物、黄芩苷、板蓝根提取物、灵芝提取物，辅料为氢氧化钠和注射用水。本品 pH 为 6.5~8.0。

【用法与用量】

用法：静脉滴注，成人滴注速度为 40~60 滴/min，儿童滴注速度为 10~20 滴/min；症状缓解后可改用肌内注射。不得静脉注射。

用量：肌内注射，一次 2~4ml，一日 1 次。

静脉滴注，一次 10~20ml，一日 1 次。

【调配】肌内注射不必稀释；或按照无菌操作技术，一日 10~20ml 药物，缓慢稀释于 5% 或 10% 葡萄糖注射液 250~500ml 中作静脉滴注液。

【稳定性】本品未启封于避光、不超过 30℃ 处保存；调配的溶液 4 小时内使用。本品及调配的溶液如出现变色、浑浊、沉淀或结晶等物理性状改变，不得使用。

【药物相容性】

与静脉输液相容性：本品与静脉输液相容性见表 2-24。

表 2-24　舒肝宁注射液与静脉输液相容性

静脉输液	舒肝宁注射液浓度/（ml/ml）	溶液保存条件与结果	相容性
0.9% 氯化钠注射液	0.02，0.04，0.08，0.1，0.2	室温 4 小时性状与 pH 稳定，药物损失小于 10%，不溶性微粒符合规定	相容
5% 葡萄糖注射液	0.02，0.04，0.08，0.1，0.2	室温 4 小时性状与 pH 稳定，药物损失小于 10%，不溶性微粒符合规定	相容
10% 葡萄糖注射液	0.08	室温 4 小时性状与 pH 稳定，药物损失小于 10%	相容

静脉输液加药相容性： 本品不得与其他药物混合于同一容器内使用。

输液器加药相容性： 本品不得与其他药物混合使用，如通过输液器序贯输液，须用相容性静脉输液适量冲洗静脉通路。用 5% 葡萄糖注射液调配的舒肝宁注射液（0.04ml/ml）与用 0.9% 氯化钠注射液调配的硫酸鱼精蛋白（0.5mg/ml）溶液通过输液器序贯输液，混合溶液立即出现白色浑浊，其物理性状不相容。

注射器加药相容性： 本品调配的溶液与其他药物混合于注射器中，药物相容性见表 2-25。

表 2-25 注射器中舒肝宁注射液与其他药物相容性

注射器中药物	药物量	舒肝宁注射液量	溶液保存条件与结果	相容性
兰索拉唑	1.5mg/5ml[①]	0.4ml/5ml[②]	室温 4 小时不溶性微粒明显增加	不相容
奥美拉唑钠	2mg/5ml[①]	0.4ml/5ml[②]	室温 4 小时不溶性微粒明显增加	不相容
泮托拉唑钠	2mg/5ml[①]	0.4ml/5ml[②]	室温 4 小时不溶性微粒明显增加	不相容

注：①用 0.9% 氯化钠注射液稀释；②5% 葡萄糖注射液稀释。

与容器具相容性： 本品调配、使用过程中所用容器具可用 75% 酒精消毒，勿使用聚维酮碘、醋酸氯已定或复方新洁灵消毒，以免与本品接触发生物理性状改变。

热毒宁注射液

Reduning Zhusheye

【功能与主治】清热、疏风、解毒。用于外感风热所致感冒、咳嗽，症见高热、微恶风寒、头痛身痛、咳嗽、痰黄；上呼吸道感染、急性支气管炎见上述证候者。

【制剂与规格】热毒宁注射液：10ml。本品为淡黄棕色至红棕色的澄明液体，成分为青蒿、金银花、栀子，辅料为聚山梨酯 80 和注射用水。本品 pH 为 4.0～6.0。

【用法与用量】

用法： 静脉滴注，滴注速度 30～60 滴/min。

用量： 静脉滴注，成人一次 20ml，一日 1 次，上呼吸道感染患者疗程为 3 日，急性气管及支气管炎患者疗程为 5 日；3～5 岁儿童最高剂量不超过 10ml，6～10

岁儿童一次10ml；11～13岁儿童一次15ml，14～17岁儿童一次20ml，一日1次。

【调配】按照无菌操作技术，一次20ml药物，缓慢稀释于5%葡萄糖注射液或0.9%氯化钠注射液250ml中作静脉滴注液；或一次不超过10ml药物，缓慢稀释于5%葡萄糖注射液或0.9%氯化钠注射液50～100ml中作静脉滴注液；或一次10ml药物，缓慢稀释于5%葡萄糖注射液或0.9%氯化钠注射液100～200ml中作静脉滴注液；或一次15ml药物，缓慢稀释于5%葡萄糖注射液或0.9%氯化钠注射液200～250ml中作静脉滴注液。

【稳定性】本品未启封于避光、阴凉处（不超过20℃）保存；调配的溶液立即使用。本品及调配的溶液如出现变色、浑浊、沉淀或结晶等物理性状改变，不得使用。

【药物相容性】

与静脉输液相容性：本品与静脉输液相容性见表2-26。

表2-26 热毒宁注射液与静脉输液相容性

静脉输液	热毒宁注射液浓度/（ml/ml）	溶液保存条件与结果	相容性
0.9%氯化钠注射液	0.02，0.04，0.08，0.16，0.2，0.25	室温6小时性状、pH、绿原酸与栀子苷稳定，不溶性微粒符合规定，高效液相色谱法（HPLC）指纹图谱相似度为0.99～1.00	相容
5%葡萄糖注射液	0.02，0.04，0.08，0.16，0.2，0.25	室温6小时性状、pH、绿原酸与栀子苷稳定，不溶性微粒符合规定，HPLC指纹图谱相似度为0.99～1.00	相容
10%葡萄糖注射液	0.08	室温6小时性状、pH、绿原酸与栀子苷稳定	相容
葡萄糖氯化钠注射液	0.04	室温2小时性状与pH无明显变化	相容
复方氯化钠注射液	0.04	室温2小时性状与pH无明显变化	相容
乳酸钠林格注射液	0.04	室温2小时性状与pH无明显变化	相容

静脉输液加药相容性：本品不得与其他药物混合于同一容器内使用。本品调配的溶液加入其他药物，药物相容性见表2-27。

表 2-27　静脉输液中热毒宁注射液与其他药物相容性

加入药物	药物浓度	热毒宁注射液浓度/（ml/ml）	静脉输液	溶液保存条件与结果	相容性
痰热清注射液	0.1ml/ml	0.1	5%葡萄糖注射液或10%葡萄糖注射液、0.9%氯化钠注射液	室温2小时性状、pH无明显变化	相容
			复方氯化钠注射液、乳酸钠林格注射液	出现浑浊	不相容
阿昔洛韦	2mg/ml	0.08	5%葡萄糖注射液、0.9%氯化钠注射液	产生絮状物	不相容
盐酸氨溴索	0.12mg/ml	0.08	5%葡萄糖注射液、0.9%氯化钠注射液	出现白色浑浊	不相容
阿奇霉素	1mg/ml	0.08	5%葡萄糖注射液、0.9%氯化钠注射液	产生沉淀	不相容
头孢曲松钠	8mg/ml	0.08	5%葡萄糖注射液、0.9%氯化钠注射液	产生沉淀	不相容
西咪替丁	0.8mg/ml	0.08	5%葡萄糖注射液、0.9%氯化钠注射液	产生絮状物	不相容
地塞米松磷酸钠	5mg/ml	0.04	5%葡萄糖注射液	室温4小时性状与pH无明显变化,不溶性微粒增加	不相容
奥美拉唑钠	0.4mg/ml	0.1	0.9%氯化钠注射液	室温4小时颜色变为淡黄色并逐渐加深	不相容
盐酸左氧氟沙星	3mg/ml	0.08	5%葡萄糖注射液、0.9%氯化钠注射液	出现浑浊	不相容
盐酸莫西沙星	0.128mg/ml	0.08	5%葡萄糖注射液、0.9%氯化钠注射液	产生白色絮状物	不相容

输液器加药相容性：本品不得与其他药品混合使用,如通过输液器序贯输液,须用5%葡萄糖注射液或0.9%氯化钠注射液适量冲洗静脉通路。本品调配的溶液与其他药物通过Y型输液器按1:1比例混合或输液器序贯输液,药物相容性见表2-28。

注射器加药相容性：本品及调配的溶液与其他药物混合于注射器中,药物相容性见表2-29。

表 2-28 输液器中热毒宁注射液与其他药物相容性

加入药物	药物浓度	热毒宁注射液浓度/(ml/ml)	溶液保存条件与结果	相容性
清开灵注射液	0.04ml/ml①	0.04①	产生乳白色浑浊和絮状物	不相容
盐酸氨溴索	未明确	0.08②	出现白色浑浊	不相容
阿奇霉素	1.25mg/ml①	0.05①	不溶性微粒增加	不相容
头孢硫脒	5mg/ml①	0.05①	产生絮状物	不相容
头孢美唑钠	5mg/ml①	0.05①	产生絮状物	不相容
加替沙星	2mg/ml①	0.15①	出现淡黄色浑浊	不相容
	1mg/ml①	0.04①, 0.1①	物理性状相容	相容
左氧氟沙星	2mg/ml①	0.15①	出现淡黄色浑浊	不相容
	2mg/ml①	0.1①	物理性状相容	相容
	1mg/ml①	0.04①	物理性状相容	相容
盐酸莫西沙星	1.6mg/ml①	0.08①	立即产生白色絮状物	不相容
泮托拉唑钠	0.6mg/ml①	0.2①	出现黄棕色浑浊	不相容
氯化钾	10mg/ml①	0.05①	物理性状相容	相容
碳酸氢钠	5mg/ml①	0.05①	物理性状相容	相容
夫西地酸钠	未明确	未明确	产生黄色浑浊和白色絮状沉淀	不相容
磺苄西林钠	5mg/ml①	0.05①	产生絮状物	不相容
维生素 B₆	2mg/ml①	0.05①	物理性状相容	相容
维生素 C	20mg/ml①	0.05②	产生絮状沉淀	不相容

注：①用0.9%氯化钠注射液稀释；②用5%葡萄糖注射液稀释。

表 2-29 注射器中热毒宁注射液与其他药物相容性

注射器中药物	药物量	热毒宁注射液量	溶液保存条件与结果	相容性
清开灵注射液	0.5ml/1ml①	0.5ml/1ml①	产生浑浊或沉淀	不相容
	0.15ml/1ml①	0.15ml/1ml①	出现浑浊	
炎琥宁	20mg/1ml①	0.5ml/1ml①	产生凝胶状沉淀	不相容
	2mg/1ml①	0.15ml/1ml①	产生凝胶状沉淀	

续表

注射器中药物	药物量	热毒宁注射液量	溶液保存条件与结果	相容性
盐酸氨溴索	3mg/1ml①	0.5ml/1ml①	16～18℃ 1小时物理性状相容	相容
硫酸阿米卡星	20mg/1ml①	0.5ml/1ml①	16～18℃ 1小时物理性状相容	相容
阿昔洛韦	50mg/1ml①	0.5ml/1ml①	产生浑浊或沉淀	不相容
	2mg/1ml①	0.15ml/1ml①	产生浑浊或沉淀	
阿奇霉素	0.125g/20ml②	5ml	产生絮状物	不相容
	12.5mg/1ml①	0.5ml/1ml①	16～18℃ 1小时物理性状相容	相容
头孢硫脒	0.5g/20ml②	5ml	产生絮状沉淀	不相容
头孢美唑钠	0.5g/20ml②	5ml	产生絮状沉淀	不相容
头孢西丁钠	50mg/1ml①	0.5ml/1ml①	16～18℃ 1小时物理性状相容	相容
头孢拉定	50mg/1ml①	0.5ml/1ml①	16～18℃ 1小时物理性状相容	相容
头孢哌酮钠	50mg/1ml①	0.5ml/1ml①	16～18℃ 1小时物理性状相容	相容
头孢曲松钠	50mg/1ml①	0.5ml/1ml①	16～18℃ 1小时物理性状相容	相容
头孢呋辛钠	75mg/1ml①	0.5ml/1ml①	16～18℃ 1小时物理性状相容	相容
西咪替丁	40mg/1ml①	0.5ml/1ml①	16～18℃ 1小时物理性状相容	相容
克林霉素磷酸酯	60mg/1ml①	0.5ml/1ml①	16～18℃ 1小时物理性状相容	相容
酒石酸吉他霉素	20mg/1ml①	0.5ml/1ml①	产生浑浊或沉淀	不相容
	3.4mg/1ml①	0.15ml/1ml①	产生浑浊或沉淀	
加替沙星	2mg/1ml①	0.5ml/1ml①	产生浑浊或沉淀	不相容
	2mg/1ml①	0.15ml/1ml①	产生浑浊或沉淀	
硫酸庆大霉素	8mg/1ml①	0.5ml/1ml①	16～18℃ 1小时物理性状相容	相容

续表

注射器中药物	药物量	热毒宁注射液量	溶液保存条件与结果	相容性
兰索拉唑	1.5mg/5ml①	0.8mg/5ml②	室温4小时不溶性微粒增加	不相容
左氧氟沙星	6.7mg/1ml①	0.5ml/1ml①	产生浑浊或沉淀	不相容
	2.5ml/1ml①	0.15ml/1ml①	产生浑浊或沉淀	
盐酸林可霉素	120mg/1ml①	0.5ml/1ml①	16~18℃ 1小时物理性状相容	相容
甲硝唑	5mg/1ml	0.5ml/1ml①	16~18℃ 1小时物理性状相容	相容
萘普生钠	5.5mg/2ml②	2ml	立即产生黄色浑浊或沉淀	不相容
奥美拉唑钠	4mg/1ml①	0.5ml/1ml①	产生浑浊或沉淀	不相容
	2mg/5ml①	0.8mg/5ml②	室温4小时不溶性微粒增加	
泮托拉唑钠	6mg/1ml①	0.4ml/2ml②	立即产生黄棕色浑浊	不相容
	2mg/5ml①	0.8mg/5ml②	室温4小时不溶性微粒增加	
氯化钾	1g/20ml②	5ml	产生絮状沉淀	不相容
利巴韦林	20mg/1ml①	0.5ml/1ml①	16~18℃ 1小时物理性状相容	相容
碳酸氢钠	0.5g/20ml②	5ml	产生絮状沉淀	不相容
磺苄西林钠	1g/20ml②	5ml	产生絮状沉淀	不相容
替硝唑	4mg/1ml	0.5ml/1ml①	16~18℃ 1小时物理性状相容	相容
维生素 B_6	0.2g/20ml②	5ml	产生絮状沉淀	不相容
	20mg/1ml①	0.5ml/1ml①	16~18℃ 1小时物理性状相容	相容
维生素C	2g/20ml②	5ml	产生絮状沉淀	不相容

注：①用灭菌注射用水溶解或稀释；②用0.9%氯化钠注射液稀释。

板蓝根注射液

Banlangen Zhusheye

【功能与主治】清热解毒、凉血利咽、消肿。用于扁桃体炎、腮腺炎、咽喉肿痛、防治传染性肝炎、小儿麻疹等。

【制剂与规格】板蓝根注射液：2ml。本品为棕黄色至棕色的澄明液体，成分为板蓝根，辅料为甘露醇和注射用水。本品pH为5.0~6.5。

【用法与用量】肌内注射，一次 2ml，一日 1 次。
【调配】不必稀释。
【稳定性】本品未启封于遮光处保存。
【药物相容性】
注射器加药相容性：本品不得与其他药物混合于同一容器内使用。青霉素钠 800 000U 用板蓝根注射液 2ml 溶解，加灭菌注射用水至 50ml 于 35℃ 水浴 6 小时，溶液性状与 HPLC 色谱峰无明显变化，但 pH 与 0 时比较变化大于 10%，其物理性质不相容。

鱼金注射液
Yujin Zhusheye

【功能与主治】清热解毒。用于风热犯肺，热毒内盛所致的发热咳嗽，痰黄；上呼吸道感染、支气管肺炎、病毒性肺炎见上述证候者。
【制剂与规格】鱼金注射液：2ml；10ml。本品为几乎无色的澄明液体，成分为鱼腥草、金银花，辅料为氯化钠、聚山梨酯 80 和注射用水。本品 pH 为 5.0～7.0。
【用法与用量】
肌内注射：一次 2～4ml，一日 2～4 次。
雾化吸入：一次 2～4ml，一日 2～4 次。
【调配】肌内注射或雾化吸入不必稀释。
【稳定性】本品未启封于室温、遮光处保存；调配的溶液立即使用。本品及调配的溶液如出现变色、浑浊、沉淀或结晶等物理性状改变，不得使用。鱼金注射液分别于 -20℃、4℃ 保存 2 日，然后于 40℃ 保存 2 日，注射液性状、pH 与药物含量无明显变化，不溶性微粒符合规定。
【药物相容性】
与静脉输液相容性：本品与静脉输液相容性见表 2-30。

表 2-30 鱼金注射液与静脉输液相容性

静脉输液	鱼金注射液浓度/（ml/ml）	溶液保存条件与结果	相容性
0.9% 氯化钠注射液	0.016	室温 90 分钟性状与 pH 无明显变化，不溶性微粒符合规定	相容
5% 葡萄糖注射液	0.16	室温 8 小时性状、pH 与药物含量稳定，不溶性微粒符合规定	相容

续表

静脉输液	鱼金注射液浓度/（ml/ml）	溶液保存条件与结果	相容性
10%葡萄糖注射液	0.16	室温8小时性状、pH与药物含量稳定，不溶性微粒符合规定	相容
葡萄糖氯化钠注射液	0.016	室温90分钟性状与pH无明显变化，不溶性微粒符合规定	相容

静脉输液加药相容性：本品不得与其他药物混合于同一容器内使用。但用5%葡萄糖注射液调配的鱼金注射液0.08ml/ml与头孢噻肟钠10mg/ml混合溶液于室温保存8小时，其性状与pH无明显变化，头孢噻肟损失小于10%。

输液器加药相容性：本品不得与其他药物混合使用，如通过输液器序贯输液，须用相容性静脉输液适量冲洗静脉通路。

银黄注射液
Yinhuang Zhusheye

【功能与主治】清热、解毒、利咽。用于风热犯肺而致发热、咳嗽、咽痛等症；上呼吸道感染、急性扁桃体炎、咽炎见上述证候者。

【制剂与规格】银黄注射液：2ml（含绿原酸25mg与黄芩苷40mg）。本品为棕黄色至棕红色的澄明液体，成分为金银花提取物与黄芩苷，辅料为氢氧化钠、苯甲醇和注射用水。本品pH为6.0~7.0。

【用法与用量】肌内注射，一次2~4ml，一日1~2次。儿童禁用。

【调配】不必稀释。

【稳定性】本品未启封于室温、避光处保存。

【药物相容性】本品不得与其他药物混合使用。

黄藤素注射液
Fibrauretine Injection

【功能与主治】清热解毒。用于妇科炎症、菌痢、肠炎、呼吸道及泌尿道感染、外科感染、结膜炎。

【制剂与规格】黄藤素注射液：2ml：20mg。本品为黄色的澄明液体，成分为黄藤素，系防己科植物黄藤 *Fibraurea recisa* Pierre.藤茎提取的生物碱，辅料为葡萄糖和注射用水。

【用法与用量】肌内注射，一次 20mg，一日 40～80mg。

【调配】不必稀释。

【稳定性】本品未启封于室温、遮光处保存。

【药物相容性】本品不得与其他药物混合使用。

射干抗病毒注射液
Shegan Kangbingdu Zhusheye

【功能与主治】抗病毒及抗菌消炎药，与其他药物配合使用治疗流行性出血热早期病症。

【制剂与规格】射干抗病毒注射液：2ml；5ml。本品为黄棕色或黄褐色的澄明液体，成分为射干、金银花、佩兰、茵陈、柴胡、蒲公英、板蓝根、大青叶，辅料为氢氧化钠和/或盐酸和注射用水。本品 pH 为 5.0～7.0。

【用法与用量】肌内注射，一次 2～5ml，一日 3 次。

【调配】不必稀释。

【稳定性】本品未启封于室温、避光处保存。

【药物相容性】本品不得与其他药物混合使用。

苦木注射液
Kumu Zhusheye

【功能与主治】清热、解毒、消炎。用于感冒、上呼吸道感染、急性扁桃体炎、肠炎、细菌性痢疾等。

【制剂与规格】苦木注射液：2ml。本品为橙黄色的澄明液体，成分为苦木枝或茎提取物，辅料为氯化钠、聚山梨酯 80 和注射用水。本品 pH 为 5.0～7.0。

【用法与用量】肌内注射，一次 2～4ml，一日 1～2 次。

【调配】不必稀释。

【稳定性】本品未启封于室温、避光处保存。

【药物相容性】本品不得与其他药物混合使用。

清热解毒注射液
Qingre Jiedu Zhusheye

【功能与主治】清热解毒。用于流行性感冒、轻型脑膜炎、外感发热等症。

【制剂与规格】清热解毒注射液：2ml。本品为棕色的澄明液体，成分为金银花、黄芩、连翘、龙胆、生石膏、知母、栀子、板蓝根、地黄、麦冬、甜地丁、玄参，辅料为氢氧化钠、苯甲醇和注射用水。本品 pH 为 5.0～6.5。

【用法与用量】肌内注射，一次 2～4ml，一日 2～4 次。儿童禁用。

【调配】不必稀释。

【稳定性】本品未启封于室温、遮光处保存。

【药物相容性】本品不得与其他药物混合使用。

复方大青叶注射液
Fufang Daqingye Zhusheye

【功能与主治】清瘟解毒。用于乙型脑炎，急、慢性肝炎，流行性感冒，腮腺炎。

【制剂与规格】复方大青叶注射液：2ml。本品为棕红色的澄明液体，成分为大青叶、金银花、拳参、大黄、羌活，辅料为氢氧化钠、亚硫酸氢钠、苯甲醇和注射用水。本品 pH 为 6.5～7.8。

【用法与用量】肌内注射，一次 2～4ml，一日 1～2 次；乙型脑炎可以增加用量和用药次数。儿童禁用。

【调配】不必稀释。

【稳定性】本品未启封于室温、避光处保存。

【药物相容性】

注射器加药相容性：本品不得与其他药物混合使用。复方氨林巴比妥注射液 2ml 与复方大青叶注射液 2ml 混合于玻璃容器中，加灭菌注射用水 4ml 稀释，溶液薄层层析产生新斑点，其化学性质不相容。复方大青叶注射液与 25% 维生素 C 注射液、2% 盐酸利多卡因注射液分别等量混合，溶液于 37℃ 保存 6 小时，颜色与 pH 无明显变化，未产生沉淀，其物理性质相容。

白花蛇舌草注射液
Baihuasheshecao Zhusheye

【功能与主治】清热解毒、利湿消肿。用于湿热蕴毒所致的呼吸道感染、扁桃体炎、肺炎、胆囊炎、阑尾炎、痈疖脓肿及手术后感染，亦可用于癌症辅助治疗。

【制剂与规格】白花蛇舌草注射液：2ml。本品为棕黄色的澄明液体，成分为白花蛇舌草，辅料为氢氧化钠、亚硫酸氢钠、聚山梨酯 80 和注射用水。本品 pH 为 6.0～7.0。

【用法与用量】肌内注射，一次 2～4ml，一日 2 次。

【调配】不必稀释。
【稳定性】本品未启封于遮光、阴凉处（不超过20℃）保存。
【药物相容性】本品不得与其他药物混合使用。

热可平注射液
Rekeping Zhusheye

【功能与主治】解热。用于一般高热和流行性感冒及其他病毒性疾患引起的高热，亦可用于疟疾引起的发热。
【制剂与规格】热可平注射液：2ml。本品为无色或微黄色的澄明液体，成分为北柴胡、鹅不食草，辅料为氯化钠、pH调节剂、聚山梨酯80和注射用水。本品pH为4.0～6.0。
【用法与用量】肌内注射，一次2～4ml，一日2次。
【调配】不必稀释。
【稳定性】本品未启封于室温、遮光处保存。
【药物相容性】本品不得与其他药物混合使用。

去感热注射液
Quganre Zhusheye

【功能与主治】清热解毒、发汗解表。用于上呼吸道感染引起的高热症。
【制剂与规格】去感热注射液：2ml。本品为淡黄色至橙黄色的澄明液体，成分为芦竹根、青蒿、竹叶柴胡、石膏，辅料为pH调节剂、苯甲醇、聚山梨酯80和注射用水。本品pH为5.0～6.0。
【用法与用量】肌内注射，一次2～4ml，一日2～3次。儿童禁用。
【调配】不必稀释。
【稳定性】本品未启封于遮光、阴凉处（不超过20℃）保存。
【药物相容性】本品不得与其他药物混合使用。

岩黄连注射液
Yanhuanglian Zhusheye

【功能与主治】清热解毒。用于急慢性肝炎属肝胆湿热证者。
【制剂与规格】岩黄连注射液：2ml（含岩黄连碱0.7mg）。本品为棕黄色至棕褐色的澄明液体，成分为岩黄连提取物，辅料为氯化钠、pH调节剂、聚山梨

80 和注射用水。本品 pH 为 3.0~4.5。

【用法与用量】肌内注射，一次 2ml，一日 1~2 次。

【调配】不必稀释。

【稳定性】本品未启封于室温、避光处保存。

【药物相容性】本品不得与其他药物混合使用。

抗腮腺炎注射液
Kangsaixianyan Zhusheye

【功能与主治】清热解毒、通络。用于流行性腮腺炎，内热外感引起的小儿感冒、发热及伴有风疹、疱疹的小儿感冒。

【制剂与规格】抗腮腺炎注射液：2ml。本品为棕色的澄明液体，忍冬藤提取物，辅料为苯甲醇、聚山梨酯 80 和注射用水。

【用法与用量】肌内注射，一次 2ml，一日 1~2 次。儿童禁用。

【调配】不必稀释。

【稳定性】本品未启封于室温、避光处保存。

【药物相容性】本品不得与其他药物混合使用。

野菊花注射液
Yejuhua Zhusheye

【功能与主治】清热解毒。用于外感热病、目赤肿痛、咽喉疼痛；上呼吸道感染、急性扁桃体炎属热毒上攻者。

【制剂与规格】野菊花注射液：2ml；5ml。本品为浅棕黄色或棕黄色的澄明液体，成分为野菊花提取物，辅料为氢氧化钠、氯化钠、聚山梨酯 80 和注射用水。本品 pH 为 5.0~7.0。

【用法与用量】肌内注射，一次 2~4ml，一日 2 次；小儿酌减或遵医嘱。

【调配】不必稀释。

【稳定性】本品未启封于室温、避光处保存。

【药物相容性】本品不得与其他药物混合使用。

复方蒲公英注射液
Fufang Pugongying Zhusheye

【功能与主治】清热解毒、疏风止咳。用于风热感冒，肺热咳嗽。

【制剂与规格】复方蒲公英注射液：2ml。本品为黄色的澄明液体，成分为蒲公英、鱼腥草、野菊花，辅料为 pH 调节剂、苯甲醇、聚山梨酯 80 和注射用水。本品 pH 为 5.0～7.0。

【用法与用量】肌内注射，一次 2～4ml，一日 2 次。儿童禁用。

【调配】不必稀释。

【稳定性】本品未启封于室温、遮光处保存。

【药物相容性】本品不得与其他药物混合使用。

田基黄注射液
Tianjihuang Zhusheye

【功能与主治】清热利湿、散瘀消肿。用于病毒性肝炎属肝胆湿证者。

【制剂与规格】田基黄注射液：2ml。本品为黄色或棕黄色的澄明液体，成分为地耳草，辅料为氢氧化钠、盐酸和注射用水。本品 pH 为 4.0～6.0。

【用法与用量】肌内注射，一次 2ml，一日 1～2 次；或遵医嘱。

【调配】不必稀释。

【稳定性】本品未启封于室温、遮光处保存。

【药物相容性】本品不得与其他药物混合使用。

柴辛感冒注射液
Chaixin Ganmao Zhusheye

【功能与主治】解表退热。用于感冒引起的鼻塞流涕、喷嚏、咳嗽、头痛、恶寒发热、全身不适等症。

【制剂与规格】柴辛感冒注射液：2ml。本品为微黄色的澄明液体，成分为柴胡、细辛，辅料为氢氧化钠、氯化钠、丙二醇和注射用水。本品 pH 为 5.5～7.0。

【用法与用量】肌内注射，第一次 4ml，以后一次 2ml，一日 1～2 次；儿童用药遵医嘱。

【调配】不必稀释。

【稳定性】本品未启封于室温、避光处保存。

【药物相容性】本品不得与其他药物混合使用。

桑姜感冒注射液
Sangjiang Ganmao Zhusheye

【功能与主治】散风清热、祛痰止咳。用于感冒，咳嗽，头痛，咽喉肿痛。

【制剂与规格】桑姜感冒注射液：2ml。本品为深棕色的澄明液体，成分为桑叶、菊花、紫苏、连翘、苦杏仁、干姜，辅料为氢氧化钠、苯甲醇、聚山梨酯 80 和注射用水。本品 pH 为 5.5～7.5。

【用法与用量】肌内注射，一次 2～4ml，一日 1～2 次。儿童禁用。

【调配】不必稀释。

【稳定性】本品未启封于室温、避光处保存。

【药物相容性】本品不得与其他药物混合使用。

退热解毒注射液
Tuire Jiedu Zhusheye

【功能与主治】清热解毒。用于病毒性感染，原因不明的高热，急、慢性炎症，尤其适用于对抗生素耐药或过敏患者。

【制剂与规格】退热解毒注射液：2ml。本品为淡棕红色的澄明液体，成分为金银花、连翘、牡丹皮、蒲公英、金钱草、柴胡、夏枯草、石膏，辅料为 pH 调节剂和注射用水。本品 pH 为 6.0～7.0。

【用法与用量】肌内注射，一次 2～4ml，一日 2 次。

【调配】不必稀释。

【稳定性】本品未启封于室温、避光处保存。

【药物相容性】本品不得与其他药物混合使用。

勒马回注射液
Lemahui Zhusheye

【功能与主治】清热解毒、止咳化痰、利尿。用于痈肿疮毒，肺痈，咳嗽气喘，久咳不止，热淋涩痛，小便不利。

【制剂与规格】勒马回注射液：2ml。本品为棕色的澄明液体，成分为玄参科植物水蔓菁（勒马回）提取物，辅料为氢氧化钠、苯甲醇和注射用水。本品 pH 为 6.0～7.0。

【用法与用量】肌内注射，一次 2～4ml，一日 2 次。儿童禁用。

【调配】不必稀释。
【稳定性】本品未启封于室温、避光处保存。
【药物相容性】本品不得与其他药物混合使用。

胆木注射液
Danmu Zhusheye

【功能与主治】清热解毒。用于急性扁桃体炎，急性咽喉炎，急性结膜炎及上呼吸道感染。

【制剂与规格】胆木注射液：2ml（含胆木提取物 6mg）。本品为棕黄色的澄明液体，成分为胆木提取物，辅料为聚山梨酯 80 和注射用水。本品 pH 为 5.0～7.0。

【用法与用量】肌内注射，一次 2ml，一日 2 次。
【调配】不必稀释。
【稳定性】本品未启封于室温、避光处保存。
【药物相容性】本品不得与其他药物混合使用。

清肝注射液
Qinggan Zhusheye

【功能与主治】清热利湿。用于黄疸及无黄疸型急性肝炎属肝胆湿热证。

【制剂与规格】清肝注射液：2ml。本品为棕黄色至棕色的澄明液体，成分为板蓝根、茵陈、甘草，辅料为聚山梨酯 80、亚硫酸氢钠、氢氧化钠和注射用水。本品 pH 为 5.0～7.0。

【用法与用量】肌内注射，一次 2～4ml，一日 1～2 次。
【调配】不必稀释。
【稳定性】本品未启封于室温、避光处保存。
【药物相容性】本品不得与其他药物混合使用。

土贝母皂苷注射液
Tubeimu Zaogan Zhusheye

【功能与主治】清热解毒、除湿散结。用于治疗湿热蕴毒证扁平疣。

【制剂与规格】土贝母皂苷注射液：2ml。本品为无色或微黄色的澄明液体，成分为土贝母皂苷，系葫芦科植物土贝母 *Bolbostemma paniculatum*（Maxim.）

Franquet 块茎提取的总皂苷,辅料为注射用水。本品 pH 为 4.5～6.5。

【用法与用量】 肌内注射,一次 2ml,一日 1～2 次;外用,本品适量擦患处。

【调配】 不必稀释。

【稳定性】 本品未启封于室温、避光处保存。

【药物相容性】 本品不得与其他药物混合使用。

(李　正　谢　军)

第三章 理 血 药

大株红景天注射液
Dazhu Hongjingtian Zhusheye

【功能与主治】活血化瘀。用于治疗冠心病稳定型劳力性心绞痛,中医辨证为心血瘀阻证,症见胸部刺痛、绞痛、固定不移,痛引肩背及臂内侧,胸闷,心悸不宁,唇舌紫暗,脉细涩。

【制剂与规格】大株红景天注射液:5ml;10ml。本品为淡黄色至棕黄色的澄明液体,成分为大株红景天,辅料为注射用水。本品 pH 为 4.5~6.5。

【用法与用量】

用法: 静脉滴注,一般控制滴注速度在 50~60 滴/min。

用量: 一次 10ml,一日 1 次,10 日为 1 个疗程。

【调配】按照无菌操作技术,一次 10ml 药物,缓慢稀释于 5% 葡萄糖注射液或 0.9% 氯化钠注射液 250ml 中作静脉滴注液。

【稳定性】本品未启封于避光、室温处保存,避免冷冻和高温;调配的溶液立即使用。本品及调配的溶液如出现变色、浑浊、沉淀或结晶等物理性状改变,不得使用。

【药物相容性】

与静脉输液相容性: 本品与静脉输液相容性见表3-1。

表3-1 大株红景天注射液与静脉输液相容性

静脉输液	大株红景天注射液浓度/(ml/ml)	溶液保存条件与结果	相容性
0.9%氯化钠注射液	0.04	室温6小时性状、pH 与药物含量无明显变化,不溶性微粒符合规定	相容
5%葡萄糖注射液	0.04	室温6小时性状、pH 与药物含量无明显变化,不溶性微粒符合规定	相容

静脉输液加药相容性：本品不得与其他药物混合于同一容器内使用。

输液器加药相容性：本品不得与其他药物混合使用，如通过输液器序贯输液，本品静脉滴注前、后须用相容性静脉输液适量冲洗静脉通路。

血必净注射液
Xuebijing Zhusheye

【功能与主治】化瘀解毒。用于温热类疾病，症见发热、喘促、心悸、烦躁等瘀毒互结；适用于感染诱发的全身炎症反应综合征；也可配合治疗多器官功能失常综合征的脏器功能受损期。可用于新型冠状病毒感染重型、危重型的全身炎症反应综合征和/或多脏器功能衰竭。

【制剂与规格】血必净注射液：10ml。本品为棕黄色的澄明液体，成分为红花、赤芍、川芎、丹参、当归，辅料为葡萄糖、聚山梨酯80（Ⅱ）和注射用水。本品pH为5.0～6.0；用5%葡萄糖注射液或0.9%氯化钠注射液调配的血必净注射液，0.2ml/ml溶液的渗透压摩尔浓度为280～310mOsmol/kg；用10%葡萄糖注射液或葡萄糖氯化钠注射液调配的血必净注射液，0.2ml/ml溶液的渗透压摩尔浓度为572～592mOsmol/kg。

【用法与用量】

用法：静脉滴注，每次滴注30～40分钟。14岁及以下儿童禁用。

全身炎症反应综合征：一次50ml，一日2次；病情重者，一日3次。

器官功能失常综合征：一次100ml，一日2次；病情重者，一日3～4次。

新型冠状病毒感染：一次100ml，一日2次。

【调配】按照无菌操作技术，全身炎症反应综合征，一次50ml药物，缓慢加入0.9%氯化钠注射液100ml稀释作静脉滴注液；器官功能失常综合征，一次100ml药物，缓慢加入0.9%氯化钠注射液100ml稀释作静脉滴注液；新型冠状病毒感染，一次100ml药物，缓慢加入0.9%氯化钠注射液250ml稀释作静脉滴注液。

【稳定性】本品未启封于避光、阴凉处（不超过20℃）保存；调配的溶液4小时内使用。本品及调配的溶液如出现变色、浑浊、沉淀或结晶等物理性状改变，不得使用。

【药物相容性】

与静脉输液相容性：本品与静脉输液相容性见表3-2。

静脉输液加药相容性：本品不得与其他药物混合于同一容器内使用。本品调配的溶液加入其他药物，药物相容性见表3-3。

表 3-2　血必净注射液与静脉输液相容性

静脉输液	血必净注射液浓度/(ml/ml)	溶液保存条件与结果	相容性
0.9%氯化钠注射液	0.33, 0.55	室温 4 小时为淡黄色澄明液体,不产生丁达尔效应;与 0 时比较,浊度变化小于 0.5 浊度单位(NTU)550nm 吸光度变化小于 0.010A,pH 无明显变化;不溶性微粒符合规定	相容
5%葡萄糖注射液	0.33, 0.5	室温 4 小时为淡黄色澄明液体,不产生丁达尔效应;与 0 时比较,浊度变化小于 0.5NTU,550nm 吸光度变化小于 0.010A,pH 无明显变化;不溶性微粒符合规定	相容
10%葡萄糖注射液	0.2, 0.5	室温 4 小时粒径≥10μm 的不溶性微粒可能增加,粒径≥25μm 的不溶性微粒符合规定	不确定
葡萄糖氯化钠注射液	0.33	室温 8 小时物理性状相容,pH 无明显变化;1 小时药物损失小于 5%	相容
复方氯化钠注射液	0.33	室温 8 小时物理性状相容,pH 无明显变化;1 小时药物损失小于 5%	相容

表 3-3　静脉输液中血必净注射液与其他药物相容性

加入药物	药物浓度/(mg/ml)	血必净注射液浓度/(ml/ml)	静脉输液	溶液保存条件与结果	相容性
注射用血塞通	0.8	0.5	10%葡萄糖注射液	室温 8 小时性状、pH 与七叶皂苷钠和芍药苷含量无明显变化,不溶性微粒符合规定	相容
七叶皂苷钠	0.02	0.5	10%葡萄糖注射液	室温 8 小时性状、pH 与七叶皂苷钠和芍药苷含量无明显变化,不溶性微粒符合规定	相容

输液器加药相容性:本品不得与其他药物混合使用,如通过输液器序贯输液,须用 0.9%氯化钠注射液 50ml 冲洗静脉通路。本品调配的溶液与其他药物通过 Y 型输液器按 1∶1 比例混合,药物相容性见表 3-4。

表 3-4　输液器中血必净注射液与其他药物相容性

加入药物	药物浓度	血必净注射液浓度/(ml/ml)	溶液保存条件与结果	相容性
阿昔洛韦	5mg/ml①	0.33①	室温 4 小时产生丁达尔效应，不溶性微粒增加，550nm 吸光度与 0 时比较变化≥0.010A	不相容
氨溴索	0.3mg/ml①	0.33①	室温 4 小时物理性状相容	相容
氯化钙	5mg/ml①	0.33①	室温 4 小时物理性状相容	相容
葡萄糖酸钙	10mg/ml②	0.33②	室温 4 小时物理性状相容	相容
头孢唑林钠	10mg/ml①	0.33①	室温 4 小时不溶性微粒增加	不相容
头孢哌酮钠舒巴坦钠	20mg/ml①	0.33①	室温 4 小时不溶性微粒增加	不相容
头孢曲松钠	20mg/ml①	0.33①	室温 4 小时产生丁达尔效应，不溶性微粒增加，550nm 吸光度与 0 时比较变化≥0.010A	不相容
头孢呋辛钠	15mg/ml①	0.33①	室温 4 小时产生丁达尔效应，不溶性微粒增加，550nm 吸光度与 0 时比较变化≥0.010A	不相容
刺五加注射液	1mg/ml①	0.33①	室温 4 小时物理性状相容	相容
复合磷酸氢钾注射液	0.005ml/ml①	0.33①	室温 4 小时不溶性微粒增加	不相容
丹红注射液	0.14ml/ml①	0.33①	室温 4 小时物理性状相容	相容
丹参川芎嗪注射液	0.057ml/ml①	0.33①	室温 4 小时不溶性微粒增加，550nm 吸光度与 0 时比较变化≥0.010A	不相容
大株红景天注射液	0.038ml/ml②	0.33②	室温 4 小时物理性状相容	相容
灯盏细辛注射液	0.074ml/ml①	0.33①	室温 4 小时不溶性微粒增加	不相容
地塞米松磷酸钠	0.1mg/ml①	0.33①	室温 4 小时物理性状相容	相容
多索茶碱	3mg/ml①	0.33①	室温 4 小时 550nm 吸光度与 0 时比较变化≥0.010A	不相容
银杏叶提取物	0.35mg/ml①	0.33①	室温 4 小时 550nm 吸光度与 0 时比较变化≥0.010A	不相容
更昔洛韦	5mg/ml①	0.33①	室温 4 小时不溶性微粒增加，550nm 吸光度与 0 时比较变化≥0.010A	不相容

续表

加入药物	药物浓度	血必净注射液浓度/（ml/ml）	溶液保存条件与结果	相容性
银杏达莫注射液	0.048ml/ml①	0.33①	室温4小时物理性状相容	相容
冠心宁注射液	0.107ml/ml①	0.33①	室温4小时不溶性微粒增加，550nm吸光度与0时比较变化≥0.010A	不相容
红花注射液	0.074ml/ml①	0.33①	室温4小时物理性状相容	相容
黄芪注射液	0.074ml/ml①	0.33①	室温4小时物理性状相容	相容
注射用黄芪多糖	1mg/ml①	0.33①	室温4小时物理性状相容	相容
氢化可的松琥珀酸钠	1mg/ml①	0.33①	室温4小时物理性状相容	相容
艾普拉唑钠	0.1mg/ml①	0.33①	室温4小时产生丁达尔效应不溶性微粒增加；与0时比较，550nm吸光度变化≥0.010A，浊度变化≥0.5NTU	不相容
康艾注射液	0.14ml/ml①	0.33①	室温4小时不溶性微粒增加，550nm吸光度与0时比较变化≥0.010A	不相容
苦黄注射液	0.108ml/ml①	0.33①	室温4小时不溶性微粒增加，550nm吸光度与0时比较变化≥0.010A	不相容
兰索拉唑	0.3mg/ml①	0.33①	室温4小时550nm吸光度与0时比较变化≥0.010A	不相容
异甘草酸镁	1.5mg/ml①	0.33①	室温4小时物理性状相容	相容
硫酸镁	25mg/ml②	0.33②	室温4小时550nm吸光度与0时比较变化≥0.010A	不相容
脉络宁注射液	0.074ml/ml①	0.33①	室温4小时物理性状相容	相容
甲泼尼龙琥珀酸钠	1mg/ml①	0.33①	室温4小时物理性状相容	相容
奥美拉唑钠	0.4mg/ml①	0.33①	室温4小时550nm吸光度与0时比较变化≥0.010A	不相容
泮托拉唑钠	0.4mg/ml①	0.33①	室温4小时550nm吸光度与0时比较变化≥0.010A	不相容
氯化钾	3mg/ml①	0.33①	室温4小时物理性状相容	相容
清开灵注射液	0.074ml/ml①	0.33①	室温4小时不溶性微粒增加，550nm吸光度与0时比较变化≥0.010A	不相容

续表

加入药物	药物浓度	血必净注射液浓度/(ml/ml)	溶液保存条件与结果	相容性
雷贝拉唑钠	0.2mg/ml[①]	0.33[①]	室温4小时产生丁达尔效应,不溶性微粒增加;与0时比较,550nm吸光度变化≥0.010A,浊度变化≥0.5NTU	不相容
还原型谷胱甘肽	18mg/ml[①]	0.33[①]	室温4小时物理性状相容	相容
热毒宁注射液	0.074ml/ml[①]	0.33[①]	室温4小时物理性状相容	相容
参附注射液	0.074ml/ml[②]	0.33[②]	室温4小时不溶性微粒增加	不相容
参麦注射液	—	0.33[①]	室温4小时物理性状相容	相容
参芪扶正注射液	—	0.33[①]	室温4小时物理性状相容	相容
双黄连注射液	0.029ml/ml[①]	0.33[①]	室温4小时物理性状相容	相容
疏血通注射液	0.024ml/ml[①]	0.33[①]	室温4小时物理性状相容	相容
丹参酮ⅡA磺酸钠	0.16mg/ml[①]	0.33[①]	室温4小时物理性状相容	相容
痰热清注射液	0.074ml/ml[①]	0.33[①]	室温4小时不溶性微粒增加,550nm吸光度与0时比较变化≥0.010A	不相容
香丹注射液	0.074ml/ml[①]	0.33[①]	室温4小时550nm吸光度与0时比较变化≥0.010A	不相容
醒脑静注射液	0.057ml/ml[①]	0.33[①]	室温4小时不溶性微粒增加	不相容
心脉隆注射液	1.6mg/ml[①]	0.33[①]	室温4小时物理性状相容	相容
银杏内酯注射液	0.2mg/ml[①]	0.33[①]	室温4小时550nm吸光度与0时比较变化≥0.010A	不相容
喜炎平注射液	1mg/ml[①]	0.33[①]	室温4小时物理性状相容	相容
血塞通注射液	1.6mg/ml[①]	0.33[②]	室温4小时物理性状相容	相容
注射用血栓通	1.8mg/ml[①]	0.33[①]	室温4小时不溶性微粒增加,550nm吸光度与0时比较变化≥0.010A	不相容

注:①用0.9%氯化钠注射液稀释;②用5%葡萄糖注射液稀释。

注射器加药相容性: 本品与其他药物混合于注射器中,药物相容性见表3-5。

表 3-5　注射器中血必净注射液与其他药物相容性

注射器中药物	药物量	血必净注射液量/ml	溶液保存条件与结果	相容性
参麦注射液	10ml	10	室温 8 小时性状与 pH 无明显变化	相容
头孢曲松钠	10mg/10ml①	10	室温 8 小时颜色由淡黄色变为红褐色	不相容
氢化可的松琥珀酸钠	10mg/10ml①	10	室温 8 小时性状与 pH 无明显变化	相容
乳酸左氧氟沙星	20mg/10ml①	10	室温 8 小时性状与 pH 无明显变化	相容
青霉素钠	16 000U/10ml①	10	室温 8 小时性状与 pH 无明显变化	相容

注：①用 0.9% 氯化钠注射液溶解。

血塞通注射液（注射用血塞通）

Xuesaitong Zhusheye（Zhusheyong Xuesaitong）

【功能与主治】活血祛瘀、通脉活络。用于脑卒中偏瘫，瘀血阻络证；动脉粥样硬化性血栓性脑梗死、脑栓塞、视网膜中央静脉阻塞属瘀血阻络证者。

【制剂与规格】

血塞通注射液：2ml：100mg；2ml：200mg；5ml：250mg；10ml：250mg；10ml：400mg；20ml：400mg。本品为近无色至淡黄色的澄明液体，主要成分为三七总皂苷，系五加科植物三七 *Panax notoginseng*（Burk.）F. H. Chen 根及根茎提取的总皂苷，辅料为注射用水。本品 pH 为 5.0～7.0。

注射用血塞通：200mg；400mg。本品为类白色至淡黄色的无定形粉末或疏松固体状物，主要成分为三七总皂苷，无辅料。三七总皂苷约 50mg 水溶液 pH 为 5.0～7.0。

【用法与用量】

血塞通注射液：肌内注射，一次 100mg，一日 1～2 次；静脉滴注，一次 200～400mg，一日 1 次。

注射用血塞通：静脉滴注，一次 200～400mg，一日 1 次；静脉注射，一次 200mg，一日 1 次。

疗程：15 日为 1 个疗程，停药 1～3 日后可进行第 2 个疗程。

【调配】

血塞通注射液：肌内注射不必稀释；或按照无菌操作技术，一次 200～400mg 药物，缓慢稀释于 5% 或 10% 葡萄糖注射液 250～500ml 中作静脉滴注液。

注射用血塞通：按照无菌操作技术，每瓶 200mg 药物，沿瓶内壁加入灭菌注射用水 5ml，强烈振荡 5 分钟使药物溶解，溶解液用 25% 或 50% 葡萄糖注射液 40～60ml 缓慢稀释作静脉注射液；或每瓶 200mg 药物，沿瓶内壁加入灭菌注射用水或 5% 葡萄糖注射液或 0.9% 氯化钠注射液 5ml，强烈振荡 5 分钟使药物溶解，一次 200～400mg 药物的溶解液缓慢稀释于 5% 或 10% 葡萄糖注射液 250～500ml 中作静脉滴注液。

【稳定性】本品未启封于避光、阴凉处（不超过 20℃）保存；用 0.9% 氯化钠注射液调配的溶液立即使用；5% 或 10% 葡萄糖注射液调配的溶液室温 8 小时内使用。本品及调配的溶液如出现变色、浑浊、沉淀或结晶等物理性状改变，不得使用。

【药物相容性】

与静脉输液相容性：本品与静脉输液相容性见表 3-6。

表 3-6 注射用血塞通与静脉输液相容性

静脉输液	三七总皂苷浓度/（mg/ml）	溶液保存条件与结果	相容性
0.9% 氯化钠注射液	1.6	2～8℃、10～30℃、40℃ 8 小时性状、pH 与药物含量无明显变化，不溶性微粒符合规定，但建议立即使用	相容
5% 葡萄糖注射液	0.4	25℃避光 8 小时物理性状相容，化学性质稳定	相容
	1.6	2～8℃、10～30℃、40℃ 8 小时性状、pH 与药物含量无明显变化，不溶性微粒符合规定	相容
10% 葡萄糖注射液	0.4	25℃避光 8 小时物理性状相容，化学性质稳定	相容
	1.6	2～8℃、10～30℃、40℃ 8 小时性状、pH 与药物含量无明显变化，不溶性微粒符合规定	相容
葡萄糖氯化钠注射液	1.6	2～8℃、10～30℃、40℃ 8 小时性状、pH 与药物含量无明显变化，不溶性微粒符合规定	相容
复方氯化钠注射液	1.6	2～8℃、10～30℃、40℃ 8 小时性状、pH 与药物含量无明显变化，不溶性微粒符合规定	相容
乳酸钠林格注射液	1.6	2～8℃、10～30℃、40℃ 8 小时性状、pH 与药物含量无明显变化，不溶性微粒符合规定	相容

静脉输液加药相容性：本品不得与其他药物混合于同一容器内使用。本品调配的溶液加入其他药物，药物相容性见表 3-7。

表 3-7　静脉输液中血塞通注射液与其他药物相容性

加入药物	药物浓度	三七总皂苷浓度	静脉输液	溶液保存条件与结果	相容性
灯盏花素	0.45mg/ml	1.6mg/ml	0.9%氯化钠注射液	室温3小时性状、pH与紫外光谱无明显变化	相容
血必净注射液	0.5ml/ml	0.8mg/ml	10%葡萄糖注射液	室温8小时性状、pH与药物含量无明显变化，不溶性微粒符合规定	相容
氨曲南	未明确	未明确	5%葡萄糖注射液、0.9%氯化钠注射液	室温4小时性状与pH无明显变化，不溶性微粒符合规定	相容
头孢唑林钠	未明确	未明确	5%葡萄糖注射液、0.9%氯化钠注射液	室温4小时性状与pH无明显变化，不溶性微粒符合规定	相容
头孢西丁钠	未明确	未明确	5%葡萄糖注射液、0.9%氯化钠注射液	室温4小时不溶性微粒明显增加	不相容
头孢他啶	未明确	未明确	5%葡萄糖注射液、0.9%氯化钠注射液	室温4小时不溶性微粒明显增加	不相容
头孢曲松钠	未明确	未明确	5%葡萄糖注射液、0.9%氯化钠注射液	室温4小时性状与pH无明显变化，不溶性微粒符合规定	相容
胞磷胆碱钠	1mg/ml	0.8mg/ml	5%葡萄糖注射液或10%葡萄糖注射液、0.9%氯化钠注射液	25℃8小时物理性状相容，不溶性微粒符合规定	相容
乳酸环丙沙星	3mg/ml	1.6mg/ml	10%葡萄糖注射液	24小时性状、pH与紫外光谱无明显变化，薄层层析无新物质生成	相容
乳糖酸红霉素	30mg/ml	1.6mg/ml	10%葡萄糖注射液	24小时性状、pH与紫外光谱无明显变化，薄层层析无新物质生成	相容
硫酸庆大霉素	0.5mg/ml	1.6mg/ml	10%葡萄糖注射液	24小时性状、pH与紫外光谱无明显变化，薄层层析无新物质生成	相容
青霉素钠	1 500U/ml	1.6mg/ml	10%葡萄糖注射液	24小时性状、pH与紫外光谱无明显变化，薄层层析无新物质生成	相容

输液器加药相容性：本品不得与其他药物混合使用，如通过输液器序贯输液，须用相容性静脉输液适量冲洗静脉通路。用 5% 葡萄糖注射液调配的注射用血塞通 1.6mg/ml 与丹参酮Ⅱ_A磺酸钠 0.16mg/ml 溶液通过输液器序贯输液，莫菲管立即出现红色絮状物，溶液物理性状不相容。

注射器加药相容性：注射用血塞通调配的溶液与其他药物混合于注射器中，药物相容性见表3-8。

表3-8　注射器中注射用血塞通与其他药物相容性

注射器中药物	药物量	三七总皂苷量	溶液保存条件与结果	相容性
兰索拉唑	1.5mg/5ml①	8mg/5ml①	室温 4 小时性状、pH 无明显变化，不溶性微粒增加	不相容
奥美拉唑钠	2mg/5ml①	8mg/5ml①	室温 4 小时性状、pH 无明显变化，不溶性微粒增加	不相容
泮托拉唑钠	2mg/5ml①	10mg/5ml①	室温 4 小时性状、pH 无明显变化，不溶性微粒符合规定	相容

注：①用 0.9% 氯化钠注射液稀释。

血栓通注射液（注射用血栓通）

Xueshuantong Zhusheye(Zhusheyong Xueshuantong)

【功能与主治】活血祛瘀；扩张血管，改善血液循环。用于视网膜中央静脉阻塞，脑血管病后遗症，内眼病，眼前房出血等。

【制剂与规格】

血栓通注射液：2ml：70mg；5ml：175mg。本品为近无色至淡黄色的澄明液体，主要成分为三七总皂苷，系五加科植物三七 *Panax notoginseng*（Burk.）F. H. Chen 根及根茎提取的总皂苷，辅料为氯化钠、枸橼酸钠和注射用水。本品 pH 为 5.0～7.0。

注射用血栓通：100mg；150mg；250mg。本品为类白色或淡黄色的无定形粉末或疏松固体状物，主要成分为三七总皂苷，无辅料。三七总皂苷 40mg/ml 水溶液 pH 为 5.0～7.0。

【用法与用量】

血栓通注射液：肌内注射、静脉注射或静脉滴注，一次 2～5ml，一日 1～2 次；理疗，一次 2ml，从负极导入。

注射用血栓通：肌内注射或静脉注射，一次 150mg，一日 1～2 次；静脉滴注，一次 250～500mg，一日 1 次或遵医嘱；理疗，一次 100mg，从负极导入。

疗程：15天为1个疗程，停药1～3天后可进行第2个疗程。

【调配】

血栓通注射液：肌内注射不必稀释；或按照无菌操作技术，一次2～5ml药物，用0.9%氯化钠注射液20～40ml缓慢稀释作静脉注射液；或一次2～5ml药物，缓慢稀释于10%葡萄糖注射液250～500ml中作静脉滴注液；或一次2ml，加入灭菌注射用水3ml混匀作理疗液。

注射用血栓通：按照无菌操作技术，每瓶150mg药物，沿瓶内壁加入灭菌注射用水或0.9%氯化钠注射液约5ml使药物溶解，溶解液用0.9%氯化钠注射液30～40ml缓慢稀释作静脉注射液；或一次250～500mg药物的溶解液缓慢稀释于10%葡萄糖注射液250～500ml中作静脉滴注液；或一次150mg药物，沿瓶内壁加入灭菌注射用水约3ml使药物溶解，药物浓度约为50mg/ml作肌内注射液；或一次100mg药物，沿瓶内壁加入灭菌注射用水约3ml使药物溶解作理疗液。

【稳定性】本品未启封于遮光、阴凉处（不超过20℃）保存；用5%葡萄糖注射液或0.9%氯化钠注射液调配的溶液室温4小时内使用。本品及调配的溶液如出现变色、浑浊、沉淀或结晶等物理性状改变，不得使用。

【药物相容性】

与静脉输液相容性：本品与静脉输液相容性见表3-9。

表3-9　注射用血栓通与静脉输液相容性

静脉输液	三七总皂苷浓度/(mg/ml)	溶液保存条件与结果	相容性
0.9%氯化钠注射液	1	25℃ 4小时性状、pH与药物含量无明显变化，不溶性微粒符合规定	相容
	1.2	室温2小时性状、pH与药物含量无明显变化，不溶性微粒符合规定	
5%葡萄糖注射液	1	25℃ 4小时性状、pH与药物含量无明显变化，不溶性微粒符合规定	相容
	1.2	室温4小时性状、pH与药物含量无明显变化，不溶性微粒符合规定	
10%葡萄糖注射液	1	25℃ 4小时性状、pH与药物含量无明显变化，不溶性微粒符合规定	相容
	1.2	室温4小时性状、pH与药物含量无明显变化，不溶性微粒符合规定	
葡萄糖氯化钠注射液	1.2	室温4小时性状、pH与药物含量无明显变化，不溶性微粒符合规定	相容

静脉输液加药相容性： 本品用 0.9% 氯化钠注射液、5% 葡萄糖注射液或 10% 葡萄糖注射液调配的临床常用浓度的溶液，分别加入临床常用量以下药物：丹红注射液、参麦注射液、生脉注射液、舒血宁注射液、天麻素注射液、灯盏花素、奥拉西坦、奥扎格雷钠、泮托拉唑钠、奥美拉唑钠、长春西汀、马来酸桂哌齐特、维生素 C、依达拉奉、盐酸左氧氟沙星、脑苷肌肽、硫辛酸、七叶皂苷钠、单唾液酸四己糖神经节苷脂钠或胰岛素（普通），混合溶液室温 7 小时性状、pH 与三七总皂苷含量无明显变化，不溶性微粒符合规定，溶液相容；醒脑静注射液、痰热清注射液、甲钴胺、胞磷胆碱钠，混合溶液室温 7 小时性状与 pH 无明显变化，不溶性微粒符合规定，但三七总皂苷含量明显降低，溶液不相容。用 0.9% 氯化钠注射液或 5% 葡萄糖注射液调配的三七总皂苷 1mg/ml 与小牛血清去蛋白 3.2mg/ml 或骨瓜提取物 0.2mg/ml 混合溶液，用 0.9% 氯化钠注射液调配的三七总皂苷 1mg/ml 与脑蛋白水解物（Ⅲ）0.24mg/ml 混合溶液 37℃ 7 小时性状、pH 与氨基酸含量无明显变化，不溶性微粒符合规定，溶液相容。用 0.9% 氯化钠注射液调配的三七总皂苷 1mg/ml 与氨甲苯酸 1.2mg/ml 混合溶液室温 6 小时性状、pH 与氨甲苯酸含量无明显变化，不溶性微粒符合规定，溶液相容。用 10% 葡萄糖注射液调配的三七总皂苷 0.5mg/ml 与胰岛素（普通）0.016U/ml 混合溶液室温 6 小时性状、pH、两药物含量稳定，不溶性微粒符合规定，溶液相容。用 0.9% 氯化钠注射液、5% 葡萄糖注射液或 10% 葡萄糖注射液调配的三七总皂苷 2.5mg/ml 与头孢西丁钠 10mg/ml、头孢曲松钠 10mg/ml、头孢美唑钠 10mg/ml、头孢噻肟钠 10mg/ml、盐酸头孢甲肟 10mg/ml 或盐酸头孢替安 5mg/ml 混合溶液 37℃ 7 小时性状、pH 与抗菌药物含量稳定，不溶性微粒符合规定，溶液相容。用 0.9% 氯化钠注射液或 10% 葡萄糖注射液调配的三七总皂苷 1mg/ml 与七叶皂苷钠 0.04mg/ml 混合溶液 37℃ 7 小时性状、pH 与七叶皂苷钠含量稳定，不溶性微粒符合规定，溶液相容。用 10% 葡萄糖注射液调配的三七总皂苷 5mg/ml 与硫酸阿托品 0.04mg/ml、盐酸异丙肾上腺素 0.04mg/ml、灯盏花素 0.16mg/ml 或红花注射液 0.06ml/ml 混合溶液室温 4 小时性状与 pH 无明显变化，不溶性微粒符合规定，溶液相容。

输液器加药相容性： 本品不得与其他药物混合使用，如通过输液器序贯输液，须用相容性静脉输液适量冲洗静脉通路。

注射器加药相容性： 注射用血栓通调配的溶液与其他药物混合于注射器中，药物相容性见表 3-10。

表 3-10 注射器中注射用血栓通与其他药物相容性

注射器中药物	药物量	三七总皂苷量	溶液保存条件与结果	相容性
兰索拉唑	1.5mg/ml①	10mg/5ml①	室温 4 小时性状与 pH 无明显变化,不溶性微粒增加	不相容
奥美拉唑钠	2mg/5ml①	10mg/5ml①	室温 4 小时性状与 pH 无明显变化,不溶性微粒符合规定	相容
泮托拉唑钠	2mg/5ml①	10mg/5ml①	室温 4 小时性状与 pH 无明显变化,不溶性微粒符合规定	相容

注：①用 0.9% 氯化钠注射液稀释。

丹参注射液（注射用丹参/丹参滴注液）

Danshen Zhusheye（Zhusheyong Danshen/Danshen Dizhuye）

【功能与主治】活血化瘀、通脉养心。用于冠心病胸闷、心绞痛。

【制剂与规格】

丹参注射液：2ml；10ml；20ml。本品为黄棕色至棕红色的澄明液体，成分为丹参，辅料为盐酸、氢氧化钠和注射用水。本品 pH 为 5.0～7.0。

注射用丹参：400mg。本品为棕黄色至棕色的粉末，成分为丹参。注射用丹参 400mg/ml 水溶液 pH 为 6.0～7.0。

丹参滴注液：250ml（含丹参 16g）。本品为淡黄色的澄明液体，成分为丹参，辅料为葡萄糖、亚硫酸氢钠、盐酸、氢氧化钠和注射用水。本品 pH 为 4.5～6.0。

【用法与用量】

丹参注射液：肌内注射，一次 2～4ml，一日 1～2 次；静脉注射，一次 4ml，稀释后缓慢注射，一日 1～2 次；静脉滴注，一次 10～20ml，建议滴注速度＜40 滴/min，一般控制滴注速度在 15～30 滴/min，一日 1 次；或遵医嘱。

注射用丹参：静脉滴注，一次 400mg，建议滴注速度＜40 滴/min，一般控制滴注速度在 15～30 滴/min，一日 1 次；或遵医嘱。不得静脉注射。

丹参滴注液：一次 250ml，一日 1 次；或遵医嘱。

【调配】

丹参注射液：肌内注射不必稀释；或按照无菌操作技术，一次 4ml 药物，缓慢加入 50% 葡萄糖注射液 20ml 稀释作静脉注射液；或一次 10～20ml 药物，缓慢稀释于 5% 葡萄糖注射液 100～500ml 中作静脉滴注液。

注射用丹参：按照无菌操作技术，每瓶 400mg 药物，沿瓶内壁加入灭菌注射用水、0.9% 氯化钠注射液或 5% 葡萄糖注射液 6ml，强烈振荡 1.5 分钟使药物充分溶解,溶解液缓慢稀释于 0.9% 氯化钠注射液或 5% 葡萄糖注射液 500ml 中作静脉滴注液。

丹参滴注液:不必稀释。

【**稳定性**】本品未启封于遮光、室温处保存;调配的溶液室温 6 小时内使用。

【**药物相容性**】

与静脉输液相容性:本品与静脉输液相容性见表 3-11。

表 3-11 丹参注射液或注射用丹参与静脉输液相容性

静脉输液	丹参注射液或注射用丹参浓度	溶液保存条件与结果	相容性
0.9% 氯化钠注射液	0.08ml/ml	6 小时性状、pH 与药物含量无明显变化,不溶性微粒符合规定	相容
	0.8mg/ml	25℃荧光 6 小时性状与 pH 无明显变化,药物损失小于 10%,不溶性微粒符合规定	
5% 葡萄糖注射液	0.02ml/ml, 0.2ml/ml	4~8℃、10~30℃、35~37℃避光或荧光 6 小时性状、pH 与药物含量无明显变化,不溶性微粒符合规定	相容
	0.8mg/ml	25℃荧光 6 小时性状与 pH 无明显变化,药物损失小于 10%,不溶性微粒符合规定	
10% 葡萄糖注射液	0.08ml/ml	4~8℃、10~30℃、35~37℃避光或荧光 6 小时性状、pH 与药物含量无明显变化,不溶性微粒符合规定	相容
	0.8mg/ml	25℃荧光 6 小时性状与 pH 无明显变化,药物损失小于 10%,不溶性微粒符合规定	
葡萄糖氯化钠注射液	0.8mg/ml	25℃荧光 6 小时性状与 pH 无明显变化,药物损失小于 10%,不溶性微粒符合规定	相容
复方氯化钠注射液	0.8mg/ml	25℃荧光 6 小时性状与 pH 无明显变化,药物损失小于 10%,不溶性微粒增加	不相容
乳酸钠林格注射液	0.8mg/ml	25℃荧光 6 小时性状与 pH 无明显变化,药物损失小于 10%,不溶性微粒增加	不相容

静脉输液加药相容性:本品不得与其他药物混合于同一容器内使用。丹参注射液调配的溶液加入其他药物,相容性见表 3-12。注射用丹参用盐酸莫西沙星氯化钠注射液调配的 2mg/ml 溶液 25℃ 1 小时产生白色沉淀,其物理性状不相容。

表 3-12　静脉输液中丹参注射液与其他药物相容性

加入药物	药物浓度	丹参注射液浓度/（ml/ml）	静脉输液	溶液保存条件与结果	相容性
黄芪注射液	未明确	未明确	5%葡萄糖注射液	6小时性状、pH与药物含量无明显变化	相容
脉络宁注射液	0.04ml/ml	0.08	5%葡萄糖注射液	室温6小时性状、pH与丹参注射液有效成分含量无明显变化，不溶性微粒符合规定	相容
血塞通注射液	0.8mg/ml	0.08	5%葡萄糖注射液	室温6小时性状、pH与丹参注射液有效成分含量无明显变化，不溶性微粒符合规定	相容
盐酸川芎嗪	0.2mg/ml	0.08	5%葡萄糖注射液	室温6小时性状、pH与丹参注射液有效成分含量无明显变化，不溶性微粒符合规定	相容
葛根素	1.6mg/ml	0.08	5%葡萄糖注射液	室温6小时性状、pH与丹参注射液有效成分含量无明显变化，不溶性微粒符合规定	相容
盐酸倍他司汀	0.12mg/ml	0.08	5%葡萄糖注射液	室温6小时性状、pH与丹参注射液有效成分含量无明显变化，不溶性微粒符合规定	相容
西咪替丁	0.8mg/ml	0.08	5%葡萄糖注射液	室温6小时性状、pH与丹参注射液有效成分含量无明显变化，不溶性微粒符合规定	相容
盐酸多巴胺	0.08mg/ml	0.12	5%葡萄糖注射液	5℃、25℃、35℃避光6小时性状、pH、两药物含量无明显变化，不溶性微粒符合规定	相容
左氧氟沙星	0.8mg/ml	0.08	5%葡萄糖注射液	室温8小时性状、pH与左氧氟沙星含量稳定	相容
维生素 B_6	0.4mg/ml	0.08	5%葡萄糖注射液	室温6小时性状、pH与丹参注射液有效成分含量无明显变化，不溶性微粒符合规定	相容
维生素 C	8mg/ml	0.08	5%葡萄糖注射液	室温6小时性状、pH与丹参注射液有效成分含量无明显变化，不溶性微粒符合规定	相容

输液器加药相容性：本品不得与其他药物混合使用，如通过输液器序贯输液，须用相容性静脉输液适量冲洗静脉通路。本品调配的溶液与其他药物通过Y型输液器按1:1比例混合或输液器序贯输液，药物相容性见表3-13。

表3-13 输液器中注射用丹参与其他药物相容性

加入药物	药物浓度	注射用丹参浓度/（mg/ml）	溶液保存条件与结果	相容性
苦参素	6mg/ml①	8②	立即产生白色絮状物	不相容
盐酸溴己新	0.04mg/ml①	4①	产生褐色颗粒	不相容
依诺沙星	2mg/ml①	4①	产生褐色颗粒	不相容
脂肪乳	10%，20%	8①	产生棕色颗粒状沉淀	不相容
盐酸加替沙星	2mg/ml②	6.4②	产生褐色沉淀	不相容
兰索拉唑	0.3mg/ml②	1.6②	立即出现棕色浑浊	不相容
盐酸左氧氟沙星	2mg/ml①	1.6②	立即产生白色浑浊或沉淀	不相容
乳酸左氧氟沙星	2mg/ml	3.2①	立即产生白色絮状沉淀	不相容
盐酸莫西沙星	1.6mg/ml②	6.4②	产生浑浊和褐色沉淀	不相容
盐酸昂丹司琼	2mg/ml	3.2②	立即出现白色浑浊，24小时产生白色絮状物	不相容
夫西地酸钠	2mg/ml②	4.8①	产生浑浊或沉淀	不相容

注：①用5%或10%葡萄糖注射液稀释；②用0.9%氯化钠注射液稀释。

注射器加药相容性：本品及调配的溶液与硫酸阿米卡星、硫酸奈替米星、乳酸环丙沙星、硫酸庆大霉素、硫酸妥布霉素、氟罗沙星、盐酸加替沙星、甲磺酸培氟沙星、头孢哌酮钠、华法林钠、细胞色素C、多烯磷脂酰胆碱、盐酸罂粟碱、利血平、氯化钾、盐酸洛贝林、盐酸昂丹司琼、盐酸雷尼替丁、盐酸甲氧氯普胺、盐酸普萘洛尔、硫酸罗通定、氨甲苯酸、西咪替丁、盐酸二甲弗林、垂体后叶、硫酸阿托品、硫酸麻黄碱、盐酸氯丙嗪、盐酸异丙嗪、维生素B_1、维生素B_6、维生素C等药物混合于注射器中，溶液产生浑浊或沉淀，其物理性状不相容。

注射用丹参多酚酸

Zhusheyong Danshen Duofensuan

【功能与主治】活血通络。用于中风病中经络（轻中度脑梗死）恢复期瘀血阻络证，症见半身不遂、口舌㖞斜、舌强言謇、偏身麻木等症状。

【制剂与规格】注射用丹参多酚酸：0.13g（含丹参多酚酸100mg）。本品为浅棕色至棕色的粉末或疏松状物，成分为丹参多酚酸，辅料为甘露醇。

【用法与用量】

用法：静脉滴注，严格控制滴注速度≤40滴/min。

用量：一次100mg，一日1次，14日为1个疗程。

【调配】按照无菌操作技术，每瓶100mg药物，沿瓶内壁加入适量0.9%氯化钠注射液使药物溶解，溶解液缓慢稀释于0.9%氯化钠注射液250ml中作静脉滴注液。

【稳定性】本品未启封于凉暗处（不超过20℃）保存；调配的溶液立即使用，如出现变色、浑浊、沉淀或结晶等物理性状改变，不得使用。本品在高温、氧化、二价或三价金属离子存在的条件下均不稳定，可新增降解产物。

【药物相容性】

与静脉输液相容性：本品与静脉输液相容性见表3-14。

表3-14 注射用丹参多酚酸与静脉输液相容性

静脉输液	注射用丹参多酚酸浓度/（mg/ml）	溶液保存条件与结果	相容性
0.9%氯化钠注射液	0.4	室温避光4小时性状与pH稳定，药物损失小于10%，不溶性微粒符合规定	相容
5%葡萄糖注射液	0.4	室温避光4小时性状与pH稳定，药物损失小于10%，不溶性微粒符合规定	相容
10%葡萄糖注射液	0.4	室温避光4小时性状与pH稳定，药物损失小于10%，不溶性微粒符合规定	相容
葡萄糖氯化钠注射液	0.4	室温避光4小时性状与pH稳定，药物损失小于10%，不溶性微粒符合规定	相容
复方氯化钠注射液	0.4	室温避光4小时性状与pH稳定，药物损失小于10%，不溶性微粒符合规定	相容
乳酸钠林格注射液	0.4	室温避光4小时物理性状相容，药物含量明显变化	不相容
甘油果糖氯化钠注射液	0.4	室温避光4小时性状与pH稳定，药物损失大于10%	不相容

静脉输液加药相容性：本品不得与其他药物混合于同一容器内使用。本品调配的溶液加入其他药物，相容性见表3-15。

表 3-15 静脉输液中注射用丹参多酚酸与其他药物相容性

加入药物	药物浓度	注射用丹参多酚酸浓度/(mg/ml)	静脉输液	溶液保存条件与结果	相容性
氨茶碱	1mg/ml	0.4	0.9%氯化钠注射液	不溶性微粒增加,紫外光谱明显变化	不相容
脑蛋白水解物	0.16mg/ml	0.4	0.9%氯化钠注射液	性状与pH稳定,不溶性微粒符合规定	相容
胞磷胆碱钠	1mg/ml	0.4	0.9%氯化钠注射液	性状与pH稳定,不溶性微粒符合规定	相容
环磷酰胺	0.16mg/ml	0.4	0.9%氯化钠注射液	性状与pH稳定,不溶性微粒符合规定	相容
地塞米松磷酸钠	0.08mg/ml	0.4	0.9%氯化钠注射液	性状与pH稳定,不溶性微粒符合规定	相容
二羟丙茶碱	2mg/ml	0.4	0.9%氯化钠注射液	不溶性微粒增加,紫外光谱明显变化	不相容
盐酸法舒地尔	0.12mg/ml	0.4	0.9%氯化钠注射液	产生沉淀,紫外光谱明显变化	不相容
呋塞米	0.16mg/ml	0.4	0.9%氯化钠注射液	性状与pH稳定,不溶性微粒符合规定	相容
盐酸左氧氟沙星	0.8mg/ml	0.4	0.9%氯化钠注射液	立即产生沉淀,紫外光谱明显变化	不相容
甘露醇	20%	0.4	—	室温避光4小时性状与pH稳定,不溶性微粒增加	不相容
盐酸普罗帕酮	0.14mg/ml	0.4	0.9%氯化钠注射液	立即产生沉淀,紫外光谱明显变化	不相容
盐酸吡柔比星	0.04mg/ml	0.4	0.9%氯化钠注射液	性状与pH稳定,不溶性微粒符合规定	相容
碳酸氢钠	0.4mg/ml	0.4	0.9%氯化钠注射液	室温8小时颜色与pH明显变化	不相容

注射用丹参多酚酸盐
Zhusheyong Danshen Duofensuanyan

【功能与主治】活血、化瘀、通脉。用于冠心病稳定型心绞痛,分级为Ⅰ、Ⅱ级,心绞痛症状表现为轻、中度,中医辨证为心血瘀阻证者,症见胸痛、胸闷、心悸。

【制剂与规格】注射用丹参多酚酸盐:50mg(含丹参乙酸镁40mg);100mg(含丹参乙酸镁80mg);200mg(含丹参乙酸镁160mg)。本品为浅棕色疏松块状物,主要成分为丹参多酚酸盐。本品pH为4.0~6.0。

【用法与用量】静脉滴注,一次200mg,一日1次,1个疗程为2周。

【调配】按照无菌操作技术,每瓶药物,沿瓶内壁加入5%葡萄糖注射液或0.9%氯化钠注射液适量使药物溶解,一次200mg药物溶解液缓慢稀释于相对应的静脉输液250~500ml中作静脉滴注液。

【稳定性】本品未启封于室温、避光处保存;调配的溶液室温8小时内使用,如出现变色、浑浊、沉淀或结晶等物理性状改变,不得使用。

【药物相容性】

与静脉输液相容性:本品与静脉输液相容性见表3-16。

表3-16 注射用丹参多酚酸盐与静脉输液相容性

静脉输液	丹参多酚酸盐浓度/(mg/ml)	溶液保存条件与结果	相容性
0.9%氯化钠注射液	0.8	4℃2小时或25℃8小时性状、pH与药物含量稳定,不溶性微粒符合规定	相容
	1.6	18℃8小时性状、pH与紫外光谱稳定	
5%葡萄糖注射液	0.8	4℃2小时或25℃8小时性状、pH与药物含量稳定,不溶性微粒符合规定	相容
	1.6	18℃8小时性状、pH与紫外光谱稳定	
10%葡萄糖注射液	1.6	18℃8小时性状、pH与紫外光谱稳定	相容
葡萄糖氯化钠注射液	1.6	18℃8小时性状、pH与紫外光谱稳定,不溶性微粒增加	不相容
复方氯化钠注射液	1.6	18℃8小时性状、pH与紫外光谱稳定,不溶性微粒增加	不相容
乳酸钠林格注射液	1.6	18℃8小时性状、pH与紫外光谱稳定,不溶性微粒增加	不相容

续表

静脉输液	丹参多酚酸盐浓度/(mg/ml)	溶液保存条件与结果	相容性
5%木糖醇注射液	1.6	18℃ 8小时性状、pH与紫外光谱稳定，不溶性微粒增加	不相容
20%甘露醇注射液	1.6	18℃ 8小时性状、pH与紫外光谱稳定，不溶性微粒增加	不相容
5%碳酸钠注射液	1.6	18℃ 8小时性状稳定，pH超过丹参多酚酸盐稳定范围	不相容

静脉输液加药相容性：本品含有二价镁离子，与喹诺酮类药物混合产生沉淀。用5%葡萄糖注射液或0.9%氯化钠注射液调配的丹参多酚酸盐的0.8mg/ml溶液，分别加入临床常用量黄芪注射液、盐酸川芎嗪、维生素C、地塞米松磷酸钠或单硝酸异山梨酯，混合溶液pH超过丹参多酚酸盐稳定范围，溶液物理性质不相容；用0.9%氯化钠注射液调配的丹参多酚酸盐加入香丹注射液，1小时内丹参多酚酸盐含量下降明显，溶液化学性质不相容；丹参多酚酸盐调配的溶液加入临床常用量葛根素注射液、冠心宁注射液、丹红注射液、红花注射液、疏血通注射液、舒血宁注射液、参麦注射液、生脉注射液、刺五加注射液、甘油果糖、胰岛素、肝素钠、呋塞米、复合维生素B或青霉素钠，混合溶液室温4小时性状、pH、丹参多酚酸盐含量无明显变化，不溶性微粒符合规定，其物理性质相容。用5%葡萄糖注射液调配的丹参多酚酸盐的0.2mg/ml溶液加入门冬氨酸钾镁注射液10ml，溶液颜色由浅棕色变为橘黄色，其物理性状不相容。

输液器加药相容性：本品不得与其他药物混合使用，如通过输液器序贯输液，须用相容性静脉输液适量冲洗静脉通路。本品调配的溶液与其他药物通过Y型输液器按1:1比例混合或输液器序贯输液，药物相容性见表3-17。

表3-17 输液器中丹参多酚酸盐与其他药物相容性

加入药物	药物浓度/(mg/ml)	丹参多酚酸盐浓度/(mg/ml)	溶液保存条件与结果	相容性
氨茶碱	1[1,2]	0.8[1,2]	颜色立即变为黄绿色	不相容
阿莫西林钠氟氯西林钠	未明确[2]	未明确[1]	颜色立即变为淡绿色	不相容
醋酸卡泊芬净	0.5[1]	2[1]	出现浑浊	不相容
马来酸桂哌齐特	未明确[2]	未明确[1]	立即出现白色浑浊	不相容
硫酸依替米星	0.8[2]	0.8[2]	立即产生白色絮状物	不相容

续表

加入药物	药物浓度/(mg/ml)	丹参多酚酸盐浓度/(mg/ml)	溶液保存条件与结果	相容性
更昔洛韦	2[②]	0.8[①]	颜色立即变为黄色	不相容
乳酸环丙沙星	2[②]	0.8[①]	立即出现白色浑浊	不相容
兰索拉唑	3[②]	0.8[①]	颜色立即变为黄绿色	不相容
盐酸左氧氟沙星	5[②]	0.8[①]	出现白色浑浊	不相容
盐酸莫西沙星	1.6[②]	0.8[①]	立即出现白色浑浊	不相容
奥美拉唑钠	0.4[②]	0.8[①]	颜色立即变为黄绿色	不相容
盐酸昂丹司琼	2	0.8[①]	立即出现浑浊	不相容
泮托拉唑钠	0.4[②]	0.8[①]	颜色立即变为黄色	不相容
盐酸罂粟碱	0.3[②]	0.8[①]	立即出现白色浑浊	不相容
甲磺酸帕珠沙星	5[②]	0.8[①]	立即产生白色浑浊和絮状物	不相容
托拉塞米	10	0.8[①]	产生白色絮状物	不相容
长春西汀	0.3[②]	0.8[②]	立即产生棕色沉淀	不相容
	0.6[①]	1[①]	立即出现白色浑浊	

注：①用5%葡萄糖注射液稀释；②用0.9%氯化钠注射液稀释。

注射器加药相容性：本品调配的溶液与其他药物混合于注射器中，药物相容性见表3-18。

表3-18 注射器中丹参多酚酸盐与其他药物相容性

注射器中药物	药物量	丹参多酚酸盐量	溶液保存条件与结果	相容性
氨茶碱	4mg/2ml[①]	1.6mg/2ml[①]	性状无变化	相容
	20mg/ml[②]	125mg/1ml	颜色立即变为黄绿色，24小时产生白色沉淀	不相容
醋酸卡泊芬净	1mg/2ml[①]	4mg/2ml[①]	5分钟内产生白色沉淀	不相容
地塞米松磷酸钠	0.2mg/2ml[①]	1.6mg/2ml[①]	性状无变化，pH超过丹参多酚酸盐稳定范围	不相容
盐酸法舒地尔	15mg/1ml	8mg/1ml[①,②]	立即出现白色浑浊	不相容
肌苷	1mg/5ml[②]	5mg/5ml[②]	颜色立即变为黄绿色	不相容
左氧氟沙星	3.2mg/2ml[①]	1.6mg/2ml[①]	产生白色沉淀	不相容

续表

注射器中药物	药物量	丹参多酚酸盐量	溶液保存条件与结果	相容性
奥美拉唑钠	2mg/5ml[2]	4mg/5ml[2]	颜色立即变为黄色	不相容
泮托拉唑钠	2mg/5ml[2]	4mg/5ml[2]	颜色立即变为黄色	不相容
门冬氨酸钾镁	4ml	10mg/5ml[1]	颜色立即变为橘黄色	不相容
盐酸普罗帕酮	7mg/2ml	1.6mg/2ml[1]	立即出现白色浑浊	不相容
碳酸氢钠	100mg/2ml	1.6mg/2ml[1]	性状无变化,pH 超过丹参多酚酸盐稳定范围	不相容
替加环素	1mg/2ml[2]	4mg/2ml[1]	产生淡黄色浑浊和絮状物	不相容
托拉塞米	10mg/1ml	1.6mg/2ml[1]	产生白色絮状物	不相容

注:①用 5% 葡萄糖注射液稀释;②用 0.9% 氯化钠注射液稀释。

红花注射液
Honghua Zhusheye

【功能与主治】活血化瘀。用于治疗闭塞性脑血管疾病,冠心病,脉管炎。

【制剂与规格】红花注射液:5ml;10ml;15ml;20ml。本品为黄红色至棕红色的澄明液体,成分为红花,辅料为氢氧化钠和注射用水。本品 pH 为 5.5~7.0。

【用法与用量】

用法:肌内注射;或静脉滴注,成人滴注速度为 40~60 滴 /min,年老体弱者滴注速度以 20~40 滴 /min 为宜。

用量:治疗闭塞性脑血管疾病,一次 15ml,一日 1 次,15~20 日为 1 个疗程。

治疗冠心病,一次 5~20ml,一日 1 次,10~14 日为 1 个疗程,疗程间隔 7~10 日。

治疗脉管炎,一次 2.5~5ml,一日 1~2 次。

【调配】肌内注射不必稀释;或按照无菌操作技术,一次 5~20ml 药物,缓慢稀释于 5% 葡萄糖注射液或 10% 葡萄糖注射液、0.9% 氯化钠注射液 250~500ml 中作静脉滴注液。

【稳定性】本品未启封于避光、室温处保存;调配的溶液 6 小时内使用。本品及调配的溶液如出现变色、浑浊、沉淀或结晶等物理性状改变,不得使用。

【药物相容性】

与静脉输液相容性:本品与静脉输液相容性见表 3-19。

表 3-19　红花注射液与静脉输液相容性

静脉输液	红花注射液浓度/(ml/ml)	溶液保存条件与结果	相容性
0.9%氯化钠注射液	0.04	17～23℃及38℃ 6小时性状、pH、紫外光谱与药物含量无明显变化,不溶性微粒符合规定;38℃ 24小时出现轻度浑浊	相容
5%葡萄糖注射液	0.01,0.08	室温12小时性状、pH、紫外光谱与药物含量无明显变化,不溶性微粒符合规定	相容
	0.04	17～23℃及38℃ 6小时性状、pH、紫外光谱与药物含量无明显变化,不溶性微粒符合规定;38℃ 24小时出现轻度浑浊	
10%葡萄糖注射液	0.01,0.08	室温12小时性状、pH、紫外光谱与药物含量无明显变化,不溶性微粒符合规定	相容
	0.04	17～23℃及38℃ 6小时性状、pH、紫外光谱与药物含量无明显变化,不溶性微粒符合规定;38℃ 24小时出现轻度浑浊	
葡萄糖氯化钠注射液	0.04	17～23℃及38℃ 6小时性状、pH、紫外光谱与药物含量无明显变化,不溶性微粒符合规定;38℃ 24小时出现轻度浑浊	相容
右旋糖酐20葡萄糖注射液	0.04	17～23℃及38℃ 6小时性状、pH、紫外光谱与药物含量无明显变化,不溶性微粒符合规定;38℃ 24小时出现浑浊	相容
乳酸钠林格注射液	0.04	17～23℃及38℃ 6小时性状、pH、紫外光谱与药物含量无明显变化,不溶性微粒符合规定;38℃ 24小时出现浑浊	相容

静脉输液加药相容性:本品不得与其他药物混合于同一容器内使用。但用0.9%氯化钠注射液调配的红花注射液0.06ml/ml与氨甲苯酸1.2mg/ml混合溶液室温6小时性状、pH与氨甲苯酸含量无明显变化,不溶性微粒符合规定;用5%葡萄糖注射液调配的红花注射液0.06ml/ml与胰岛素(普通)0.016U/ml混合溶液室温4小时性状、pH与两药物含量无明显变化,不溶性微粒符合规定;用10%葡萄糖注射液调配的红花注射液0.06ml/ml与注射用血栓通5mg/ml混合溶液室温4小时性状与pH无明显变化,不溶性微粒符合规定。

输液器加药相容性:本品不得与其他药物混合使用,如通过输液器序贯输液,须用相容性静脉输液适量冲洗静脉通路。用5%葡萄糖注射液调配的红花注射液0.06ml/ml与用0.9%氯化钠注射液调配的头孢西丁钠1mg/ml溶液按1:1比例混合,室温 4 小时性状、pH 与两药物含量无明显变化,不溶性微粒符合规定。

注射器加药相容性: 红花注射液 2ml 与加替沙星 4mg/2ml 葡萄糖注射液混合于注射器中,立即出现浑浊,静置产生黄色沉淀,溶液物理性状不相容。

注射用红花黄色素
Zhusheyong Honghua Huangsesu

【功能与主治】活血化瘀、通脉止痛。用于心血瘀阻引起的Ⅰ、Ⅱ、Ⅲ级的稳定型劳力性心绞痛,症见胸痛、胸闷、心慌、气短等。

【制剂与规格】注射用红花黄色素:50mg;150mg。本品为黄色的疏松块状物,主要成分为红花黄色素,辅料为甘露醇。本品 pH 为 4.5~6.5。

【用法与用量】静脉滴注,建议滴注速度<30 滴/min,一次 100mg 或 150mg,一日 1 次,14 日为 1 个疗程。

【调配】按照无菌操作技术,每瓶 50mg 或 150mg 药物,沿瓶内壁加入灭菌注射用水约 2~3ml 使药物溶解,一次 100mg 或 150mg 药物的溶解液缓慢稀释于 0.9% 氯化钠注射液 250ml 中作静脉滴注液。

【稳定性】本品未启封于遮光、阴凉处(不超过 20℃)保存;调配的溶液 6 小时内使用,如出现变色、浑浊、沉淀或结晶等物理性状改变,不得使用。

【药物相容性】

与静脉输液相容性: 本品与静脉输液相容性见表 3-20。

表 3-20 注射用红花黄色素与静脉输液相容性

静脉输液	注射用红花黄色素浓度/(mg/ml)	溶液保存条件与结果	相容性
0.9% 氯化钠注射液	0.6	4~8℃、22℃、35~37℃ 6 小时性状、pH 与药物含量无明显变化,不溶性微粒符合规定	相容
5% 葡萄糖注射液	0.6	4~8℃、22℃、35~37℃ 6 小时性状、pH 与药物含量无明显变化,不溶性微粒符合规定	相容
10% 葡萄糖注射液	0.6	4~8℃、22℃、35~37℃ 6 小时性状、pH 与药物含量无明显变化,不溶性微粒符合规定	相容
葡萄糖氯化钠注射液	0.6	22℃ 6 小时性状、pH 与药物含量无明显变化,不溶性微粒符合规定	相容

续表

静脉输液	注射用红花黄色素浓度/(mg/ml)	溶液保存条件与结果	相容性
复方氯化钠注射液	0.6	22℃ 4小时性状相容与pH无明显变化,药物损失大于10%,不溶性微粒增加	不相容
乳酸钠林格注射液	0.6	22℃ 6小时性状、pH与药物含量无明显变化	相容
5%果糖注射液	0.6,1	室温8小时性状、pH与药物含量无明显变化,不溶性微粒符合规定	相容
5%转化糖注射液	0.6,1	室温8小时性状、pH与药物含量无明显变化,不溶性微粒符合规定	相容
转化糖电解质注射液	1	室温8小时性状、pH与药物含量无明显变化,不溶性微粒符合规定	相容

静脉输液加药相容性：本品不得与其他药物混合于同一容器内使用。用0.9%氯化钠注射液或5%葡萄糖注射液调配的红花黄色素1mg/ml与托拉塞米0.4mg/ml混合溶液,静置5分钟后产生白色絮状沉淀,其物理性状不相容。

输液器加药相容性：本品不得与其他药物混合使用,如通过输液器序贯输液,须用相容性静脉输液适量冲洗静脉通路。本品调配的溶液与其他药物通过Y型输液器按1:1比例混合或输液器序贯输液,药物相容性见表3-21。

表3-21 输液器中红花黄色素与其他药物相容性

加入药物	药物浓度/(mg/ml)	红花黄色素浓度/(mg/ml)	溶液保存条件与结果	相容性
氨茶碱	2①	0.6②	颜色立即由淡黄色变为橘黄色	不相容
亚胺培南西司他丁钠	4①	0.4②	立即出现淡黄色浑浊	不相容
奥美拉唑钠	0.4①	0.4②	颜色立即由淡黄色变为橘黄色	不相容
泮托拉唑钠	0.4①	0.6①	颜色立即由淡黄色变为棕黄色	不相容
甲磺酸帕珠沙星	0.8①	3①	立即产生白色浑浊或絮状沉淀	不相容
托拉塞米	10	1①	立即出现乳白色浑浊	不相容

注：①用0.9%氯化钠注射液稀释；②用5%葡萄糖注射液稀释。

注射器加药相容性：本品调配的溶液与其他药物混合于注射器中,药物相容性见表3-22。

表 3-22　注射器中红花黄色素与其他药物相容性

注射器中药物	药物量	红花黄色素量	溶液保存条件与结果	相容性
阿莫西林钠舒巴坦钠	150mg/1ml①	10mg/1ml①	颜色立即变为橘黄色	不相容
亚胺培南西司他丁钠	500mg/5ml①	100mg/5ml②	立即出现浑浊,24 小时产生淡黄色沉淀	不相容
兰索拉唑	1.5mg/5ml①	3mg/5ml①	颜色立即变为黄色,不溶性微粒增加	不相容
奥美拉唑钠	2mg/5ml①	3mg/5ml①	颜色立即变为黄色,不溶性微粒增加	不相容
泮托拉唑钠	2mg/5ml①	3mg/5ml①	颜色立即变为黄色,不溶性微粒增加	不相容

注：①用 0.9% 氯化钠注射液稀释；②用 5% 葡萄糖注射液稀释。

丹红注射液
Danhong Zhusheye

【功能与主治】活血化瘀、通脉舒络。用于瘀血闭阻所致的胸痹及脑卒中，证见胸痛，胸闷，心悸，口眼㖞斜，言语謇涩，肢体麻木，活动不利等症；冠心病、心绞痛、心肌梗死；瘀血型肺心病；缺血性脑病、脑血栓。

【制剂与规格】丹红注射液：2ml；10ml；20ml。本品为红棕色的澄明液体，成分为丹参、红花，辅料为氢氧化钠和注射用水。本品 pH 为 4.5～6.5。

【用法与用量】

肌内注射：一次 2～4ml，一日 1～2 次。

静脉注射：一次 4ml，一日 1～2 次。

静脉滴注：一次 20～40ml，一日 1～2 次。

【调配】肌内注射不必稀释；或按照无菌操作技术，一次 4ml 药物，缓慢加入 50% 葡萄糖注射液 20ml 稀释作静脉注射液；或一次 20～40ml 药物，缓慢稀释于 5% 葡萄糖注射液或 0.9% 氯化钠注射液 100～500ml 中作静脉滴注液。

【稳定性】本品未启封于避光、室温处保存；调配的溶液立即使用。本品及调配的溶液如出现变色、浑浊、沉淀或结晶等物理性状改变，不得使用。

【药物相容性】

与静脉输液相容性：本品与静脉输液相容性见表 3-23。

表 3-23　丹红注射液与静脉输液相容性

静脉输液	丹红注射液浓度/（ml/ml）	溶液保存条件与结果	相容性
0.9%氯化钠注射液	0.08	室温4小时性状、pH与药物含量无明显变化，不溶性微粒符合规定	相容
5%葡萄糖注射液	0.08	室温4小时性状、pH与药物含量无明显变化，不溶性微粒符合规定	相容
葡萄糖氯化钠注射液	0.08	室温2小时性状、pH与药物含量无明显变化，不溶性微粒符合规定	相容
5%果糖注射液	0.08	室温2小时性状、pH与药物含量无明显变化，不溶性微粒符合规定	相容

静脉输液加药相容性：本品不得与其他药物混合于同一容器内使用。本品调配的溶液加入其他药物，相容性见表3-24。

表 3-24　静脉输液中丹红注射液与其他药物相容性

加入药物	药物浓度/（mg/ml）	丹红注射液浓度/（ml/ml）	静脉输液	溶液保存条件与结果	相容性
胞磷胆碱钠	2	0.16	0.9%氯化钠注射液	4小时性状与pH稳定，不溶性微粒符合规定；胞磷胆碱未损失，丹红注射液有效成分明显损失	不相容
	2	0.16	5%葡萄糖注射液	4小时性状与pH稳定，不溶性微粒符合规定；胞磷胆碱未损失，丹红注射液有效成分部分损失	不相容
兰索拉唑	0.3	0.08	0.9%氯化钠注射液	颜色变深黄色或产生沉淀	不相容
奥拉西坦	16	0.16	0.9%氯化钠注射液、5%葡萄糖注射液	4小时性状、pH与两药物损失小于10%，不溶性微粒符合规定	相容
氯化钾	4	0.08	0.9%氯化钠注射液	25℃6小时性状、pH与丹红注射液有效成分含量无明显变化	相容

续表

加入药物	药物浓度/(mg/ml)	丹红注射液浓度/(ml/ml)	静脉输液	溶液保存条件与结果	相容性
维生素 B_6	0.4	0.16	0.9%氯化钠注射液	4小时性状与pH稳定,不溶性微粒符合规定;1小时检测不出维生素 B_6	不相容
	0.4	0.16	5%葡萄糖注射液	4小时性状、pH与两药物含量稳定,不溶性微粒符合规定	相容

输液器加药相容性：本品不得与其他药物混合使用,如通过输液器序贯输液,须用相容性静脉输液适量冲洗静脉通路。本品调配的溶液与其他药物通过Y型输液器按1∶1比例混合或输液器序贯输液,药物相容性见表3-25。

表3-25　输液器中丹红注射液与其他药物相容性

加入药物	药物浓度	丹红注射液浓度	溶液保存条件与结果	相容性
盐酸氨溴索	0.45mg/ml[①]	0.16ml/ml[①]	立即出现白色浑浊	不相容
乳酸环丙沙星	未明确	0.16ml/ml[②]	立即产生黄色沉淀	不相容
氟罗沙星	4mg/ml[③]	0.12ml/ml[①]	产生淡黄色絮状物	不相容
左氧氟沙星	未明确[①]	未明确[①]	立即出现白色沉淀	不相容
盐酸莫西沙星	1.6mg/ml[①]	0.12ml/ml[①]	产生少量沉淀	不相容
盐酸罂粟碱	未明确	未明确	产生白色絮状物	不相容
甲磺酸酚妥拉明	0.08mg/ml[①]	0.12ml/ml[①]	立即出现白色浑浊	不相容
长春西汀	0.08mg/ml[①]	0.08mg/ml[②]	产生黄色絮状物	不相容

注：①用0.9%氯化钠注射液稀释；②用5%葡萄糖注射液稀释；③用5%甘露醇注射液稀释。

注射器加药相容性：本品及调配的溶液与其他药物混合于注射器中,药物相容性见表3-26。

表3-26　注射器中丹红注射液与其他药物相容性

注射器中药物	药物量	丹红注射液量	溶液保存条件与结果	相容性
盐酸氨溴索	15mg/2ml	2ml	立即出现棕黄色浑浊	不相容
兰索拉唑	1.5mg/5ml[①]	0.4ml/1ml[②]	颜色立即变为黄色,不溶性微粒增加	不相容
盐酸甲氧氯普胺	20mg/4ml[②]	2ml/4ml[②]	立即产生絮状沉淀	不相容

续表

注射器中药物	药物量	丹红注射液量	溶液保存条件与结果	相容性
盐酸莫西沙星	3.2mg/2ml①	2ml	立即产生黄色絮状沉淀	不相容
维生素 B_1	100mg/2ml	5ml	立即产生黄色沉淀	不相容

注：①用0.9%氯化钠注射液稀释；②用5%葡萄糖注射液稀释。

香丹注射液（丹香冠心注射液）

Xiangdan Zhusheye（Danxiang Guanxin Zhusheye）

【功能与主治】活血化瘀、理气止痛。用于冠心病、心绞痛、心肌梗死属瘀血闭阻证。

【制剂与规格】香丹注射液（丹香冠心注射液）：2ml；10ml；20ml。本品为棕色的澄明液体，成分为丹参、降香，辅料为聚山梨酯80、亚硫酸氢钠和注射用水。本品pH为5.0～7.0。

【用法与用量】

香丹注射液：肌内注射，一次2ml，一日1～2次；静脉滴注，一次10～20ml，一日1次。

丹香冠心注射液：肌内注射，一次2～4ml，一日1～2次；静脉注射，一次4ml，一日1次；静脉滴注，一次10～16ml，一日1次。

【调配】

香丹注射液：肌内注射不必稀释；或按照无菌操作技术，一次10～20ml药物，缓慢稀释于5%或10%葡萄糖注射液250～500ml中作静脉滴注液。

丹香冠心注射液：肌内注射不必稀释；或按照无菌操作技术，一次4ml药物，用50%葡萄糖注射液20ml缓慢稀释作静脉注射液；或一次10～16ml药物，缓慢稀释于5%或10%葡萄糖注射液100～500ml中作静脉滴注液。

【稳定性】本品未启封于避光、室温处保存；调配的溶液立即使用。本品及调配的溶液如出现变色、浑浊、沉淀或结晶等物理性状改变，不得使用。

【药物相容性】

与静脉输液相容性：本品与静脉输液相容性见表3-27。

静脉输液加药相容性：本品不得与其他药物混合于同一容器内使用。本品与盐酸利多卡因、硫酸庆大霉素、盐酸异丙嗪、盐酸川芎嗪、盐酸氨溴索、盐酸罂粟碱、肌苷、甲磺酸酚妥拉明、甲磺酸培氟沙星、乳酸环丙沙星、氧氟沙星、盐酸左氧氟沙星、盐酸洛美沙星、氟罗沙星、硫酸西索米星、去甲万古霉素、碳酸氢钠或维生素 B_6 等混合，立即产生浑浊和/或沉淀，溶液物理性状不相容。

表 3-27　香丹注射液或丹香冠心注射液与静脉输液相容性

静脉输液	香丹注射液或丹香冠心注射液浓度/(ml/ml)	溶液保存条件与结果	相容性
0.9%氯化钠注射液	0.04	25℃ 6小时成分分析不稳定	不相容
5%葡萄糖注射液	0.04	25℃ 2小时性状、pH无明显变化,不溶性微粒符合规定;6小时药物含量稳定	相容
	0.08	3小时性状、pH与药物含量无明显变化,不溶性微粒符合规定	
10%葡萄糖注射液	—	药品说明书推荐	相容
葡萄糖氯化钠注射液	0.04	25℃ 6小时成分分析不稳定	不相容
乳酸钠林格注射液	0.04	25℃ 6小时性状、pH与紫外光谱无明显变化,但有效成分含量下降明显	不相容

输液器加药相容性：本品不得与其他药物混合使用,如通过输液器序贯输液,须用相容性静脉输液适量冲洗静脉通路。本品调配的溶液与其他药物通过Y型输液器按1:1比例混合或输液器序贯输液,药物相容性见表 3-28。

表 3-28　输液器中香丹注射液或丹香冠心注射液与其他药物相容性

加入药物	药物浓度/(mg/ml)	香丹注射液或丹香冠心注射液浓度	溶液保存条件与结果	相容性
盐酸氨溴索	7.5	0.04ml/ml[①]	立即产生白色絮状物	不相容
头孢匹胺钠	20[①]	0.16ml/ml[①]	产生白色絮状沉淀	不相容
氟罗沙星	4[③]	0.04mg/ml[②]	立即出现黑色浑浊	不相容
左氧氟沙星	5[①]	0.08ml/ml[②]	产生暗红色沉淀	不相容
盐酸莫西沙星	1.6[①]	0.08mg/ml[②]	立即出现黄褐色浑浊	不相容
硫酸奈替米星	1.6[①]	0.08ml/ml[②]	产生黄色浑浊和絮状物	不相容
盐酸罂粟碱	30	0.08ml/ml[②]	立即产生大量沉淀	不相容
甲磺酸培氟沙星	1.6[①]	0.08ml/ml[②]	立即出现乳白色浑浊	不相容
	4[②]	0.06ml/ml[②]	立即产生白色絮状物	不相容
盐酸吡硫醇	0.8～1.6[②]	0.02～0.16ml/ml[②]	立即出现浑浊	不相容
利福霉素钠	2[①]	0.2ml/ml[①]	立即出现黄色絮状浑浊	不相容
维生素 B_1	未明确[②]	未明确[②]	立即产生淡黄色絮状物	不相容

注：①用0.9%氯化钠注射液稀释;②用5%或10%葡萄糖注射液稀释;③用5%甘露醇注射液稀释。

注射器加药相容性：本品与其他药物混合于注射器中，药物相容性见表3-29。

表3-29　注射器中香丹注射液或丹香冠心注射液与其他药物相容性

注射器中药物	药物量	香丹注射液或丹香冠心注射液量/ml	溶液保存条件与结果	相容性
盐酸川芎嗪	40mg/2ml	2	立即产生白色絮状物，2分钟后分层，上层为淡棕色液体，下层为沉淀	不相容
盐酸氨溴索	15mg/2ml	2	立即产生白色絮状物	不相容
阿奇霉素	未明确①	2	立即产生白色絮状物，2分钟后分层，上层为棕色液体，下层为沉淀	不相容
乳酸环丙沙星	150mg/3ml	2	24小时分层，下层为絮状沉淀	不相容
盐酸苯海拉明	20mg/1ml	1	立即出现黄褐色浑浊	不相容
左氧氟沙星	未明确	2	24小时分层，下层为絮状沉淀	不相容
氧氟沙星	150mg/3ml	2	立即产生白色沉淀	不相容
甲磺酸培氟沙星	8mg/2ml	2	立即产生白色絮状物	不相容

注：①用0.9%氯化钠注射液稀释。

与容器具相容性：本品与玻璃、聚氯乙烯（PVC）和非PVC（non-PVC）容器具相容。香丹注射液10ml稀释于5%葡萄糖注射液250ml中，溶液于玻璃瓶、PVC和non-PVC塑料输液袋室温保存24小时，丹参素与原儿茶醛相对0时损失小于10%。

冠心宁注射液

Guanxinning Zhusheye

【功能与主治】活血化瘀、通脉养心。用于冠心病、心绞痛。

【制剂与规格】冠心宁注射液：2ml；10ml。本品为黄棕色至棕红色的澄明液体，成分为丹参、川芎，辅料为亚硫酸氢钠（或亚硫酸氢钠、依地酸二钠、聚山梨酯80）和注射用水。本品pH为5.0～7.0。

【用法与用量】

用法：静脉滴注，建议滴注速度＜40滴/min，一般控制滴注速度在15～30滴/min。禁止静脉注射。

用量：一次20～40ml，一日1次。1个疗程不宜超过2周。

【调配】 按照无菌操作技术,一次 20~40ml 药物,缓慢稀释于 5% 葡萄糖注射液或 0.9% 氯化钠注射液 250~500ml 中作静脉滴注液。

【稳定性】 本品未启封于避光、室温处保存;调配的溶液立即使用。本品及调配的溶液如出现变色、浑浊、沉淀或结晶等物理性状改变,不得使用。

【药物相容性】

与静脉输液相容性: 本品与静脉输液相容性见表 3-30。

表 3-30 冠心宁注射液与静脉输液相容性

静脉输液	冠心宁注射液浓度 /(ml/ml)	溶液保存条件与结果	相容性
0.9% 氯化钠注射液	0.04,0.16	室温 12 小时性状、pH、紫外光谱、药物含量无明显变化,不溶性微粒符合规定	相容
5% 葡萄糖注射液	0.04,0.16	室温 12 小时性状、pH、紫外光谱、药物含量无明显变化,不溶性微粒符合规定	相容

静脉输液加药相容性: 本品不得与其他药物混合于同一容器内使用。

输液器加药相容性: 本品不得与其他药物混合使用,如通过输液器序贯输液,须用相容性静脉输液适量冲洗静脉通路。本品调配的溶液与其他药物通过 Y 型输液器按 1:1 比例混合或输液器序贯输液,药物相容性见表 3-31。

表 3-31 输液器中冠心宁注射液与其他药物相容性

加入药物	药物浓度 /(mg/ml)	冠心宁注射液浓度 /(ml/ml)	溶液保存条件与结果	相容性
甘草酸二铵	未明确	0.08[①]	出现白色浑浊	不相容
环丙沙星	2	未明确[②]	出现浑浊	不相容
甲磺酸加替沙星	未明确	0.1[②]	立即产生浑浊和淡黄色絮状沉淀	不相容
盐酸左氧氟沙星	5[①]	0.12[②]	出现浑浊	不相容
盐酸罂粟碱	未明确	未明确	出现白色浑浊	不相容
甲磺酸培氟沙星	1.6[②]	0.08[②]	立即产生黄色絮状物	不相容

注:①用 0.9% 氯化钠注射液稀释;②用 5% 葡萄糖注射液稀释。

注射器加药相容性: 本品与其他药物混合于注射器中,药物相容性见表 3-32。

表 3-32 注射器中冠心宁注射液与其他药物相容性

注射器中药物	药物量	冠心宁注射液量/ml	溶液保存条件与结果	相容性
甘草酸二铵	10mg/2ml	2	立即出现乳白色浑浊	不相容
乳酸环丙沙星	20mg/10ml	10	出现浑浊	不相容
氟罗沙星	20mg/2ml	2	立即产生浑浊或絮状沉淀	不相容
盐酸左氧氟沙星	200mg/2ml	2	立即产生乳白色絮状物	不相容

灯盏花素注射液（注射用灯盏花素）

Dengzhanhuasu Zhusheye（Zhusheyong Dengzhanhuasu）

【功能与主治】活血化瘀、通络止痛。用于脑卒中及其后遗症、冠心病、心绞痛。

【制剂与规格】

灯盏花素注射液：2ml：5mg；2ml：10mg；5ml：20mg；10ml：40mg。本品为黄色的澄明液体，成分为灯盏花素，系菊科植物短葶飞蓬 *Erigeron breviscapus*（Vant.）Hand.-Mazz. 全草[灯盏细辛（灯盏花）]提取的黄酮类成分，辅料为依地酸二钠、甘油、碳酸氢钠和注射用水。本品 pH 为 6.3～8.3。

注射用灯盏花素：10mg；20mg；25mg；50mg（以野黄芩苷计）。本品为淡黄色至黄色的疏松块状物，成分为灯盏花素，辅料为甘露醇。野黄芩苷 5mg/ml 水溶液 pH 为 6.0～8.0。

【用法与用量】

用法：肌内注射；或静脉滴注，建议滴注速度不超过 40 滴/min，一般控制滴注速度在 15～30 滴/min，静脉滴注时室温控制 20～30℃。禁止静脉注射。

用量：肌内注射，一次 5～10mg，一日 2 次。

静脉滴注，一次 10～50mg，一日 1 次。

疗程：1 个疗程不宜超过 2 周。

【调配】

灯盏花素注射液：肌内注射不必稀释；按照无菌操作技术，一次 10～20mg 药物，缓慢稀释于 0.9% 氯化钠注射液 250ml，或缓慢稀释于 5% 或 10% 葡萄糖注射液 250～500ml 中作静脉滴注液。

注射用灯盏花素：按照无菌操作技术，每瓶 10mg 药物，沿瓶内壁加入灭菌注射用水 2ml 使药物溶解作肌内注射液；一次 20～50mg 药物溶解液，缓慢稀释于 0.9% 氯化钠注射液 250ml，或缓慢稀释于 5% 或 10% 葡萄糖注射液 250～500ml 中作静脉滴注液。

【稳定性】本品未启封于室温保存;调配的溶液立即使用。本品及调配的溶液如出现变色、浑浊、沉淀或结晶等物理性状改变,不得使用。

【药物相容性】

与静脉输液相容性:本品建议用0.9%氯化钠注射液调配,用pH<4.2静脉输液稀释,药物可能析出,故不得使用pH<4.2静脉输液稀释。本品与静脉输液相容性见表3-33。

表3-33 灯盏花素与静脉输液相容性

静脉输液	灯盏花素浓度/(mg/ml)	溶液保存条件与结果	相容性
0.9%氯化钠注射液	0.2	室温8小时性状、pH与药物含量无明显变化,不溶性微粒符合规定	相容
5%葡萄糖注射液	0.1 0.2	室温8小时性状、pH与药物含量无明显变化,不溶性微粒符合规定	相容
10%葡萄糖注射液	0.1	4~8℃、10~30℃、35~37℃ 8小时性状、pH与药物含量无明显变化,不溶性微粒符合规定	相容
	0.2	立即不溶性微粒增加	不相容
葡萄糖氯化钠注射液	0.1	4~8℃、10~30℃、35~37℃ 8小时性状、pH与药物含量无明显变化,不溶性微粒符合规定	相容
	0.2	立即不溶性微粒增加	不相容
乳酸钠林格注射液	0.2	立即不溶性微粒增加	不相容
10%果糖注射液	0.1	产生絮状沉淀	不相容
10%转化糖注射液	0.1	产生絮状沉淀	不相容

静脉输液加药相容性:本品不得与其他药物混合于同一容器内使用。本品调配的溶液加入其他药物,药物相容性见表3-34。

表3-34 静脉输液中灯盏花素与其他药物相容性

加入药物	药物浓度	灯盏花素浓度/(mg/ml)	静脉输液	溶液保存条件与结果	相容性
注射用血栓通	5mg/ml	0.16	5%或10%葡萄糖注射液	室温4小时性状与pH无明显变化,不溶性微粒符合规定	相容
丹参川芎嗪注射液	0.04ml/ml	0.2	5%葡萄糖注射液	30分钟出现黄色浑浊	不相容

续表

加入药物	药物浓度	灯盏花素浓度/(mg/ml)	静脉输液	溶液保存条件与结果	相容性
盐酸倍他司汀	0.04mg/ml	0.08	0.9%氯化钠注射液	23℃6小时性状、pH与两药物含量稳定	相容
盐酸赖氨酸	12mg/ml	0.16	5%葡萄糖注射液、0.9%氯化钠注射液	室温6小时性状、pH与两药物含量稳定	相容
盐酸消旋山莨菪碱	0.04mg/ml	0.2	0.9%氯化钠注射液	25℃24小时、4℃48小时性状、pH与HPLC色谱图无明显变化,野黄芩苷损失10%,不溶性微粒符合规定	不相容

输液器加药相容性:本品不得与其他药物混合使用,如通过输液器序贯输液,须用相容性静脉输液适量冲洗静脉通路。本品调配的溶液与其他药物通过Y型输液器按1:1比例混合或输液器序贯输液,药物相容性见表3-35。

表3-35 输液器中灯盏花素与其他药物相容性

加入药物	药物浓度	灯盏花素浓度/(mg/ml)	溶液保存条件与结果	相容性
丹参酮ⅡA磺酸钠	0.2mg/ml[1]	0.34[1]	立即产生红色絮状物	不相容
氨茶碱	2.5mg/ml[1]	0.2[1]	颜色立即变为橘黄色	不相容
阿昔洛韦	1.2mg/ml[2]	0.2[2]	颜色立即变为橘黄色	不相容
脑蛋白水解物	0.08ml/ml[1]	0.08	产生白色絮状沉淀	不相容
呋塞米	10mg/ml	0.16[1]	出现浑浊	不相容
更昔洛韦	1mg/ml[2]	0.2[2]	颜色立即变为橘黄色,2分钟后产生浑浊或沉淀	不相容
兰索拉唑	0.3mg/ml[2]	0.2[2]	颜色立即变为橘黄色	不相容
奥硝唑	2mg/ml[2]	2.5[2]	产生白色絮状物	不相容
泮托拉唑钠	0.6mg/ml[2]	0.2[2]	颜色立即变为橘黄色	不相容
碳酸氢钠	50mg/ml	0.24[2]	颜色立即变为橘黄色	不相容
硫普罗宁	2mg/ml[2]	0.5[1]	产生黄色絮状沉淀	不相容

注:①用5%葡萄糖注射液稀释;②用0.9%氯化钠注射液稀释。

注射器加药相容性： 本品与氨基糖苷类药物如硫酸庆大霉素混合，产生沉淀，其调配所使用的注射器及针头应避免与氨基糖苷类药物接触。本品及调配的溶液与其他药物混合于注射器中，药物相容性见表3-36。

表3-36 注射器中灯盏花素与其他药物相容性

注射器中药物	药物量	灯盏花素量	溶液保存条件与结果	相容性
丹参川芎嗪注射液	1ml	6.25mg/1ml	30分钟产生黄色沉淀	不相容
盐酸川芎嗪	40mg/2ml	20mg/5ml	立即出现白色浑浊，1小时产生沉淀	不相容
阿莫西林钠	50mg/5ml①	50mg/5ml	颜色立即变为深红色	不相容
头孢噻肟钠	100mg/5ml①	50mg/5ml	立即出现白色浑浊	不相容
果糖	500mg/5ml	25mg/5ml	立即产生白色絮状沉淀	不相容
肌苷	50mg/2ml	5mg/2ml①	颜色立即变为橘黄色	不相容
盐酸左氧氟沙星	200mg/200ml	10mg/2.5ml	20℃ 8小时性状、pH与两药物含量无明显变化，不溶性微粒符合规定	相容
奥美拉唑钠	2mg/5ml①	1mg/5ml	颜色立即变为黄色	不相容
泮托拉唑钠	2mg/5ml①	1mg/1ml①	立即产生沉淀	不相容
吡拉西坦	4g/20ml	20mg/5ml	24小时性状与pH无明显变化	相容
	8g/40ml	20mg/5ml	24小时性状与pH无明显变化	
碳酸氢钠	100mg/2ml	0.48mg/2ml①	颜色立即变为橘黄色，12小时后产生少量沉淀	不相容

注：①用0.9%氯化钠注射液稀释。

灯盏细辛注射液
Dengzhanxixin Zhusheye

【功能与主治】 活血祛瘀、通络止痛。用于瘀血阻滞，脑卒中偏瘫，肢体麻木，口眼㖞斜，言语謇涩及胸痹心痛；缺血性脑卒中、冠心病、心绞痛见上述证候者。

【制剂与规格】 灯盏细辛注射液：2ml（含总黄酮9mg）；10ml（含总黄酮45mg）。本品为棕色的澄明液体，成分为灯盏细辛提取的酚类成分，主要含总咖啡酸酯和野黄芩苷，辅料为氯化钠和注射用水。本品pH为5.5～7.5。

【用法与用量】 肌内注射，一次4ml，一日2～3次；静脉滴注，一次20～40ml，一日1～2次。

【调配】肌内注射不必稀释；或按照无菌操作技术，一次 20～40ml 药物，缓慢稀释于 0.9% 氯化钠注射液 250～500ml 中作静脉滴注液。

【稳定性】本品未启封于室温处保存；调配的溶液必须在 4 小时内使用。本品及调配的溶液如出现变色、浑浊、沉淀或结晶等物理性状改变，不得使用。

【药物相容性】

与静脉输液相容性：本品与 0.9% 氯化钠注射液、5% 葡萄糖注射液、10% 葡萄糖注射液或葡萄糖氯化钠注射液相容，调配的溶液物理性状相容，但用 5% 葡萄糖注射液、10% 葡萄糖注射液或葡萄糖氯化钠注射液调配，溶液不溶性微粒可能增加。本品建议用 0.9% 氯化钠注射液调配，用 pH＜4.2 静脉输液稀释，药物可能析出，故不得使用 pH＜4.2 静脉输液稀释。

静脉输液加药相容性：本品不得与其他药物混合于同一容器内使用。但用 0.9% 氯化钠注射液调配的灯盏细辛注射液 0.1ml/ml 与血塞通 0.032ml/ml 混合溶液室温 3 小时性状、pH 与紫外光谱无明显变化。

输液器加药相容性：本品不得与其他药物混合使用，如通过输液器序贯输液，须用相容性静脉输液适量冲洗静脉通路。本品与喹诺酮类药物、长春西汀、西咪替丁、雷尼替丁、法莫替丁、脑蛋白水解物、维生素 C、含镁或含锌药物等混合可能产生浑浊、沉淀或溶液颜色改变。本品调配的溶液与其他药物通过 Y 型输液器按 1:1 比例混合或输液器序贯输液，药物相容性见表 3-37。

表 3-37 输液器中灯盏细辛注射液与其他药物相容性

加入药物	药物浓度/(mg/ml)	灯盏细辛注射液浓度/(ml/ml)	溶液保存条件与结果	相容性
盐酸氨溴索	6[①]	0.1[①]	立即产生白色絮状物	不相容
氨茶碱	1.25[②]	0.1[①]	颜色立即变为草绿色	不相容

注：①用 0.9% 氯化钠注射液稀释；②用 5% 葡萄糖注射液稀释。

注射器加药相容性：本品与其他药物混合于注射器中，药物相容性见表 3-38。

表 3-38 注射器中灯盏细辛注射液与其他药物相容性

注射器中药物	药物量	灯盏细辛注射液量	溶液保存条件与结果	相容性
盐酸川芎嗪	40mg/2ml	10ml	立即形成黄色结晶	不相容
盐酸氨溴索	6mg/1ml[①]	1ml	立即产生白色絮状物	不相容
盐酸莫西沙星	100mg/5ml	10ml/30ml[①]	产生白色絮状物	不相容
甲磺酸酚妥拉明	10mg	10ml	立即产生絮状沉淀	不相容

注：①用 0.9% 氯化钠注射液稀释。

瓜蒌皮注射液
Gualoupi Zhusheye

【功能与主治】行气除满、开胸除痹。用于痰浊阻络之冠心病,稳定型心绞痛。

【制剂与规格】瓜蒌皮注射液:2ml;4ml。本品为棕黄色的澄明液体,成分为瓜蒌皮提取物,辅料为注射用水。本品pH为5.5~7.5。

【用法与用量】

肌内注射:一次4ml,一日1~2次。

静脉注射:一次8ml,一日1次。

静脉滴注:一次12ml,一日1次。

【调配】肌内注射不必稀释;或按照无菌操作技术,一次8ml药物,用25%葡萄糖注射液20ml缓慢稀释作静脉注射液;或一次12ml药物,缓慢稀释于5%葡萄糖注射液250~500ml中作静脉滴注液。

【稳定性】本品未启封于避光、室温处保存;调配的溶液立即使用。本品及调配的溶液如出现变色、浑浊、沉淀或结晶等物理性状改变,不得使用。

【药物相容性】

与静脉输液相容性:本品与5%、10%或25%葡萄糖注射液相容。

静脉输液加药相容性:本品不得与其他药物混合于同一容器内使用。

输液器加药相容性:本品不得与其他药物混合使用,如通过输液器序贯输液,须用相容性静脉输液适量冲洗静脉通路。

苦碟子注射液
Kudiezi Zhusheye

【功能与主治】活血止痛、清热祛瘀。用于瘀血闭阻的胸痹,证见胸闷、心痛、口苦、舌暗红或存瘀斑等;用于冠心病、心绞痛见上述病状者;亦可用于脑梗死。

【制剂与规格】苦碟子注射液:10ml;20ml;40ml。本品为浅黄棕色至黄棕色的澄明液体,成分为抱茎苦荬菜,辅料为注射用水。本品pH为5.5~7.2。

【用法与用量】

用法:静脉滴注,一般控制滴注速度在40~60滴/min,高龄患者滴注速度≤40滴/min。

用量:一次10~40ml,一日1次,14日为1个疗程。

【调配】 按照无菌操作技术,一次 10～40ml 药物,缓慢稀释于 5% 葡萄糖注射液或 0.9% 氯化钠注射液 250～500ml 中作静脉滴注液。

【稳定性】 本品未启封于室温处保存;调配的溶液立即使用。本品及调配的溶液如出现变色、浑浊、沉淀或结晶等物理性状改变,不得使用。

【药物相容性】

与静脉输液相容性: 本品与静脉输液相容性见表 3-39。

表 3-39　苦碟子注射液与静脉输液相容性

静脉输液	苦碟子注射液浓度/(ml/ml)	溶液保存条件与结果	相容性
0.9% 氯化钠注射液	0.16	4℃、25℃ 24 小时性状与 pH 无明显变化,木犀草素损失小于 10%,不溶性微粒符合规定	相容
5% 葡萄糖注射液	0.16	4℃、25℃ 24 小时性状与 pH 无明显变化,木犀草素损失小于 10%,不溶性微粒符合规定	相容
10% 葡萄糖注射液	0.16	4℃、25℃ 1 小时性状与 pH 无明显变化,木犀草素损失大于 10%,不溶性微粒增加	不相容
葡萄糖氯化钠注射液	0.16	4℃、25℃ 1 小时性状与 pH 无明显变化,木犀草素损失大于 10%,不溶性微粒增加	不相容
乳酸钠林格注射液	0.16	4℃、25℃ 1 小时性状与 pH 无明显变化,木犀草素损失大于 10%,不溶性微粒增加	不相容

静脉输液加药相容性: 本品不得与其他药物混合于同一容器内使用。用 0.9% 氯化钠注射液调配的苦碟子注射液 0.16ml/ml 与盐酸川芎嗪 0.24mg/ml 混合溶液室温 1 小时、4℃ 2 小时不溶性微粒增加,木犀草素含量下降大于 30%,两药物不相容。

输液器加药相容性: 本品不得与其他药物混合使用,如通过输液器序贯输液,须用相容性静脉输液适量冲洗静脉通路。本品调配的溶液与其他药物通过 Y 型输液器按 1:1 比例混合或输液器序贯输液,药物相容性见表 3-40。

表 3-40　输液器中苦碟子注射液与其他药物相容性

加入药物	药物浓度/(mg/ml)	苦碟子注射液浓度/(ml/ml)	溶液保存条件与结果	相容性
阿莫西林钠克拉维酸钾	1.2[①]	0.12[②]	颜色立即由浅棕色变为橘黄色	不相容
硫酸依替米星	0.8[①]	0.16[②]	20 分钟产生黄褐色沉淀	不相容

续表

加入药物	药物浓度/ (mg/ml)	苦碟子注射液浓度/ (ml/ml)	溶液保存条件与结果	相容性
兰索拉唑	0.3①	0.16①	颜色立即由浅棕色变为橘黄色	不相容
盐酸普罗帕酮	0.84②	0.08②	产生棕色沉淀	不相容
长春西汀	0.2①	0.08①	产生棕色沉淀	不相容

注：①用0.9%氯化钠注射液稀释；②用5%葡萄糖注射液稀释。

注射器加药相容性：本品及调配的溶液与其他药物混合于注射器中，药物相容性见表3-41。

表3-41 注射器中苦碟子注射液与其他药物相容性

注射器中药物	药物量	苦碟子注射液量	溶液保存条件与结果	相容性
兰索拉唑	1.5mg/5ml①	1ml/5ml①	颜色立即变为橘黄色	不相容
甲磺酸左氧氟沙星	1 000mg/10ml	10ml	立即出现棕色浑浊，30分钟产生沉淀	不相容
盐酸普罗帕酮	1.68mg/2ml②	0.16ml/2ml②	产生棕色沉淀	不相容
长春西汀	1.2mg/6ml①	0.48ml/6ml①	产生棕色沉淀	不相容
	2mg/10ml	4ml/10ml	立即出现白色浑浊	

注：①用0.9%氯化钠注射液稀释；②用5%葡萄糖注射液稀释。

脉络宁注射液
Mailuoning Zhusheye

【功能与主治】 清热养阴、活血化瘀。用于血栓闭塞性脉管炎、动脉硬化性闭塞症、脑血栓形成及后遗症、静脉血栓形成等病。

【制剂与规格】 脉络宁注射液：10ml。本品为黄棕色至红棕色的澄明液体，成分为牛膝、玄参、石斛、金银花、山银花（灰毡毛忍冬），辅料为聚山梨酯80和注射用水。本品pH为6.0～7.5。

【用法与用量】 静脉滴注，一次10～20ml，一般控制滴注速度在20～40滴/min，一日1次，10～14日为1个疗程；重症患者可连续使用2～3个疗程。

【调配】 按照无菌操作技术，一次10～20ml药物，缓慢稀释于5%葡萄糖注射液或0.9%氯化钠注射液250～500ml中作静脉滴注液。

【稳定性】 本品未启封于遮光、室温处保存；调配的溶液6小时内使用。本品及调配的溶液如出现变色、浑浊、沉淀或结晶等物理性状改变,不得使用。

【药物相容性】

与静脉输液相容性: 本品与静脉输液相容性见表3-42。

表3-42 脉络宁注射液与静脉输液相容性

静脉输液	脉络宁注射液浓度/(ml/ml)	溶液保存条件与结果	相容性
0.9%氯化钠注射液	0.08	5℃、25℃、35℃ 6小时性状、pH与肉桂酸含量无明显变化	相容
5%葡萄糖注射液	0.08	5℃、25℃、35℃ 6小时性状、pH与肉桂酸含量无明显变化	相容
10%葡萄糖注射液	0.08	5℃、25℃、35℃ 6小时性状、pH与肉桂酸含量无明显变化	相容
葡萄糖氯化钠注射液	0.08	5℃、25℃、35℃ 6小时性状、pH与肉桂酸含量无明显变化	相容

静脉输液加药相容性: 本品不得与其他药物混合于同一容器内使用,但用5%葡萄糖注射液、10%葡萄糖注射液或葡萄糖氯化钠注射液调配的脉络宁注射液0.04ml/ml与胞磷胆碱钠1.5mg/ml混合溶液室温6小时性状、pH与紫外光谱无明显变化,溶液相容;用5%葡萄糖注射液调配的脉络宁注射液0.04ml/ml与丹参注射液0.08ml/ml混合溶液室温6小时性状、pH与丹参注射液中有效成分含量无明显变化,不溶性微粒符合规定,溶液相容。

输液器加药相容性: 本品不得与其他药物混合使用,如通过输液器序贯输液,须用相容性静脉输液适量冲洗静脉通路。

注射器加药相容性: 脉络宁注射液10ml用0.9%氯化钠注射液20ml稀释,稀释液加入盐酸莫西沙星注射液100mg/5ml于注射器中,立即出现乳白色浑浊,20分钟形成黄色结晶,溶液物理性状不相容。

舒血宁注射液

Shuxuening Zhusheye

【功能与主治】 扩张血管、改善微循环。用于缺血性心脑血管疾病、冠心病、心绞痛、脑栓塞与脑血管痉挛等。

【制剂与规格】 舒血宁注射液:2ml(银杏叶提取物为7.0mg,含总黄酮醇苷1.68mg、银杏内酯0.28mg);5ml(银杏叶提取物为17.5mg,含总黄酮醇苷4.2mg、银杏内酯0.7mg);10ml(银杏叶提取物为17.5mg,含总黄酮醇苷8.4mg、银杏内酯 1.40mg）。本品为黄色的澄明液体，成分为银杏叶提取物，辅料为葡萄糖、丙二醇和注射用水。本品 pH 为 4.5～5.8。

【用法与用量】

用法：肌内注射；或静脉滴注，建议滴注速度<40滴/min，一般控制滴注速度在15～30滴/min。禁止静脉注射。

用量：肌内注射，一次2～4ml，一日1～2次；或静脉滴注，一日20ml或遵医嘱。

【调配】肌内注射不必稀释；或按照无菌操作技术，一次20ml药物，缓慢稀释于5%葡萄糖注射液250ml或500ml中作静脉滴注液。

【稳定性】本品未启封于遮光、室温处保存，避免冷冻和高温；调配的溶液4小时内用完。本品及调配的溶液如出现变色、浑浊、沉淀或结晶等物理性状改变，不得使用。

【药物相容性】

与静脉输液相容性：本品与静脉输液相容性见表3-43。

表3-43 舒血宁注射液与静脉输液相容性

静脉输液	舒血宁注射液浓度/(ml/ml)	溶液保存条件与结果	相容性
0.9%氯化钠注射液	0.04, 0.08	不溶性微粒可能增加，2小时可能产生少量沉淀	不确定
5%葡萄糖注射液	0.04, 0.08	25℃ 4小时性状、pH与药物含量无明显变化，不溶性微粒符合规定	相容
10%葡萄糖注射液	0.08	不溶性微粒增加	不相容
葡萄糖氯化钠注射液	0.08	不溶性微粒增加	不相容
5%果糖注射液	0.08	不溶性微粒符合规定	相容
5%转化糖注射液	0.08	不溶性微粒增加	不相容
乳酸钠林格注射液	0.08	不溶性微粒增加	不相容

静脉输液加药相容性：本品不得与其他药物混合于同一容器内使用。但本品用5%葡萄糖注射液调配的溶液加入胰岛素（普通），溶液物理性状和化学性质稳定；用5%葡萄糖注射液调配的舒血宁注射液0.08ml/ml与盐酸乌拉地尔0.2mg/ml或环磷腺苷葡胺0.6mg/ml混合溶液于25℃保存6小时，其性状、pH与两药物含量无明显变化，不溶性微粒符合规定。

输液器加药相容性：本品不得与其他药物混合使用，如通过输液器序贯输液,须用相容性静脉输液适量冲洗静脉通路。本品调配的溶液与其他药物通过Y型输液器按1∶1比例混合或输液器序贯输液,药物相容性见表3-44。

表3-44 输液器中舒血宁注射液与其他药物相容性

加入药物	药物浓度	舒血宁注射液浓度/(ml/ml)	溶液保存条件与结果	相容性
榄香烯	1.2mg/ml[①]	0.08[①]	产生淡黄色沉淀	不相容
前列地尔	0.1μg/ml[①]	0.08[①,②]	产生黄白色沉淀	不相容
氨茶碱	1.2mg/ml[①]	0.03[①]	颜色立即变为黄绿色	不相容
阿莫西林钠舒巴坦钠	30mg/ml[①]	0.1[②]	颜色由淡黄色变为淡绿色	不相容
氨苄西林钠舒巴坦钠	30mg/ml[①]	0.06[②]	颜色由淡黄色变为黄绿色	不相容
头孢匹胺钠	12mg/ml[①]	0.08[②]	颜色由淡黄色变为黄绿色	不相容
脂肪乳	30%	0.08[②]	产生白色絮状物	不相容
呋塞米	20mg/ml	0.08[①]	颜色由淡黄色变为橘黄色	不相容
更昔洛韦	1mg/ml	0.08[②]	颜色由淡黄色变为淡绿色	不相容
肌苷	4mg/ml	0.08[①]	颜色立即变为淡绿色	不相容
兰索拉唑	0.3mg/ml	0.08[②]	颜色立即变为黄绿色	不相容
泮托拉唑钠	0.6mg/ml[①]	0.08[①]	颜色立即变为橘黄色	不相容
	0.4mg/ml[①]	0.08[①]	颜色立即变为淡绿色	
哌拉西林钠他唑巴坦钠	22.5mg/ml[①]	0.08[②]	产生淡黄绿色浑浊和气泡	不相容
碳酸氢钠	5%	0.2[②]	颜色立即变为淡绿色	不相容

注:①用0.9%氯化钠注射液稀释;②用5%或10%葡萄糖注射液稀释。

注射器加药相容性:本品及调配的溶液与其他药物混合于注射器中,药物相容性见表3-45。

表3-45 注射器中舒血宁注射液与其他药物相容性

注射器中药物	药物量	舒血宁注射液量	溶液保存条件与结果	相容性
康莱特注射液	5ml	5ml	加入0.9%氯化钠注射液5ml,静置后出现分层,上层为白色絮状物,下层出现黄色浑浊	不相容
榄香烯	6mg/5ml[①]	0.4ml/5ml[①]	产生淡黄色沉淀	不相容

续表

注射器中药物	药物量	舒血宁注射液量	溶液保存条件与结果	相容性
阿昔洛韦	250mg/5ml	5ml	颜色立即变为黄绿色	不相容
脂肪乳 门冬氨酸钾镁	0.4g/2ml 2ml	2ml	立即产生白色絮状悬浮物,静置15分钟分层,上层为白色絮状物,下层为淡黄色液体	不相容
呋塞米	20mg/2ml	5ml	颜色立即由淡黄色变为橘黄色	不相容
奥美拉唑钠	0.48mg/3ml[②]	0.18ml/3ml[②]	立即出现淡绿色浑浊,静置分层,上层为淡黄色澄明液体,下层产生沉淀	不相容
泮托拉唑钠	3mg/5ml[①]	0.4ml/5ml[①]	颜色立即变为橘黄色	不相容

注:①用 0.9% 氯化钠注射液稀释;②用 5% 或 10% 葡萄糖注射液稀释。

银杏内酯注射液

Yinxingneizhi Zhusheye

【功能与主治】活血化瘀,通经活络。用于脑卒中病中经络(轻中度脑梗死)恢复期瘀血阻络证,症见半身不遂,口舌㖞斜,言语謇涩,肢体麻木等。

【制剂与规格】银杏内酯注射液:2ml:10mg(含萜类内酯 10mg)。本品为无色或浅黄色的澄明液体,主要成分为白果内酯、银杏内酯 A、银杏内酯 B 和银杏内酯 C 等,辅料为甘油、乙醇和注射用水。

【用法与用量】稀释后静脉滴注,滴注速度控制在 40~60 滴/min,一次 10ml,一日 1 次,1 个疗程为 14 日。

【调配】按照无菌操作技术,一次 10ml 药物,缓慢稀释于 5% 葡萄糖注射液 250ml 或 0.9% 氯化钠注射液 250ml 中作静脉滴注液。

【稳定性】本品未启封于凉暗处(不超过 20℃)保存;调配的溶液立即使用。本品及调配的溶液如出现变色、浑浊、沉淀或结晶等物理性状改变,不得使用。

【药物相容性】

与静脉输液相容性:本品与 5% 葡萄糖注射液或 0.9% 氯化钠注射液相容。

静脉输液加药相容性:本品不得与其他药物混合于同一容器内使用。

输液器加药相容性:本品不得与其他药物混合使用,如通过输液器序贯输液,须用相容性静脉输液适量冲洗静脉通路。

银杏二萜内酯葡胺注射液
Yinxing Ertieneizhi Pu'an Zhusheye

【功能与主治】活血通络。用于脑卒中病中经络（轻中度脑梗死）恢复期痰瘀阻络证，症见半身不遂、口舌㖞斜、言语謇涩、肢体麻木等。

【制剂与规格】银杏二萜内酯葡胺注射液：5ml（含萜类内酯 25mg）。本品为无色至微黄色的澄明液体，主要成分为银杏内酯 A、银杏内酯 B、银杏内酯 K 等，辅料为葡甲胺、枸橼酸、氯化钠和注射用水。本品 pH 为 7.0～9.0。

【用法与用量】一次 25mg，稀释后缓慢静脉滴注，首次使用滴注速度为 10～15 滴 /min，30 分钟后无不适，可提高滴注速度，但滴注速度不得超过 30 滴 /min，一日 1 次，1 个疗程为 14 日。

【调配】按照无菌操作技术，一次 25mg 药物，缓慢稀释于 0.9% 氯化钠注射液 250ml 中作静脉滴注液。

【稳定性】本品未启封于冷处（0～10℃）避光保存，不得冷冻；调配的溶液立即使用。本品及调配的溶液如出现变色、浑浊、沉淀或结晶等物理性状改变，不得使用。

【药物相容性】

与静脉输液相容性：本品与 0.9% 氯化钠注射液相容。

静脉输液加药相容性：本品不得与其他药物混合于同一容器内使用。

输液器加药相容性：本品不得与其他药物混合使用，如通过输液器序贯输液，须用相容性静脉输液适量冲洗静脉通路。

与容器具相容性：本品与中性硼硅玻璃容器相容。用 0.9% 氯化钠注射液调配的银杏二萜内酯葡胺 0.1mg/ml 溶液于聚丙烯（PP）瓶中，以 20 滴 /min 速度通过聚氯乙烯（PVC）、聚烯烃类热塑性弹性体（TPE）、热塑性聚氨酯（TPU）、超低密度聚乙烯（ULDPE）输液器，收集 4 小时流出液，溶液 pH、紫外光谱与药物含量无明显变化，仅检测出微量金属元素、抗氧剂和 / 或塑化剂等。本品与 PVC、TPE、TPU 和 ULDPE 输液器相容。

疏血通注射液
Shuxuetong Zhusheye

【功能与主治】活血化瘀、通经活络。用于瘀血阻络所致的缺血性脑卒中病中经络急性期，症见半身不遂、口舌㖞斜、言语謇涩；急性期脑梗死见上述证候者。

【制剂与规格】疏血通注射液:2ml。本品为黄色的澄明溶液,成分为水蛭、地龙,辅料为注射用水。本品 pH 为 5.0~6.0。

【用法与用量】静脉滴注,一日 6ml 或遵医嘱。

【调配】按照无菌操作技术,一次 6ml 药物,缓慢稀释于 5% 葡萄糖注射液或 0.9% 氯化钠注射液 250~500ml 中作静脉滴注液。

【稳定性】本品未启封于避光、凉暗处(不超过 20℃)保存;调配的溶液立即使用。本品及调配的溶液如出现变色、浑浊、沉淀或结晶等物理性状改变,不得使用。

【药物相容性】

与静脉输液相容性:本品与静脉输液相容性见表 3-46。

表 3-46　疏血通注射液与静脉输液相容性

静脉输液	疏血通注射液浓度/(ml/ml)	溶液保存条件与结果	相容性
0.9% 氯化钠注射液	0.1	室温 24 小时性状、pH 与指纹图谱无明显变化,不溶性微粒符合规定	相容
	0.024	室温 4 小时性状与 pH 稳定,药物损失小于 10%,不溶性微粒符合规定	
5% 葡萄糖注射液	0.1	室温 24 小时性状、pH 与指纹图谱无明显变化,不溶性微粒符合规定	相容
	0.024	室温 4 小时性状与 pH 稳定,药物损失小于 10%,不溶性微粒符合规定	
10% 葡萄糖注射液	0.1	室温 24 小时性状、pH 与指纹图谱无明显变化,不溶性微粒符合规定	相容
	0.024	室温 4 小时性状与 pH 稳定,药物损失小于 10%,不溶性微粒符合规定	
葡萄糖氯化钠注射液	0.024	室温 4 小时性状与 pH 稳定,药物损失小于 10%,不溶性微粒符合规定	相容

静脉输液加药相容性:本品不得与其他药物混合于同一容器内使用。

输液器加药相容性:本品不得与其他药物混合使用,如通过输液器序贯输液,须用相容性静脉输液适量冲洗静脉通路。用 0.9% 氯化钠注射液调配的疏血通注射液 0.024ml/ml 与磷酸川芎嗪 0.16mg/ml 溶液通过输液器序贯输液,混合溶液立即出现白色浑浊,其物理性状不相容。

复方麝香注射液
Fufang Shexiang Zhusheye

【功能与主治】豁痰开窍、醒脑安神。用于痰热内闭所致的脑卒中昏迷。

【制剂与规格】复方麝香注射液：2ml；10ml；15ml；20ml。本品为无色的澄明液体，成分为人工麝香、郁金、广藿香、石菖蒲、冰片、薄荷脑，辅料为聚山梨酯80和注射用水。本品pH为5.0～7.0。

【用法与用量】

肌内注射：一次2～4ml，一日1～2次。

静脉滴注：一次10～20ml，建议滴注速度＜40滴/min，一般控制滴注速度在15～30滴/min。

疗程：坚持中病即止，1个疗程不宜超过2周。

【调配】肌内注射不必稀释；或按照无菌操作技术，一次10～20ml药物，缓慢稀释于5%葡萄糖注射液或0.9%氯化钠注射液250～500ml中作静脉滴注液。

【稳定性】本品未启封于阴凉处（不超过20℃）保存；调配的溶液4小时内使用。本品及调配的溶液如出现变色、浑浊、沉淀或结晶等物理性状改变，不得使用。

【药物相容性】

与静脉输液相容性：本品可以用0.9%氯化钠注射液与5%葡萄糖注射液调配，但0.9%氯化钠注射液调配的溶液不溶性微粒可能增加，建议用5%葡萄糖注射液调配。

静脉输液加药相容性：本品不得与其他药物混合于同一容器内使用。

输液器加药相容性：本品不得与其他药物混合使用，如通过输液器序贯输液，须用相容性静脉输液适量冲洗静脉通路。

心脉隆注射液
Xinmailong Zhusheye

【功能与主治】益气活血、通阳利水。用于气阳两虚，瘀血内阻的心悸、气短、浮肿、面色晦暗、口唇发绀；慢性充血性心力衰竭见上述证候的辅助治疗。

【制剂与规格】心脉隆注射液：2ml：100mg。本品为黄色的澄明液体，成分为心脉隆浸膏（复合核苷碱基、结合氨基酸），辅料为聚乙二醇400、氯化钠和注射用水。本品pH为4.0～5.0。

【用法与用量】
用法：静脉滴注，滴注速度为 20~40 滴/min。
用量：每次按体重计算剂量，5mg/kg，一日 2 次，2 次间隔不少于 6 小时，5 日为 1 个疗程。
皮肤过敏试验：患者用药前需要做皮肤过敏试验，取心脉隆注射液 0.1ml 用 0.9% 氯化钠注射液稀释 1 000 倍制成皮试液，在前臂内侧皮内注射皮试液 0.1ml，观察 20 分钟，若皮丘直径超过 1cm，为阳性反应，皮肤无红肿或虽有轻微红肿但直径小于 1cm，为阴性反应，阴性反应者方可用药。但患者出现胸闷、头晕、哮喘、皮肤过敏等症状，也不得用药。
【调配】按照无菌操作技术，一次用量药物，缓慢稀释于 5% 葡萄糖注射液或 0.9% 氯化钠注射液 200ml 中作静脉滴注液。
【稳定性】本品未启封于室温、遮光处保存；调配的溶液立即使用。本品及调配的溶液出现变色、浑浊、沉淀、结晶等药物性状改变，不得使用。
【药物相容性】
与静脉输液相容性：本品与 5% 葡萄糖注射液或 0.9% 氯化钠注射液相容。
静脉输液加药相容性：本品不得与其他药物混合于同一容器内使用。
输液器加药相容性：本品不得与其他药物混合使用，如通过输液器序贯输液，须用相容性静脉输液适量冲洗静脉通路。

川参通注射液
Chuanshentong Zhusheye

【功能与主治】活血化瘀、清肺利水。用于良性前列腺增生症所致的小便不畅、排尿费力、淋漓不尽等症。
【制剂与规格】川参通注射液：4ml。本品为棕红色的澄明液体，成分为丹参、麦冬、当归、川芎，辅料为注射用水等。
【用法与用量】前列腺注射，在 B 超或 X 光引导下操作，患者取膝胸卧位或屈膝卧位，肛门及会阴部位严密消毒，用特制 6 号细长针头，左手戴无菌手套，示指探入肛门作引导，在会阴部肛门与后尿道之间的侧方进针，深约 4~5cm，穿入前列腺即注药，阻力大时可稍后退少许，略有阻力，即将药物注射于前列腺两侧叶中，每侧 2ml，共 4ml，间隔 3~4 天注射 1 次，2 周为 1 个疗程，可连续使用 1~2 个疗程。
【调配】不必稀释。
【稳定性】本品未启封于室温、遮光处保存。

【药物相容性】

注射器加药相容性：川参通注射液 4ml 分别与头孢曲松钠 1 000mg/4ml、头孢唑林钠 500mg/4ml、头孢拉定 500mg/4ml、头孢噻肟钠 1 000mg/4ml、头孢呋辛钠 375mg/4ml 水溶液或氟康唑 8mg/4ml 注射液混合，溶液为澄明液体，未产生浑浊、絮状物或沉淀，溶液物理性状相容。

毛冬青注射液
Maodongqing Zhusheye

【功能与主治】心血管疾病用药，有扩张血管及抗菌消炎作用。用于冠状动脉硬化性心脏病，血栓闭塞性脉管炎，并用于中心性视网膜炎，小儿肺炎。

【制剂与规格】毛冬青注射液：2ml（含毛冬青提取物 40mg）。本品为黄棕色的澄明液体，成分为毛冬青提取物，辅料为亚硫酸氢钠、磷酸氢二钠、磷酸二氢钠、pH 调节剂和注射用水。本品 pH 为 5.0～6.0。

【用法与用量】肌内注射，一次 2ml，一日 1～2 次。

【调配】不必稀释。

【稳定性】本品未启封于室温、遮光处保存。

【药物相容性】本品不得与其他药物混合使用。

（纵　盼　陈象青　李　正）

第四章 祛风湿药

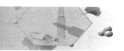

正清风痛宁注射液
Zhengqing fengtongning Zhusheye

【功能与主治】 祛风除湿、活血通络、消肿止痛。用于风寒湿痹证,症见肌肉酸痛、关节肿胀、疼痛、屈伸不利、麻木僵硬;风湿性关节炎与类风湿关节炎具有上述证候者。

【制剂与规格】 正清风痛宁注射液:1ml:25mg;2ml:50mg。本品为无色或微黄色的澄明液体,成分为盐酸青藤碱,系防己科植物青藤 *Sinomenium acutum* (Thunb.) Rehd. et Wils. 和毛青藤 *Sinomenium acutum* (Thunb.) Rehd. et Wils. var. *cinereum* Rehd. et Wils. 藤茎(青风藤)提取的生物碱盐酸盐,辅料为依地酸二钠、亚硫酸氢钠和注射用水。本品pH为2.3～3.3。

【用法与用量】 肌内注射,一次1～2ml,一日2次;或遵医嘱。

【调配】 不必稀释。

【稳定性】 本品未启封于室温、遮光处保存。

【药物相容性】

与静脉输液相容性: 本品与静脉输液相容性见表4-1。

表4-1 正清风痛宁注射液与静脉输液相容性

静脉输液	盐酸青藤碱浓度/(mg/ml)	溶液保存条件与结果	相容性
5%葡萄糖注射液	0.5	室温6小时性状、pH与青藤碱含量无明显变化	相容
葡萄糖氯化钠注射液	0.5	室温6小时性状、pH与青藤碱含量无明显变化	相容

注射器加药相容性: 本品与其他药物混合于注射器中,药物相容性见表4-2。

表 4-2　注射器中正清风痛宁注射液与其他药物相容性

注射器中药物	药物量	盐酸青藤碱量	溶液保存条件与结果	相容性
盐酸布比卡因	37.5mg/5ml	125mg/5ml	室温 6 小时性状、pH 与青藤碱含量无明显变化	相容
盐酸利多卡因	100mg/5ml	125mg/5ml	室温 6 小时性状、pH 与青藤碱含量无明显变化	相容
地塞米松磷酸钠	25mg/5ml	125mg/5ml	室温 6 小时性状、pH 与青藤碱含量无明显变化	相容
双氯芬酸钠	125mg/5ml	125mg/5ml	立即产生白色沉淀	不相容
盐酸林可霉素	1.5g/5ml	125mg/5ml	室温 6 小时性状、pH 与青藤碱含量无明显变化	相容
浓氯化钠	500mg/5ml	125mg/5ml	室温 6 小时性状、pH 与青藤碱含量无明显变化	相容
醋酸曲安奈德	50mg/5ml	125mg/5ml	室温 6 小时性状、pH 与青藤碱含量无明显变化	相容
维生素 B_1	250mg/5ml	125mg/5ml	室温 6 小时性状、pH 与青藤碱含量无明显变化	相容
维生素 B_6	0.5mg/5ml	125mg/5ml	室温 6 小时性状、pH 与青藤碱含量无明显变化	相容
维生素 B_{12}	2.5mg/5ml	125mg/5ml	室温 6 小时性状、pH 与青藤碱含量无明显变化	相容

复方风湿宁注射液
Fufang Fengshining Zhusheye

【功能与主治】祛风除湿、活血止痛。用于风湿痛,关节疼痛。

【制剂与规格】复方风湿宁注射液:2ml;4ml。本品为棕黄色的澄明液体,成分为两面针、七叶莲、宽筋藤、过岗龙、威灵仙、鸡骨香,辅料为氢氧化钠和注射用水。本品 pH 为 5.0～7.0。

【用法与用量】肌内注射,一次 2～4ml,一日 1～2 次。

【调配】不必稀释。

【稳定性】本品未启封于 10～30℃、避光处保存。

【药物相容性】本品不得与其他药物混合使用。

丁公藤注射液
Dinggongteng Zhusheye

【功能与主治】祛风、消肿、止痛。用于风湿性关节炎。

【制剂与规格】丁公藤注射液：2ml。本品为棕黄色至棕色的澄明液体，成分为丁公藤提取物，辅料为氢氧化钠、聚山梨酯 80、苯甲醇和注射用水。本品 pH 为 4.0～5.5。

【用法与用量】肌内注射，一次 2ml，一日 1～2 次；或遵医嘱。儿童禁用。

【调配】不必稀释。

【稳定性】本品未启封于阴凉处（不超过 20℃）保存。

【药物相容性】本品不得与其他药物混合使用。

当归寄生注射液
Danggui Jisheng Zhusheye

【功能与主治】舒筋活络、祛风湿、镇痛。用于风湿性关节炎，肥大性脊椎炎，腰膝劳损，腰腿痛，痛经，坐骨神经痛，神经性头痛。

【制剂与规格】当归寄生注射液：2ml。本品为棕黄色的澄明液体，成分为当归、槲寄生，辅料为氯化钠、聚山梨酯 80、苯甲醇、pH 调节剂和注射用水。本品 pH 为 5.0～7.0。

【用法与用量】穴位痛点注射，每穴注射 1～4ml，一日或隔日 1 次，一次 3～4 个穴位；或遵医嘱。

【调配】不必稀释。

【稳定性】本品未启封于室温、避光处保存。

【药物相容性】本品不得与其他药物混合使用。

夏天无注射液
Xiatianwu Zhusheye

【功能与主治】通络、活血、止痛。用于高血压偏瘫，小儿麻痹后遗症，坐骨神经痛，风湿关节痛，跌打损伤。

【制剂与规格】夏天无注射液：2ml（含原阿片碱 0.4mg）。本品为淡黄色或橙黄色的澄明液体，成分为夏天无，辅料为盐酸和注射用水。本品 pH 为 2.5～3.0。

【用法与用量】肌内注射，一次 2～4ml，一日 1～2 次；小儿酌减。

【调配】不必稀释。
【稳定性】本品未启封于室温、遮光处保存。
【药物相容性】本品不得与其他药物混合使用。

祖师麻注射液
Zushima zhusheye

【功能与主治】祛风除湿、活血止痛。用于肢体关节肿胀、冷痛或刺痛,活动屈伸不利,阴雨天加重,舌有瘀斑,脉沉弦者;风湿性关节炎、类风湿关节炎属上述证候者。

【制剂与规格】祖师麻注射液:2ml。本品为黄棕色的澄明液体,成分为黄瑞香的根皮和茎皮,辅料为聚山梨酯80、苯甲醇、亚硫酸钠和注射用水。本品pH 为 5.0~7.0。

【用法与用量】肌内注射,一次 1~2ml,一日 1~2 次。儿童禁用。
【调配】不必稀释。
【稳定性】本品未启封于室温、避光处保存。
【药物相容性】本品不得与其他药物混合使用。

黄瑞香注射液
Huangruixiang Zhusheye

【功能与主治】祛风除湿、活血化瘀、散寒止痛。用于风寒湿邪侵袭而致的风湿性关节炎、类风湿关节炎引起的疼痛及坐骨神经痛等病症。

【制剂与规格】黄瑞香注射液:2ml。本品为无色的澄明液体,成分为黄瑞香,辅料为氢氧化钠、苯甲醇和注射用水。本品 pH 为 6.0~7.0。

【用法与用量】肌内注射或穴位注射,一次 2~4ml,一日 1~2 次,10 日为 1 个疗程。肌内注射禁用于儿童。

【调配】不必稀释。
【稳定性】本品未启封于室温、避光处保存。
【药物相容性】本品不得与其他药物混合使用。

红茴香注射液
Honghuixiang Zhusheye

【功能与主治】消肿散瘀、活血止痛。用于腰肌劳损,关节或肌肉韧带伤痛及风湿痛等。

【制剂与规格】红茴香注射液：1ml；2ml。本品为绛红色的澄明液体，成分为红茴香提取物，辅料为聚山梨酯80、氢氧化钠和注射用水。本品pH为6.8～8.5。

【用法与用量】痛点注射、穴位注射或肌内注射，一次1～2ml，一日或隔日1次，3～5次为1个疗程；或遵医嘱。

【调配】不必稀释。

【稳定性】本品未启封于室温、避光处保存。

【药物相容性】本品不得与其他药物混合使用。

雪上一枝蒿总碱注射液
Xueshangyizhihao Zongjian Zhusheye

【功能与主治】祛风、抗炎、镇痛。用于风湿疼痛，关节炎，跌打损伤等。

【制剂与规格】雪上一枝蒿总碱注射液：2ml：0.78mg。本品为近无色的澄明液体，成分为毛茛科植物短柄乌头 *Aconitum brachypodum* Diels 块根提取的总生物碱，辅料为乙醇、氯化钠、pH调节剂和注射用水。本品pH为4.0～5.0。

【用法与用量】深部肌内注射，一次2ml，一日1次。

【调配】不必稀释。

【稳定性】本品未启封于室温处保存。

【药物相容性】本品不得与其他药物混合使用。

雪莲注射液
Xuelian Zhusheye

【功能与主治】消炎镇痛、消肿、活血化瘀。用于急性、慢性风湿性关节炎，类风湿关节炎及骨关节炎引起的关节疼痛等症。

【制剂与规格】雪莲注射液：2ml。本品为棕色至红棕色的澄明液体，成分为天山雪莲，辅料为氯化钠、聚山梨酯80和注射用水。本品pH为6.0～8.0。

【用法与用量】肌内注射，一次2～4ml，一日1次，10日为1个疗程。

【调配】不必稀释。

【稳定性】本品未启封于避光、阴凉处（不超过20℃）保存。

【药物相容性】本品不得与其他药物混合使用。

野木瓜注射液
Yemugua Zhusheye

【功能与主治】祛风止痛、舒筋活络。用于风邪阻络型三叉神经痛、坐骨神经痛。

【制剂与规格】野木瓜注射液：2ml。本品为棕色的澄明液体，成分为野木瓜，辅料为聚山梨酯80、苯甲醇、盐酸、氢氧化钠和注射用水。本品pH为5.5～7.0。

【用法与用量】肌内注射，一次2～4ml，一日2次。儿童禁用。

【调配】不必稀释。

【稳定性】本品未启封于室温、避光处保存。

【药物相容性】本品不得与其他药物混合使用。

健骨注射液
Jiangu Zhusheye

【功能与主治】活血散瘀、强筋健骨、祛风止痛。用于脊椎骨质增生症，对风湿性关节痛亦有疗效。

【制剂与规格】健骨注射液：2ml。本品为黄棕色或棕红色的澄明液体，成分为战骨（马鞭草科植物黄毛豆腐柴 *Premna fulva* Craib 干燥茎），辅料为聚山梨酯80、苯甲醇和注射用水。本品pH为6.0～7.5。

【用法与用量】肌内注射，一次2ml，一日1～2次；痛点封闭，一次4ml，一周2次；或遵医嘱。10日为1个疗程，停药3日再进行下1个疗程，一般用药1～3个疗程。儿童禁用于肌内注射。

【调配】不必稀释。

【稳定性】本品未启封于避光、阴凉处（不超过20℃）保存。

【药物相容性】本品不得与其他药物混合使用。

伊痛舒注射液
Yitongshu Zhusheye

【功能与主治】祛风散寒胜湿、活血祛瘀镇痛。用于多种原因引起的头痛、牙痛、神经痛、风湿痛及肌纤维炎，骨关节、胃肠、胆、肾疾患，癌症等引起的疼痛。按中医辨证用药，尤其对寒邪和瘀血所致的痛证有较好的效果。

【制剂与规格】伊痛舒注射液：2ml。本品为无色的澄明液体，成分为细辛、当归、川芎、羌活、独活、防风、白芷，辅料为聚山梨酯 80、苯甲醇和注射用水。本品 pH 为 6.0～7.0。

【用法与用量】肌内注射或穴位注射，一次 2～4ml，一日 1～2 次。肌内注射禁用于儿童。

【调配】不必稀释。

【稳定性】本品未启封于室温、避光处保存。

【药物相容性】本品不得与其他药物混合使用。

鸡矢藤注射液
Jishiteng Zhusheye

【功能与主治】祛风止痛。用于风湿痹阻，瘀血阻滞所致的筋骨痛，外伤和手术后疼痛，腹痛等。

【制剂与规格】鸡矢藤注射液：2ml；10ml。本品为无色澄明或微带乳白色荧光的液体，成分为鸡矢藤，辅料为氯化钠、聚山梨酯 80 和注射用水。本品 pH 为 4.0～7.0。

【用法与用量】肌内注射，一次 2～5ml，每 4 小时 1 次；疼痛剧烈时酌加用量。

【调配】不必稀释。

【稳定性】本品未启封于避光、阴凉处（不超过 20℃）保存。

【药物相容性】本品不得与其他药物混合使用。

（蔡静雯　刘　圣）

第五章 抗肿瘤药

艾迪注射液
Aidi Zhusheye

【功能与主治】清热解毒、消瘀散结。用于原发性肝癌,肺癌,直肠癌,恶性淋巴瘤,妇科恶性肿瘤等。

【制剂与规格】艾迪注射液:10ml。本品为浅棕色的澄明液体,成分为斑蝥、人参、黄芪、刺五加,辅料为甘油和注射用水。本品pH为3.8～5.0。

【用法与用量】
用法:静脉滴注,滴注速度开始时为15滴/min,30分钟后如无不良反应,滴注速度控制在50滴/min。本品含微量斑蝥素,外周静脉给药时对注射部位静脉有一定刺激性,可在静脉滴注本品前、后给予2%利多卡因注射液5ml加入0.9%氯化钠注射液100ml中进行静脉滴注。

用量:成人一次50～100ml,一日1次;开始用量20～30ml。

疗程:单独使用15天为1个周期,间隔3天,2个周期为1个疗程;与放疗、化疗合用时,疗程与放疗、化疗同步;介入治疗,10天为1个疗程;手术前、后使用,10天为1个疗程;晚期恶病质患者,连用30天为1个疗程或视病情而定。

【调配】按照无菌操作技术,开始20～30ml药物,缓慢稀释于0.9%氯化钠注射液、5%葡萄糖注射液或10%葡萄糖注射液400～450ml中,同时可以加入地塞米松磷酸钠注射液5～10mg混匀作静脉滴注液;或一次50～100ml药物,缓慢稀释于0.9%氯化钠注射液、5%葡萄糖注射液或10%葡萄糖注射液400～450ml中作静脉滴注液。

【稳定性】本品未启封于避光、阴凉处(不超过20℃)保存;调配的溶液立即使用。本品及调配的溶液如出现变色、浑浊、沉淀或结晶等物理性状改变,不得使用。

【药物相容性】
与静脉输液相容性:本品与0.9%氯化钠注射液、5%葡萄糖注射液或10%葡萄糖注射液相容,但调配的溶液不溶性微粒可能增加,静脉滴注时建议配备使用 5μm 微孔滤膜过滤器。艾迪注射液用 0.9% 氯化钠注射液调配的 0.2ml/ml 溶液于 32～35℃、20～23℃与 4～8℃保存 3 小时，其性状、pH 与药物含量稳定，但不溶性微粒可能增加。

静脉输液加药相容性：本品除地塞米松磷酸钠外，不得与其他药物混合于同一容器内使用。但用 0.9% 氯化钠注射液调配的艾迪注射液 0.08ml/ml 与甘露聚糖肽 0.2mg/ml 溶液于 25℃或 37℃保存 2 小时，其性状、pH 与 0 时比较无明显变化，甘露聚糖肽含量稳定。

输液器加药相容性：本品不得与其他药物混合使用，如通过输液器序贯输液，须用相容性静脉输液适量冲洗静脉通路。

注射器加药相容性：本品调配的溶液与其他药物混合于注射器中，药物相容性见表 5-1。

表 5-1 注射器中艾迪注射液与其他药物相容性

注射器中药物	药物量	艾迪注射液量	溶液保存条件与结果	相容性
兰索拉唑	1.5mg/5ml[①]	0.5ml/5ml	室温 6 小时内不溶性微粒增加	不相容
甘露聚糖肽	0.4mg/2ml[①]	0.16ml/2ml[①]	用 0.9% 氯化钠注射液稀释至 10ml，25℃、37℃ 2 小时性状、pH 与甘露聚糖肽紫外吸光度无明显变化	相容
泮托拉唑钠	2mg/5ml[①]	2ml/5ml	室温 6 小时内不溶性微粒增加	不相容

注：①用 0.9% 氯化钠注射液稀释。

复方苦参注射液
Fufang Kushen Zhusheye

【**功能与主治**】清热利湿、凉血解毒、散结止痛。用于癌肿疼痛、出血。

【**制剂与规格**】复方苦参注射液：2ml；5ml。本品为黄棕色至红棕色的澄明液体，成分为苦参、白土苓，辅料为氢氧化钠、醋酸、聚山梨酯 80 和注射用水。本品 pH 为 7.5～8.5。

【**用法与用量**】

肌内注射：一次 2～4ml，一日 2 次。

静脉滴注：成人一次 20ml，一日 1 次；儿童酌减。滴注速度开始时为 40 滴/min，30 分钟后如无不适，滴注速度控制在 60 滴/min。

疗程：全身用药总量 200ml 为 1 个疗程，一般可连续使用 2～3 个疗程。

【**调配**】肌内注射不必稀释；或按照无菌操作技术，一次 20ml 药物，缓慢稀释于 0.9% 氯化钠注射液 200ml 中作静脉滴注液。

【稳定性】 本品未启封于避光、室温处保存；调配的溶液 6 小时内使用。本品及调配的溶液如出现变色、浑浊、沉淀或结晶等物理性状改变，不得使用。

【药物相容性】

与静脉输液相容性： 本品与静脉输液相容性见表 5-2。

表 5-2　复方苦参注射液与静脉输液相容性

静脉输液	复方苦参注射液浓度 /（ml/ml）	溶液保存条件与结果	相容性
0.9% 氯化钠注射液	0.08	室温 8 小时性状、pH 与药物含量稳定，不溶性微粒符合规定	相容
	0.06	室温 48 小时性状、pH 与药物含量稳定，不溶性微粒符合规定	
	0.04	室温 6 小时性状、pH 稳定，不溶性微粒符合规定	
5% 葡萄糖注射液	0.08	室温 8 小时性状、pH 与药物含量稳定，不溶性微粒符合规定	相容
	0.06	室温 12 小时性状、pH 与药物含量稳定，不溶性微粒符合规定	
	0.04	室温 6 小时性状、pH 稳定，不溶性微粒符合规定	
10% 葡萄糖注射液	0.08	室温 8 小时性状、pH 与药物含量稳定，不溶性微粒符合规定	相容
葡萄糖氯化钠注射液	0.04	室温 6 小时性状、pH 稳定，不溶性微粒符合规定	相容

静脉输液加药相容性： 本品不得与其他药物混合于同一容器内使用。但用 0.9% 氯化钠注射液调配的复方苦参注射液 0.08ml/ml 与甘露聚糖肽 0.2mg/ml 溶液于 25℃或 37℃保存 2 小时，其性状、pH 与 0 时比较无明显变化，但会干扰甘露聚糖肽的含量测定。

输液器加药相容性： 本品不得与其他药物混合使用，如通过输液器序贯输液，须用相容性静脉输液适量冲洗静脉通路。用 0.9% 氯化钠注射液调配的复方苦参注射液 0.16ml/ml 与泮托拉唑钠 0.4mg/ml 溶液通过输液器序贯输液，莫菲管出现白色絮状沉淀，溶液物理性状不相容。

注射器加药相容性： 本品调配的溶液与其他药物混合于注射器中，药物相容性见表 5-3。

表 5-3　注射器中复方苦参注射液与其他药物相容性

注射器中药物	药物量	复方苦参注射液量	溶液保存条件与结果	相容性
亚叶酸钙	10mg/50ml，60mg/50ml①	10ml/50ml①	25℃ 6 小时性状与 pH 无明显变化，不溶性微粒符合规定	相容
西咪替丁	40mg/50ml①	10ml/50ml①	25℃ 6 小时性状与 pH 无明显变化，不溶性微粒符合规定	相容
兰索拉唑	1.5mg/5ml①	0.4ml/5ml①	室温 4 小时性状与 pH 无明显变化，不溶性微粒符合规定	相容
甘露聚糖肽	0.4mg/2ml①	0.16ml/2ml①	用 0.9%氯化钠注射液稀释至 10ml，25℃、37℃ 2 小时性状与 pH 无明显变化，但干扰甘露聚糖肽与鞣质含量测定	不相容
盐酸甲氧氯普胺	2mg/50ml，4mg/50ml①	10ml/50ml①	25℃ 6 小时性状与 pH 无明显变化，不溶性微粒符合规定	相容
奥美拉唑钠	2mg/5ml①	0.4ml/5ml①	室温 4 小时性状与 pH 无明显变化，不溶性微粒符合规定	相容
泮托拉唑钠	2mg/5ml①	0.4ml/5ml①	室温 4 小时性状与 pH 无明显变化，不溶性微粒符合规定	相容
甲磺酸托烷司琼	1mg/50ml①	10ml/50ml①	25℃ 3 小时出现浑浊，不溶性微粒增加	不相容

注：①用 0.9%氯化钠注射液稀释。

蟾酥注射液
Chansu Zhusheye

【功能与主治】清热解毒。用于急性、慢性化脓性感染；亦可作为抗肿瘤辅助用药。

【制剂与规格】蟾酥注射液：2ml；10ml。本品为近无色至淡黄色的澄明液体，主要成分为蟾酥，辅料为氯化钠和注射用水。本品 pH 为 4.5～6.5。

【用法与用量】

肌内注射：一次 2～4ml，一日 2 次。

静脉滴注：一次 10～20ml，一日 1 次。

疗程：抗感染，7 日为 1 个疗程；抗肿瘤，30 日为 1 个疗程；或遵医嘱。

【调配】肌内注射不必稀释；或按照无菌操作技术，一次 10～20ml 药物，缓慢稀释于 5%葡萄糖注射液 500ml 中作静脉滴注液。

【稳定性】本品未启封于遮光、室温处保存；调配的溶液立即使用。本品及调配的溶液如出现变色、浑浊、沉淀或结晶等物理性状改变，不得使用。

【药物相容性】

与静脉输液相容性：本品与 5% 葡萄糖注射液相容。

静脉输液加药相容性：本品不得与其他药物混合于同一容器内使用。但蟾酥注射液 10ml 与头孢替唑钠 2.5g 混合于 5% 葡萄糖注射液 250ml 中，室温保存 6 小时，溶液性状、pH、UV 光谱无明显变化，不溶性微粒符合规定。

输液器加药相容性：本品不得与其他药物混合使用，如通过输液器序贯输液，须用相容性静脉输液适量冲洗静脉通路。

华蟾素注射液

Huachansu Zhusheye

【功能与主治】解毒、消肿、止痛。用于中、晚期肿瘤，慢性乙型肝炎等症。

【制剂与规格】华蟾素注射液：5ml；10ml。本品为微黄色或淡黄色的澄明液体，成分为干蟾皮提取物，辅料为氯化钠和注射用水。本品 pH 为 4.0～6.0。

【用法与用量】

肌内注射：一次 2～4ml，一日 2 次。

静脉滴注：一次 10～20ml，一日 1 次。

疗程：用药 7 日，休息 1～2 日，4 周为 1 个疗程。

【调配】肌内注射不必稀释；或按照无菌操作技术，一次 10～20ml 药物，缓慢稀释于 5% 葡萄糖注射液 500ml 中作静脉滴注液。

【稳定性】本品未启封于避光、阴凉处（不超过 20℃）保存；调配的溶液于室温保存 24 小时，其物理性状相容。本品及调配的溶液如出现变色、浑浊、沉淀或结晶等物理性状改变，不得使用。

【药物相容性】

与静脉输液相容性：本品与静脉输液相容性见表 5-4。

表 5-4　华蟾素注射液与静脉输液相容性

静脉输液	华蟾素注射液浓度 /(ml/ml)	溶液保存条件与结果	相容性
0.9% 氯化钠注射液	0.05	室温 24 小时性状、pH 与药物含量稳定，不溶性微粒符合规定	相容
5% 葡萄糖注射液	0.05	室温 24 小时性状、pH 与药物含量稳定，不溶性微粒符合规定	相容

续表

静脉输液	华蟾素注射液浓度/(ml/ml)	溶液保存条件与结果	相容性
10%葡萄糖注射液	0.05	室温24小时性状、pH与药物含量稳定,不溶性微粒符合规定	相容
葡萄糖氯化钠注射液	0.05	室温24小时性状、pH与药物含量稳定,不溶性微粒符合规定	相容
乳酸钠林格注射液	0.05	室温8小时性状、pH与药物含量稳定,不溶性微粒符合规定	相容
5%碳酸氢钠注射液	0.04	26℃ 6小时性状、pH与药物含量无明显变化	相容

静脉输液加药相容性：本品不得与其他药物混合于同一容器内使用。本品调配的溶液加入其他药物,药物相容性见表5-5。

表5-5 静脉输液中华蟾素注射液与其他药物相容性

加入药物	药物浓度	华蟾素注射液浓度/(ml/ml)	静脉输液	溶液保存条件与结果	相容性
清开灵注射液	0.1ml/ml	0.04	5%葡萄糖注射液	15℃、26℃、37℃ 8小时物理性状相容,pH无明显变化	相容
复方甘草酸铵	0.3mg/ml	0.04	5%葡萄糖注射液	15℃、26℃、37℃ 8小时物理性状相容,pH无明显变化	相容
硫酸阿米卡星	2mg/ml	0.04	5%葡萄糖注射液	15℃、26℃、37℃ 8小时物理性状相容,pH无明显变化	相容
氨甲苯酸	1mg/ml	0.04	5%葡萄糖注射液	15℃、26℃、37℃ 8小时物理性状相容,pH无明显变化	相容
头孢唑林钠	5mg/ml	0.04	5%葡萄糖注射液	15℃、26℃、37℃ 8小时物理性状相容,pH无明显变化	相容
头孢哌酮钠舒巴坦钠	10mg/ml	0.04	5%葡萄糖注射液	15℃、26℃、37℃ 8小时物理性状相容,pH无明显变化	相容
地塞米松磷酸钠	0.02mg/ml	0.04	5%葡萄糖注射液	15℃、26℃、37℃ 8小时物理性状相容,pH无明显变化	相容
酚磺乙胺	5mg/ml	0.04	5%葡萄糖注射液	15℃、26℃、37℃ 8小时物理性状相容,pH无明显变化	相容
硫酸庆大霉素	0.4mg/ml	0.04	5%葡萄糖注射液	15℃、26℃、37℃ 8小时物理性状相容,pH无明显变化	相容

续表

加入药物	药物浓度	华蟾素注射液浓度/(ml/ml)	静脉输液	溶液保存条件与结果	相容性
胰岛素（普通）	0.016U/ml	0.04	0.9%氯化钠注射液	室温 8 小时物理性状相容，不溶性微粒符合规定，胰岛素含量稳定	相容
硫酸卡那霉素	5mg/ml	0.04	5%葡萄糖注射液	15℃、26℃、37℃ 8 小时物理性状相容，pH 无明显变化	相容
甘露聚糖肽	0.2mg/ml	0.08	0.9%氯化钠注射液	25℃、37℃保存 2 小时性状、pH 与 0 时比较无明显变化，甘露聚糖肽含量稳定	相容
维生素 C	5mg/ml	0.04	5%葡萄糖注射液	15℃、26℃、37℃ 8 小时物理性状相容，pH 无明显变化	相容
维生素 K_1	0.1mg/ml	0.04	5%葡萄糖注射液	15℃、26℃、37℃ 8 小时物理性状相容，pH 无明显变化	相容

输液器加药相容性：本品不得与其他药物混合使用，如通过输液器序贯输液，须用相容性静脉输液适量冲洗静脉通路。

注射器加药相容性：本品及调配的溶液与其他药物混合于注射器中，药物相容性见表 5-6。

表 5-6　注射器中华蟾素注射液与其他药物相容性

注射器中药物	药物量	华蟾素注射液量	溶液保存条件与结果	相容性
甘露聚糖肽	0.4mg/2ml①	0.16ml/2ml①	用 0.9%氯化钠注射液稀释至 10ml，25℃、37℃ 2 小时性状、pH 与甘露聚糖肽紫外吸光度无明显变化	相容
奥美拉唑钠	8mg/2ml①	2ml	室温 4 小时性状、pH 与奥美拉唑含量无明显变化	相容

注：①用 0.9%氯化钠注射液稀释。

康艾注射液
Kang'ai Zhusheye

【功能与主治】 益气扶正，增强机体免疫功能。用于原发性肝癌、肺癌、直肠癌、恶性淋巴瘤、妇科恶性肿瘤；各种原因引起的白细胞减少症；慢性乙型肝炎的治疗。

【制剂与规格】康艾注射液：5ml；10ml；20ml。本品为微黄色至淡棕色的澄明液体，成分为黄芪、人参、苦参素，辅料为注射用水。本品pH为4.0～7.0。

【用法与用量】

用法：静脉滴注，滴注速度成人以40～60滴/min为宜，老人与儿童以20～40滴/min为宜。

用量：一日40～60ml，一日1～2次，30日为1个疗程。

【调配】按照无菌操作技术，一次20～60ml药物，缓慢稀释于5%葡萄糖注射液或0.9%氯化钠注射液250～500ml中作静脉滴注液。

【稳定性】本品未启封于避光、室温处保存；调配的溶液于室温保存5小时，其物理性状和化学性质相容，但于5～10℃或30～40℃保存，溶液不溶性微粒明显增加。本品及调配的溶液如出现变色、浑浊、沉淀或结晶等物理性状改变，不得使用。

【药物相容性】

与静脉输液相容性：本品与静脉输液相容性见表5-7。

表5-7 康艾注射液与静脉输液相容性

静脉输液	康艾注射液浓度/(ml/ml)	溶液保存条件与结果	相容性
0.9%氯化钠注射液	0.08, 0.24	室温12小时不溶性微粒符合规定	相容
	0.16	室温5小时物理性状相容，化学性质稳定	
5%葡萄糖注射液	0.08, 0.24	室温12小时不溶性微粒符合规定	相容
	0.16	室温5小时物理性状相容，化学性质稳定	
10%葡萄糖注射液	0.16	室温5小时物理性状相容，化学性质稳定	相容
葡萄糖氯化钠注射液	0.16	室温5小时物理性状相容，化学性质稳定	相容
10%果糖注射液	0.16	室温5小时物理性状相容，化学性质稳定	相容

静脉输液加药相容性：本品不得与其他药物混合于同一容器内使用。

输液器加药相容性：本品不得与其他药物混合使用，如通过输液器序贯输液，须用相容性静脉输液适量冲洗静脉通路。用5%葡萄糖注射液调配的康艾注射液与复方氨基酸注射液（18A）序贯输液，约1分钟莫菲管产生白色絮状沉淀，溶液物理性状不相容。

注射器加药相容性：本品调配的溶液与其他药物混合于注射器中，药物相容性见表5-8。

表 5-8　注射器中康艾注射液与其他药物相容性

注射器中药物	药物量	康艾注射液量	溶液保存条件与结果	相容性
兰索拉唑	1.5mg/5ml①	0.8ml/5ml②	室温 4 小时性状、pH 无明显变化,不溶性微粒符合规定	相容
甘露聚糖肽	0.4mg/2ml①	0.16ml/2ml①	用 0.9% 氯化钠注射液稀释至 10ml,25℃、37℃ 2 小时性状、pH 与甘露聚糖肽紫外吸光度无明显变化,但干扰鞣质含量测定	不相容
奥美拉唑钠	2mg/5ml①	0.8ml/5ml②	室温 4 小时性状、pH 无明显变化,不溶性微粒符合规定	相容
泮托拉唑钠	2mg/5ml①	0.8ml/5ml②	室温 4 小时性状、pH 无明显变化,不溶性微粒符合规定	相容

注:①用 0.9% 氯化钠注射液稀释;②用 5% 葡萄糖注射液稀释。

通关藤注射液
Tongguanteng Zhusheye

【功能与主治】清热解毒、化痰软坚。用于食管癌、胃癌、肺癌、肝癌;可配合放疗、化疗辅助治疗。

【制剂与规格】通关藤注射液:2ml(肌内注射);20ml(静脉滴注)。本品为棕黄色的澄明液体,成分为通关藤浸膏,辅料为氢氧化钠、聚山梨酯 80 和注射用水。本品 pH 为 5.0~7.0。

【用法与用量】

肌内注射:一次 2~4ml,一日 1~2 次。

静脉滴注:一次 20~100ml,一日 1 次;或遵医嘱。

【调配】肌内注射不必稀释;或按照无菌操作技术,一次 20~100ml 药物,缓慢稀释于 5% 或 10% 葡萄糖注射液 250~500ml 中作静脉滴注液。

【稳定性】本品未启封于避光、室温处保存;建议调配的溶液于室温 12 小时内使用。本品及调配的溶液如出现变色、浑浊、沉淀或结晶等物理性状改变,不得使用。

【药物相容性】

与静脉输液相容性:本品与静脉输液相容性见表 5-9。

静脉输液加药相容性:本品不得与其他药物混合于同一容器内使用。本品调配的溶液加入其他药物,药物相容性见表 5-10。

表 5-9　通关藤注射液与静脉输液相容性

静脉输液	通关藤注射液浓度/(ml/ml)	溶液保存条件与结果	相容性
0.9%氯化钠注射液	0.25	25℃、40℃ 24 小时物理性状稳定,药物损失小于 10%	相容
5%葡萄糖注射液	0.25	25℃、40℃ 24 小时物理性状稳定,药物损失小于 10%	相容
10%葡萄糖注射液	0.25	25℃、40℃ 24 小时物理性状稳定,药物损失小于 10%	相容

表 5-10　静脉输液中通关藤注射液与其他药物相容性

加入药物	药物浓度	通关藤注射液浓度/(ml/ml)	静脉输液	溶液保存条件与结果	相容性
胰岛素(普通)	0.016U/ml	0.08	5%葡萄糖注射液	室温 24 小时性状、pH、绿原酸与胰岛素含量稳定,不溶性微粒符合规定	相容
甘露聚糖肽	0.2mg/ml	0.08	0.9%氯化钠注射液	25℃、37℃保存 2 小时颜色、pH 与 0 时比较无明显变化,甘露聚糖肽含量稳定	相容

输液器加药相容性:本品不得与其他药物混合使用,如通过输液器序贯输液,须用相容性静脉输液适量冲洗静脉通路。

注射器加药相容性:本品调配的溶液与其他药物混合于注射器中,药物相容性见表 5-11。

表 5-11　注射器中通关藤注射液与其他药物相容性

注射器中药物	药物量	通关藤注射液量	溶液保存条件与结果	相容性
兰索拉唑	1.5mg/5ml[①]	1.25ml/5ml[②]	室温 6 小时不溶性微粒增加	不相容
甘露聚糖肽	0.4mg/2ml[①]	0.16ml/2ml[①]	用 0.9%氯化钠注射液稀释至 10ml,25℃、37℃ 2 小时性状与 pH 无明显变化,但甘露聚糖肽紫外吸光度变化明显	不相容
奥美拉唑钠	2mg/5ml[①]	1.25ml/5ml[②]	室温 6 小时不溶性微粒增加	不相容
泮托拉唑钠	2mg/5ml[①]	1.25ml/5ml[②]	室温 6 小时不溶性微粒增加	不相容

注:①用 0.9%氯化钠注射液稀释;②用 5%葡萄糖注射液稀释。

鸦胆子油乳注射液
Yadanzi Youru Zhusheye

【功能与主治】 用于肺癌、肺癌脑转移与消化道肿瘤。

【制剂与规格】 鸦胆子油乳注射液:10ml;20ml。本品为乳白色的均匀乳状液体,成分为精制鸦胆子油,辅料为精制豆磷脂、甘油和注射用水。本品 pH 为 4.0~6.0。

【用法与用量】 静脉滴注,一次 10~30ml,一日 1 次。

【调配】 按照无菌操作技术,一次 10~30ml 药物,缓慢稀释于 0.9% 氯化钠注射液 250ml 中作静脉滴注液。

【稳定性】 本品未启封于避光、阴凉处(不超过 20℃)保存,不得冷冻;调配的溶液立即使用。本品及调配的溶液出现分层等性状改变时,不得使用。

【药物相容性】

与静脉输液相容性: 本品与静脉输液相容性见表 5-12。

表 5-12 鸦胆子油乳注射液与静脉输液相容性

静脉输液	鸦胆子油乳浓度/(ml/ml)	溶液保存条件与结果	相容性
0.9% 氯化钠注射液	0.02	-10℃ 3 日,解冻后溶液中不溶性微粒明显增加	不相容
	0.02	4℃、25℃ 3 日物理性状和化学性质稳定	相容
	0.04	25℃ 24 小时性状与 pH 稳定,油酸与亚油酸含量下降小于 10%,不溶性微粒符合规定	相容
	0.12[①]	25℃ 24 小时性状与 pH 稳定,油酸与亚油酸含量下降小于 10%,不溶性微粒符合规定	相容
5% 葡萄糖注射液	0.04	25℃ 12 小时性状与 pH 稳定,油酸与亚油酸含量下降小于 10%,不溶性微粒符合规定	相容
10% 葡萄糖注射液	0.04	25℃ 9 小时性状与 pH 稳定,油酸与亚油酸含量下降小于 10%,不溶性微粒符合规定	相容
葡萄糖氯化钠注射液	0.04	25℃ 12 小时性状与 pH 稳定,油酸与亚油酸含量下降小于 10%,不溶性微粒符合规定	相容

注:①在非聚氯乙烯(non-PVC)容器中检测。

静脉输液加药相容性: 本品不得与其他药物混合于同一容器内使用。

输液器加药相容性：本品不得与其他药物混合使用，如通过输液器序贯输液，须用相容性静脉输液适量冲洗静脉通路。

康莱特注射液
Kanglaite Zhusheye

【功能与主治】益气养阴、消癥散结。用于不宜手术的气阴两虚、脾虚湿困型原发性非小细胞肺癌及原发性肝癌；配合放疗、化疗有一定的增效作用；对中、晚期肿瘤患者具有一定的抗恶病质和止痛作用。

【制剂与规格】康莱特注射液：100ml：10g。本品为水包油型白色的乳状液体，成分为薏苡仁油，辅料为大豆磷脂、甘油和注射用水。本品pH为4.8～6.8。

【用法与用量】
用法：缓慢静脉滴注，开始的10分钟为20滴/min，30分钟后控制在40～60滴/min。建议本品静脉滴注前、后用0.9%氯化钠注射液或5%葡萄糖注射液50～100ml冲洗静脉通路。

用量：一次200ml，一日1次；联合放疗、化疗时，可酌减剂量。

疗程：21日为1个疗程，间隔3～5日可进行下1个疗程。

【调配】不必稀释。

【稳定性】本品未启封于避光、阴凉处（不超过20℃）保存，不得冷冻。本品出现油、水分层（乳析）现象，不得使用。

【药物相容性】

与静脉输液相容性：本品与0.9%氯化钠注射液或5%葡萄糖注射液相容。

静脉输液加药相容性：本品不得与其他药物混合于同一容器内使用。

输液器加药相容性：本品不得与其他药物混合使用，如通过输液器序贯输液，须用相容性静脉输液适量冲洗静脉通路。

注射器加药相容性：康莱特注射液5ml与舒血宁注射液5ml混合于注射器中，加入0.9%氯化钠注射液或5%葡萄糖注射液5ml稀释，溶液立即分层，下层为黄色乳状浑浊溶液，上层产生白色絮状物，其物理性状不相容。

猪苓多糖注射液
Zhuling Duotang Zhusheye

【功能与主治】调节机体免疫功能，对慢性肝炎、肿瘤有一定疗效；与抗肿瘤化疗药物合用，可增强疗效，减轻毒副作用。

【制剂与规格】猪苓多糖注射液：2ml：20mg。本品为淡黄棕色的澄明液体，微带乳光,成分为多孔菌科真菌猪苓 *Polyporus umbellatus*(Pers.)Fries 提取的猪苓多糖,辅料为氯化钠和注射用水。本品 pH 为 7.0~8.5。

【用法与用量】肌内注射,一次 2~4ml,一日 1 次,小儿酌减或遵医嘱。不得静脉注射。

【调配】不必稀释。

【稳定性】本品未启封于遮光、阴凉处(不超过 20℃)保存。

【药物相容性】本品不得与其他药物混合使用。

乌头注射液
Wutou Zhusheye

【功能与主治】镇静、止痛。用于胃癌、肝癌等晚期癌症的疼痛。

【制剂与规格】乌头注射液:1ml:0.62mg(乌头原碱)。本品为淡黄色的澄明液体,成分为川乌、草乌,含苯甲酰新乌头原碱、苯甲酰次乌头原碱和苯甲酰乌头原碱,辅料为氢氧化钠和注射用水。本品 pH 为 5.0~6.5。

【用法与用量】肌内注射,一次 1~2ml,一日 1~2 次;或遵医嘱。

【调配】不必稀释。

【稳定性】本品未启封于室温、遮光处保存。

【药物相容性】本品不得与其他药物混合使用。

痛安注射液
Tong'an Zhusheye

【功能与主治】通络止痛。用于放化疗的肺癌、肝癌、胃癌等肿瘤属血瘀引发的癌性中度疼痛。

【制剂与规格】痛安注射液:2ml。本品为黄棕色的澄明液体,成分为青风藤、白屈菜、汉桃叶,辅料为苯甲醇、聚山梨酯 80 和注射用水。本品 pH 为 3.5~5.5。

【用法与用量】肌内注射,一次 2ml,一日 2~3 次;或遵医嘱。儿童禁用。

【调配】不必稀释。

【稳定性】本品未启封于避光、阴凉处(不超过 20℃)保存。

【药物相容性】本品不得与其他药物混合使用。

(谢　军)

第六章 其他类药

复方半边莲注射液
Fufang Banbianlian Zhusheye

【功能与主治】清热解毒、消肿止痛。用于多发性疖肿,扁桃体炎,乳腺炎等。

【制剂与规格】复方半边莲注射液:2ml。本品为棕黄色至棕红色的澄明液体,成分为半边莲、半枝莲、白花蛇舌草,辅料为pH调节剂与注射用水。本品pH为5.0～7.0。

【用法与用量】肌内注射,一次2～4ml,一日1～2次;或遵医嘱。

【调配】不必稀释。

【稳定性】本品未启封于室温、避光处保存。

【药物相容性】本品不得与其他药物混合使用。

复方当归注射液
Fufang Danggui Zhusheye

【功能与主治】活血通经、祛瘀止痛。用于痛经,经闭,跌扑损伤,风湿痹痛等。

【制剂与规格】复方当归注射液:2ml。本品为棕色的澄明液体,成分为当归、川芎、红花,辅料为聚山梨酯80、氢氧化钠和注射用水。

【用法与用量】肌内注射、穴位注射或腱鞘内注射。肌内注射,一次2～4ml,一日1次;穴位注射,一穴0.3～1ml,一次2～6穴,一日1次或隔日1次;腱鞘内注射,一次1～5ml。

【调配】肌内注射或穴位注射不必稀释;或1ml药物,用灭菌注射用水稀释至10～20ml,药物浓度为5%～10%作腱鞘内注射液。

【稳定性】本品未启封于遮光、阴凉处(不超过20℃)保存;调配的溶液立即使用。

【药物相容性】本品不得与其他药物混合使用。

益母草注射液
Yimucao Zhusheye

【功能与主治】子宫收缩药。用于止血、调经。

【制剂与规格】益母草注射液：1ml：20mg 总生物碱（以盐酸水苏碱计）；2ml：40mg 总生物碱（以盐酸水苏碱计）。本品为无色的澄明液体，成分为益母草总生物碱，辅料为苯甲醇和注射用水。本品 pH 为 4.5～5.5。

【用法与用量】肌内注射，一次 1～2ml，一日 1～2 次。不得静脉用药。儿童禁用。

【调配】不必稀释。

【稳定性】本品未启封于避光、阴凉处（不超过 20℃）保存。本品如出现变色、浑浊、沉淀或结晶等物理性状改变，不得使用。

【药物相容性】本品不得与其他药物混合使用。

补骨脂注射液
Buguzhi Zhusheye

【功能与主治】温肾扶正。用于治疗白癜风、银屑病（牛皮癣）。

【制剂与规格】补骨脂注射液：2ml。本品为棕色至红棕色的澄明液体，成分为补骨脂，辅料为氯化钠、氢氧化钠、聚山梨酯 80 和注射用水。本品 pH 为 5.0～7.0。

【用法与用量】肌内注射，一次 2ml，一日 1～2 次，10 日为 1 个疗程；或遵医嘱。在治疗白癜风时，注射后 1 小时左右，患部配合照射人工紫外线 1～10 分钟或日晒 5～20 分钟。局部如出现红肿、水疱，应暂停用药。

【调配】不必稀释。

【稳定性】本品未启封于室温、避光处保存。

【药物相容性】本品不得与其他药物混合使用。

驱虫斑鸠菊注射液
Quchongbanjiuju Zhusheye

【功能与主治】熟化和清除异常黏液质，温肤着色。用于白癜风。

【制剂与规格】驱虫斑鸠菊注射液：2ml。本品为棕色澄明的液体，成分为驱虫斑鸠菊，辅料为氯化钠、氢氧化钠和注射用水。本品 pH 为 6.0～8.0。

【用法与用量】肌内注射，一次 2～4ml，每日早晨 1 次。注射后 1 小时，配合晒太阳或照长波紫外光灯。

【调配】不必稀释。

【稳定性】本品未启封于室温、避光处保存。

【药物相容性】本品不得与其他药物混合使用。

地龙注射液
Dilong Zhusheye

【功能与主治】平喘止咳。用于支气管哮喘所致的咳嗽、喘息。

【制剂与规格】地龙注射液：2ml。本品为黄色至棕黄色的澄明液体，成分为广地龙，辅料为苯酚、pH 调节剂和注射用水。本品 pH 为 5.0～7.0。

【用法与用量】肌内注射，一次 2ml（首次 1ml），一日 1～2 次。

【调配】不必稀释。

【稳定性】本品未启封于室温处保存。

【药物相容性】本品不得与其他药物混合使用。

止喘灵注射液
Zhichuanling Zhusheye

【功能与主治】宣肺平喘、祛痰止咳。用于痰浊阻肺、肺失宣降所致的哮喘、咳嗽、胸闷、痰多；支气管哮喘、喘息性支气管炎见上述证候者。

【制剂与规格】止喘灵注射液：2ml。本品为浅黄色的澄明液体，成分为麻黄、洋金花、苦杏仁、连翘，辅料为聚山梨酯 80、pH 调节剂和注射用水。本品 pH 为 4.5～6.5。

【用法与用量】肌内注射，一次 2ml，一日 2～3 次；7 岁以下儿童酌减。1～2 周为 1 个疗程；或遵医嘱。

【调配】不必稀释。

【稳定性】本品未启封于室温、避光处保存。

【药物相容性】本品不得与其他药物混合使用。

喘可治注射液
Chuankezhi Zhusheye

【功能与主治】温阳补肾、平喘止咳，有抗过敏、增强体液免疫与增强细胞免疫的功能。主治哮证属肾虚挟痰证，症见喘促日久，反复发作，面色苍白，腰酸肢软，畏寒，汗多；发时喘促气短，动则加重，喉有痰鸣，咳嗽，痰白清稀不畅；支气管炎哮喘急性发作期间见上述证候者。

【制剂与规格】喘可治注射液：2ml。本品为淡黄色的澄明溶液，成分为淫羊藿、巴戟天，辅料为氯化钠、pH调节剂和注射用水。本品pH为6.5~7.5。

【用法与用量】肌内注射。成人一次4ml，一日2次；7岁以上儿童，一次2ml，一日2次；7岁以下儿童，一次1ml，一日2次。

【调配】不必稀释。

【稳定性】本品未启封于避光、阴凉处（不超过20℃）保存。本品如出现变色、浑浊、沉淀或结晶等物理性状改变，不得使用。

【药物相容性】本品不得与其他药物混合使用。

复方蛤青注射液
Fufang Haqing Zhusheye

【功能与主治】补气敛肺、止咳平喘、温化痰饮。用于肺虚咳嗽，气喘痰多，老年慢性气管炎、肺气肿；喘息性支气管炎更宜；对反复感冒者有预防作用。

【制剂与规格】复方蛤青注射液：2ml。本品为黄棕色的澄明液体，成分为蟾蜍、黄芪、白果、苦杏仁、紫菀、前胡、五味子、附子、黑胡椒，辅料为氯化钠、氢氧化钠、聚山梨酯80和注射用水。本品pH为5.5~7.5。

【用法与用量】肌内注射，一次2~4ml，一日1~2次。10日为1个疗程，疗程间隔3~5日。

【调配】不必稀释。

【稳定性】本品未启封于室温、避光处保存。

【药物相容性】本品不得与其他药物混合使用。

芍倍注射液
Shaobei Zhusheye

【功能与主治】收敛固涩、凉血止血、活血化瘀。用于各期内痔及静脉曲张性混合痔的止血治疗，使痔核萎缩。

【制剂与规格】芍倍注射液：10ml（总固体263.75mg）。本品为无色的澄明液体，成分为柠檬酸250mg、没食子酸3.75mg、芍药苷10mg，辅料为注射用水。

【用法与用量】首先常规消毒，然后肛门局部麻醉或肛管麻醉。用0.5%~1%盐酸利多卡因注射液进行麻醉，痔疮内注射本品的稀释溶液。Ⅰ期、Ⅱ期内痔及静脉曲张性混合痔,在肛门镜下暴露每处痔核,于痔核表面中心隆起部位斜刺进针,遇肌性抵抗感后退针给药,每处注射量以痔核均匀、饱满、充盈,表面黏膜颜色呈粉红色为度,每处用量3~5ml。对Ⅲ期内痔、静脉曲张性混合痔伴直肠黏膜松弛者,还应在痔核上松弛直肠黏膜下及齿线附近注射本品稀释溶液,每点用量为1~3ml;退肛门镜,暴露痔,对Ⅲ期内痔的注射方法同Ⅰ期、Ⅱ期内痔。每位患者一次10~20ml,平均15ml,最大用量不超过40ml。每位患者一般只注射1次。为了预防感染,术后合理使用抗生素3~5天;尽量于术后24小时后排大便;便后温水清洗肛门或中药坐浴。

【调配】一次用量药物,按1:1比例用0.5%~1%盐酸利多卡因注射液稀释、混匀作注射液。

【稳定性】本品未启封于2~10℃、暗处保存;调配的溶液立即使用。本品及调配的溶液用前应对光检查,如溶液出现变色、沉淀等物理性状改变,则不得使用。

【药物相容性】本品除可与0.5%~1%盐酸利多卡因注射液混合外,不得与其他药物混合使用。

消痔灵注射液
Xiaozhiling Zhusheye

【功能与主治】收敛、止血。用于内痔出血,各期内痔,静脉曲张性混合痔。

【制剂与规格】消痔灵注射液:10ml:0.4g(硫酸铝钾)。本品为无色或微黄色的澄明液体,成分为明矾、鞣酸、三氯叔丁醇、低分子右旋糖酐,辅料为枸橼酸钠、亚硫酸氢钠、甘油和注射用水。本品pH为2.5~3.5。

【用法与用量】肛门镜下内痔局部注射。①内痔出血、早期内痔:将本品原液注射至黏膜下层,用量相当于内痔体积。②中、晚期内痔和静脉曲张性混合痔:按四步注射法进行,第一步注射至内痔上方黏膜下层动脉区;第二步注射至内痔黏膜下层;第三步注射至黏膜固有层;第四步注射至齿线上方痔底部黏膜下层。本品用1%盐酸普鲁卡因注射液稀释,根据痔的大小,每个内痔注入6~13ml稀释液,总量为20~40ml。

【调配】用于内痔出血、早期内痔,不必稀释;用于中、晚期内痔和静脉曲张性混合痔,第一步和第四步,本品与1%盐酸普鲁卡因注射液按1:1比例稀释、混匀作注射液;第二步和第三步,本品与1%盐酸普鲁卡因注射液按2:1比例稀释、混匀作注射液。

【稳定性】本品未启封于室温、避光处保存;调配的溶液立即使用。

【药物相容性】本品除可与1%盐酸普鲁卡因注射液混合外,不得与其他药物混合使用。

矾藤痔注射液

Fantengzhi Zhusheye

【功能与主治】

彝医：墨利毒麻诺。

中医：清热解毒、收敛止血、消肿止痛。用于大肠湿热所致痔疮。

【规格】矾藤痔注射液：2ml。本品为黄色的澄明液体，成分为白矾、黄藤素、赤石脂，辅料为pH调节剂和注射用水。本品pH为3.0～5.0。

【用法与用量】直肠内痔核底局部封闭注射，不得静脉注射或肌内注射。每一痔核注入0.3～0.7ml（视痔核大小而定），根据痔核多少，一般一次可注射完毕；如痔核有5个以上时，可分2次注射，2次间隔约1周。

【调配】一次用量药物，按1∶1比例用1%盐酸利多卡因注射液稀释、混匀作注射液。

【稳定性】本品未启封于室温、避光处保存；调配的溶液立即使用。

【药物相容性】本品除可与1%盐酸利多卡因注射液混合外，不得与其他药物混合使用。

（陈象青）

第七章 来源于中药或天然药物的化学药

人参多糖
Ginseng Polysaccharide

【适应证】用于减轻肿瘤放、化疗引起的副作用；亦可作为肿瘤治疗的辅助用药。

【制剂与规格】**人参多糖注射液**：4ml：12mg。本品为淡黄色的澄明液体，主要成分为人参多糖，系五加科植物人参 Panax ginseng C. A. Mey. 根及根茎的提取物，辅料为注射用水。本品 pH 为 4.5～6.5。

【用法与用量】肌内注射，一次 4ml，一日 2 次；或遵医嘱。

【调配】不必稀释。

【稳定性】本品未启封于 10～30℃保存。

【药物相容性】

与静脉输液相容性：本品与静脉输液相容性见表 7-1。

表 7-1 人参多糖与静脉输液相容性

静脉输液	人参多糖浓度/（mg/ml）	溶液保存条件与结果	相容性
0.9%氯化钠注射液	0.36	25℃ 4 小时性状与 pH 稳定，不溶性微粒符合规定	相容
5%葡萄糖注射液	0.36	25℃ 4 小时性状与 pH 稳定，不溶性微粒符合规定	相容
10%葡萄糖注射液	0.36	25℃ 4 小时性状与 pH 稳定，不溶性微粒符合规定	相容

注射器加药相容性：本品不得与其他药物混合于同一容器内使用。

藻酸双酯钠
Alginic Sodium Diester

【适应证】用于缺血性脑血管病如脑血栓、脑栓塞、短暂性脑缺血发作,及心血管疾病如高脂蛋白血症、冠心病等疾病的防治;也可用于治疗弥散性血管内凝血、慢性肾小球肾炎及出血热等。

【制剂与规格】

藻酸双酯钠注射液:1ml:50mg;2ml:100mg。本品为无色或微黄色的澄明液体,主要成分为藻酸双酯钠,系以马尾藻科植物海蒿子 *Sargassum pallidum*(Turn.)C. Ag. 或羊栖菜 *Sargassum fusiforme*(Harv.)Setch. 的藻体(海藻)提取物为原料制得的多糖类化合物,辅料为焦亚硫酸钠和注射用水。本品 pH 为 5.0～7.0。

注射用藻酸双酯钠:50mg;75mg;100mg;150mg。本品为白色至微黄色的疏松块状物,主要成分为藻酸双酯钠,辅料为甘露醇。

【用法与用量】

用法:静脉滴注,滴注速度不超过 0.75mg/(kg·h)。不得静脉注射或肌内注射。

用量:成人按体重一次 1～3mg/kg(或一次 50～100mg),最大不超过 150mg,一日 1 次,10～14 日为 1 个疗程。

【调配】

藻酸双酯钠注射液:按照无菌操作技术,每 50～100mg 药物,缓慢稀释于 0.9% 氯化钠注射液 250～500ml 中作静脉滴注液。

注射用藻酸双酯钠:按照无菌操作技术,每瓶药物,沿瓶内壁加入 0.9% 氯化钠注射液约 2ml 使药物溶解,一次用量药物的溶解液缓慢稀释于 0.9% 氯化钠注射液 250～500ml 中作静脉滴注液。

【稳定性】本品未启封于避光、阴凉处(不超过 20℃)保存;调配的溶液立即使用。

【药物相容性】

与静脉输液相容性:本品与 0.9% 氯化钠注射液或 5% 葡萄糖注射液相容,但建议用 0.9% 氯化钠注射液调配。

静脉输液加药相容性:本品属酸性黏多糖类化合物,易发生配伍禁忌,不得与其他药物混合使用。

输液器加药相容性:本品不得与其他药物混合使用,如确需要联合使用其他药物,须用相容性静脉输液适量冲洗静脉通路。本品调配的溶液与其他药物通过输液器序贯输液,药物相容性见表 7-2。

表 7-2　输液器中藻酸双酯钠与其他药物相容性

加入药物	药物浓度	藻酸双酯钠浓度	溶液保存条件与结果	相容性
硫酸阿米卡星	未明确	未明确	立即出现浑浊	不相容
依诺沙星	未明确	0.4mg/ml①	立即出现乳白色浑浊	不相容
硫酸庆大霉素	1mg/ml②	1mg/ml②	立即出现白色浑浊	不相容
乳酸环丙沙星	2mg/ml	1mg/ml②	立即出现白色浑浊	不相容
乳酸左氧氟沙星	未明确	1mg/ml②	立即出现浑浊	不相容
盐酸洛美沙星	未明确	1mg/ml①	立即出现乳白色浑浊	不相容

注：①用 0.9% 氯化钠注射液稀释；②用 5% 葡萄糖注射液稀释。

甘草酸二铵
Diammonium Glycyrrhizinate

【适应证】用于伴有谷丙转氨酶（GPT）升高的急性、慢性病毒性肝炎的治疗。

【制剂与规格】

甘草酸二铵注射液：10ml：50mg；10ml：150mg；20ml：150mg。本品为无色的澄明液体，主要成分为甘草酸二铵，系从豆科植物甘草 *Glycyrrhiza uralensis* Fisch.、胀果甘草 *Glycyrrhiza inflata* Bat. 或光果甘草 *Glycyrrhiza glabra* L. 根及根茎中提取的甘草酸铵盐，辅料为亚硫酸钠、氢氧化钠、依地酸二钠和注射用水。本品 pH 为 6.0～8.0。

注射用甘草酸二铵：150mg。本品为白色或类白色的疏松块状物，主要成分为甘草酸二铵，辅料为甘露醇和碳酸氢钠。

【用法与用量】仅稀释后静脉滴注，一次 150mg，一日 1 次。需增量时，一日最大剂量为 300mg。

【调配】

甘草酸二铵注射液：按照无菌操作技术，150mg 药物，缓慢稀释于 5% 或 10% 葡萄糖注射液 250ml 中作静脉滴注液。

注射用甘草酸二铵：按照无菌操作技术，每瓶 150mg 药物，沿瓶内壁加入灭菌注射用水 10ml 使药物溶解，溶解液缓慢稀释于 5% 或 10% 葡萄糖注射液 250ml 中作静脉滴注液。

【稳定性】甘草酸二铵注射液未启封于遮光、室温处保存；注射用甘草酸二铵未启封于阴凉处（不超过 20℃）保存；调配的溶液立即使用。本品及调配的溶液如出现变色、浑浊、沉淀或结晶等物理性状改变，不得使用。

【药物相容性】

与静脉输液相容性： 本品与静脉输液相容性见表7-3。

表7-3　甘草酸二铵与静脉输液相容性

静脉输液	甘草酸二铵浓度／(mg/ml)	溶液保存条件与结果	相容性
0.9%氯化钠注射液	0.6	25℃ 24小时性状、pH、紫外光谱与药物含量无明显变化	相容
5%葡萄糖注射液	0.6	25℃ 24小时性状、pH、紫外光谱与药物含量无明显变化	相容
10%葡萄糖注射液	0.6	25℃ 24小时性状、pH、紫外光谱与药物含量无明显变化	相容
葡萄糖氯化钠注射液	0.6	25℃ 6小时性状、pH、紫外光谱与药物含量无明显变化；24小时紫外光谱明显变化，药物含量降低	不相容

静脉输液加药相容性： 本品调配的溶液加入其他药物，药物相容性见表7-4。

表7-4　静脉输液中甘草酸二铵与其他药物相容性

加入药物	药物浓度	甘草酸二铵浓度／(mg/ml)	静脉输液	溶液保存条件与结果	相容性
黄芪注射液	0.08ml/ml	0.4	5%葡萄糖注射液	23℃ 6小时性状、pH与紫外光谱无明显变化	相容
注射用丹参	0.16mg/ml	0.6	5%葡萄糖注射液	4℃、25℃、37℃ 6小时性状、pH与两药物含量无明显变化，不溶性微粒符合规定	相容
胰岛素（普通）	0.016U/ml	0.6	5%葡萄糖注射液	25℃ 24小时性状、pH与两药物含量无明显变化	相容
	0.032U/ml	0.6	10%葡萄糖注射液	25℃ 24小时性状、pH与两药物含量无明显变化	
硫酸奈替米星	0.4mg/ml	0.6	5%葡萄糖注射液	产生白色浑浊或絮状物	不相容
甲磺酸酚妥拉明	0.04mg/ml	0.6	5%葡萄糖注射液	4℃、25℃、37℃ 6小时性状、pH与紫外光谱无明显变化	相容

续表

加入药物	药物浓度	甘草酸二铵浓度/(mg/ml)	静脉输液	溶液保存条件与结果	相容性
门冬氨酸钾镁	0.08ml/ml	0.6	5%葡萄糖注射液	4℃、25℃、37℃ 6小时性状、pH与紫外光谱无明显变化	相容
	0.1ml/ml	0.5	5%葡萄糖注射液	25℃ 6小时性状、pH与甘草酸二铵含量稳定	
还原型谷胱甘肽	4.8mg/ml	0.8	5%葡萄糖注射液	25℃ 6小时性状、pH与甘草酸二铵含量稳定	相容
利巴韦林	2mg/ml	0.6	5%葡萄糖注射液	4℃、25℃、37℃ 6小时性状、pH与紫外光谱无明显变化	相容
维生素K_1	0.12mg/ml	0.8	5%葡萄糖注射液	25℃ 6小时性状、pH与甘草酸二铵含量稳定	相容

输液器加药相容性：本品调配的溶液与其他药物通过Y型输液器混合或输液器序贯输液，药物相容性见表7-5。

表7-5　输液器中甘草酸二铵与其他药物相容性

加入药物	药物浓度	甘草酸二铵浓度/(mg/ml)	溶液保存条件与结果	相容性
冠心宁注射液	0.08ml/ml[1]	未明确	出现白色浑浊	不相容
硫酸阿米卡星	1.6mg/ml[2]	1.5[2]	立即出现白色浑浊	不相容
葡萄糖酸钙	未明确	0.6[1]	立即出现白色浑浊	不相容
乳酸环丙沙星	2mg/ml	1.5[2]	立即出现白色浑浊	不相容
硫酸依替米星	1mg/ml[2]	0.6[2]	立即产生白色浑浊或絮状物	不相容
氟罗沙星	4mg/ml[3]	1.2[2]	立即出现白色浑浊	不相容
硫酸庆大霉素	0.64mg/ml[1]	0.6[2]	立即出现白色浑浊	不相容
硫酸奈替米星	未明确[2]	0.6[2]	立即产生白色浑浊或絮状沉淀	不相容
盐酸昂丹司琼	2mg/ml	0.6[2]	立即出现白色絮状物	不相容
甲磺酸培氟沙星	4mg/ml	1.2[2]	立即出现白色浑浊	不相容
硫酸妥布霉素	0.48mg/ml[4]	1.5[2]	立即产生白色絮状沉淀	不相容

注：①用0.9%氯化钠注射液稀释；②用5%或10%葡萄糖注射液稀释；③用5%甘露醇注射液稀释；④用葡萄糖氯化钠注射液稀释。

注射器加药相容性： 本品及调配的溶液与其他药物混合于注射器中，药物相容性见表7-6。

表7-6 注射器中甘草酸二铵与其他药物相容性

注射器中药物	药物量	甘草酸二铵量	溶液保存条件与结果	相容性
硫酸阿米卡星	200mg/2ml	100mg/20ml	立即产生浑浊或沉淀	不相容
加替沙星	10mg/5ml①	7.5mg/5ml①	立即出现白色浑浊	不相容
硫酸庆大霉素	40mg/1ml	10mg/1ml	立即出现白色浑浊	不相容
	80mg/2ml	100mg/20ml	立即产生白色浑浊或沉淀	
左氧氟沙星	50mg/10ml②	6mg/10ml②	立即产生白色浑浊或沉淀	不相容
硫酸奈替米星	100mg/2ml	100mg/20ml	立即产生浑浊或沉淀	不相容
奥美拉唑钠	8mg/2ml②	10mg/2ml	4小时性状与pH无明显变化	相容
盐酸昂丹司琼	2mg/1ml	3mg/5ml①	立即产生白色絮状沉淀	不相容
硫酸妥布霉素	80mg/2ml	100mg/20ml	立即产生浑浊或沉淀	不相容

注：①用5%葡萄糖注射液稀释；②用0.9%氯化钠注射液稀释。

异甘草酸镁

Magnesium Isoglycyrrhizinate

【适应证】 用于慢性病毒性肝炎和急性药物性肝损伤，改善肝功能异常。

【制剂与规格】 异甘草酸镁注射液：10ml∶50mg。本品为无色的澄明液体，主要成分为异甘草酸镁，系从豆科植物甘草 *Glycyrrhiza uralensis* Fisch.、胀果甘草 *Glycyrrhiza inflata* Bat. 或光果甘草 *Glycyrrhiza glabra* L. 根及根茎中提取的异甘草酸镁盐，辅料为氯化钠和注射用水。本品pH为6.5~8.0。

【用法与用量】

慢性病毒性肝炎： 静脉滴注，一次0.1~0.2g，一日1次，4周为1个疗程或遵医嘱。

急性药物性肝损伤： 静脉滴注，一次0.2g，一日1次，2周为1个疗程或遵医嘱。

【调配】 按照无菌操作技术，每0.1~0.2g药物，缓慢稀释于0.9%氯化钠注射液、5%葡萄糖注射液或10%葡萄糖注射液100ml或250ml中作静脉滴注液。

【稳定性】 本品未启封于遮光、室温处保存；调配的溶液室温24小时稳定。本品及调配的溶液如出现变色、浑浊、沉淀或结晶等物理性状改变，不得使用。

【药物相容性】

与静脉输液相容性：本品与静脉输液相容性见表 7-7。

表 7-7 异甘草酸镁与静脉输液相容性

静脉输液	异甘草酸镁浓度/（mg/ml）	溶液保存条件与结果	相容性
0.9% 氯化钠注射液	0.4	室温 24 小时性状、pH 与药物含量无明显变化，不溶性微粒符合规定	相容
5% 葡萄糖注射液	0.4	室温 24 小时性状、pH 与药物含量无明显变化，不溶性微粒符合规定	相容
10% 葡萄糖注射液	0.4	室温 24 小时性状、pH 与药物含量无明显变化，不溶性微粒符合规定	相容

静脉输液加药相容性：本品调配的溶液加入其他药物，药物相容性见表 7-8。

表 7-8 静脉输液中异甘草酸镁与其他药物相容性

加入药物	药物浓度	异甘草酸镁浓度/（mg/ml）	静脉输液	溶液保存条件与结果	相容性
丁二磺酸腺苷蛋氨酸	4mg/ml	0.8	0.9% 氯化钠注射液	立即出现白色浑浊	不相容
胰岛素（普通）	0.016U/ml	8	10% 葡萄糖注射液	室温 6 小时性状、pH 与两药物含量无明显变化，不溶性微粒符合规定	相容
环磷腺苷葡胺	0.62mg/ml	0.69	0.9% 氯化钠注射液、5% 葡萄糖注射液、10% 葡萄糖注射液或葡萄糖氯化钠注射液	室温 24 小时性状、pH 与两药物含量无明显变化，不溶性微粒符合规定	相容
门冬氨酸钾镁	0.08ml/ml	0.4	5% 葡萄糖注射液	室温 24 小时性状、pH 与两药物含量无明显变化	相容
还原型谷胱甘肽	4.8mg/ml	0.4	5% 或 10% 葡萄糖注射液	25℃ 4 小时性状、pH 与两药物含量无明显变化	相容
维生素 B_6	0.4mg/ml	0.4	5% 葡萄糖注射液	室温 24 小时性状、pH 与两药物含量无明显变化	相容
维生素 C	8mg/ml	0.4	5% 葡萄糖注射液	室温 24 小时性状、pH 与两药物含量无明显变化	相容

输液器加药相容性：本品调配的溶液与其他药物通过 Y 型输液器混合或输液器序贯输液，药物相容性见表 7-9。

表 7-9 输液器中异甘草酸镁与其他药物相容性

加入药物	药物浓度/（mg/ml）	异甘草酸镁浓度/（mg/ml）	溶液保存条件与结果	相容性
阿魏酸钠	8①	1①	立即出现白色浑浊	不相容
盐酸氨溴索	6②	0.9②	立即出现白色浑浊	不相容
	1.2①	0.6①	立即出现白色浑浊	不相容
醋酸卡泊芬净	0.5①	0.4②	立即出现白色浑浊	不相容
乳酸环丙沙星	2	0.4②	立即出现白色浑浊	不相容
硫酸依替米星	3①	0.4③	立即出现白色浑浊	不相容
甲磺酸加贝酯	3②	2①	立即出现白色浑浊	不相容
加替沙星	2①	1.2②	立即产生白色絮状物	不相容
盐酸昂丹司琼	2	未明确	立即出现白色浑浊	不相容
甲磺酸帕珠沙星	3①	0.4②	立即出现白色浑浊	不相容

注：①用 0.9% 氯化钠注射液稀释；②用 5% 葡萄糖注射液稀释；③用 5% 果糖注射液稀释。

注射器加药相容性：本品及调配的溶液与其他药物混合于注射器中，药物相容性见表 7-10。

表 7-10 注射器中异甘草酸镁与其他药物相容性

注射器中药物	药物量	异甘草酸镁量	溶液保存条件与结果	相容性
兰索拉唑	1.5mg/5ml①	10mg/5ml②	室温 6 小时性状与 pH 无明显变化，不溶性微粒符合规定	相容
奥美拉唑钠	2mg/5ml①	10mg/5ml②	室温 6 小时不溶性微粒明显增加	不相容
泮托拉唑钠	2mg/5ml①	10mg/5ml②	室温 6 小时性状与 pH 无明显变化，不溶性微粒符合规定	相容
长春西汀	1mg/1ml①	5mg/1ml①	立即出现白色浑浊	不相容

注：①用 0.9% 氯化钠注射液稀释；②用 5% 葡萄糖注射液稀释。

复方甘草酸铵

Compound Ammonium Glycyrrhizinate

【适应证】用于病毒性肝炎及其辅助治疗。

【制剂与规格】复方甘草酸铵注射液：2ml（含甘草酸铵 4mg、盐酸半胱氨酸 3mg 与甘氨酸 40mg）。本品为无色的澄明液体，甘草酸铵系从豆科植物甘草 *Glycyrrhiza uralensis* Fisch.、胀果甘草 *Glycyrrhiza inflata* Bat. 或光果甘草 *Glycyrrhiza glabra* L. 根及根茎中提取的甘草酸铵盐，辅料为亚硫酸氢钠、氯化钠和注射用水。本品 pH 为 6.0～7.0。

【用法与用量】肌内注射，一次 2～4ml，一日 1～2 次。

【调配】不必稀释。

【稳定性】本品未启封于室温、遮光处保存。

【药物相容性】本品不得与其他药物混合使用。

复方甘草酸单铵 S

Compound Ammonium Glycyrrhizinate S

【适应证】用于急性肝炎、慢性肝炎、迁延性肝炎引起的肝功能异常；对中毒性肝炎、外伤性肝炎及癌症有一定辅助治疗作用；也可用于食物中毒、药物中毒、药物过敏等。

【制剂与规格】

复方甘草酸单铵 S 注射液：2ml。本品为无色的澄明液体，每 1ml 含甘草酸单铵 S 1.80～2.20mg、盐酸半胱氨酸 1.45～1.65mg 与甘氨酸 18.0～22.0mg，甘草酸单铵 S 系从豆科植物甘草 *Glycyrrhiza uralensis* Fisch.、胀果甘草 *Glycyrrhiza inflata* Bat. 或光果甘草 *Glycyrrhiza glabra* L. 根及根茎中提取的甘草酸铵盐，辅料为亚硫酸氢钠、氯化钠、依地酸二钠和注射用水。本品 pH 为 5.5～7.5。

注射用复方甘草酸单铵 S：含甘草酸单铵 S 40mg、盐酸半胱氨酸 30mg 与甘氨酸 400mg；含甘草酸单铵 S 80mg、盐酸半胱氨酸 60mg 与甘氨酸 800mg；含甘草酸单铵 S 120mg、盐酸半胱氨酸 90mg 与甘氨酸 1.2g；含甘草酸单铵 S 160mg、盐酸半胱氨酸 120mg 与甘氨酸 1.6g，辅料为氯化钠、亚硫酸氢钠、依地酸二钠。

【用法与用量】

复方甘草酸单铵 S 注射液：静脉滴注或缓慢静脉注射，一次 20～80ml，一日 1 次；肌内注射或皮下注射，一次 2～4ml，小儿一次 2ml 或遵医嘱，一日 1～2 次。

注射用复方甘草酸单铵 S：静脉滴注或缓慢静脉注射，一次 40～160mg（以甘草酸单铵 S 计），一日 1 次。

【调配】

复方甘草酸单铵 S 注射液：肌内注射或皮下注射不必稀释；或按照无菌操作技术，每 20～80ml 药物，按 1∶1 比例缓慢加入 5% 葡萄糖注射液中作静脉注射液；或每 20～100ml 药物，缓慢稀释于 5% 葡萄糖注射液或 0.9% 氯化钠注射液 250～500ml 中作静脉滴注液。

注射用复方甘草酸单铵 S：按照无菌操作技术，每瓶药物，沿瓶内壁加入 5% 葡萄糖注射液适量使药物溶解，溶解液缓慢稀释于 5% 或 25% 葡萄糖注射液至 20～80ml，药物浓度约 1mg/ml 作静脉注射液；或每瓶药物，沿瓶内壁加入 5% 葡萄糖注射液或 0.9% 氯化钠注射液适量使药物溶解，每 40～160mg 药物的溶解液缓慢稀释于相对应静脉输液 250～500ml 中作静脉滴注液。

【稳定性】 本品未启封于凉暗处（避光、不超过 20℃）保存；调配的溶液立即使用。本品及调配的溶液如出现变色、浑浊、沉淀或结晶等物理性状改变，不得使用。

【药物相容性】

与静脉输液相容性：本品与静脉输液相容性见表 7-11。

表 7-11 复方甘草酸单铵 S 与静脉输液相容性

静脉输液	甘草酸单铵 S 浓度/（mg/ml）	溶液保存条件与结果	相容性
0.9% 氯化钠注射液	—	药品说明书推荐	相容
5% 葡萄糖注射液	—	药品说明书推荐	相容
5% 转化糖电解质注射液	0.64	物理性状稳定，不溶性微粒明显增加，随着时间延长产生沉淀	不相容

输液器加药相容性：用 5% 葡萄糖注射液调配的复方甘草酸单铵 S 0.64mg/ml 与依诺沙星 2mg/ml 溶液通过输液器序贯输液，混合溶液立即形成结晶，其物理性状不相容。

注射器加药相容性：本品调配的溶液与其他药物混合于注射器中，药物相容性见表 7-12。

表 7-12 注射器中复方甘草酸单铵 S 与其他药物相容性

注射器中药物	药物量	甘草酸单铵 S 量	溶液保存条件与结果	相容性
环丙沙星	10mg/5ml[①]	4mg/5ml[①]	立即出现白色浑浊	不相容
盐酸表柔比星	4mg/2ml	1.6mg/2ml[①]	立即产生红色絮状物	不相容
奥美拉唑钠	未明确[①]	未明确[①]	立即出现白色浑浊	不相容

注：①用 0.9% 氯化钠注射液稀释。

复方甘草酸苷
Compound Glycyrrhizin

【适应证】用于治疗慢性肝病,改善肝功能异常;可用于治疗湿疹、皮炎、荨麻疹。

【制剂与规格】

复方甘草酸苷注射液:20ml(甘草酸苷 40mg、甘氨酸 400mg 与盐酸半胱氨酸 20mg)。本品为无色的澄明液体,甘草酸苷系豆科植物甘草 *Glycyrrhiza uralensis* Fisch.、胀果甘草 *Glycyrrhiza inflata* Bat. 或光果甘草 *Glycyrrhiza glabra* L. 根及根茎的提取物,辅料为亚硫酸氢钠、氯化钠和氨水。本品 pH 为 6.0~7.4。

注射用复方甘草酸苷:甘草酸苷 20mg、甘氨酸 200mg 与盐酸半胱氨酸 10mg;甘草酸苷 40mg、甘氨酸 400mg 与盐酸半胱氨酸 20mg;甘草酸苷 80mg、甘氨酸 800mg 与盐酸半胱氨酸 40mg;甘草酸苷 120mg、甘氨酸 1 200mg 与盐酸半胱氨酸 60mg。本品为白色或类白色的冻干块状物或粉末,辅料氢氧化钠或亚硫酸氢钠和右旋糖酐 40。

【用法与用量】

复方甘草酸苷注射液:成人通常一次 5~20ml,一日 1 次静脉注射,可依年龄、症状适当增减;慢性肝病一次 40~60ml,一日 1 次静脉注射或静脉滴注,可依年龄、症状适当增减,最大用药剂量一日 100ml。

注射用复方甘草酸苷:成人通常一次 10~40mg(以甘草酸苷计),一日 1 次静脉注射;慢性肝病一次 80~120mg,一日 1 次静脉注射或者静脉滴注,可依年龄、症状适当增减,最大用药剂量一日 200mg。

【调配】

复方甘草酸苷注射液:静脉注射可以不稀释;或按照无菌操作技术,每 80~120mg 药物,缓慢稀释于 0.9% 氯化钠注射液或 5% 葡萄糖注射液 250~500ml 中作静脉滴注液。

注射用复方甘草酸苷:按照无菌操作技术,每瓶药物,沿瓶内壁加入 0.9% 氯化钠注射液或 5% 葡萄糖注射液 10~20ml 使药物溶解,药物浓度为 2mg/ml(以甘草酸苷计)作静脉注射液;或每 80~120mg 药物的溶解液缓慢稀释于相对应静脉输液 250~500ml 中作静脉滴注液。

【稳定性】本品未启封于凉暗处(避光、不超过 20℃)保存;调配的溶液立即使用。本品及调配的溶液如出现变色、浑浊、沉淀或结晶等物理性状改变,不得使用。

【药物相容性】

与静脉输液相容性：本品与静脉输液相容性见表7-13。

表7-13 复方甘草酸苷与静脉输液相容性

静脉输液	甘草酸苷浓度/(mg/ml)	溶液保存条件与结果	相容性
0.9%氯化钠注射液	0.8	室温6小时性状与pH无明显变化，不溶性微粒符合规定	相容
5%葡萄糖注射液	0.8	室温6小时性状与pH无明显变化，不溶性微粒符合规定	相容
10%葡萄糖注射液	0.8	室温6小时性状与pH无明显变化，不溶性微粒符合规定	相容
葡萄糖氯化钠注射液	0.8	室温6小时性状与pH无明显变化，不溶性微粒符合规定	相容

静脉输液加药相容性：本品调配的溶液加入其他药物，药物相容性见表7-14。

表7-14 静脉输液中复方甘草酸苷与其他药物相容性

加入药物	药物浓度/(mg/ml)	甘草酸苷浓度/(mg/ml)	静脉输液	溶液保存条件与结果	相容性
还原型谷胱甘肽	1.2	0.16	5%葡萄糖注射液	室温5小时不溶性微粒明显增加	不相容
维生素C 葡萄糖酸钙	4 4	0.16	10%葡萄糖注射液	室温6小时性状、pH与甘草酸苷含量无明显变化，不溶性微粒符合规定	相容

输液器加药相容性：本品调配的溶液与其他药物通过Y型输液器混合或输液器序贯输液，药物相容性见表7-15。

表7-15 输液器中复方甘草酸苷与其他药物相容性

加入药物	药物浓度/(mg/ml)	甘草酸苷浓度/(mg/ml)	溶液保存条件与结果	相容性
盐酸氨溴索	7.5	0.4[①]	立即出现白色浑浊	不相容
硫酸依替米星	1[①]	1.6[①]	立即出现白色浑浊	不相容
法莫替丁	10	0.32[①]	立即产生白色絮状物	不相容
盐酸吉西他滨	16[②]	0.64[②]	产生浑浊和结晶	不相容

续表

加入药物	药物浓度/(mg/ml)	甘草酸苷浓度/(mg/ml)	溶液保存条件与结果	相容性
人免疫球蛋白（pH 4）	未明确	未明确	立即产生白色浑浊或沉淀	不相容
奥美拉唑钠	8[②]	0.8[②]	立即产生白色浑浊和絮状物	不相容
盐酸罂粟碱	0.1[②]	0.16[②]	立即出现白色浑浊	不相容

注：①用5%葡萄糖注射液稀释；②用0.9%氯化钠注射液稀释。

注射器加药相容性：本品及调配的溶液与其他药物混合于注射器中，药物相容性见表7-16。

表7-16 注射器中复方甘草酸苷与其他药物相容性

注射器中药物	药物量	甘草酸苷量	溶液保存条件与结果	相容性
丁二磺酸腺苷蛋氨酸	50mg/5ml[①]	6mg/5ml[①]	立即出现白色浑浊	不相容
氟罗沙星	4mg/2ml[①]	2.4mg/1ml[②]	立即出现白色浑浊	不相容
果糖二磷酸钠	1g/10ml	60mg/10ml	立即出现白色浑浊或沉淀	不相容
甲磺酸加贝酯	10mg/0.5ml[③]	2mg/1ml	立即出现白色浑浊	不相容
加替沙星	10mg/5ml[①]	2.25ml/5ml[①]	立即出现白色浑浊	不相容
多种微量元素（Ⅱ）	2ml	4.5mg/2ml	立即出现白色浑浊	不相容
泮托拉唑钠	未明确[②]	未明确[②]	立即出现白色浑浊	不相容
维生素 B_6	200mg/4ml	5ml	立即出现白色浑浊	不相容

注：①用5%或10%葡萄糖注射液稀释；②用0.9%氯化钠注射液稀释；③用灭菌注射用水溶解。

苦参碱
Matrine

【适应证】

苦参碱注射液：用于活动性慢性迁延性肝炎；抗肿瘤辅助用药，用于预防肿瘤患者恶病质，改善肿瘤患者生存质量。

注射用苦参碱：用于治疗慢性肝炎的谷丙转氨酶（GPT）及胆红素异常。

【制剂与规格】

苦参碱注射液：2ml：50mg；2ml：150mg；5ml：50mg；5ml：80mg；10ml：150mg。本品为无色的澄明液体，主要成分为苦参碱，系从豆科植物苦豆子 *Sophora* *alopecuroides* L. 果实或地上部分中提取的一种生物碱,辅料为注射用水。本品 pH 为 6.0～8.0。

注射用苦参碱:50mg;75mg;150mg。本品为白色或类白色的冻干块状物,成分为苦参碱,辅料为甘露醇。苦参碱 50mg/ml 水溶液 pH 为 6.5～8.5。

【用法与用量】

苦参碱注射液:治疗慢性肝炎,一次 150mg,一日 1 次,静脉滴注,滴注速度以 60 滴/min 为宜,1 个疗程为 2 周;抗肿瘤辅助用药,一次 80mg,一日 1 次,仅静脉滴注,滴注时间不少于 40 分钟。

注射用苦参碱:治疗慢性肝炎,一次 150mg,一日 1 次,静脉滴注,滴注速度以 60 滴/min 为宜。

【调配】

苦参碱注射液:按照无菌操作技术,治疗慢性肝炎,每 150mg 药物,缓慢稀释于 5% 或 10% 葡萄糖注射液 500ml 中作静脉滴注液;抗肿瘤辅助用药,一次 80mg,缓慢稀释于 0.9% 氯化钠注射液至 100ml 作静脉滴注液。

注射用苦参碱:按照无菌操作技术,每瓶药物,沿瓶内壁加入注射用水适量使药物溶解,每 150mg 药物溶解液,缓慢稀释于 5% 或 10% 葡萄糖注射液 500ml 中作静脉滴注液。

【稳定性】本品未启封于遮光、阴凉处(不超过 20℃)保存;调配的溶液立即使用。本品及调配的溶液如出现变色、浑浊、沉淀或结晶等物理性状改变,不得使用。

【药物相容性】

与静脉输液相容性:苦参碱注射液与静脉输液相容性见表 7-17。

表 7-17 苦参碱注射液与静脉输液相容性

静脉输液	苦参碱浓度/(mg/ml)	溶液保存条件与结果	相容性
0.9%氯化钠注射液	3	4℃、25℃ 8 小时性状与 pH 无明显变化,苦参碱损失小于 5%;37℃ 8 小时 pH 与 0 时比较变化大于 10%,苦参碱损失约 10%	相容
5%葡萄糖注射液	3	4℃、25℃、37℃ 8 小时性状与 pH 无明显变化,苦参碱损失小于 5%	相容
10%葡萄糖注射液	3	4℃、25℃、37℃ 8 小时性状与 pH 无明显变化,苦参碱损失小于 5%	相容
葡萄糖氯化钠注射液	3	4℃、25℃、37℃ 8 小时性状与 pH 无明显变化,苦参碱损失小于 5%	相容

注射器加药相容性： 苦参碱注射液 30mg/3ml 与盐酸莫西沙星 155.2mg/97ml 注射液混合于玻璃容器中，溶液于 25℃、37℃保存 8 小时，其性状、pH 与两药物含量稳定。

苦参素
Marine

【适应证】用于慢性乙型病毒性肝炎与肿瘤放疗、化疗或其他原因引起的白细胞减少症。

【制剂与规格】

苦参素注射液： 2ml：0.2g；2ml：0.6g；5ml：0.6g。本品为几乎无色至微黄色的澄明液体，主要成分为氧化苦参碱，系从豆科植物苦参 *Sophora flavescens* Ait. 根及种子中提取的一种生物碱，辅料为枸橼酸和注射用水。本品 pH 为 4.5～6.5。

注射用苦参素： 0.2g；0.3g；0.4g；0.6g。本品为白色或类白色的疏松块状物或粉末，主要成分为氧化苦参碱，辅料为甘露醇。

【用法与用量】

苦参素注射液： 一次 0.6g，一日 1 次，静脉滴注，滴注速度以 60 滴/min 为宜，2 个月为 1 个疗程或遵医嘱。

注射用苦参素： 用于慢性乙型病毒性肝炎，一次 0.4～0.6g，一日 1 次，肌内注射或静脉滴注，12 周为 1 个疗程或遵医嘱；用于白细胞减少，一次 0.2g，一日 2 次。

【调配】

苦参素注射液： 按照无菌操作技术，每 0.6g 药物，缓慢稀释于 0.9% 氯化钠注射液或 5% 葡萄糖注射液 100～250ml 中作静脉滴注液。

注射用苦参素： 按照无菌操作技术，每瓶 0.2g 药物，沿瓶内壁加入灭菌注射用水 2ml 使药物溶解作肌内注射液；或每瓶 0.2～0.6g 药物，沿瓶内壁加入灭菌注射用水 2～5ml 使药物溶解，药物溶解液缓慢稀释于 0.9% 氯化钠注射液或 5% 葡萄糖注射液 250ml 中作静脉滴注液。

【稳定性】本品未启封于遮光、阴凉处（不超过 20℃）保存；调配的溶液立即使用。本品及调配的溶液如出现变色、浑浊、沉淀或结晶等物理性状改变，不得使用。

【药物相容性】

与静脉输液相容性： 本品与静脉输液相容性见表 7-18。

表 7-18 苦参素与静脉输液相容性

静脉输液	苦参素浓度/(mg/ml)	溶液保存条件与结果	相容性
0.9%氯化钠注射液	0.4	室温 3 小时性状与 pH 无明显变化,苦参素损失约 10%	相容
5%葡萄糖注射液	0.4	室温 8 小时性状、pH 与苦参素含量无明显变化	相容
10%葡萄糖注射液	0.4	室温 8 小时性状、pH 与苦参素含量无明显变化	相容

静脉输液加药相容性：苦参素注射液调配的溶液加入其他药物,药物相容性见表 7-19。

表 7-19 静脉输液中苦参素注射液与其他药物相容性

加入药物	药物浓度/(mg/ml)	苦参素浓度/(mg/ml)	静脉输液	溶液保存条件与结果	相容性
膦甲酸钠	12	2.4	0.9%氯化钠注射液	4℃、23℃、45℃ 12 小时性状与 pH 无明显变化,两药物损失小于 10%	相容
盐酸左氧氟沙星	0.8	4	5%葡萄糖注射液	室温 8 小时性状与 pH 无明显变化,左氧氟沙星稳定,苦参素未检测	相容

输液器加药相容性：注射用苦参素用 5% 葡萄糖注射液调配的 6mg/ml 溶液与注射用丹参用 0.9% 氯化钠注射液调配的 8mg/ml 溶液通过输液器序贯输液,混合溶液立即产生白色絮状物,其物理性状不相容。

硝酸一叶萩碱

Securinine Nitrate

【**适应证**】用于小儿麻痹后遗症和面神经麻痹。

【**制剂与规格**】硝酸一叶萩碱注射液：2ml：8mg。本品为无色至微黄色或至微橙红色的澄明液体,主要成分为硝酸一叶萩碱,系从大戟科植物一叶萩 *Securinega suffruticosa* (Pall.) Rehd. 叶中提取的一种生物碱硝酸盐,现已人工合成,辅料为硝酸、聚山梨酯 80、氯化钠和注射用水。本品 pH 为 4.0~6.0。

【用法与用量】皮下注射或肌内注射,成人一次 2～4mg,一日 1～2 次,2～4 周为 1 个疗程;小儿按成人用量的 1/4 给药。

【调配】不必稀释。

【稳定性】本品未启封于遮光、冷处(2～10℃)保存。

【药物相容性】本品不得与其他药物混合使用。

盐酸洛贝林
Lobeline Hydrochloride

【适应证】用于各种原因引起的中枢性呼吸抑制。临床上常用于新生儿窒息,一氧化碳、阿片中毒等。

【制剂与规格】盐酸洛贝林注射液:1ml:3mg;1ml:10mg。本品为无色或几乎无色的澄明液体,主要成分为盐酸洛贝林,系从桔梗科植物山梗菜 *Lobelia sessilifolia* Lamb. 根或带根全草中提取的一种山梗菜碱盐酸盐,现已人工合成,辅料为盐酸和注射用水。本品 pH 为 2.7～4.5。

【用法与用量】

静脉注射:成人常用量一次 3mg,极量一次 6mg,一日 20mg;小儿一次 0.3～3mg,必要时每隔 30 分钟可重复使用;新生儿窒息可注入脐静脉 3mg。

皮下注射或肌内注射:成人常用量一次 10mg,极量一次 20mg,一日 50mg;小儿一次 1～3mg。

【调配】不必稀释。

【稳定性】本品未启封于遮光、室温处保存。

【药物相容性】

与静脉输液相容性:本品与静脉输液相容性见表 7-20。

表 7-20　盐酸洛贝林与静脉输液相容性

静脉输液	盐酸洛贝林浓度/(mg/ml)	溶液保存条件与结果	相容性
0.9%氯化钠注射液	0.036	室温 8 小时物理性状相容,药物损失小于 5%	相容
葡萄糖氯化钠注射液	0.036	室温 8 小时物理性状相容,药物损失小于 5%	相容

注射器加药相容性:本品与三磷腺苷二钠或呋塞米注射液直接混合于注射器中,立即产生白色浑浊或絮状沉淀,溶液物理性状不相容。

天麻素
Gastrodin

【适应证】用于神经衰弱、神经衰弱综合征及血管神经性头痛等症（如偏头痛、三叉神经痛、枕大神经痛等）；亦可用于脑外伤性综合征、眩晕症如梅尼埃病、药物性眩晕、外伤性眩晕、突发性聋、前庭神经元炎、椎基底动脉供血不足等。

【制剂与规格】

天麻素注射液：1ml：0.1g；2ml：0.2g；5ml：0.5g；5ml：0.6g。本品为无色的澄明液体，主要成分为天麻素，系从兰科植物天麻 *Gastrodia elata* Bl. 根茎中提取的有效成分，现已人工合成，辅料为注射用水。本品pH为5.0～7.0。

注射用天麻素：0.1g；0.2g。本品为白色的疏松块状物或粉末，主要成分为天麻素，辅料为甘露醇。

【用法与用量】

静脉滴注：一次0.6g，一日1次。

肌内注射：一次0.2g，一日1～2次，器质性疾病可适当增加剂量。

【调配】

天麻素注射液：肌内注射不必稀释；或按照无菌操作技术，每0.6g药物，稀释于5%葡萄糖注射液或0.9%氯化钠注射液250～500ml中作静脉滴注液。

注射用天麻素：按照无菌操作技术，每瓶0.1g、0.2g药物，沿瓶内壁加入灭菌注射用水2ml使药物溶解作肌内注射液。

【稳定性】本品未启封于室温处保存；调配的溶液立即使用。本品及调配的溶液如出现变色、浑浊、沉淀或结晶等物理性状改变，不得使用。

【药物相容性】

与静脉输液相容性：天麻素注射液与静脉输液相容性见表7-21。

表7-21 天麻素注射液与静脉输液相容性

静脉输液	天麻素浓度/（mg/ml）	溶液保存条件与结果	相容性
0.9%氯化钠注射液	2, 2.4	室温12小时性状与pH无明显变化，天麻素损失小于10%	相容
5%葡萄糖注射液	2, 2.4	室温12小时性状与pH无明显变化，天麻素损失小于10%	相容
10%葡萄糖注射液	2, 2.4	室温12小时性状与pH无明显变化，天麻素损失小于10%	相容

续表

静脉输液	天麻素浓度/(mg/ml)	溶液保存条件与结果	相容性
葡萄糖氯化钠注射液	2,2.4	室温12小时性状与pH无明显变化,天麻素损失小于10%	相容
复方氯化钠注射液	2,2.4	室温12小时性状与pH无明显变化,天麻素损失小于10%	相容

静脉输液加药相容性：用5%葡萄糖注射液调配的天麻素2.4mg/ml、氯化钾2mg/ml、维生素C 8mg/ml混合溶液于室温保存8小时，其性状与pH无明显变化，天麻素稳定。

输液器加药相容性：用5%葡萄糖注射液调配的天麻素6mg/ml与长春西汀0.2mg/ml溶液通过输液器序贯输液，混合溶液立即出现乳白色浑浊，其物理性状不相容。

注射器加药相容性：用5%葡萄糖注射液调配的天麻素30mg/5ml与长春西汀1mg/5ml溶液混合于玻璃容器中，立即出现乳白色浑浊，溶液物理性状不相容。

枸橼酸咖啡因
Caffeine Citrate

【**适应证**】用于治疗孕龄28～33周早产新生儿原发性呼吸暂停。

【**制剂与规格**】枸橼酸咖啡因注射液：1ml:20mg；3ml:30mg；3ml:60mg（以咖啡因计）。本品为无色的澄明液体，主要成分为枸橼酸咖啡因，系从山茶科植物茶 *Camellia sinensis*（L.）O. Kuntze [*Thea sinensis* L.] 叶或茜草科植物小果咖啡 *Coffea arabica* L.、中果咖啡 *Coffea canephora* Pierre ex Froehn. 与大果咖啡 *Coffea liberica* Bull. ex Hien 种子中提取的咖啡因枸橼酸盐，辅料为枸橼酸、枸橼酸钠和注射用水。枸橼酸咖啡因10mg/ml注射液pH为4.2～5.2，与0.9%氯化钠注射液的渗透压比约为0.5；用5%葡萄糖注射液、0.9%氯化钠注射液与10%葡萄糖酸钙注射液调配的枸橼酸咖啡因10mg/ml溶液渗透压摩尔浓度约220mOsmol/kg、230mOsmol/kg与280mOsmol/kg。

【**用法与用量**】

用法：仅采用输液泵或其他定量输液装置静脉输注，不得肌内注射、皮下注射、椎管内注射或腹腔注射给药。推荐负荷剂量缓慢静脉输注30分钟，维持剂量缓慢静脉输注10分钟。

用量： 推荐负荷剂量按体重 20mg/kg 缓慢静脉输注 30 分钟，间隔 24 小时后，按体重 5mg/kg 给予维持剂量，每 24 小时 1 次。如早产新生儿对推荐的负荷剂量临床应答不充分，可在 24 小时后按体重给予最大 10～20mg/kg 第 2 次负荷剂量或较高维持剂量；如患者对第 2 次负荷剂量或维持剂量按体重 10mg/(kg·d) 的应答仍然不充分，应重新考虑早产新生儿呼吸暂停的诊断。

【调配】 静脉输注可以不稀释；或按照无菌操作技术，一次用量药物，用与药物等体积或超过药物体积的 5% 葡萄糖注射液、0.9% 氯化钠注射液或 10% 葡萄糖酸钙注射液稀释作静脉输注液。

【稳定性】 本品未启封于 30℃ 以下保存。本品启封后立即使用，调配的溶液于 25℃ 或 2～8℃ 条件下可保存 24 小时，其物理性状和化学性质稳定，但从微生物学角度考虑，建议溶液立即使用。

【药物相容性】

与静脉输液相容性： 本品与静脉输液相容性见表 7-22。

表 7-22　枸橼酸咖啡因与静脉输液相容性

静脉输液	枸橼酸咖啡因浓度/(mg/ml)	溶液保存条件与结果	相容性
0.9% 氯化钠注射液	10	室温 24 小时物理性状和化学性质稳定	相容
5% 葡萄糖 0.225% 氯化钠注射液	5	室温 24 小时物理性状和化学性质稳定	相容
5% 葡萄糖 0.225% 氯化钠注射液 1.5% 氯化钾注射液	5	室温 24 小时物理性状和化学性质稳定	相容

输液器加药相容性： 枸橼酸咖啡因 20mg/ml 注射液通过 Y 型输液器按 1∶1 比例与每 350ml 含小儿复方氨基酸 2g、葡萄糖 87.5g、氯化钠 4mEq、醋酸钠 4mEq、氯化钾 2mEq、醋酸钾 2mEq、磷酸钾 2mEq、硫酸镁 1mEq、葡萄糖酸钙 2mEq、多种维生素 2ml 和微量元素 0.1ml 的新生儿肠外营养液混合，于 0.25 小时、0.5 小时、1 小时、2 小时、3 小时测定样品浊度单位（NTU），浊度约 0.22NTU 且没有明显变化，药物与灭菌注射用水混合溶液浊度约 0.16NTU、肠外营养液与灭菌注射用水混合溶液浊度约 0.29NTU，3 种混合溶液浊度没有明显差异，且药物与肠外营养液混合溶液浊度 <0.5NTU，混合溶液物理性状相容。本品与其他药物通过 Y 型输液器按 1∶1 比例混合，药物相容性见表 7-23。

注射器加药相容性： 本品与其他药物混合于注射器中，药物相容性见表 7-24。

表 7-23　输液器中枸橼酸咖啡因与其他药物相容性

加入药物	药物浓度	枸橼酸咖啡因浓度 /（mg/ml）	溶液保存条件与结果	相容性
贝林妥欧单抗	0.125μg/ml[①], 0.375μg/ml[①]	25	室温 12 小时相容且稳定	相容
盐酸多巴胺	0.6mg/ml[②]	20	室温 24 小时相容且稳定	相容
盐酸多沙普仑	2mg/ml[②]	20	23℃ 4 小时物理性状相容	相容
枸橼酸芬太尼	10μg/ml[②]	20	室温 24 小时相容且稳定	相容
肝素钠	1U/ml[②]	20	室温 24 小时相容且稳定	相容
左氧氟沙星	5mg/ml[②]	5	24℃ 4 小时物理性状相容	相容

注：①用 0.9% 氯化钠注射液稀释；②用 5% 葡萄糖注射液稀释。

表 7-24　注射器中枸橼酸咖啡因与其他药物相容性

注射器中药物	药物量	枸橼酸咖啡因量	溶液保存条件与结果	相容性
阿昔洛韦	50mg/1ml	20mg/1ml	立即产生沉淀	不相容
前列地尔	0.5mg/1ml	20mg/1ml	25℃ 4 小时物理性状相容	相容
硫酸阿米卡星	250mg/1ml	20mg/1ml	25℃ 4 小时物理性状相容	相容
氨茶碱	25mg/1ml	20mg/1ml	25℃ 4 小时物理性状相容	相容
葡萄糖酸钙	100mg/1ml	20mg/1ml	室温 24 小时物理性状和化学性质稳定	相容
头孢噻肟钠	200mg/1ml	20mg/1ml	25℃ 4 小时物理性状相容	相容
克林霉素磷酸酯	150mg/1ml	20mg/1ml	25℃ 4 小时物理性状相容	相容
地塞米松磷酸钠	4mg/1ml	20mg/1ml	25℃ 4 小时物理性状相容	相容
茶苯海明	10mg/1ml	10mg/1ml	溶液澄明	相容
盐酸多巴酚丁胺	12.5mg/1ml	20mg/1ml	25℃ 4 小时物理性状相容	相容
盐酸多巴胺	80mg/1ml	20mg/1ml	25℃ 4 小时物理性状相容	相容
盐酸肾上腺素	0.1mg/1ml	20mg/1ml	25℃ 4 小时物理性状相容	相容
枸橼酸芬太尼	50μg/1ml	20mg/1ml	25℃ 4 小时物理性状相容	相容
呋塞米	10mg/1ml	20mg/1ml	立即产生沉淀	不相容
硫酸庆大霉素	10mg/1ml	20mg/1ml	25℃ 4 小时物理性状相容	相容
肝素钠	10U/1ml	20mg/1ml	25℃ 4 小时物理性状相容	相容

续表

注射器中药物	药物量	枸橼酸咖啡因量	溶液保存条件与结果	相容性
盐酸异丙肾上腺素	0.2mg/1ml	20mg/1ml	25℃ 4小时物理性状相容	相容
盐酸利多卡因	10mg/1ml	20mg/1ml	25℃ 4小时物理性状相容	相容
劳拉西泮	2mg/1ml	20mg/1ml	立即出现浑浊并随着时间延长分成2层	不相容
盐酸甲氧氯普胺	5mg/1ml	20mg/1ml	25℃ 4小时物理性状相容	相容
硫酸吗啡	4mg/1ml	20mg/1ml	25℃ 4小时物理性状相容	相容
硝酸甘油	5mg/1ml	20mg/1ml	立即产生白色沉淀并随着时间延长分成2层	不相容
苯唑西林钠	50mg/1ml	20mg/1ml	立即产生白色沉淀并随着时间延长分成2层	不相容
泮库溴铵	1mg/1ml	20mg/1ml	25℃ 4小时物理性状相容	相容
泮托拉唑钠	4mg/1ml	10mg/1ml	产生沉淀	不相容
苯巴比妥钠	130mg/1ml	20mg/1ml	25℃ 4小时物理性状相容	相容
盐酸去氧肾上腺素	10mg/1ml	20mg/1ml	25℃ 4小时物理性状相容	相容
碳酸氢钠	4.2%, 1ml	20mg/1ml	25℃ 4小时物理性状相容	相容
硝普钠	25mg/1ml	20mg/1ml	25℃ 4小时物理性状相容	相容
盐酸万古霉素	50mg/1ml	20mg/1ml	25℃ 4小时物理性状相容	相容

与容器具相容性：本品与玻璃和塑料容器相容。枸橼酸咖啡因 10mg/ml 溶液于玻璃、塑料注射器中室温或 4℃保存超过 60 日，药物损失小于 4%。

氧化樟脑
Vitacamphorae

【适应证】用于中枢性呼吸困难及循环衰竭，也可用于各种疾患的心脏衰弱和呼吸困难。

【制剂与规格】氧化樟脑注射液：1ml：5mg；2ml：10mg；5ml：25mg；10ml：50mg。本品为无色的澄明液体，主要成分为 π-氧化樟脑，系樟科植物樟 Cinnamomum camphora（L.）Presl 根、干、枝和叶经蒸馏精制而成的（+）-樟脑（天然）为原料，先经二次溴化、还原得（+）-π-溴代樟脑，再经酯化、水解和氧化反应合成的强心药物,辅料为甲硫氨酸和注射用水。本品 pH 为 3.0～5.5。

【用法与用量】静脉注射、静脉滴注、肌内注射或皮下注射,一次 1～2ml 或遵医嘱;静脉滴注每日每次剂量不宜超过 80mg。

【调配】静脉注射、肌内注射或皮下注射不必稀释;或按照无菌操作技术,每 25～50mg 药物,稀释于 0.9% 氯化钠注射液或 5% 葡萄糖注射液 100～250ml 中作静脉滴注液。

【稳定性】本品未启封于室温、遮光处保存。

【药物相容性】

与静脉输液相容性:本品与 0.9% 氯化钠注射液或 5% 葡萄糖注射液相容。

静脉输液加药相容性:本品不得与其他药物混合于同一容器内使用。

输液器加药相容性:本品不得与其他药物混合使用,如确需要联合使用其他药物,须用相容性静脉输液适量冲洗静脉通路。

樟脑磺酸钠
Sodium Camphor Sulfonate

【适应证】用于呼吸循环衰竭。

【制剂与规格】樟脑磺酸钠注射液:1ml:0.05g;1ml:0.1g;2ml:0.05g;2ml:0.2g。本品为无色或几乎无色的澄明液体,主要成分为樟脑磺酸钠,系樟科植物樟 *Cinnamomum camphora* (L.) Presl 根、干、枝和叶经蒸馏精制而成的(+)-樟脑(天然)为原料经半合成制得,辅料为磷酸氢二钠、磷酸二氢钠和注射用水。本品 pH 为 6.0～8.0。

【用法与用量】皮下注射、肌内注射或静脉注射,成人一次 50～100mg。

【调配】不必稀释。

【稳定性】本品未启封于室温、遮光处保存。

【药物相容性】本品不得与其他药物混合使用。

丹参酮 II_A 磺酸钠
Sulfotanshinone Sodium

【适应证】用于冠心病、心绞痛、心肌梗死的辅助治疗。

【制剂与规格】丹参酮 II_A 磺酸钠注射液:2ml:10mg。本品为红色的澄明液体,主要成分为丹参酮 II_A 磺酸钠,系从唇形科植物丹参 *Salvia miltiorrhiza* Bge. 根及根茎中提取的丹参酮 II_A 磺酸钠盐,辅料为葡萄糖和注射用水。本品 pH 为 3.5～5.5。

【用法与用量】肌内注射、静脉注射或静脉滴注，一次 40～80mg，一日 1 次。

【调配】肌内注射不必稀释；或按照无菌操作技术，每 40～80mg 药物，用 25% 葡萄糖注射液 20ml 稀释作静脉注射液；或每 40～80mg 药物，稀释于 5% 葡萄糖注射液或 0.9% 氯化钠注射液 250～500ml 中作静脉滴注液。

【稳定性】本品未启封于室温、遮光处保存；调配的溶液立即使用。本品及调配的溶液如出现变色、浑浊、沉淀或结晶等物理性状改变，不得使用。

【药物相容性】

与静脉输液相容性：本品与静脉输液相容性见表 7-25。

表 7-25　丹参酮 II_A 磺酸钠与静脉输液相容性

静脉输液	丹参酮 II_A 磺酸钠浓度 /（mg/ml）	溶液保存条件与结果	相容性
0.9% 氯化钠注射液	0.8	室温 8 小时性状与 pH 无明显变化，药物损失小于 10%，不溶性微粒符合规定	相容
5% 葡萄糖注射液	0.8	室温 8 小时性状与 pH 无明显变化，药物损失小于 10%，不溶性微粒符合规定	相容
葡萄糖氯化钠注射液	0.8	室温 8 小时性状与 pH 无明显变化，药物损失小于 10%，不溶性微粒符合规定	相容
5% 果糖注射液	0.8	室温 8 小时性状与 pH 无明显变化，药物损失小于 10%，不溶性微粒符合规定	相容
5% 木糖醇注射液	0.8	室温 8 小时性状与 pH 无明显变化，药物损失小于 10%，不溶性微粒符合规定	相容
右旋糖酐 40 葡萄糖注射液	0.8	室温 8 小时性状与 pH 无明显变化，药物损失小于 10%，不溶性微粒符合规定	相容
转化糖电解质注射液	0.8	室温 8 小时性状与 pH 无明显变化，药物损失小于 10%，不溶性微粒符合规定	相容

静脉输液加药相容性：本品不得与含镁、铁、钙、铜、锌等金属的药物混合使用；本品具有较强的还原性，不宜与具有强氧化性药物混合使用。本品为红色溶液，不宜与其他药物混合于静脉输液中使用，尽可能单独使用。本品与盐酸氨溴索、西咪替丁、法莫替丁、盐酸甲氯芬酯、硫酸镁、复合磷酸氢钾、果糖二磷酸钠、氯化钾、门冬氨酸钾镁、甲硫氨酸维 B_1、呋塞米、长春西汀、盐酸罂粟碱、甲磺酸加贝酯、银杏达莫、盐酸异丙肾上腺素、左卡尼汀、硝酸异山梨酯、青霉素钠、头孢唑林钠、头孢哌酮钠舒巴坦钠、氨曲南、盐酸克林霉素、硫酸庆大霉素、左氧氟沙星、依诺沙星、盐酸莫西沙星、硫酸奈替米星、硫酸异帕米星、甲

磺酸帕珠沙星、甲磺酸培氟沙星、硫酸依替米星、硫酸妥布霉素或盐酸去甲万古霉素混合，溶液可能出现变色、浑浊、沉淀或结晶，丹参酮Ⅱ_A磺酸钠含量降低，其物理性状和/或化学性质不相容。

输液器加药相容性：本品调配的溶液与其他药物通过输液器序贯输液，药物相容性见表7-26。

表7-26 输液器中丹参酮Ⅱ_A磺酸钠与其他药物相容性

加入药物	药物浓度	丹参酮Ⅱ_A磺酸钠浓度/(mg/ml)	溶液保存条件与结果	相容性
灯盏花素	0.32mg/ml①	0.2①	立即产生红色絮状物	不相容
痰热清注射液	0.12ml/ml②	0.12②	立即产生白色沉淀	不相容
盐酸氨溴索	7.5mg/ml	0.08① 0.16①	立即产生红色絮状物	不相容
氨曲南	8mg/ml②	0.2①	产生红色絮状物	不相容
头孢哌酮钠舒巴坦钠	12mg/ml①	0.32①	立即产生白色絮状物	不相容
硫酸依替米星	1.5mg/ml②	未明确①	立即出现褐色浑浊	不相容
呋塞米	10mg/ml	0.24②	立即产生白色絮状物	不相容
甲磺酸加贝酯	1mg/ml②	0.4①	立即出现红色浑浊	不相容
硫酸庆大霉素	0.64mg/ml②	0.16①	立即产生红色絮状物	不相容
硫酸异帕米星	4mg/ml②	0.3②	立即出现浑浊	不相容
盐酸莫西沙星	1.6mg/ml②	0.8①	立即产生橘黄色絮状物	不相容
氯化钾	100mg/ml	0.32①	立即出现白色浑浊	不相容
果糖二磷酸钠	100mg/ml	0.24①	立即产生红色絮状物	不相容
长春西汀	0.08mg/ml②	0.24②	立即出现白色浑浊	不相容

注：①用5%葡萄糖注射液稀释；②用0.9%氯化钠注射液稀释。

注射器加药相容性：本品及调配的溶液与其他药物混合于玻璃容器中，药物相容性见表7-27。

表7-27 注射器中丹参酮Ⅱ_A磺酸钠与其他药物相容性

注射器中药物	药物量	丹参酮Ⅱ_A磺酸钠量	溶液保存条件与结果	相容性
复合磷酸氢钾	未明确①	未明确①	立即出现红色浑浊	不相容
依诺沙星	200mg/5ml	10mg/2ml	产生红色絮状物	不相容

续表

注射器中药物	药物量	丹参酮II$_A$磺酸钠量	溶液保存条件与结果	相容性
呋塞米	20mg/2ml	25mg/5ml	立即产生白色絮状物	不相容
兰索拉唑	1.5mg/5ml[2]	1.2mg/5ml[2]	室温6小时性状与pH无明显变化，不溶性微粒符合规定	相容
盐酸莫西沙星	24mg/15ml[1]	10mg/2ml	立即产生橘黄色絮状物	不相容
硫酸奈替米星	4mg/5ml[2]	0.6mg/5ml[2]，1.2mg/5ml[2]，1.8mg/5ml[2]	立即产生颗粒状红色沉淀	不相容
盐酸去甲万古霉素	未明确	10mg/2ml	立即产生红色浑浊或沉淀	不相容
奥美拉唑钠	2mg/5ml[2]	1.2mg/5ml[2]	室温6小时性状与pH无明显变化，不溶性微粒符合规定	相容
泮托拉唑钠	2mg/5ml[2]	1.2mg/5ml[2]	室温6小时性状与pH无明显变化，不溶性微粒符合规定	相容
盐酸罂粟碱	60mg/2ml	10mg/2ml	立即产生红色浑浊或沉淀	不相容
门冬氨酸钾镁	3ml	10mg/2ml	立即产生褐色絮状物	不相容
氯化钾	1g/10ml	10mg/2ml	立即产生红色絮状物	不相容

注：①用5%葡萄糖注射液稀释；②用0.9%氯化钠注射液稀释。

葛根素
Puerarin

【适应证】用于辅助治疗冠心病、心绞痛、心肌梗死、视网膜动脉或静脉阻塞与突发性聋。

【制剂与规格】

葛根素注射液：2ml：0.1g；4ml：0.2g；5ml：0.2g；8ml：0.4g；10ml：0.4g。本品为无色或微黄色的澄明液体，主要成分是从葛根素，系豆科植物野葛 *Pueraria lobata*（Willd.）Ohwi 根中提取的一种黄酮苷，辅料为丙二醇、亚硫酸氢钠、依地酸二钠、磷酸盐缓冲液和注射用水。本品pH为3.5～5.5。

注射用葛根素：0.1g；0.2g；0.4g。本品为白色或浅黄色的冻干块状物或粉末，主要成分为葛根素，辅料为甘露醇、碳酸氢钠、碳酸钠和亚硫酸氢钠。葛根素1mg/ml水溶液pH为7.5～9.0。

【用法与用量】静脉滴注，一次 0.2～0.4g，一日 1 次，10～20 日为 1 个疗程，可连续使用 2～3 个疗程。65 岁及以上老年人连续使用总剂量不超过 5g。

【调配】

葛根素注射液：按照无菌操作技术，每 0.2～0.4g 药物，缓慢稀释于 5% 葡萄糖注射液 250～500ml 中作静脉滴注液。

注射用葛根素：按照无菌操作技术，每瓶药物，沿瓶内壁加入灭菌注射用水约 5ml 使药物溶解，每 0.2～0.4g 药物的溶解液缓慢稀释于 5% 葡萄糖注射液或 0.9% 氯化钠注射液 500ml 中作静脉滴注液。

【稳定性】本品未启封于室温、遮光处保存；葛根素注射液长时间低温（10℃以下）保存可能析出结晶，可将安瓿置温水中，待结晶溶解后仍可使用。本品调配的溶液须 4 小时内使用。

【药物相容性】

与静脉输液相容性：本品与静脉输液相容性见表 7-28。

表 7-28　葛根素与静脉输液相容性

静脉输液	葛根素浓度/（mg/ml）	溶液保存条件与结果	相容性
0.9% 氯化钠注射液	1.6	20℃、37℃ 4 小时性状、pH 与葛根素含量稳定；37℃不溶性微粒增加，建议 2 小时内使用	相容
	4	22℃、30℃、35℃ 4 小时葛根素含量稳定	
5% 葡萄糖注射液	1.6	20℃、37℃ 4 小时性状、pH 与葛根素含量稳定；37℃不溶性微粒增加，建议 2 小时内使用	相容
	4	22℃、30℃、35℃ 4 小时葛根素含量稳定	
10% 葡萄糖注射液	4	22℃、30℃、35℃ 4 小时葛根素含量稳定	相容
葡萄糖氯化钠注射液	4	22℃、30℃、35℃ 4 小时葛根素含量稳定	相容
复方氯化钠注射液	1	室温 5 小时性状、pH 与葛根素含量无明显变化	相容
乳酸钠林格注射液	4	22℃、30℃、35℃ 4 小时葛根素含量稳定	相容

静脉输液加药相容性：本品为含酚羟基的化合物，遇碱溶液变黄色，与金属离子可形成配合物。本品调配的溶液加入其他药物，药物相容性见表 7-29。

表 7-29　静脉输液中葛根素与其他药物相容性

加入药物	药物浓度	葛根素浓度/(mg/ml)	静脉输液	溶液保存条件与结果	相容性
注射用双黄连	2.4mg/ml	0.8	0.9%氯化钠注射液	室温4小时性状与紫外光谱无明显变化,pH与0时比较变化小于10%	相容
阿魏酸钠	0.4mg/ml	0.4	0.9%氯化钠注射液	25℃ 6小时性状、pH与两药物含量稳定,不溶性微粒符合规定	相容
三磷酸腺苷二钠	1mg/ml	0.8	0.9%氯化钠注射液	室温4小时性状与紫外光谱无明显变化,pH与0时比较变化小于10%	相容
硫酸阿米卡星	1mg/ml	0.8	0.9%氯化钠注射液	室温4小时性状与紫外光谱无明显变化,pH与0时比较变化小于10%	相容
氨茶碱	1mg/ml	0.8	0.9%氯化钠注射液	室温4小时性状与紫外光谱无明显变化,pH与0时比较变化小于10%	相容
氨苄西林钠	10mg/ml	0.8	0.9%氯化钠注射液	室温4小时性状与紫外光谱无明显变化,pH与0时比较变化小于10%	相容
青霉素钠	160 000U/ml	0.8	0.9%氯化钠注射液	室温4小时性状与紫外光谱无明显变化,pH与0时比较变化小于10%	相容
盐酸培他司汀	0.04mg/ml	0.8	0.9%氯化钠注射液	23℃ 6小时性状、pH与两药物含量稳定	相容
头孢唑林钠	4mg/ml	0.8	0.9%氯化钠注射液	室温4小时性状与紫外光谱无明显变化,pH与0时比较变化小于10%	相容
头孢哌酮钠	4mg/ml	0.8	0.9%氯化钠注射液	室温4小时性状与紫外光谱无明显变化,pH与0时比较变化小于10%	相容
头孢拉定	4mg/ml	0.8	0.9%氯化钠注射液	室温4小时性状与紫外光谱无明显变化,pH与0时比较变化小于10%	相容
头孢噻肟钠	4mg/ml	0.8	0.9%氯化钠注射液	室温4小时性状与紫外光谱无明显变化,pH与0时比较变化小于10%	相容

续表

加入药物	药物浓度	葛根素浓度/(mg/ml)	静脉输液	溶液保存条件与结果	相容性
头孢曲松钠	4mg/ml	0.8	0.9%氯化钠注射液	室温4小时性状与紫外光谱无明显变化，pH与0时比较变化小于10%	相容
头孢呋辛钠	2mg/ml	0.8	0.9%氯化钠注射液	室温4小时性状与紫外光谱无明显变化，pH与0时比较变化小于10%	相容
西咪替丁	1mg/ml	0.8	0.9%氯化钠注射液	室温4小时性状与紫外光谱无明显变化，pH与0时比较变化小于10%	相容
乳酸环丙沙星	1mg/ml	0.8	0.9%氯化钠注射液	室温4小时性状与紫外光谱无明显变化，pH与0时比较变化小于10%	相容
	2mg/ml	2	0.9%氯化钠注射液	产生白色絮状沉淀	不相容
辅酶A	0.2U/ml	0.8	0.9%氯化钠注射液	室温4小时性状与紫外光谱无明显变化，pH与0时比较变化小于10%	相容
乳糖酸红霉素	2mg/ml	0.8	0.9%氯化钠注射液	室温4小时性状与紫外光谱无明显变化，pH与0时比较变化小于10%	相容
胞磷胆碱钠	1mg/ml	1.6	0.9%氯化钠注射液	25℃ 5小时性状、pH与葛根素含量无明显变化	相容
	2.5mg/ml	1	5%葡萄糖注射液、0.9%氯化钠注射液	15～25℃ 8小时性状、pH与紫外光谱无明显变化，不溶性微粒符合规定	
地塞米松磷酸钠	0.02mg/ml	0.8	0.9%氯化钠注射液	室温4小时性状与紫外光谱无明显变化，pH与0时比较变化小于10%	相容
酚磺乙胺	4mg/ml	0.8	0.9%氯化钠注射液	室温4小时性状与紫外光谱无明显变化，pH与0时比较变化小于10%	相容
加替沙星	0.4mg/ml	0.8	5%葡萄糖注射液	室温8小时性状、pH与两药含量无明显变化，不溶性微粒符合规定	相容

续表

加入药物	药物浓度	葛根素浓度/(mg/ml)	静脉输液	溶液保存条件与结果	相容性
硫酸庆大霉素	0.8mg/ml	0.8	0.9%氯化钠注射液	室温4小时性状与紫外光谱无明显变化,pH与0时比较变化小于10%	相容
氢化可的松	0.2mg/ml	0.8	0.9%氯化钠注射液	室温4小时性状与紫外光谱无明显变化,pH与0时比较变化小于10%	相容
盐酸左氧氟沙星	0.4mg/ml	0.8	0.9%氯化钠注射液、5%葡萄糖注射液、葡萄糖氯化钠注射液	18～23℃ 6小时性状、pH、两药物含量稳定	相容
甲硝唑	未明确	0.8	0.9%氯化钠注射液	室温4小时性状与紫外光谱无明显变化,pH与0时比较变化小于10%	相容
氧氟沙星	未明确	0.8	0.9%氯化钠注射液	室温4小时性状与紫外光谱无明显变化,pH与0时比较变化小于10%	相容
氯化钾	2mg/ml	0.8	0.9%氯化钠注射液	室温4小时性状与紫外光谱无明显变化,pH与0时比较变化小于10%	相容
	4mg/ml	1.6	0.9%氯化钠注射液	25℃ 5小时性状、pH与葛根素含量无明显变化	
盐酸雷尼替丁	0.4mg/ml	1.6	0.9%氯化钠注射液	25℃ 5小时性状、pH与葛根素含量无明显变化	相容
利巴韦林	1.2mg/ml	0.8	0.9%氯化钠注射液	室温4小时性状与紫外光谱无明显变化,pH与0时比较变化小于10%	相容
替硝唑	4mg/ml	0.8	0.9%氯化钠注射液	室温4小时性状与紫外光谱无明显变化,pH与0时比较变化小于10%	相容
维生素B_6	0.2mg/ml	0.8	0.9%氯化钠注射液	室温4小时性状与紫外光谱无明显变化,pH与0时比较变化小于10%	相容
	0.8mg/ml	1.6	0.9%氯化钠注射液	25℃ 5小时性状、pH与葛根素含量无明显变化	

续表

加入药物	药物浓度	葛根素浓度/(mg/ml)	静脉输液	溶液保存条件与结果	相容性
维生素 C	2mg/ml	0.8	0.9%氯化钠注射液	室温 4 小时性状与紫外光谱无明显变化,pH 与 0 时比较变化小于 10%	相容
	4mg/ml	1.6	0.9%氯化钠注射液	25℃ 5 小时性状、pH 与葛根素含量无明显变化	

输液器加药相容性:本品调配的溶液与其他药物通过输液器序贯输液,药物相容性见表 7-30。

表 7-30　输液器中葛根素与其他药物相容性

加入药物	药物浓度/(mg/ml)	葛根素浓度/(mg/ml)	溶液保存条件与结果	相容性
盐酸溴己新	0.04①	0.2①	立即出现白色浑浊	不相容
萘普生钠	未明确	未明确	立即出现白色浑浊	不相容
盐酸罂粟碱	30	1.6②	产生大量沉淀	不相容

注:①用 5%葡萄糖注射液稀释;②用 0.9%氯化钠注射液稀释。

盐酸槐定碱
Sophoridine Hydrochloride

【**适应证**】可试用于不能耐受标准化疗的恶性滋养细胞肿瘤的治疗。

【**制剂与规格**】盐酸槐定碱注射液:2ml:25mg(以槐定碱计)。本品为无色或几乎无色的澄明液体,主要成分为盐酸槐定碱,系从豆科植物苦豆子 *Sophora alopecuroides* L. 种子中提取的槐定碱盐酸盐,辅料为盐酸和注射用水。

【**用法与用量**】

用法:静脉滴注,每次滴注不少于 6 小时。

用量:单药治疗推荐剂量按体表面积一次 125mg/m^2,一日 1 次,连续 10 天,停药休息 5 天后重复疗程。根据患者耐受情况,也可在第二阶段将剂量调整为按体表面积 125~150mg/m^2。至少使用 2 个疗程,病情稳定患者可继续使用。目前疗程与疗效之间的关系尚未明确。

【**调配**】按照无菌操作技术,一次用量药物,缓慢稀释于 5% 葡萄糖注射液 500ml 中作静脉滴注液。

【稳定性】本品未启封于室温处保存。
【药物相容性】
与静脉输液相容性：本品与 5% 葡萄糖注射液相容。
静脉输液加药相容性：本品不得与其他药物混合于同一容器内使用。

丹皮酚
Paeonol

【适应证】
丹皮酚注射液：用于肌肉痛、关节痛、风湿痛、神经痛、腹痛；可用于瘙痒症。
丹皮酚磺酸钠注射液：用于风湿性关节炎、类风湿关节炎等疾病引起的关节酸痛、颈椎腰椎增生、肌肉痛及神经痛等。

【制剂与规格】
丹皮酚注射液：2ml：10mg。本品为无色或微黄色的澄明液体，主要成分为丹皮酚，系从萝藦科植物徐长卿 *Cynanchum paniculatum* (Bge.) Kitag. 根及根茎或带根全草中提取的有效成分，辅料为聚山梨酯80、乙醇和注射用水。
丹皮酚磺酸钠注射液：2ml：0.1g。本品为无色的澄明液体，主要成分为丹皮酚磺酸钠，辅料为依地酸二钠、亚硫酸氢钠、甘油和注射用水。本品 pH 为 5.0～7.0。

【用法与用量】
丹皮酚注射液：肌内注射，一次 10～20mg，一日 1～2 次。
丹皮酚磺酸钠注射液：肌内注射，一次 0.1～0.2g，一日 1～2 次。
【调配】不必稀释。
【稳定性】本品未启封于遮光、室温处保存。
【药物相容性】本品不得与其他药物混合使用。

穿琥宁
Potassium Dehydroandrographolide Succinate

【适应证】用于病毒性肺炎和病毒性上呼吸道感染等。
【制剂与规格】
穿琥宁注射液：2ml：20mg；2ml：40mg；5ml：100mg；10ml：200mg。本品为几乎无色至淡黄色的澄明液体，主要成分为穿琥宁，系从爵床科植物穿心莲 *Andrographis paniculata* (Burm. f.) Nees 地上部分中提取的穿心莲内酯经酯化、脱水、成盐而制成的精制脱水穿心莲内酯琥珀酸半酯单钾盐，辅料为碳酸氢钠、磷酸二氢钠、磷酸氢二钠、盐酸半胱氨酸、依地酸二钠、聚山梨酯 80、乙醇、丙二醇和注射用水。本品 pH 为 6.0～7.0。

注射用穿琥宁：20mg；40mg；80mg；100mg；200mg；400mg。本品为白色或微黄色的冻干块状物或粉末，主要成分穿琥宁，辅料为碳酸氢钠。穿琥宁 10mg/ml 水溶液 pH 为 6.5～8.0。

【用法与用量】

肌内注射：成人一次 100mg，一日 1～2 次；小儿酌减或遵医嘱。

静脉滴注：成人一日 400～800mg，分 2 次给药，每次不得超过 400mg；小儿酌减或遵医嘱。

【调配】

穿琥宁注射液：肌内注射不必稀释；或按照无菌操作技术，每 400mg 药物，缓慢稀释于 0.9% 氯化钠注射液 500ml 中，药物浓度不超过 2.5mg/ml 作静脉滴注液。

注射用穿琥宁：按照无菌操作技术，每瓶 100mg，加入灭菌注射用水 2～4ml 使药物溶解作肌内注射液；或每瓶药物，沿瓶内壁加入灭菌注射用水或 0.9% 氯化钠注射液 5～10ml 使药物溶解，每 400mg 药物的溶解液缓慢稀释于 0.9% 氯化钠注射液 500ml 中作静脉滴注液。

【稳定性】本品未启封于阴凉处（不超过 20℃）保存；调配的溶液须 4 小时内使用。本品及调配的溶液如出现变色、浑浊、沉淀或结晶等物理性状改变，不得使用。

【药物相容性】

与静脉输液相容性：本品与静脉输液相容性见表 7-31。

表 7-31　穿琥宁与静脉输液相容性

静脉输液	穿琥宁浓度/(mg/ml)	溶液保存条件与结果	相容性
0.9% 氯化钠注射液	1	25℃荧光 4 小时相关物质无明显变化	相容
	0.1	室温 8 小时性状与 pH 无明显变化，药物损失小于 10%	
5% 葡萄糖注射液	1	25℃荧光 4 小时相关物质无明显变化	相容
	0.1	室温 8 小时性状与 pH 无明显变化，药物损失小于 10%	
10% 葡萄糖注射液	1	25℃ 2 小时性状相容，不溶性微粒符合规定，药物含量稳定	相容
	0.1	室温 8 小时性状与 pH 无明显变化，药物损失小于 10%	

续表

静脉输液	穿琥宁浓度/(mg/ml)	溶液保存条件与结果	相容性
葡萄糖氯化钠注射液	1	25℃ 2小时性状相容,不溶性微粒符合规定,药物含量稳定	相容
	0.1	室温8小时性状与pH无明显变化,药物损失小于10%	

静脉输液加药相容性：本品调配的溶液加入其他药物,药物相容性见表7-32。

表7-32 静脉输液中穿琥宁与其他药物相容性

加入药物	药物浓度	穿琥宁浓度/(mg/ml)	静脉输液	溶液保存条件与结果	相容性
灯盏花素	0.04mg/ml, 0.08mg/ml	0.8	5%葡萄糖注射液	室温4小时物理性状相容	相容
注射用双黄连	2.4mg/ml	1	5%葡萄糖注射液	室温4小时性状与pH无明显变化,不溶性微粒符合规定	相容
阿昔洛韦	1mg/ml	1	5%葡萄糖注射液	室温4小时性状与pH无明显变化,不溶性微粒符合规定	相容
三磷酸腺苷二钠	0.08mg/ml	1	5%葡萄糖注射液	室温4小时性状与pH无明显变化,不溶性微粒符合规定	相容
硫酸阿米卡星	1mg/ml	1	0.9%氯化钠注射液	产生沉淀	不相容
氨茶碱	1mg/ml	1	5%葡萄糖注射液	室温4小时性状与pH无明显变化,不溶性微粒符合规定	相容
阿莫西林钠克拉维酸钾	4mg/ml	0.8	5%葡萄糖注射液	室温4小时性状与pH稳定	相容
氨苄西林钠	5mg/ml	1	0.9%氯化钠注射液	室温4小时性状与pH无明显变化,不溶性微粒符合规定	相容
氢溴酸山莨菪碱	0.04～0.8mg/ml	0.8	5%葡萄糖注射液	室温4小时物理性状相容	相容
硫酸阿托品	0.004～0.08mg/ml	0.8	5%葡萄糖注射液	室温4小时物理性状相容	相容

续表

加入药物	药物浓度	穿琥宁浓度/(mg/ml)	静脉输液	溶液保存条件与结果	相容性
门冬氨酸阿奇霉素	10mg/ml,20mg/ml,50mg/ml	10,20,50	10%葡萄糖注射液	物理性状相容	相容
阿洛西林钠	10mg/ml	5	5%葡萄糖注射液、0.9%氯化钠注射液	室温6小时性状与pH无明显变化,不溶性微粒符合规定	相容
青霉素钠	16 000U/ml	1	0.9%氯化钠注射液	室温4小时性状与pH无明显变化,不溶性微粒符合规定	相容
头孢唑林钠	2mg/ml	1	0.9%氯化钠注射液	室温4小时性状与pH无明显变化,不溶性微粒符合规定	相容
头孢哌酮钠	16mg/ml	3.2	0.9%氯化钠注射液	室温4小时性状与pH无明显变化,不溶性微粒符合规定	相容
	40mg/ml	8	0.9%氯化钠注射液	室温4小时性状与pH无明显变化,头孢哌酮稳定,不溶性微粒符合规定	
头孢哌酮钠舒巴坦钠	2mg/ml	1	5%葡萄糖注射液、0.9%氯化钠注射液	室温4小时性状、pH无明显变化,不溶性微粒符合规定	相容
头孢拉定	2mg/ml	1	5%葡萄糖注射液、0.9%氯化钠注射液	室温6小时性状与pH无明显变化,不溶性微粒符合规定	相容
头孢曲松钠	2mg/ml	1	0.9%氯化钠注射液	室温4小时性状与pH无明显变化,不溶性微粒符合规定	相容
头孢呋辛钠	2mg/ml	1	0.9%氯化钠注射液	室温4小时性状与pH无明显变化,不溶性微粒符合规定	相容
胞磷胆碱钠	1mg/ml	1	5%葡萄糖注射液	室温4小时性状与pH无明显变化,不溶性微粒符合规定	相容

续表

加入药物	药物浓度	穿琥宁浓度/（mg/ml）	静脉输液	溶液保存条件与结果	相容性
盐酸克林霉素	4mg/ml	1	5%葡萄糖注射液	产生浑浊或沉淀	不相容
	3mg/ml	0.8	5%葡萄糖注射液	室温4小时性状与pH稳定	相容
克林霉素磷酸酯	2mg/ml	0.8	5%葡萄糖注射液	室温4小时性状与pH稳定	相容
辅酶A	0.2U/ml	1	5%葡萄糖注射液	室温4小时性状与pH无明显变化，不溶性微粒符合规定	相容
地塞米松磷酸钠	0.02mg/ml	1	5%葡萄糖注射液	室温4小时性状与pH无明显变化，不溶性微粒符合规定	相容
盐酸多巴胺	0.08～1.6mg/ml	0.8	5%葡萄糖注射液	室温4小时物理性状相容	相容
盐酸肾上腺素	0.004～0.04mg/ml	0.8	5%葡萄糖注射液	室温4小时物理性状相容	相容
乳糖酸红霉素	2mg/ml	1	0.9%氯化钠注射液	室温4小时性状与pH无明显变化，不溶性微粒符合规定	相容
酚磺乙胺	2mg/ml	0.8	5%葡萄糖注射液	室温4小时性状与pH稳定	相容
氟罗沙星	1.6mg/ml	0.8	5%葡萄糖注射液	出现浑浊	不相容
硫酸庆大霉素	0.16m/ml	1	0.9%氯化钠注射液	产生沉淀	不相容
氢化可的松	0.2mg/ml	1	5%葡萄糖注射液	室温4小时性状、pH无明显变化，不溶性微粒符合规定	相容
硫酸卡那霉素	未明确	12	5%葡萄糖注射液	立即出现浑浊	不相容
甲硝唑	5mg/ml	1	—	室温4小时性状与pH无明显变化，不溶性微粒符合规定	相容
盐酸纳洛酮	0.04～0.8mg/ml	0.8	5%葡萄糖注射液	室温4小时物理性状相容	相容

续表

加入药物	药物浓度	穿琥宁浓度/(mg/ml)	静脉输液	溶液保存条件与结果	相容性
硫酸小诺霉素	未明确	12	5%葡萄糖注射液	立即出现浑浊	不相容
谷氨酸诺氟沙星	未明确	12	5%葡萄糖注射液	立即出现浑浊	不相容
氧氟沙星	2mg/ml	1	5%葡萄糖注射液	产生沉淀	不相容
利巴韦林	1.2mg/ml	0.8	5%葡萄糖注射液	室温4小时性状与pH无明显变化,不溶性微粒符合规定	相容
硫酸西索米星	0.2mg/ml	0.8	5%葡萄糖注射液	立即出现浑浊	不相容
替硝唑	4mg/ml	1	—	室温4小时性状与pH无明显变化,不溶性微粒符合规定	相容
重酒石酸间羟胺	0.04mg/ml, 0.8mg/ml	0.8	5%葡萄糖注射液	室温4小时物理性状相容	相容
重酒石酸去甲肾上腺素	0.016~0.128mg/ml	0.8	5%葡萄糖注射液	室温4小时物理性状相容	相容
哌拉西林钠	6mg/ml	0.8	5%葡萄糖注射液	室温4小时性状与pH稳定	相容
硫酸妥布霉素	未明确	12	5%葡萄糖注射液	立即出现浑浊	不相容
维生素B_6	0.2mg/ml	1	5%葡萄糖注射液	产生浑浊或沉淀	不相容
维生素B_{12}	0.1mg/ml	1	5%葡萄糖注射液	室温4小时性状与pH无明显变化,不溶性微粒符合规定	相容
维生素C	2mg/ml	1	5%葡萄糖注射液	室温4小时性状与pH无明显变化,不溶性微粒符合规定	相容
	0.2mg/ml	1	5%葡萄糖注射液	室温4小时穿琥宁含量明显损失	不相容

输液器加药相容性：本品调配的溶液与其他药物通过Y型输液器混合或输液器序贯输液,药物相容性见表7-33。

表 7-33　输液器中穿琥宁与其他药物相容性

加入药物	药物浓度/(mg/ml)	穿琥宁浓度/(mg/ml)	溶液保存条件与结果	相容性
葡萄糖酸钙	100	0.8[①]	出现浑浊	不相容
	33.3[①]	1[①]	出现浑浊	
头孢米诺钠	20[②]	1[②]	立即产生白色絮状沉淀	不相容
盐酸头孢吡肟	未明确	未明确[①,②]	出现乳白色浑浊	不相容
乳酸左氧氟沙星	2	1.6[①]	出现浑浊	不相容
硫酸奈替米星	0.4[②]	1.6[①]	立即出现白色浑浊	不相容
果糖二磷酸钠	100	2～3[①]	出现浑浊	不相容

注：①用5%或10%葡萄糖注射液稀释；②用0.9%氯化钠注射液稀释。

注射器加药相容性：本品及调配的溶液与其他药物混合于注射器中，药物相容性见表7-34。

表 7-34　注射器中穿琥宁与其他药物相容性

注射器中药物	药物量	穿琥宁量	溶液保存条件与结果	相容性
甘草酸二铵	50mg	200mg/5ml[①]	出现白色浑浊	不相容
盐酸氨溴索	15mg/2ml	20mg/2ml	立即产生白色絮状物	不相容
头孢他啶	1.5g	200mg/5ml[①]	产生浑浊和絮状物	不相容
硫酸妥布霉素	80mg/2ml	100mg/5ml	立即产生白色沉淀	不相容

注：①用0.9%氯化钠注射液稀释。

炎琥宁

Potassium Sodium Dehydroandroan drographolide Succinate

【适应证】用于病毒性肺炎和病毒性上呼吸道感染。

【制剂与规格】

炎琥宁注射液：1ml：80mg；2ml：40mg；5ml：80mg；5ml：200mg；10ml：200mg。本品为几乎无色至淡黄色的澄明液体，主要成分为炎琥宁，系从爵床科植物穿心莲 Andrographis paniculata（Burm. f.）Nees 地上部分中提取的穿心莲内酯经酯化、脱水、成盐而制成的精制脱水穿心莲内酯琥珀酸半酯钾钠盐，辅料为磷酸二氢钠、磷酸氢二钠、盐酸半胱氨酸、依地酸二钠和注射用水。

注射用炎琥宁：20mg；40mg；80mg；160mg；200mg。本品为白色或淡黄色的块状物或粉末，主要成分为炎琥宁，辅料为甘露醇或磷酸二氢钠和磷酸氢二钠。炎琥宁10mg/ml水溶液pH为6.0～8.0。

【用法与用量】

肌内注射：成人一次40～80mg，一日1～2次；小儿酌减或遵医嘱。

静脉滴注：成人一日160～400mg，一日1～2次；小儿酌减或遵医嘱。

【调配】

炎琥宁注射液：肌内注射不必稀释；或按照无菌操作技术，每160～400mg药物，缓慢稀释于5%葡萄糖注射液或葡萄糖氯化钠注射液250～500ml中作静脉滴注液。

注射用炎琥宁：按照无菌操作技术，每瓶40mg药物，沿瓶内壁加入灭菌注射用水2ml使药物溶解作肌内注射液；或每瓶药物，沿瓶内壁加入灭菌注射用水5～10ml使药物溶解，每160～400mg药物的溶解液缓慢稀释于5%葡萄糖注射液或葡萄糖氯化钠注射液250～500ml中作静脉滴注液。

【稳定性】本品未启封于阴凉处（不超过20℃）保存；调配的溶液须4小时内使用。本品及调配的溶液如出现变色、浑浊、沉淀或结晶等物理性状改变，不得使用。

【药物相容性】

与静脉输液相容性：本品与静脉输液相容性见表7-35。

表7-35 炎琥宁与静脉输液相容性

静脉输液	炎琥宁浓度/（mg/ml）	溶液保存条件与结果	相容性
0.9%氯化钠注射液	0.8	25℃、37℃ 6小时性状、pH与药物含量稳定	相容
5%葡萄糖注射液	0.8	25℃、37℃ 6小时性状、pH与药物含量稳定	相容
10%葡萄糖注射液	0.32	立即出现轻微白色浑浊	不相容
	0.8	形成白色结晶	
葡萄糖氯化钠注射液	0.8	25℃、37℃ 6小时性状、pH与药物含量稳定	相容
复方氯化钠注射液	0.8，2	立即出现白色浑浊	不相容
乳酸钠林格注射液	0.8	25℃、37℃ 6小时性状、pH与药物含量稳定	相容
转化糖电解质注射液	0.5，0.8	立即出现白色浑浊	不相容

静脉输液加药相容性：本品调配的溶液加入其他药物，药物相容性见表7-36。

表 7-36 静脉输液中炎琥宁与其他药物相容性

加入药物	药物浓度/(mg/ml)	炎琥宁浓度/(mg/ml)	静脉输液	溶液保存条件与结果	相容性
氨茶碱	1	0.64	0.9%氯化钠注射液	室温4小时性状、pH与两药物含量稳定,不溶性微粒符合规定	相容
门冬氨酸阿奇霉素	1.25	0.8	5%葡萄糖注射液	室温4小时物理性状相容	相容
	1.25	0.8	0.9%氯化钠注射液	室温4小时性状、pH与两药物含量稳定,不溶性微粒符合规定	
头孢地嗪钠	4	0.64	0.9%氯化钠注射液	室温8小时性状、pH与两药物含量稳定	相容
头孢尼西钠	10	1.6	0.9%氯化钠注射液	室温6小时性状、pH与两药物含量稳定	相容
头孢噻肟钠	10	1.6	0.9%氯化钠注射液	室温3小时性状、pH与两药物含量稳定	相容
头孢西丁钠	10	1.6	0.9%氯化钠注射液	室温8小时性状、pH与两药物含量无明显变化	相容
头孢匹胺钠	10	1.6	0.9%氯化钠注射液	室温6小时性状、pH与两药物含量稳定	相容
头孢拉定	10	1.6	0.9%氯化钠注射液	室温6小时性状、pH与两药物含量无明显变化	相容
头孢他啶	1	1.6	0.9%氯化钠注射液	室温3小时性状、pH与两药物含量稳定,不溶性微粒符合规定	相容
头孢替唑钠	0.02	0.02	0.9%氯化钠注射液	25℃2小时性状、pH与两药物含量稳定,不溶性微粒符合规定	相容
头孢唑肟钠	2	1.6	0.9%氯化钠注射液	室温8小时性状、pH与两药物含量稳定	相容
头孢曲松钠	10	1.6	0.9%氯化钠注射液	室温4小时性状、pH与两药物含量稳定	相容
头孢呋辛钠	10	1.6	0.9%氯化钠注射液	室温4小时性状、pH与两药物含量稳定	相容

续表

加入药物	药物浓度/(mg/ml)	炎琥宁浓度/(mg/ml)	静脉输液	溶液保存条件与结果	相容性
地塞米松磷酸钠	0.02	0.32	5%葡萄糖注射液、0.9%氯化钠注射液、葡萄糖氯化钠注射液	室温 4 小时性状、pH 无明显变化,不溶性微粒符合规定	相容
盐酸左氧氟沙星	1.6	1.6	5%葡萄糖注射液	立即出现浑浊,不溶性微粒明显增加	不相容
赖氨匹林	5	0.6	0.9%氯化钠注射液	25℃、37℃ 8 小时性状、pH 与两药物稳定,不溶性微粒符合规定	相容
甲硝唑	5	1.6	—	25℃ 8 小时性状、pH 与两药物稳定,不溶性微粒符合规定	相容
利巴韦林	1	1.6	0.9%氯化钠注射液	室温 6 小时性状、pH 与两药物稳定	相容

输液器加药相容性: 本品调配的溶液与其他药物通过 Y 型输液器混合或输液器序贯输液,药物相容性见表 7-37。

表 7-37 输液器中炎琥宁与其他药物相容性

加入药物	药物浓度	炎琥宁浓度/(mg/ml)	溶液保存条件与结果	相容性
丹参川芎嗪注射液	0.1ml/ml[①]	1.6[②]	立即产生乳白色沉淀	不相容
盐酸川芎嗪	1.28mg/ml[②]	1[①]	产生白色浑浊或絮状沉淀	不相容
	1mg/ml[①]	4.8[①]	立即出现白色浑浊	
盐酸氨溴索	0.15mg/ml[①]	0.8[①]	出现轻微白色浑浊	不相容
	0.3mg/ml[①]	2.4[①]	出现白色浑浊	
阿奇霉素	1mg/ml[①]	1.6[①]	产生白色絮状沉淀	不相容
盐酸溴己新	0.04mg/ml[①]	0.8[①]	产生白色絮状沉淀	不相容
葡萄糖酸钙	20mg/ml[①]	0.8[①]	立即出现白色浑浊	不相容
乳酸环丙沙星	2mg/ml	1.6[①]	出现白色浑浊	不相容
多索茶碱	1mg/ml[②]	1.28[①]	出现轻微白色浑浊	不相容
盐酸多西环素	0.4mg/ml[①]	1.6[①]	出现白色浑浊	不相容
加替沙星	1.6mg/ml[①]	1.6[①]	立即出现白色浑浊	不相容

续表

加入药物	药物浓度	炎琥宁浓度/(mg/ml)	溶液保存条件与结果	相容性
酒石酸吉他霉素	1mg/ml[①]	1.2[①]	产生白色沉淀	不相容
硫酸小诺霉素	0.8mg/ml[②]	0.8[①]	立即出现乳白色浑浊	不相容
奥硝唑	2mg/ml[②]	8[②]	立即产生白色沉淀	不相容
	2.5mg/ml[②]	1.6[①]	立即出现白色浑浊	
	5mg/ml[②]	1.28[①]	立即出现白色浑浊	
果糖二磷酸钠	100mg/ml	1[①]	出现乳白色浑浊	不相容
硫普罗宁	0.8mg/ml[①]	0.64[①]	出现乳白色浑浊	不相容
	1.6mg/ml[①,②]	1.6[①,②]	立即出现白色浑浊	
长春西汀	0.2mg/ml[①]	4[①]	出现乳白色浑浊	不相容
维生素 B_6	1mg/ml[②]	1.2[①]	立即产生白色浑浊或沉淀	不相容

注：①用5%葡萄糖注射液稀释；②用0.9%氯化钠注射液稀释。

注射器加药相容性：本品及调配的溶液与其他药物混合于注射器中，药物相容性见表7-38。

表7-38 注射器中炎琥宁与其他药物相容性

注射器中药物	药物量	炎琥宁量	溶液保存条件与结果	相容性
盐酸氨溴索	3mg/1ml[①]	20mg/1ml[①]	产生浑浊或沉淀	不相容
	0.15mg/1ml[①]	2mg/1ml[①]	产生浑浊或沉淀	
氨曲南	未明确[①]	未明确[①]	出现乳状浑浊	不相容
硫酸阿米卡星	20mg/1ml[①]	20mg/1ml[①]	产生浑浊或沉淀	不相容
	2mg/1ml[①]	2mg/1ml[①]	出现浑浊	
阿昔洛韦	50mg/1ml[①]	20mg/1ml[①]	16~18℃ 1小时物理性状相容	相容
阿奇霉素	12.5mg/1ml[①]	20mg/1ml[①]	16~18℃ 1小时物理性状相容	相容
头孢西丁钠	50mg/1ml[①]	20mg/1ml[①]	16~18℃ 1小时物理性状相容	相容
头孢拉定	50mg/1ml[①]	20mg/1ml[①]	16~18℃ 1小时物理性状相容	相容
头孢哌酮钠	50mg/1ml[①]	20mg/1ml[①]	16~18℃ 1小时物理性状相容	相容
头孢曲松钠	50mg/1ml[①]	20mg/1ml[①]	16~18℃ 1小时物理性状相容	相容
头孢呋辛钠	75mg/1ml[①]	20mg/1ml[①]	16~18℃ 1小时物理性状相容	相容

续表

注射器中药物	药物量	炎琥宁量	溶液保存条件与结果	相容性
西咪替丁	40mg/1ml①	20mg/1ml①	16～18℃ 1小时物理性状相容	相容
克林霉素磷酸酯	60mg/1ml①	20mg/1ml①	16～18℃ 1小时物理性状相容	相容
硫酸庆大霉素	8mg/1ml①	20mg/1ml①	产生浑浊或沉淀	不相容
	0.8mg/1ml①	2mg/1ml①	出现浑浊	
加替沙星	2mg/1ml②	0.8mg/1ml③	产生沉淀	不相容
	2mg/1ml①	2mg/1ml①	产生沉淀	
酒石酸吉他霉素	20mg/1ml①	20mg/1ml①	产生浑浊或沉淀	不相容
	3.4mg/1ml①	2mg/1ml①	产生浑浊或沉淀	
门冬氨酸洛美沙星	200mg	80mg/5ml①	产生白色絮状沉淀	不相容
盐酸甲氧氯普胺	20mg/2ml	40mg/2ml	立即出现白色浑浊	不相容
甲硝唑	5mg/1ml	20mg/1ml①	16～18℃ 1小时物理性状相容	相容
利巴韦林	20mg/1ml①	20mg/1ml①	16～18℃ 1小时物理性状相容	相容
果糖二磷酸钠	1g/10ml	16mg/10ml②	出现白色浑浊	不相容
替硝唑	4mg/1ml	20mg/1ml①	16～18℃ 1小时物理性状相容	相容
维生素 B_6	50mg/1ml	0.8mg/1ml③	产生沉淀	不相容
	20mg/1ml①	20mg/1ml①	产生沉淀	
	1mg/1ml①	2mg/1ml①	产生沉淀	

注：①用灭菌注射用水溶解或稀释；②用 0.9% 氯化钠注射液稀释；③用 5% 或 10% 葡萄糖注射液稀释。

莪术油
Zedoary Turmeric Oil

【适应证】用于病毒引起的感冒、上呼吸道感染、小儿病毒性肺炎、消化性溃疡、甲型病毒性肝炎、小儿病毒性肠炎及病毒性心肌炎、脑炎等。

【制剂与规格】莪术油注射液：5ml：50mg；10ml：100mg；20ml：200mg。本品为微黄色的澄明液体，微显乳光，主要成分系从姜科植物温郁金 Curcuma wenyujin Y. H. Chen et C. Ling（习称"温莪术"）根茎中提取的莪术油，辅料为聚山梨酯 80、乙醇、亚硫酸氢钠和注射用水。本品 pH 为 3.5～5.5。

【用法与用量】

用法：静脉滴注，开始滴注速度控制在 10 滴 /min 左右，观察 10 分钟，如无不良反应发生,可逐渐增加,滴注速度控制在30～40滴/min。

用量: 成人或12岁以上儿童,一次0.2～0.4g,一日1次;6个月以上婴幼儿一次0.1g;6个月以下剂量减半或遵医嘱;7～10日为1个疗程。

【调配】按照无菌操作技术,每0.1～0.2g药物,缓慢稀释于5%葡萄糖注射液或0.9%氯化钠注射液250～500ml中作静脉滴注液。

【稳定性】本品未启封于遮光、阴凉处(不超过20℃)保存;调配的溶液立即使用。

【药物相容性】

与静脉输液相容性: 本品与静脉输液相容性见表7-39。

表7-39 莪术油与静脉输液相容性

静脉输液	莪术油浓度/(mg/ml)	溶液保存条件与结果	相容性
0.9%氯化钠注射液	≤1.6	物理性状相容,不溶性微粒符合规定	相容
5%葡萄糖注射液	≤1.6	物理性状相容,不溶性微粒符合规定	相容
10%葡萄糖注射液	≤1.6	物理性状相容,不溶性微粒增加	不相容

静脉输液加药相容性: 本品调配的溶液加入其他药物,药物相容性见表7-40。

表7-40 静脉输液中莪术油与其他药物相容性

加入药物	药物浓度/(mg/ml)	莪术油浓度/(mg/ml)	静脉输液	溶液保存条件与结果	相容性
阿昔洛韦	2.5	0.4	5%葡萄糖注射液	室温6小时性状与pH无明显变化,莪术油损失小于10%	相容
	0.5	0.4	5%葡萄糖注射液	4℃、25℃、37℃ 6小时性状与pH无明显变化,两药物损失小于10%,不溶性微粒符合规定	
氨苄西林钠	10	0.4	5%葡萄糖注射液	室温6小时性状、pH与两药物含量无明显变化	相容
阿洛西林钠	20	0.4	5%葡萄糖注射液	室温12小时性状、pH与两药物稳定	相容
青霉素钠	未明确	未明确	0.9%氯化钠注射液	4℃、25℃、37℃性状与pH无明显变化,两药物损失小于10%	相容

续表

加入药物	药物浓度/(mg/ml)	莪术油浓度/(mg/ml)	静脉输液	溶液保存条件与结果	相容性
头孢唑林钠	10	0.4	5%葡萄糖注射液	20℃ 4小时性状与pH无明显变化,两药物损失小于10%,不溶性微粒符合规定	相容
头孢噻肟钠	8	0.4	5%葡萄糖注射液	室温4小时颜色变为黄色,莪术油损失大于10%	不相容
头孢哌酮钠	8	0.4	5%葡萄糖注射液	25℃ 1小时颜色变为棕黄色,莪术油损失大于30%	不相容
头孢拉定	20	0.4	5%葡萄糖注射液	30~35℃ 3小时性状与pH无明显变化,莪术油损失小于10%	相容
头孢唑肟钠	4	0.4	5%葡萄糖注射液	室温4小时性状、pH与两药物含量稳定	相容
头孢曲松钠	10	0.4	5%葡萄糖注射液	4℃、25℃、37℃ 6小时性状与pH无明显变化,两药物损失小于10%,不溶性微粒符合规定	相容
头孢呋辛钠	6	0.4	5%葡萄糖注射液	室温12小时性状、pH与两药物稳定	相容
地塞米松磷酸钠	0.1	0.4	5%葡萄糖注射液	4℃、25℃、37℃ 6小时性状与pH无明显变化,两药物损失小于10%,不溶性微粒符合规定	相容
依替米星	0.8	0.4	5%葡萄糖注射液	室温4小时性状与pH无明显变化,莪术油损失小于10%	相容
氟罗沙星	0.8	0.4	5%葡萄糖注射液	室温6小时性状、两药物含量稳定	相容
克林霉素磷酸酯	3	0.4	5%葡萄糖注射液	室温6小时性状与pH无明显变化,莪术油损失小于10%	相容
左氧氟沙星	1	0.4	5%葡萄糖注射液	室温6小时性状与pH无明显变化,莪术油损失小于10%	相容

续表

加入药物	药物浓度/(mg/ml)	莪术油浓度/(mg/ml)	静脉输液	溶液保存条件与结果	相容性
奈替米星	2	0.4	5%葡萄糖注射液	0～35℃ 3 小时性状与 pH 无明显变化,莪术油损失小于 10%	相容
氧氟沙星	0.8	0.4	5%葡萄糖注射液	4℃、25℃、37℃ 6 小时性状与 pH 无明显变化,两药物损失小于 10%,不溶性微粒符合规定	相容
哌拉西林钠	8	0.4	5%葡萄糖注射液	25℃、35℃ 3 小时性状与 pH 无明显变化,莪术油损失小于 10%	相容
利巴韦林	2	0.4	5%葡萄糖注射液	室温 12 小时性状、pH 与两药物稳定	相容
硫酸西索米星	0.8	0.4	5%葡萄糖注射液	室温 4 小时性状与 pH 无明显变化,莪术油损失小于 10%	相容
磷霉素钠	10	0.4	5%葡萄糖注射液	22℃ 4 小时性状、pH 与两药物无明显变化,不溶性微粒符合规定	相容
维生素 C	4,8	0.4	5%葡萄糖注射液	室温 2 小时性状与 pH 无明显变化,维生素 C 损失大于 10%	不相容
维生素 C 地塞米松磷酸钠	8 0.02	0.4	5%葡萄糖注射液	25℃、35℃ 3 小时性状与 pH 无明显变化,莪术油损失小于 10%,维生素 C 未检测	不确定

银杏叶提取物

Extract of Ginkgo Biloba Leaves

【适应证】主要用于脑部、周围血流循环障碍。①急慢性脑功能不全及其后遗症:脑卒中、注意力不集中、记忆力衰退、痴呆。②耳部血流及神经障碍:耳鸣、眩晕、听力减退、耳迷路综合征。③眼部血流及神经障碍:糖尿病引起的视网膜病变及神经障碍、老年黄斑变性、视物模糊、慢性青光眼。④周围循环障碍:各种周围动脉闭塞症、间歇性跛行、手脚麻痹冰冷、四肢酸痛。

【制剂与规格】银杏叶提取物注射液:5ml:17.5mg。本品为黄色的澄明液体,主要成分系银杏科植物银杏 *Ginkgo biloba* L. 叶的提取物,辅料为山梨醇、乙醇、氢氧化钠和注射用水。本品 pH 为 5.7~7.3。

【用法与用量】

肌内注射:每日或每隔 1 日深部肌内注射 5ml(患者平卧)。

静脉注射:每日或每隔 1 日缓慢静脉注射 5ml(患者平卧)。

静脉滴注:一次 10~20ml,一日 1~2 次;必要时可视情况调整剂量至一次 25ml,一日 2 次;或遵医嘱。建议滴注速度<40 滴/min,一般控制在 15~30 滴/min。500ml 稀释液静脉滴注时间控制在 2~3 小时。

【调配】肌内注射或静脉注射不必稀释;或按照无菌操作技术,一次 10~25ml 药物,按 1:10 比例缓慢稀释于 0.9% 氯化钠注射液、5% 葡萄糖注射液或 10% 葡萄糖注射液 100~500ml 中作静脉滴注液。

【稳定性】本品未启封于室温处(10~30℃)保存,避免冷冻和高温;调配的溶液立即使用,不宜长时间放置。本品及调配的溶液如出现变色、浑浊、沉淀或结晶等物理性状改变,不得使用。

【药物相容性】

与静脉输液相容性:本品与静脉输液相容性见表 7-41。

表 7-41 银杏叶提取物与静脉输液相容性

静脉输液	银杏叶提取物浓度/(mg/ml)	溶液保存条件与结果	相容性
0.9% 氯化钠注射液	0.35	25℃、35℃性状与 pH 无明显变化,药物损失小于 10%	相容
	0.28	室温 24 小时性状、pH 与药物含量稳定,不溶性微粒符合规定	
5% 葡萄糖注射液	0.35	25℃、35℃性状与 pH 无明显变化,药物损失小于 10%	相容
	0.28	室温 24 小时性状、pH 与药物含量稳定,不溶性微粒符合规定	
10% 葡萄糖注射液	0.35	25℃、35℃性状与 pH 无明显变化,药物损失小于 10%	相容
葡萄糖氯化钠注射液	0.35	25℃、35℃性状与 pH 无明显变化,药物损失小于 10%	相容
复方氯化钠注射液	0.35	25℃、35℃性状与 pH 无明显变化,药物损失小于 10%	相容

续表

静脉输液	银杏叶提取物浓度/(mg/ml)	溶液保存条件与结果	相容性
右旋糖酐40氯化钠注射液	0.35	药品说明书推荐	相容
右旋糖酐40葡萄糖注射液	0.35	药品说明书推荐	相容
羟乙基淀粉130/0.4氯化钠注射液	0.35	药品说明书推荐	相容
羟乙基淀粉200/0.5氯化钠注射液	0.35	药品说明书推荐	相容

静脉输液加药相容性: 本品不得与其他药物混合于同一容器内使用。但用0.9%氯化钠注射液调配的银杏叶提取物0.14mg/ml与胞磷胆碱钠1mg/ml溶液于25℃保存6小时,其性状、pH与两药物稳定,薄层层析无新物质生成。

输液器加药相容性: 用5%葡萄糖注射液或0.9%氯化钠注射液调配的银杏叶提取物0.28mg/ml溶液通过输液器与前列地尔5μg/ml注射液混合,立即出现乳白色絮状物,其物理性状不相容。

注射器加药相容性: 本品调配的溶液与其他药物混合于注射器中,药物相容性见表7-42。

表7-42　注射器中银杏叶提取物与其他药物相容性

注射器中药物	药物量	银杏叶提取物量	溶液保存条件与结果	相容性
兰索拉唑	1.5mg/5ml[①]	8.75mg/5ml[①]	颜色由微黄变为黄色,不溶性微粒增加	不相容
奥美拉唑钠	2mg/5ml[①]	17.5mg/5ml[①]	颜色由微黄变为黄色,不溶性微粒增加	不相容
泮托拉唑钠	2mg/5ml[①]	8.75mg/5ml[①]	颜色由微黄变为黄色,不溶性微粒增加	不相容

注:①用0.9%氯化钠注射液稀释。

川芎嗪
Ligustrazine

【适应证】 用于治疗闭塞性脑血管疾病如脑供血不足、脑血栓形成、脑栓塞与其他缺血性血管疾病如冠心病、脉管炎等。

【制剂与规格】

盐酸川芎嗪注射液：2ml：40mg；10ml：40mg。本品为无色或几乎无色的澄明液体，主要成分为盐酸川芎嗪，系从伞形科植物川芎 *Ligusticum chuanxiong* Hort. 根茎中提取的川芎嗪盐酸盐，现已人工合成，辅料为注射用水。本品 pH 为 2.0～3.0。

注射用盐酸川芎嗪：40mg；80mg；120mg。本品为白色或类白色的疏松块状物或粉末，主要成分为盐酸川芎嗪，辅料为甘露醇和氯化钠。

磷酸川芎嗪注射液：2ml：50mg；5ml：100mg。本品为无色的澄明液体，主要成分为磷酸川芎嗪，系从伞形科植物川芎 *Ligusticum chuanxiong* Hort. 根茎中提取的川芎嗪磷酸盐，辅料为依地酸二钠和注射用水。

注射用磷酸川芎嗪：50mg；100mg。本品为白色或类白色的疏松块状物、无定形固体、粉末或为白色结晶或结晶性粉末，主要成分为磷酸川芎嗪，无辅料。

【用法与用量】一次 40～120mg，静脉滴注，每次滴注 3～4 小时，一日 1～2 次，10～15 日为 1 个疗程。

【调配】

盐酸川芎嗪注射液与磷酸川芎嗪注射液：按照无菌操作技术，每 40～100mg 药物，缓慢稀释于 5% 葡萄糖注射液或 0.9% 氯化钠注射液 250～500ml 中作静脉滴注液。

注射用盐酸川芎嗪与注射用磷酸川芎嗪：按照无菌操作技术，每瓶药物，加入 5% 葡萄糖注射液或 0.9% 氯化钠注射液 5ml 使药物溶解，每 80～120mg 药物的溶解液缓慢稀释于相对应静脉输液 250～500ml 中作静脉滴注液。

【稳定性】本品未启封于室温、遮光处保存；调配的溶液立即使用。本品及调配的溶液如出现变色、浑浊、沉淀或结晶等物理性状改变，不得使用。

【药物相容性】

与静脉输液相容性：本品与 5% 葡萄糖注射液、10% 葡萄糖注射液或 0.9% 氯化钠注射液相容。盐酸川芎嗪与静脉输液相容性见表 7-43。

表 7-43 盐酸川芎嗪与静脉输液相容性

静脉输液	盐酸川芎嗪浓度/（mg/ml）	溶液保存条件与结果	相容性
0.9% 氯化钠注射液	0.4	23～26℃、38℃ 6 小时性状、pH、药物含量与紫外光谱无明显变化，不溶性微粒符合规定	相容
5% 葡萄糖注射液	0.4	23～26℃、38℃ 6 小时性状、pH、药物含量与紫外光谱无明显变化，不溶性微粒符合规定	相容

续表

静脉输液	盐酸川芎嗪浓度/(mg/ml)	溶液保存条件与结果	相容性
10%葡萄糖注射液	0.4	23~26℃、38℃ 6小时性状、pH、药物含量与紫外光谱无明显变化，不溶性微粒符合规定	相容
葡萄糖氯化钠注射液	0.4	23~26℃、38℃ 6小时性状、pH、药物含量与紫外光谱无明显变化，不溶性微粒符合规定	相容
乳酸钠林格注射液	0.4	23~26℃、38℃ 6小时性状、pH、药物含量与紫外光谱无明显变化，不溶性微粒符合规定	相容

静脉输液加药相容性：本品不宜与碱性药物混合使用。本品调配的溶液与阿昔洛韦、三磷酸腺苷二钠、氨茶碱、氨苄西林钠、硫酸阿米卡星、头孢唑林钠、头孢噻肟钠、头孢拉定、头孢呋辛钠、西咪替丁、环丙沙星、胞磷胆碱钠、辅酶A、地塞米松磷酸钠、乳糖酸红霉素、盐酸法舒地尔、硫酸庆大霉素、氢化可的松、胰岛素（普通）、甲硝唑、盐酸纳洛酮、硝酸甘油、氧氟沙星、青霉素钠、利血平、利巴韦林、替硝唑、维生素B_6、维生素C、盐酸维拉帕米或复方氨基酸（18AA）混合，溶液室温保存4小时物理性状相容。本品调配的溶液与苦碟子注射液、灯盏花素、阿奇霉素、头孢哌酮钠、呋塞米、甲泼尼龙琥珀酸钠或泮托拉唑钠混合，溶液物理性状和/或化学性质不相容。

输液器加药相容性：本品不得与其他药物混合使用，如确需要联合使用其他药物，须用相容性静脉输液适量冲洗静脉通路。本品及调配的溶液与其他药物通过输液器序贯输液，药物相容性见表7-44。

表7-44 输液器中川芎嗪与其他药物相容性

加入药物	药物浓度	川芎嗪浓度	溶液保存条件与结果	相容性
丹参注射液	0.064ml/ml[①]	20mg/ml	立即出现浑浊	不相容
丹香冠心注射液	0.064ml/ml[①]	0.48mg/ml[②]	立即出现棕色浑浊	不相容
灯盏花素	未明确[②]	未明确[②]	立即产生白色絮状物	不相容
灯盏细辛注射液	0.08ml/ml[②]	0.32mg/ml[②]	立即形成黄色结晶	不相容
炎琥宁	4.8mg/ml[①]	0.96mg/ml[①]	立即出现白色浑浊	不相容
	1.28mg/ml[②]	0.96mg/ml[②]	立即出现白色浑浊	
疏血通注射液	0.024ml/ml[②]	0.8ml/ml[②]	立即出现白色浑浊	不相容

续表

加入药物	药物浓度	川芎嗪浓度	溶液保存条件与结果	相容性
痰热清注射液	0.08ml/ml[②]	0.8ml/ml[②]	立即出现白色浑浊	不相容
阿洛西林钠	40mg/ml[②]	0.32mg/ml[①]	产生大量乳白色沉淀	不相容
头孢哌酮钠他唑巴坦钠	8mg/ml[②]	0.48mg/ml[②]	立即出现白色浑浊,并逐渐产生白色颗粒	不相容
头孢曲松钠	20mg/ml[②]	0.64mg/ml[①]	出现白色浑浊	不相容
呋塞米	3mg/ml[②]	0.48mg/ml[②]	产生浑浊和絮状沉淀	不相容
甲泼尼龙琥珀酸钠	0.4mg/ml[①]	1.2mg/ml[①]	立即出现白色浑浊	不相容
美洛西林钠舒巴坦钠	37.5mg/ml[②]	1mg/ml[②]	立即出现乳白色浑浊	不相容
夫西地酸钠	5mg/ml[②]	0.48mg/ml[②]	立即产生乳白色浑浊或沉淀	不相容

注:①用5%或10%葡萄糖注射液稀释;②用0.9%氯化钠注射液稀释。

注射器加药相容性:本品及调配的溶液与其他药物混合于注射器中,药物相容性见表7-45。

表7-45 注射器中川芎嗪与其他药物相容性

注射器中药物	药物量	川芎嗪量	溶液保存条件与结果	相容性
丹参注射液	2ml	40mg/2ml	立即出现乳白色浑浊和絮状物	不相容
灯盏花素	20mg/5ml	50mg/2ml	立即出现白色浑浊,1小时产生白色沉淀	不相容
灯盏细辛注射液	10ml	40mg/10ml	立即形成黄色结晶	不相容
清开灵注射液	2ml	40mg/2ml	立即产生大量棕色块状沉淀	不相容
香丹注射液	2ml	40mg/2ml	立即出现白色絮状物	不相容
阿洛西林钠	80mg/2ml[①]	0.64mg/2ml[②]	产生大量白色沉淀	不相容
头孢哌酮钠他唑巴坦钠	500mg/5ml[①]	40mg/2ml[①]	立即出现白色浑浊或沉淀	不相容
头孢曲松钠	20mg/1ml[①]	0.64mg/1ml[①]	立即产生白色浑浊和絮状沉淀	不相容
美洛西林钠舒巴坦钠	1.875g/5ml[①]	50mg/5ml[①]	产生乳白色浑浊或沉淀	不相容
奥美拉唑钠	20mg/5ml	10mg/20ml[①]	立即产生褐色絮状沉淀	不相容
门冬氨酸钾镁	未明确	未明确	形成结晶	不相容
还原型谷胱甘肽	60mg/5ml[②]	8mg/5ml[②]	立即产生白色絮状沉淀	不相容
夫西地酸钠	50mg/10ml[①]	4.8mg/10ml[①]	立即产生白色浑浊或沉淀	不相容

注:①用0.9%氯化钠注射液稀释;②用5%葡萄糖注射液稀释。

与容器具相容性：本品与玻璃、聚乙烯（PE）和聚丙烯（PP）容器相容，与聚氯乙烯（PVC）容器相容性文献报告不一致。用 0.9% 氯化钠注射液或 5% 葡萄糖注射液调配的盐酸川芎嗪 0.48mg/ml 溶液于玻璃瓶、PE、PP 和 PVC 容器中室温保存 24 小时，盐酸川芎嗪与 0 时比较损失小于 10%。用腹膜透析液（15mg/ml 乳酸盐）调配的盐酸川芎嗪 0.04mg/ml 或 0.2mg/ml 溶液于玻璃、PVC 腹膜透析液软袋中分别于 4℃、25℃、37℃保存 24 小时，两种浓度溶液于玻璃容器中的盐酸川芎嗪含量稳定；在 PVC 腹膜透析液软袋中，4℃两种浓度溶液的盐酸川芎嗪与 0 时比较损失小于 10%，25℃两种浓度溶液的盐酸川芎嗪与 0 时比较损失大于 10%，37℃PVC 吸附作用增强。

丹参川芎嗪注射液

Salviae Miltiorrhizae and Ligustrazine Hydrochloride Injection

【**适应证**】用于闭塞性脑血管疾病，如脑供血不足、脑血栓形成与脑栓塞；缺血性心血管疾病，如冠心病的胸闷、心绞痛、心肌梗死、缺血性脑卒中、血栓闭塞性脉管炎等症。

【**制剂与规格**】丹参川芎嗪注射液：5ml（盐酸川芎嗪 100mg 与丹参素 2mg）。本品为浅黄色至棕黄色的澄明液体，主要成分为盐酸川芎嗪和丹参素，辅料为甘油和注射用水。本品 pH 为 2.0～3.5。

【**用法与用量**】静脉滴注，一次 5～10ml，一日 1～2 次。

【**调配**】按照无菌操作技术，一次 5～10ml 药物，缓慢稀释于 5% 葡萄糖注射液、10% 葡萄糖注射液或 0.9% 氯化钠注射液 250～500ml 中作静脉滴注液。

【**稳定性**】本品未启封于避光、阴凉处（不超过 20℃）保存；调配的溶液 4 小时内使用。本品未启封有结晶析出，可于温水加热溶解后调配。本品及调配的溶液如出现变色、浑浊、沉淀或结晶等物理性状改变，不得使用。

【**药物相容性**】

与静脉输液相容性：本品与静脉输液相容性见表 7-46。

静脉输液加药相容性：本品不得与其他药物混合于同一容器内使用。用 5% 葡萄糖注射液调配的丹参川芎嗪注射液 0.04ml/ml 与灯盏花素 0.2mg/ml 混合溶液 30 分钟出现浑浊，其物理性状不相容。

输液器加药相容性：本品不得与其他药物混合使用，如确需要联合使用其他药物，须用相容性静脉输液适量冲洗静脉通路。本品调配的溶液与其他药物通过 Y 型输液器混合或输液器序贯输液，药物相容性见表 7-47。

表 7-46　丹参川芎嗪注射液与静脉输液相容性

静脉输液	丹参川芎嗪注射液浓度/（ml/ml）	溶液保存条件与结果	相容性
0.9%氯化钠注射液	0.1	室温4小时性状、pH与药物含量稳定	相容
5%葡萄糖注射液	0.1	室温4小时性状、pH与药物含量稳定	相容
10%葡萄糖注射液	0.1	室温4小时性状、pH与药物含量稳定	相容
葡萄糖氯化钠注射液	0.1	室温4小时性状、pH与药物含量稳定	相容
复方氯化钠注射液	0.1	室温4小时性状、pH与药物含量稳定	相容

表 7-47　输液器中丹参川芎嗪注射液与其他药物相容性

加入药物	药物浓度	丹参川芎嗪注射液浓度/（ml/ml）	溶液保存条件与结果	相容性
痰热清注射液	0.08ml/ml[①]	0.04[①]	立即出现褐色浑浊	不相容
炎琥宁	1.6mg/ml[①]	0.1[②]	产生乳白色沉淀	不相容
呋塞米	10mg/ml	0.04[②]	立即出现白色浑浊	不相容
硫辛酸	4.8mg/ml[①]	0.08[①]	产生褐色沉淀	不相容

注：①用0.9%氯化钠注射液稀释；②用5%葡萄糖注射液稀释。

注射器加药相容性：本品及调配的溶液与其他药物混合于注射器中，药物相容性见表7-48。

表 7-48　注射器中丹参川芎嗪注射液与其他药物相容性

注射器中药物	药物量	丹参川芎嗪注射液量	溶液保存条件与结果	相容性
灯盏花素	6.25mg/1ml[①]	1ml	30分钟产生黄色沉淀	不相容
炎琥宁	3.2mg/1ml[①]	0.1ml/1ml[②]	出现乳白色沉淀	不相容
硫辛酸	12mg/5ml[①]	0.4ml/5ml[①]	出现浑浊	不相容
	30mg/1ml	1ml	立即出现黑色浑浊	
兰索拉唑	1.5mg/5ml[①]	0.2ml/5ml[①]	室温6小时内产生沉淀	不相容
奥美拉唑钠	2mg/5ml[①]	0.2ml/5ml[①]	室温6小时内产生沉淀	不相容
泮托拉唑钠	2mg/5ml[①]	0.2ml/5ml[①]	室温6小时内产生沉淀	不相容
长春西汀	0.36mg/3ml[①]	0.24ml/1ml[②]	出现浑浊	不相容

注：①用0.9%氯化钠注射液稀释；②用5%葡萄糖注射液稀释。

参芎葡萄糖注射液

Salivae Miltiorrhizae Ligustrazine Hydrochloride and Glucose Injection

【适应证】 用于闭塞性脑血管疾病及其他缺血性血管疾病。

【制剂与规格】 参芎葡萄糖注射液：50ml：盐酸川芎嗪 50mg，丹参相当于丹参素 10mg；100ml：盐酸川芎嗪 100mg，丹参相当于丹参素 20mg。本品为浅黄色至黄色的澄明液体，主要成分为盐酸川芎嗪和丹参素，辅料为葡萄糖、甘油和注射用水。本品 pH 为 5.5～6.5，渗透压摩尔浓度为 420～520mOsmol/kg。

【用法与用量】 静脉滴注，滴注速度不宜过快。成人一次 100～200ml 或遵医嘱，一日 1 次；儿童与老年患者遵医嘱。

【调配】 不必稀释。

【稳定性】 本品未启封于遮光、阴凉处（不超过 20℃）保存。

【药物相容性】

静脉输液加药相容性：本品不得与其他药物混合于同一容器内使用。

输液器加药相容性：本品不得与其他药物混合使用，如确需要联合使用其他药物，须用相容性静脉输液适量冲洗静脉通路。本品与其他药物通过输液器序贯输液，药物相容性见表 7-49。

表 7-49　输液器中参芎葡萄糖注射液与其他药物相容性

加入药物	药物浓度/（mg/ml）	参芎葡萄糖注射液浓度/（mg/ml）	溶液保存条件与结果	相容性
乳酸环丙沙星	3①	1	出现乳白色浑浊	不相容
左氧氟沙星	3①	1	产生黄色絮状物	不相容
托拉塞米	0.4①	1	立即出现白色浑浊	不相容

注：①用 0.9% 氯化钠注射液稀释。

注射器加药相容性：本品与其他药物混合于注射器中，药物相容性见表 7-50。

表 7-50　注射器中参芎葡萄糖注射液与其他药物相容性

注射器中药物	药物量	参芎葡萄糖注射液量	溶液保存条件与结果	相容性
氟罗沙星	20mg/5ml①	5mg/5ml	立即形成白色块状结晶	不相容
左氧氟沙星	15mg/5ml②	5mg/5ml	立即出现白色浑浊，30 分钟产生沉淀	不相容

续表

注射器中药物	药物量	参芎葡萄糖注射液量	溶液保存条件与结果	相容性
盐酸莫西沙星	8mg/5ml②	5mg/5ml	产生橘黄色絮状物	不相容
夫西地酸钠	4mg/2ml②	2mg/2ml	立即出现白色浑浊	不相容
托拉塞米	2mg/5ml②	5mg/5ml	立即出现白色絮状物	不相容

注：①用5%甘露醇注射液稀释；②用0.9%氯化钠注射液稀释。

杏芎氯化钠注射液

Floium Ginkgo Extract and Tertram Ethypyrazine Sodium Chloride Injection

【适应证】用于治疗缺血性心脑血管疾病如脑供血不足、脑血栓形成、脑栓塞、冠心病、心绞痛、心肌梗死、脑功能障碍、阿尔茨海默病、高血压、高脂血症等疾病。

【制剂与规格】杏芎氯化钠注射液：100ml；250ml。本品为微黄色至浅黄色的澄明液体，主要成分为银杏叶提取物和磷酸川芎嗪，辅料为氯化钠、山梨醇、亚硫酸氢钠、依地酸二钠、聚山梨酯80和注射用水。

【用法与用量】静脉缓慢滴注，一次100～250ml，一日1次，10～15日为1个疗程或遵医嘱。

【调配】不必稀释。

【稳定性】本品未启封于遮光、室温处保存。

【药物相容性】

静脉输液加药相容性：本品不得与小牛血提取物、碱性药物混合使用。

输液器加药相容性：本品不得与其他药物混合使用，如确需要联合使用其他药物，须用相容性静脉输液适量冲洗静脉通路。

七叶皂苷钠

Sodium Aescinate

【适应证】用于脑水肿、创伤或手术所致肿胀；也用于静脉回流障碍性疾病。

【制剂与规格】注射用七叶皂苷钠：5mg；10mg；15mg。本品为白色的冻干疏松块状物，主要成分为七叶皂苷钠A和七叶皂苷钠B，系从七叶树科植物天师栗 *Aesculus wilsonii* Rehd. 果实或种子（娑罗子）中提取的含酯键的三萜皂苷。

七叶皂苷钠 1mg/ml 水溶液 pH 为 5.0～7.0；用 0.9% 氯化钠注射液、5% 葡萄糖注射液或 10% 葡萄糖注射液调配的七叶皂苷钠 0.04mg/ml 溶液渗透压摩尔浓度约为 280mOsmol/kg、280mOsmol/kg 或 550mOsmol/kg。

【用法与用量】

用法：静脉注射或静脉滴注。不得动脉注射、肌内注射或皮下注射。

用量：成人按体重一日 0.1～0.4mg/kg 或 5～10mg，重症患者可多次给药，但一日总量不得超过 20mg，7～10 日为 1 个疗程。

【调配】按照无菌操作技术，每瓶 5mg、10mg 药物，加入 10% 葡萄糖注射液或 0.9% 氯化钠注射液 10～20ml 使药物溶解作静脉注射液；或每瓶 5mg、10mg 药物，加入 10% 葡萄糖注射液或 0.9% 氯化钠注射液 10ml 使药物溶解，每 5～20mg 药物的溶解液缓慢稀释于相对应的静脉输液 250ml 中作静脉滴注液。

【稳定性】本品未启封于室温、遮光处保存；调配的溶液立即使用。

【药物相容性】

与静脉输液相容性：本品与静脉输液相容性见表 7-51。

表 7-51　七叶皂苷钠与静脉输液相容性

静脉输液	七叶皂苷钠浓度/(mg/ml)	溶液保存条件与结果	相容性
0.9% 氯化钠注射液	0.04	室温 6 小时性状与 pH 无明显变化，不溶性微粒符合规定	相容
5% 葡萄糖注射液	0.04	室温 6 小时性状与 pH 无明显变化，不溶性微粒符合规定	相容
	0.06	20～45℃ 8 小时性状、pH 与药物含量稳定，不溶性微粒符合规定	
10% 葡萄糖注射液	0.04	室温 6 小时性状与 pH 无明显变化，不溶性微粒符合规定	相容
葡萄糖氯化钠注射液	0.04	室温 6 小时性状与 pH 无明显变化，不溶性微粒符合规定	相容

静脉输液加药相容性：本品与含碱性基团的药物混合可能产生沉淀。本品调配的溶液加入其他药物，药物相容性见表 7-52。

输液器加药相容性：用 0.9% 氯化钠注射液调配的七叶皂苷钠 0.08mg/ml 溶液与盐酸头孢吡肟 8mg/ml 或泮托拉唑钠 0.6mg/ml 溶液通过输液器序贯输液，混合溶液立即出现浑浊和/或白色结晶，其物理性状不相容。

注射器加药相容性：本品与其他药物混合于注射器中，药物相容性见表 7-53。

表 7-52　静脉输液中七叶皂苷钠与其他药物相容性

加入药物	药物浓度	七叶皂苷钠浓度/(mg/ml)	静脉输液	溶液保存条件与结果	相容性
血必净注射液	0.5ml/ml	0.02	10%葡萄糖注射液	室温 8 小时性状、pH 与七叶皂苷钠和芍药苷含量无明显变化,不溶性微粒符合规定	相容
注射用血栓通	1mg/ml	0.04	10%葡萄糖注射液、0.9%氯化钠注射液	37℃避光 7 小时性状、pH 与七叶皂苷钠含量稳定,不溶性微粒符合规定	相容
地塞米松磷酸钠	未明确	0.08	5%葡萄糖注射液、0.9%氯化钠注射液	4℃、25℃、37℃ 12 小时物理性状相容,地塞米松含量稳定,但 37℃七叶皂苷 A、B 损失约 50%	不相容
加替沙星	2mg/ml	0.1	5%葡萄糖注射液	25℃ 8 小时物理性状相容,两药物含量稳定	相容
诺氟沙星	2mg/ml	0.1	5%葡萄糖注射液	25℃ 6 小时物理性状相容,两药物含量稳定	相容
氧氟沙星	2mg/ml	0.1	5%葡萄糖注射液	25℃ 4 小时物理性状相容,两药物含量稳定	相容
替硝唑	4mg/ml	0.1	5%葡萄糖注射液	25℃ 4 小时物理性状相容,两药物含量稳定	相容

表 7-53　注射器中七叶皂苷钠与其他药物相容性

注射器中药物	药物量	七叶皂苷钠量	溶液保存条件与结果	相容性
兰索拉唑	1.5mg/5ml[①]	0.4mg/5ml[①]	室温 6 小时性状与 pH 无明显变化,不溶性微粒符合规定	相容
奥美拉唑钠	2mg/5ml[①]	0.4mg/5ml[①]	室温 6 小时性状与 pH 无明显变化,不溶性微粒符合规定	相容

注:①用 0.9%氯化钠注射液稀释。

三尖杉酯碱
Harringtonine

【适应证】用于治疗急性髓细胞白血病,对骨髓增生异常综合征(MDS)、真性红细胞增多症及慢性髓细胞白血病亦有一定的疗效。

【制剂与规格】三尖杉酯碱注射液：1ml：1mg；2ml：2mg。本品为无色的澄明液体，主要成分为三尖杉酯碱，系从粗榧科植物三尖杉 Cephalotaxus fortunei Hook. f. 或其同属植物枝叶中提取的一种生物碱，辅料为注射用水。本品 pH 为 3.5～4.5。

【用法与用量】

用法：静脉滴注，滴注速度 30～40 滴 /min。

用量：成人一日 1～4mg，儿童按体重一日 0.05～0.1mg/kg，一日 1 次，5～7 日为 1 个疗程，各疗程应间隔 14～21 日。

【调配】按照无菌操作技术，每 1～4mg 药物，缓慢稀释于 5% 或 10% 葡萄糖注射液 200～500ml 中作静脉滴注液。

【稳定性】本品未启封于遮光、室温处保存；调配的溶液立即使用。

【药物相容性】

与静脉输液相容性：本品与 5% 或 10% 葡萄糖注射液相容。

静脉输液加药相容性：本品不宜与碱性药物如氨茶碱、碳酸氢钠等混合使用。

高三尖杉酯碱
Homoharringtonine

【适应证】用于各型急性非淋巴细胞白血病，对骨髓增生异常综合征（MDS）、慢性粒细胞白血病及真性红细胞增多症等亦有一定疗效。

【制剂与规格】

高三尖杉酯碱注射液：1ml：1mg；2ml：2mg。本品无色的澄明液体，主要成分为高三尖杉酯碱，系从粗榧科植物三尖杉 Cephalotaxus fortunei Hook. f. 或其同属植物枝叶中提取的一种生物碱，辅料为酒石酸、丙二醇和注射用水。本品 pH 为 3.5～4.5。

注射用高三尖杉酯碱：1mg；2mg。本品为白色或类白色的疏松块状物或粉末，主要成分为高三尖杉酯碱，辅料为酒石酸和甘露醇。

【用法与用量】

成人：静脉滴注，每日 1～4mg，缓慢滴注不少于 3 小时，4～6 日为 1 个疗程，间歇 1～2 周重复用药。

儿童：静脉滴注，每日按体重 0.05～0.1mg/kg，4～6 日为 1 个疗程。

【调配】

高三尖杉酯碱注射液：按照无菌操作技术，每 1～4mg 药物，缓慢稀释于 5% 葡萄糖注射液 250～500ml 中作静脉滴注液。

注射用高三尖杉酯碱：按照无菌操作技术，每瓶 1mg、2mg 药物，沿瓶内壁分别加入 5% 葡萄糖注射液约 2ml 使药物溶解，每 1～4mg 药物的溶解液缓慢稀释于 5% 葡萄糖注射液 250～500ml 中作静脉滴注液。

【稳定性】本品未启封于遮光、阴凉处（不超过 20℃）保存；调配的溶液立即使用。

【药物相容性】

与静脉输液相容性：本品与 0.9% 氯化钠注射液或 5% 葡萄糖注射液相容。高三尖杉酯碱注射液用 0.9% 氯化钠注射液调配的高三尖杉酯碱 4μg/ml 溶液于室温保存 8 小时，其物理性状相容。

静脉输液加药相容性：本品不宜与碱性药物如氨茶碱、碳酸氢钠等混合使用。但用 0.9% 氯化钠注射液调配的高三尖杉酯碱 4μg/ml 与盐酸格拉司琼 8μg/ml 或 16μg/ml 混合溶液于室温保存 8 小时，其物理性状相容，紫外光谱稳定。

榄香烯
Elemene

【适应证】

榄香烯注射液：用于神经胶质瘤和脑转移瘤的治疗；癌性胸腹水的辅助治疗。

榄香烯乳状注射液：合并放疗、化疗常规方案对肺癌、肝癌、食管癌、鼻咽癌、脑瘤、骨转移癌等恶性肿瘤可以增强疗效，降低放疗、化疗的毒副作用；可用于介入、腔内化疗及癌性胸腹水的治疗。

【制剂与规格】

榄香烯注射液：10ml：200mg。本品为无色或微黄色的澄明黏稠液体，主要成分系从姜科植物温郁金 *Curcuma wenyujin* Y. H. Chen et C. Ling（习称"温莪术"）根茎中提取的 β-, γ-, δ- 榄香烯，辅料为聚氧乙烯（35）蓖麻油、丙二醇和注射用水。本品 pH 为 5.5～7.0。

榄香烯乳状注射液：5ml：22mg；20ml：88mg。本品为乳白色的均匀乳状液体，主要成分为 β-, γ-, δ- 榄香烯，辅料为大豆磷脂、胆固醇、乙醇、磷酸氢二钠、磷酸二氢钠和注射用水。本品 pH 为 4.5～7.0。

【用法与用量】

用法：静脉滴注，每次滴注后用 0.9% 氯化钠注射液 500ml 冲洗静脉通路。

用量：榄香烯注射液，用于神经胶质瘤和脑转移瘤，于用药前 30～60 分钟快速静脉滴注甘露醇 250ml，以暂时开放血脑屏障，并降低颅内压。①隔日动脉介入：本品每次 600mg，用 10% 葡萄糖注射液稀释，加入地塞米松 2mg，动脉穿刺给药；本品 400mg 和地塞米松 2.5mg 加入 10% 葡萄糖注射液静脉滴注。②非动脉介入给药日：本品 1 000mg 和地塞米松 5mg 加入 10% 葡萄糖注射液静脉滴注。用于癌性胸腹水，按体表面积 200～400mg/m²，于抽出胸腹水后，胸、腹腔内注射，每周 1～2 次或遵医嘱。

榄香烯乳状注射液，合并放、化疗，静脉滴注，一次 352～528mg，一日 1 次，2～3 周为 1 个疗程。用于恶性胸腹水治疗，按体表面积 176～352mg/m²，抽胸腹水后，胸、腹腔内注射，每周 1～2 次或遵医嘱。

【调配】

榄香烯注射液：按照无菌操作技术，榄香烯 600mg，用 10% 葡萄糖注射液稀释至 60ml 作动脉介入用药；榄香烯 400mg 和地塞米松 2.5mg 缓慢稀释于 10% 葡萄糖注射液 500ml 中作静脉滴注液；榄香烯 1 000mg 和地塞米松 5mg 缓慢稀释于 10% 葡萄糖注射液 1 000ml 中作静脉滴注液；或按体表面积 200～400mg/m² 计算出所需榄香烯的用量，并将药物缓慢稀释于 0.9% 氯化钠注射液 250ml 中作胸、腹腔内注射液。

榄香烯乳状注射液：按照无菌操作技术，榄香烯 352～528mg，缓慢稀释于 5% 或 10% 葡萄糖注射液 500ml 中作静脉滴注液；或按体表面积 176～352mg/m² 计算出所需榄香烯的用量，将药物缓慢稀释于 0.9% 氯化钠注射液 250ml 中作胸、腹腔内注射液。

【稳定性】本品未启封于避光、室温处保存；调配的溶液须 6 小时内使用。

【药物相容性】

与静脉输液相容性：本品与 5% 葡萄糖注射液、10% 葡萄糖注射液或 0.9% 氯化钠注射液相容。本品与静脉输液相容性见表 7-54。

表 7-54　榄香烯与静脉输液相容性

静脉输液	榄香烯浓度/(mg/ml)	溶液保存条件与结果	相容性
0.9% 氯化钠注射液	0.8	室温 6 小时性状、pH 与药物含量无明显变化	相容
5% 葡萄糖注射液	0.8	室温 6 小时性状、pH 与药物含量无明显变化	相容
10% 葡萄糖注射液	0.8	室温 6 小时性状、pH 与药物含量无明显变化	相容
葡萄糖氯化钠注射液	0.8	室温 6 小时性状、pH 与药物含量无明显变化	相容

静脉输液加药相容性：除地塞米松外，本品不得与其他药物混合使用。榄香烯 400mg、硫酸镁 2.5g 稀释于 0.9% 氯化钠注射液 500ml 中，溶液 5 小时浑浊并产生絮状沉淀。但模拟临床用药，榄香烯 400mg 与胰岛素 16U 稀释于 10% 葡萄糖注射液 500ml 中于室温、自然光保存 12 小时，溶液性状、pH 与胰岛素含量无明显变化，不溶性微粒符合规定，溶液稳定。

输液器加药相容性：用 0.9% 氯化钠注射液调配的榄香烯 1.2mg/ml 与舒血宁注射液 0.08ml/ml 溶液通过输液器序贯输液，混合溶液产生沉淀，其物理性状不相容。

注射器加药相容性：用 0.9% 氯化钠注射液调配的榄香烯 6mg/5ml 与舒血宁注射液 0.4ml/5ml 溶液混合于注射器中，立即产生淡黄色沉淀，溶液物理性状不相容。

紫杉醇
Paclitaxel

【适应证】

紫杉醇注射液：用于进展期卵巢癌的一线和后续治疗；淋巴结阳性的乳腺癌患者在含多柔比星标准方案联合化疗后的辅助治疗；转移性乳腺癌联合化疗失败或者辅助化疗 6 个月内复发的乳腺癌患者治疗；非小细胞肺癌患者的一线治疗；艾滋病相关的卡波西肉瘤（AIDS-KS）的二线治疗。

注射用紫杉醇脂质体：用于卵巢癌的一线化疗及以后卵巢转移性癌的治疗，作为一线化疗可以与顺铂联合使用；也可用于曾用过含多柔比星标准化疗的乳腺癌患者的后续治疗或复发患者的治疗；可与顺铂联合用于不能手术或放射治疗的非小细胞肺癌患者的一线化疗。

注射用紫杉醇（白蛋白结合型）：用于治疗联合化疗失败的转移性乳腺癌或辅助化疗后 6 个月内复发的乳腺癌。除非有临床禁忌证，既往化疗中应包括 1 种蒽环类抗肿瘤药。

【制剂与规格】

紫杉醇注射液：5ml：30mg；10ml：60mg；16.7ml：100mg；25ml：150mg。本品为无色至淡黄色的澄明黏稠液体，主要成分为紫杉醇，系从红豆杉科植物东北红豆杉 *Taxus cuspidata* Sieb. et Zucc. 树皮、枝叶中提取或半合成的单体化合物，辅料为聚氧乙烯蓖麻油、乙醇和注射用水。紫杉醇 0.6mg/ml 水溶液 pH 为 3.0～5.0；用 5% 葡萄糖注射液、0.9% 氯化钠注射液或复方乳酸钠葡萄糖注射液调配的紫杉醇 0.6mg/ml、1.2mg/ml 溶液 pH 为 4.4～5.6；用 0.9% 氯化钠溶液调配的紫杉醇 0.6mg/ml 溶液与 0.9% 氯化钠注射液渗透压比约为 4。

注射用紫杉醇脂质体：30mg。本品为类白色或淡黄色的块状物，主要成分为紫杉醇，辅料为卵磷脂、胆固醇、苏氨酸和葡萄糖。

注射用紫杉醇（白蛋白结合型）：100mg。本品为白色至淡黄色的无菌冻干块状物或粉末，主要成分为紫杉醇，辅料为人血白蛋白。用 0.9% 氯化钠注射液调配的白蛋白结合型紫杉醇 5mg/ml 溶液 pH 为 6.0～7.5。

【用法与用量】

紫杉醇注射液：①预防用药，为了防止发生严重的过敏反应，接受本品治疗的所有患者应事先进行预防用药，通常在本品治疗前 12 小时和 6 小时均分别口服地塞米松 20mg 或治疗前 30～60 分钟静脉滴注地塞米松 20mg、静脉注射或深部肌内注射苯海拉明（或同类药物）50mg、静脉滴注西咪替丁 300mg 或雷尼替丁 50mg。②卵巢癌，对于未治疗过的卵巢癌患者，推荐按体表面积 175mg/m² 静脉滴注不少于 3 小时，并按体表面积给予顺铂 75mg/m²，每 3 周 1 次；或按体表面积 135mg/m² 静脉滴注不少于 24 小时，并按体表面积给予顺铂 75mg/m²，每 3 周 1 次。对于已经接受过化疗的卵巢癌患者，推荐按体表面积 135mg/m² 或 175mg/m² 静脉滴注不少于 3 小时，每 3 周 1 次。③乳腺癌，对淋巴结阳性的乳腺癌患者辅助治疗，按体表面积 175mg/m² 静脉滴注不少于 3 小时，每 3 周 1 次，4 个疗程，在含多柔比星的联合化疗后序贯使用，临床研究应用多柔比星联合环磷酰胺化疗 4 个疗程。对初始化疗失败的转移性疾病或辅助化疗 6 个月内复发的乳腺癌患者的有效治疗方案，本品按体表面积 175mg/m² 静脉滴注不少于 3 小时，每 3 周 1 次。④非小细胞肺癌，推荐按体表面积 175mg/m² 静脉滴注不少于 3 小时，每 3 周 1 次。⑤ AIDS-KS，推荐按体表面积 135mg/m² 静脉滴注不少于 3 小时，每 3 周 1 次；或按体表面积 100mg/m² 静脉滴注不少于 3 小时（剂量强度为每周 40～50mg/m²），每 2 周 1 次。前一个方案比后一个方案毒性更大，建议所有体能状态较差的患者使用后一个方案。⑥进展期人类免疫缺陷病毒（HIV）感染患者，这些患者均有免疫抑制，推荐减少 3 种预防用药中地塞米松的口服剂量为 10mg；只有当绝对中性粒细胞数（ANC）$\geq 1 \times 10^9$/L 时可首次或再次使用本品治疗；若临床需要使用粒细胞刺激因子（G-CSF），对实体瘤患者（卵巢癌、乳腺癌和非小细胞肺癌），只有当 ANC$\geq 1.5 \times 10^9$/L、血小板计数$\geq 100 \times 10^9$/L 时可再次使用本品，对于基线或后续 ANC$< 1 \times 10^9$/L 的 AIDS-KS 患者不能使用本品；在本品治疗过程中出现了严重中性粒细胞减少症（ANC$< 0.5 \times 10^9$/L 持续 1 周及以上）或严重外周神经疾病患者，在随后的治疗中紫杉醇的剂量应减少 20%。⑦肝功能受损患者发生毒性的危险性可能升高，特别是发生Ⅲ～Ⅳ级骨髓抑制的危险性。24 小时静脉滴注第 1 个疗程按体表面积推荐剂量：氨基转移酶< 2 倍健康人群高限（ULN）且胆红素≤ 15mg/L，剂量为 135mg/m²；氨基转移酶 2～< 10 倍 ULN 且胆红素≤ 15mg/L，剂量为 100mg/m²；氨基转移酶< 10 倍 ULN 且胆红素为 16～75mg/L，剂量为 50mg/m²；氨基转移酶≥ 10 倍 ULN 或胆红素> 75mg/L，不宜使用。3 小时静脉滴注第 1 个疗程按体表面积推荐剂量：氨基转移酶< 10 倍 ULN 且胆红素≤ 1.25 倍 ULN，剂量为 175mg/m²；氨基转移酶< 10 倍 ULN 且胆红素≥ 1.26～2.0 倍 ULN，剂量为 135mg/m²；氨基转移酶< 10 倍 ULN 且胆红素为 2.01～5.0 倍 ULN，剂量为 90mg/m²；氨基转移酶≥ 10 倍 ULN

或胆红素>5.0倍ULN,不宜使用。在以后疗程中是否要进一步减量,应根据个体的耐受性判断。⑧本品用药前,应先用相容性静脉输液彻底冲洗静脉通路。

注射用紫杉醇脂质体:常用剂量按体表面积为135~175mg/m^2,静脉滴注3小时。为预防可能发生的过敏反应,在本品治疗前30分钟静脉注射地塞米松5~10mg、肌内注射苯海拉明50mg、静脉滴注西咪替丁300mg。

注射用紫杉醇(白蛋白结合型):①常规剂量,建议按体表面积260mg/m^{2}使用,静脉滴注30分钟,每3周给药1次。②轻度肝功能异常患者剂量无须调整;中度至重度肝功能损害患者谷草转氨酶(GOT)<10倍ULN和胆红素>1.5倍且≤3倍ULN,推荐剂量按体表面积为200mg/m^2;如患者GOT<10倍ULN且胆红素>3倍且≤5倍ULN,推荐剂量按体表面积为200mg/m^2;如患者GOT≥10倍ULN或胆红素>5倍ULN,不推荐使用。如患者接受2个疗程的较低剂量治疗可耐受,在后续的疗程中可考虑将转移性乳腺癌患者的剂量按体表面积增加至260mg/m^2。③轻度至中度肾功能损害[30ml/min<肌酐清除率(CrCl)<90ml/min]患者无须调整初始剂量;对重度肾功能损害或终末期肾病(CrCl<30ml/min)患者,尚无推荐用药剂量。④治疗期间如患者出现ANC<0.5×10^9/L持续1周及以上或出现重度感觉神经毒性应将后续疗程的剂量按体表面积减少至220mg/m^2;如再次出现上述重度中性粒细胞减少或重度感觉神经毒性应再将随后的剂量进一步减少至180mg/m^2。对于出现3级感觉神经毒性的患者应暂停给药,待神经毒性缓解至≤2级后可继续治疗,并在后续治疗时需降低剂量。本品给药前无须给予患者抗过敏药预处理。

【调配】

紫杉醇注射液:按照无菌操作技术,一次用量药物,稀释于0.9%氯化钠注射液、5%葡萄糖注射液、葡萄糖氯化钠注射液或复方乳酸钠葡萄糖注射液250~500ml中,药物浓度为0.3~1.2mg/ml作静脉滴注液。

注射用紫杉醇脂质体:按照无菌操作技术,每瓶30mg药物,沿瓶内壁加入5%葡萄糖注射液10ml,置专用振荡器(振荡频率20Hz,振幅:X轴方向7cm、Y轴方向7cm、Z轴方向4cm)上振摇5分钟,待完全溶解,一次用量药物的溶解液稀释于5%葡萄糖注射液250~500ml中作静脉滴注液。

注射用紫杉醇(白蛋白结合型):按照无菌操作技术,每瓶100mg药物,沿瓶内壁缓慢加入0.9%氯化钠注射液20ml,时间不应少于1分钟(不得将0.9%氯化钠注射液直接注射到冻干粉末/块状物上,以免形成泡沫),让药瓶静置至少5分钟,以保证冻干粉/块完全浸透,轻轻摇动药瓶或缓慢将药瓶上下倒置至少2分钟使药物完全溶解,避免形成泡沫。如产生泡沫,静置15分钟直到泡沫消退。按计算的给药容积准确抽取所需溶解液注入新的、无菌聚氯乙烯(PVC)或非PVC输液袋中,溶液含紫杉醇为5mg/ml作静脉滴注液。

【稳定性】①紫杉醇注射液未启封于遮光、25℃以下保存；未启封冷藏不产生不良影响，但冷藏条件下本品成分可能产生沉淀，此时至室温不加振摇或轻轻振摇重新溶解，在这些条件下，对于本品质量无影响。如果紫杉醇注射液变成雾状或见到不溶性沉淀，应丢弃。调配的紫杉醇 0.3～1.2mg/ml 溶液于室温保存 24 小时，其物理性状和化学性质稳定，静脉输液要在这一期限内完成，但剧烈搅动、振动、摇晃或其他原因可能产生没有规律、不可预测的沉淀，使用过程应警觉。②注射用紫杉醇脂质体未启封于遮光、2～8℃处保存；用 5% 葡萄糖注射液调配的溶液于室温保存 24 小时稳定。③注射用紫杉醇（白蛋白结合型）未启封于遮光、20～30℃处保存；溶解液立即使用，如不能立即使用，应将含有溶液的药瓶放回原包装中以避免光照并于 2～8℃最长可保存 8 小时。溶解液转移至输液袋应立即使用，但可于室温和室内光照条件下保存 8 小时。

【药物相容性】

与静脉输液相容性：紫杉醇注射液与静脉输液相容性见表 7-55。注射用紫杉醇脂质体只能用 5% 葡萄糖注射液调配，不得用 0.9% 氯化钠注射液或其他静脉输液溶解与稀释，以免发生脂质体聚集。注射用紫杉醇（白蛋白结合型）与 0.9% 氯化钠注射液相容。

表 7-55　紫杉醇与静脉输液相容性

静脉输液	紫杉醇浓度/（mg/ml）	溶液保存条件与结果	相容性
0.9% 氯化钠注射液	0.3[1], 0.6[1], 0.9[1], 1.2[1]	22℃ 12 小时目测性状相容，药物未损失	相容
	0.6[2], 1.2[2]	22℃ 26 小时目测性状相容，药物未损失	
	0.1[2], 1[2]	4℃、22℃、32℃ 3 日物理性状相容，3 日后形成结晶	
	0.3～1.2[3]	25℃ 27 小时物理性状和化学性质稳定	
5% 葡萄糖注射液	0.3[1], 0.6[1], 0.9[1]	22℃ 12 小时目测性状相容，药物未损失	相容
	0.3[2], 1.2[2]	25℃ 48 小时物理性状和化学性质稳定	
	0.1[2], 1[2]	4℃、22℃、32℃ 3 日物理性状相容，3 日后形成结晶	
	0.3～1.2[3]	25℃ 27 小时物理性状和化学性质稳定	

续表

静脉输液	紫杉醇浓度/(mg/ml)	溶液保存条件与结果	相容性
葡萄糖氯化钠注射液	0.3～1.2③	25℃ 27小时物理性状和化学性质稳定	相容
复方氯化钠葡萄糖注射液	0.3～1.2③	25℃ 27小时物理性状和化学性质稳定	相容

注：①在玻璃和PVC容器中检测；②在聚烯烃（PO）容器中检测；③在玻璃、聚丙烯（PP）和PO容器中检测。

静脉输液加药相容性：紫杉醇注射液调配的溶液加入其他药物，药物相容性见表7-56。

表7-56 静脉输液中紫杉醇与其他药物相容性

加入药物	药物浓度/(mg/ml)	紫杉醇浓度/(mg/ml)	静脉输液	溶液保存条件与结果	相容性
卡铂	2	0.3, 1.2	0.9%氯化钠注射液	4℃、24℃和32℃ 24小时紫杉醇未损失，卡铂分别损失2%、5%和6%～7%；24小时物理性状相容，但3～5日后产生紫杉醇颗粒	相容
	2	0.3, 1.2	5%葡萄糖注射液	4℃、24℃和32℃ 24小时两药物未损失；24小时物理性状相容，但3～5日后产生紫杉醇颗粒	相容
顺铂	0.2	0.3	0.9%氯化钠注射液	4℃、24℃和32℃ 24小时紫杉醇含量未损失，顺铂分别损失1%、1%和5%；24小时物理性状相容，但3～5日后产生紫杉醇颗粒	相容
	0.2	1.2	0.9%氯化钠注射液	4℃、24℃和32℃ 24小时紫杉醇未损失，顺铂分别损失10%、19%和22%；24小时物理性状相容，但3～5日后产生紫杉醇颗粒	不相容
盐酸多柔比星	0.2	0.3, 1.2	5%葡萄糖注射液、0.9%氯化钠注射液	4℃、23℃和32℃暗处24小时物理性状相容，但3～5日出现微量沉淀，7日产生大量沉淀	相容

输液器加药相容性：紫杉醇注射液调配的溶液与其他药物通过 Y 型输液器按 1∶1 比例混合，药物相容性见表 7-57。白蛋白结合型紫杉醇 5mg/ml 的 0.9% 氯化钠溶液分别与下列溶液混合：盐酸吉西他滨 16mg/ml 的 0.9% 氯化钠溶液，卡铂 2.5mg/ml 的 5% 葡萄糖溶液，临床使用浓度的地塞米松磷酸钠、盐酸格拉司琼或盐酸帕洛诺司琼溶液，临床使用浓度的地塞米松磷酸钠和盐酸格拉司琼溶液，临床使用浓度的地塞米松磷酸钠和盐酸帕洛诺司琼溶液等，于室温保存 24 小时，溶液物理性状相容，药物浓度变化小于 2%，8 小时内 HPLC 色谱图没有变化，认为白蛋白结合型紫杉醇可以与这些药物通过输液器序贯输液。

表 7-57　输液器中紫杉醇与其他药物相容性

加入药物	药物浓度	紫杉醇浓度/（mg/ml）	溶液保存条件与结果	相容性
阿昔洛韦	7mg/ml[①]	1.2[①]	22℃ 4 小时物理性状相容	相容
硫酸阿米卡星	5mg/ml[①]	1.2[①]	22℃ 4 小时物理性状相容	相容
氨茶碱	2.5mg/ml[①]	1.2[①]	22℃ 4 小时物理性状相容	相容
两性霉素 B	0.6mg/ml[①]	1.2[①]	22℃浊度立即增加，4 小时分成 2 层	不相容
两性霉素 B 胆固醇硫酸酯复合物	0.83mg/ml[①]	0.6[①]	原浊度降低	不相容
氨苄西林钠舒巴坦钠	20mg/ml[②]	1.2[①]	22℃ 4 小时物理性状相容	相容
阿尼芬净	0.5mg/ml[①]	0.6[①]	23℃ 4 小时物理性状相容	相容
硫酸博来霉素	1U/ml[①]	1.2[①]	22℃ 4 小时物理性状相容	相容
酒石酸布托啡诺	0.04mg/ml[①]	1.2[①]	22℃ 4 小时物理性状相容	相容
氯化钙	20mg/ml[①]	1.2[①]	22℃ 4 小时物理性状相容	相容
卡铂	5mg/ml[①]	1.2[①]	22℃ 4 小时物理性状相容	相容
头孢替坦二钠	20mg/ml[①]	1.2[①]	22℃ 4 小时物理性状相容	相容
头孢他啶	40mg/ml[①]	1.2[①]	22℃ 4 小时物理性状相容	相容
头孢曲松钠	20mg/ml[①]	1.2[①]	22℃ 4 小时物理性状相容	相容
盐酸氯丙嗪	2mg/ml[①]	1.2[①]	立即出现浑浊，紫杉醇损失	不相容
顺铂	1mg/ml[①]	1.2[①]	22℃ 4 小时物理性状相容	相容
克拉屈滨	0.015mg/ml[②]，0.5mg/ml[③]	0.6[②]	23℃ 4 小时物理性状相容	相容
环磷酰胺	10mg/ml[①]	1.2[①]	22℃ 4 小时物理性状相容	相容

续表

加入药物	药物浓度	紫杉醇浓度/(mg/ml)	溶液保存条件与结果	相容性
阿糖胞苷	50mg/ml	1.2①	22℃ 4小时物理性状相容	相容
达卡巴嗪	4mg/ml①	1.2①	22℃ 4小时物理性状相容	相容
地塞米松磷酸钠	1mg/ml①	1.2①	22℃ 4小时物理性状相容	相容
盐酸苯海拉明	2mg/ml①	1.2①	23℃ 4小时物理性状相容	相容
多尼培南	5mg/ml①,②	0.6①,②	22℃ 4小时物理性状相容	相容
盐酸多柔比星	2mg/ml①	1.2①	22℃ 4小时物理性状相容	相容
盐酸多柔比星脂质体	0.4mg/ml①	0.6①	出现浑浊,药物部分损失	不相容
氟哌利多	0.4mg/ml①	1.2①	23℃ 4小时物理性状相容	相容
依托泊苷	0.4mg/ml①	1.2①	22℃ 4小时物理性状相容	相容
磷酸依托泊苷	5mg/ml①	1.2①	23℃ 4小时物理性状相容	相容
法莫替丁	2mg/ml①	1.2①	22℃ 4小时物理性状相容	相容
氟脲苷	3mg/ml①	1.2①	22℃ 4小时物理性状相容	相容
氟康唑	2mg/ml	0.3①, 1.2①	23℃ 4小时物理性状相容,两药物未损失	相容
氟尿嘧啶	16mg/ml①	1.2①	22℃ 4小时物理性状相容	相容
呋塞米	3mg/ml①	1.2①	22℃ 4小时物理性状相容	相容
更昔洛韦	20mg/ml①	1.2①	22℃ 4小时物理性状相容	相容
盐酸吉西他滨	10mg/ml②	1.2①	23℃ 4小时物理性状相容	相容
硫酸庆大霉素	5mg/ml①	1.2①	22℃ 4小时物理性状相容	相容
盐酸格拉司琼	1mg/ml	0.3②	22℃ 4小时物理性状相容,药物几乎未损失	相容
	0.05mg/ml①	1.2①	23℃ 4小时物理性状相容	
乳酸氟哌啶醇	0.2mg/ml①	1.2①	22℃ 4小时物理性状相容	相容
肝素钠	100U/ml①	1.2①	22℃ 4小时物理性状相容	相容
氢化可的松琥珀酸钠	1mg/ml①	1.2①	22℃ 4小时物理性状相容	相容
盐酸氢吗啡酮	0.5mg/ml①	1.2①	22℃ 4小时物理性状相容	相容
盐酸羟嗪	4mg/ml①	1.2①	立即出现浑浊,紫杉醇损失	不相容
异环磷酰胺	25mg/ml①	1.2①	22℃ 4小时物理性状相容	相容
利奈唑胺	2mg/ml	0.6①	23℃ 4小时物理性状相容	相容

续表

加入药物	药物浓度	紫杉醇浓度/（mg/ml）	溶液保存条件与结果	相容性
劳拉西泮	0.1mg/ml①	1.2①	22℃ 4小时物理性状相容	相容
硫酸镁	100mg/ml①	1.2①	22℃ 4小时物理性状相容	相容
甘露醇	15%	1.2①	22℃ 4小时物理性状相容	相容
盐酸哌替啶	4mg/ml①	1.2①	22℃ 4小时物理性状相容	相容
美司钠	10mg/ml①	1.2①	22℃ 4小时物理性状相容	相容
甲氨蝶呤	15mg/ml①	1.2①	22℃ 4小时物理性状相容	相容
甲泼尼龙琥珀酸钠	5mg/ml①	1.2①	立即出现浑浊，紫杉醇损失	不相容
盐酸甲氧氯普胺	5mg/ml	1.2①	22℃ 4小时物理性状相容	相容
盐酸米托蒽醌	0.5mg/ml①	1.2①	立即出现浑浊，紫杉醇损失	不相容
硫酸吗啡	1mg/ml	1.2①	22℃ 4小时物理性状相容	相容
盐酸纳布啡	10mg/ml	1.2①	22℃ 4小时物理性状相容	相容
盐酸昂丹司琼	0.5mg/ml①	1.2①	22℃ 4小时物理性状相容	相容
	0.03mg/ml①，0.3mg/ml①	0.3①，1.2①	23℃ 4小时物理性状相容，两药物未损失	
盐酸昂丹司琼 盐酸雷尼替丁	0.3mg/ml 2mg/ml	1.2①	23℃ 4小时物理性状相容，所有药物未损失	相容
奥沙利铂	0.5mg/ml①	0.6①	23℃ 4小时物理性状相容	相容
盐酸帕洛诺司琼	0.05mg/ml	1.2①	4小时物理性状相容，两药物几乎未损失	相容
培美曲塞二钠	20mg/ml②	0.6①	23℃ 4小时物理性状相容	相容
喷司他丁	0.4mg/ml②	1.2①	22℃ 4小时物理性状相容	相容
氯化钾	0.1mEq/ml①	1.2①	23℃ 4小时物理性状相容	相容
乙二磺酸丙氯拉嗪	0.5mg/ml①	1.2①	22℃ 4小时物理性状相容	相容
丙泊酚	10mg/ml	1.2①	23℃ 1小时物理性状相容	相容
盐酸雷尼替丁	0.5mg/ml①，2mg/ml①	0.3①，1.2①	23℃ 4小时物理性状相容，两药物未损失	相容
碳酸氢钠	1mEq/ml	1.2①	22℃ 4小时物理性状相容	相容
塞替派	1mg/ml①	0.6①	23℃ 4小时物理性状相容	相容
盐酸托泊替康	56μg/ml①,②	0.54①,②	22℃ 4小时物理性状相容，两药物未损失	相容

续表

加入药物	药物浓度	紫杉醇浓度/(mg/ml)	溶液保存条件与结果	相容性
盐酸万古霉素	10mg/ml①	1.2①	22℃ 4小时物理性状相容	相容
硫酸长春碱	0.12mg/ml②	1.2①	22℃ 4小时物理性状相容	相容
硫酸长春新碱	0.05mg/ml①	1.2①	22℃ 4小时物理性状相容	相容
齐多夫定	4mg/ml①	1.2①	22℃ 4小时物理性状相容	相容

注：①用 5% 葡萄糖注射液稀释；②用 0.9% 氯化钠注射液稀释；③用含 0.9% 苯甲醇的 0.9% 氯化钠注射液稀释。

与容器具相容性：没有观察到静脉输注容器或装置对紫杉醇的吸附作用，但制剂表面活性剂聚氧乙烯蓖麻油可以浸提 PVC 容器中塑化剂邻苯二甲酸二（2-乙基己基）酯（DEHP），提取量与药物浓度、接触时间相关，建议紫杉醇注射液和注射用紫杉醇脂质体不得接触 PVC 容器，必须使用玻璃、聚乙烯（PE）和聚烯烃（PO）静脉输液装置；紫杉醇注射液也可以从封闭式药物转移装置（CSTD）中浸提出 DEHP。紫杉醇注射液静脉滴注过程中建议使用≤0.22μm 微孔滤膜过滤器，使用该类过滤器没有发生紫杉醇损失。注射用紫杉醇（白蛋白结合型）不必使用特殊的不含 DEHP 的静脉输液装置，静脉滴注过程中不建议使用过滤器。

多西他赛
Docetaxel

【**适应证**】

乳腺癌：用于局部晚期或转移性乳腺癌的治疗；本品联合曲妥珠单抗用于人类表皮生长因子受体 2 基因过度表达的转移性乳腺癌的术后治疗，此类患者先期未接受过转移性乳腺癌的化疗；本品联合多柔比星及环磷酰胺用于淋巴结阳性的乳腺癌患者的术后辅助化疗。

非小细胞肺癌：用于以顺铂为主的化疗失败后的局部晚期或转移性非小细胞肺癌的治疗。

前列腺癌：联合泼尼松或泼尼松龙用于治疗激素难治性前列腺癌。

胃癌：联合顺铂与氟尿嘧啶用于治疗既往未接受过化疗的晚期胃腺癌，包括胃食管结合部腺癌。

【**制剂与规格**】多西他赛注射液：0.5ml：20mg（附带溶剂 1.5ml）；1ml：40mg（附带溶剂 3.0ml）；1.5ml：60mg（附带溶剂 4.5ml）；2ml：80mg（附带溶剂 6.0ml）；1ml：20mg；4ml：80mg。本品为淡黄色至橙黄色澄明的黏稠液体，主要成分为多西他赛，系从红豆杉科植物东北红豆杉 Taxus cuspidata Sieb. et Zucc. 树皮、枝叶中提取或半合成的紫杉醇再经半合成制得的多烯紫杉醇，辅料为枸橼酸、聚山梨酯 80 和乙醇。本品 pH 为 3.0~5.0。附带溶剂为无色澄明液体，为 13% 乙醇灭菌注射用水溶液。没有附带溶剂的药物稀释于 5% 葡萄糖注射液或 0.9% 氯化钠注射液 250ml 中，溶液与 0.9% 氯化钠注射液渗透压比约为 1。

【用法与用量】

用法：仅静脉滴注，每次滴注 1 小时。

用量：①推荐剂量按体表面积为每 3 周 75mg/m^2，为减少体液潴留，减轻过敏反应的严重性，除有禁忌外，所有患者在接受本品治疗前 1 日起，均必须口服地塞米松 8mg，每日 2 次，持续 3 日；治疗前列腺癌时，同时给予泼尼松或泼尼松龙，患者在接受本品治疗前 12 小时、3 小时、1 小时口服地塞米松 8mg；预防性使用粒细胞刺激因子（G-CSF）以减轻药物血液学毒性发生的风险。②乳腺癌，在可以手术的淋巴结阳性的乳腺癌患者辅助化疗中，推荐剂量按体表面积多柔比星 50mg/m^2 及环磷酰胺 500mg/m^2，1 小时后按体表面积 75mg/m^2 静脉滴注本品，每 3 周 1 次，进行 6 个周期。治疗局部晚期或转移性乳腺癌患者时，本品单一用药的推荐剂量按体表面积 100mg/m^2；一线用药时，本品按体表面积 75mg/m^2 联合多柔比星 50mg/m^2。与曲妥珠单抗联合用药时，本品按体表面积 100mg/m^2，每 3 周 1 次，曲妥珠单抗每周 1 次。本品首次用药应于曲妥珠单抗第 1 次用药后 1 日，如果患者对前次曲妥珠单抗剂量耐受良好，本品以后的用药应紧随曲妥珠单抗之后给药。③非小细胞肺癌，对于既往未经治疗的患者本品推荐剂量按体表面积 75mg/m^2，并立即给予顺铂 75mg/m^2 静脉滴注 30~60 分钟；对于既往使用含铂类治疗失败的患者，本品单一用药推荐剂量按体表面积 75mg/m^2。④前列腺癌，本品推荐剂量按体表面积 75mg/m^2，每 3 周 1 个疗程，连续口服泼尼松或泼尼松龙，每次 5mg，每日 2 次。⑤胃癌，本品按体表面积推荐剂量 60mg/m^2 静脉滴注 1 小时，随后给予顺铂 60mg/m^2 滴注 1~3 小时（均仅在用药第 1 日），在顺铂滴注结束时开始给予氟尿嘧啶每日 600mg/m^2 持续 24 小时静脉滴注，连续 5 日。治疗每 3 周重复 1 次，顺铂治疗前患者必须接受止吐药治疗并适度水化。发生发热性中性粒细胞减少、伴中性粒细胞减少的感染或中性粒细胞减少持续 7 日以上时，在第 2 个周期和/或随后的周期推荐使用 G-CSF。患者需口服地塞米松作为预防用药，避免过敏反应的发生，降低和/或延迟皮肤毒性和本品相关的液体潴留发生。地塞米松 8mg，口服，分别于化疗前夜、化疗当日清晨睡醒后即刻、静脉滴注多西他赛前 1 小时、化疗当晚、化疗后 1 日的早晨和化疗后 1 日的晚上，共 6 次。

剂量调整：①一般治疗，本品用于绝对中性粒细胞计数（ANC）≥1.5×10^9/L 的患者，治疗期间，如果患者发生发热性中性粒细胞减少、ANC＜0.5×10^9/L 持续 1 周以上、出现重度或蓄积性皮肤反应或重度外周神经症状，本品剂量应按体表面积由 100mg/m² 减至 75mg/m² 和 / 或 75mg/m² 减至 60mg/m²，如果患者在 60mg/m² 剂量时仍然出现以上症状，应停止治疗。②接受乳腺癌辅助化疗的患者，出现并发性中性粒细胞减少（包括中性粒细胞减少发生时间延长、发热性中性粒细胞减少或感染），在所有以后的用药周期中推荐预防性使用 G-CSF（如第 4～11 日），如患者持续出现以上反应，应坚持使用 G-CSF，并按体表面积减少本品剂量至 60mg/m²；如未使用 G-CSF，本品剂量应按体表面积由 75mg/m² 减至 60mg/m²，发生 3 级或 4 级口腔炎患者本品剂量应减至 60mg/m²。与曲妥珠单抗联合用药时，对于曲妥珠单抗剂量的调整，参见其说明书。③本品初始剂量按体表面积 75mg/m² 联合顺铂治疗的患者，且前期治疗中曾出现血小板计数 <25×10⁹/L 或发热性中性粒细胞减少或严重非血液学毒性，下 1 个疗程本品剂量按体表面积减至 65mg/m²。④本品起始剂量按体表面积 60mg/m² 联合顺铂与氟尿嘧啶治疗的晚期或复发性胃癌患者，在治疗中发生严重的血液学毒性和 / 或非血液学毒性时可调整剂量。一些毒性反应如腹泻可促使联合用药中一种以上的药物减量。如患者发生了某种毒性反应，而建议的处理方案出现矛盾时，应采用推荐的最保守的剂量调整（适合最严重毒性的剂量减少）。注意因毒性反应降低的剂量不必再次增量。毒性反应发生时可进行 2 次连续药物减量；如 2 次减量和 / 或最长达 2 周的延迟给药仍不能缓解这种毒性反应，应终止治疗。⑤血液学毒性，如使用 G-CSF 后仍有发热性中性粒细胞减少、中性粒细胞减少持续时间延长或中性粒细胞减少性感染的情况发生，本品剂量应降低 20%；如再次出现并发性中性粒细胞减少，本品剂量应再次降低 20%。如血小板计数减少至 <50×10⁹/L，本品应减量 20%。当 ANC 恢复至 ≥1.5×10⁹/L 并且血小板计数恢复至 ≥75×10⁹/L 的患者可进行下一疗程的治疗，并按照上个周期中出现的最严重不良事件调整剂量。⑥胃肠道毒性，腹泻 3 级首次出现，氟尿嘧啶剂量降低 20%；腹泻 3 级第 2 次出现本品剂量降低 20%；腹泻 3 级第 3 次出现停止治疗。腹泻 4 级首次出现同时减少本品和氟尿嘧啶剂量的 20%；腹泻 4 级第 2 次出现停止治疗。口腔炎 3 级首次出现并持续超过 48 小时氟尿嘧啶剂量降低 20%；口腔炎 3 级第 2 次出现在后续疗程中停用氟尿嘧啶；口腔炎 3 级第 3 次出现本品剂量降低 20%。口腔炎 4 级首次出现在后续疗程中停用氟尿嘧啶；口腔炎 4 级第 2 次出现本品剂量降低 20%。⑦皮肤反应，疗程中出现 3 级皮肤反应，应延迟给药至 ≤1 级，同时本品减量 20% 后再次治疗。⑧指甲改变患者不进行剂量调整。⑨谷丙转氨酶（GPT）和 / 或谷草转氨酶（GOT）>1.5 倍健康人群高限（ULN）同时碱性磷酸酶（ALP）>2.5 倍 ULN 的患者，本品按体表面积推荐剂量为 75mg/m²；对于血清胆红素 >1 倍 ULN 和 / 或 GPT、GOT>3.5 倍 ULN 并伴有 ALP>6 倍 ULN 的患者，除非有严格的使用指征，否则不应使用本品，也无减量使用建议。本品联合顺铂与氟尿嘧啶治疗胃癌，临床研究中，不包括 GPT

和/或 GOT＞1.5 倍 ULN 同时 ALP＞2.5 倍 ULN 的患者,对于此类患者除非有严格使用指征,否则不应使用本品,也无减量使用建议。

【调配】按照无菌操作技术,每瓶药物,室温放置约 5 分钟,加入附带的全部溶剂,轻轻反复倒置混合至少 45 秒,不能摇动,药瓶静置 5 分钟,确保混合液均匀、澄明,药物浓度 10mg/ml；用注射器吸取一次用量药物的混合液,稀释于 5% 葡萄糖注射液或 0.9% 氯化钠注射液 250ml 中,轻轻旋转使混合均匀,药物浓度为 0.3～0.74mg/ml；如果药物用量超过 200mg,稀释于更大容量的静脉输液中,使药物不超过 0.74mg/ml 作静脉滴注液。没有附带溶剂的药物不需要使用溶剂进行稀释即可加至静脉输液中作静脉滴注液。

【稳定性】本品未启封于遮光、冷处(2～8℃)保存,启封后未用完原包装瓶药物可以冷处、避光保存。用附带溶剂调配的多西他赛 10mg/ml 混合溶液于室温或冷处保存 8 小时稳定,用 5% 葡萄糖注射液或 0.9% 氯化钠注射液稀释的多西他赛 0.3～0.74mg/ml 溶液于室温、室内正常光线 4 小时内(包括静脉滴注 1 小时)使用。没有附带溶剂的药物调配的溶液于 25℃以下 6 小时内(包括静脉滴注 1 小时)使用,于非聚氯乙烯(non-PVC)输液袋 2～8℃保存 48 小时稳定。

【药物相容性】

与静脉输液相容性：本品与静脉输液相容性见表 7-58。

表 7-58　多西他赛与静脉输液相容性

静脉输液	多西他赛浓度/(mg/ml)	溶液保存条件与结果	相容性
0.9% 氯化钠注射液	0.3[1], 0.9[1]	25℃避光 28 日目测性状相容,药物几乎未损失	相容
	0.3[2], 0.9[2]	20℃ 24 小时物理性状和化学性质稳定,此后产生沉淀	
	0.3[3], 0.9[3]	25℃避光 3 日目测性状相容,药物几乎未损失,此后产生沉淀	
	0.3[4], 0.9[4]	25℃避光 28 日目测性状相容,药物几乎未损失	
5% 葡萄糖注射液	0.3[1], 0.9[1]	25℃避光 28 日目测性状相容,药物几乎未损失	相容
	0.3[2], 0.9[2]	25℃避光 28 日目测性状相容,药物几乎未损失	
	0.3[3], 0.9[3]	25℃避光 3 日目测性状相容,药物几乎未损失,此后产生沉淀	

注：[1]在玻璃和聚氯乙烯(PVC)容器中检测；[2]在聚乙烯(PE)容器中检测；[3]在 PVC 容器中检测；[4]在聚丙烯(PP)容器中检测。

输液器加药相容性：本品调配的溶液与其他药物通过 Y 型输液器按 1∶1 比例混合，药物相容性见表 7-59。

表 7-59 输液器中多西他赛与其他药物相容性

加入药物	药物浓度	多西他赛浓度/（mg/ml）	溶液保存条件与结果	相容性
阿昔洛韦	7mg/ml①	0.9①	23℃ 4 小时物理性状相容	相容
氨磷汀	10mg/ml②	0.9①	23℃ 4 小时物理性状相容	相容
硫酸阿米卡星	5mg/ml①	0.9①	23℃ 4 小时物理性状相容	相容
氨茶碱	2.5mg/ml①	0.9①	23℃ 4 小时物理性状相容	相容
两性霉素 B	0.6mg/ml①	0.9①	立即出现浑浊	不相容
氨苄西林钠	20mg/ml②	0.9①	23℃ 4 小时物理性状相容	相容
氨苄西林钠舒巴坦钠	20mg/ml②	0.9①	23℃ 4 小时物理性状相容	相容
阿尼芬净	0.5mg/ml①	2①	23℃ 4 小时物理性状相容	相容
氨曲南	40mg/ml①	0.9①	23℃ 4 小时物理性状相容	相容
布美他尼	0.04mg/ml①	0.9①	23℃ 4 小时物理性状相容	相容
盐酸丁丙诺啡	0.04mg/ml①	0.9①	23℃ 4 小时物理性状相容	相容
酒石酸布托啡诺	0.04mg/ml①	0.9①	23℃ 4 小时物理性状相容	相容
葡萄糖酸钙	40mg/ml①	0.9①	23℃ 4 小时物理性状相容	相容
头孢唑林钠	20mg/ml①	0.9①	23℃ 4 小时物理性状相容	相容
盐酸头孢吡肟	20mg/ml①	0.9①	23℃ 4 小时物理性状相容	相容
头孢噻肟钠	20mg/ml①	0.9①	23℃ 4 小时物理性状相容	相容
头孢替坦二钠	20mg/ml①	0.9①	23℃ 4 小时物理性状相容	相容
头孢西丁钠	20mg/ml①	0.9①	23℃ 4 小时物理性状相容	相容
头孢他啶	40mg/ml①	0.9①	23℃ 4 小时物理性状相容	相容
头孢曲松钠	20mg/ml①	0.9①	23℃ 4 小时物理性状相容	相容
头孢呋辛钠	30mg/ml①	0.9①	23℃ 4 小时物理性状相容	相容
盐酸氯丙嗪	2mg/ml①	0.9①	23℃ 4 小时物理性状相容	相容
环丙沙星	1mg/ml①	0.9①	23℃ 4 小时物理性状相容	相容
克林霉素磷酸酯	10mg/ml①	0.9①	23℃ 4 小时物理性状相容	相容
地塞米松磷酸钠	2mg/ml①	0.9①	23℃ 4 小时物理性状相容	相容
盐酸苯海拉明	2mg/ml①	0.9①	23℃ 4 小时物理性状相容	相容

续表

加入药物	药物浓度	多西他赛浓度/(mg/ml)	溶液保存条件与结果	相容性
盐酸多巴酚丁胺	4mg/ml①	0.9①	23℃ 4小时物理性状相容	相容
盐酸多巴胺	3.2mg/ml①	0.9①	23℃ 4小时物理性状相容	相容
多尼培南	5mg/ml①,②	0.8①	23℃ 4小时物理性状相容	相容
盐酸多柔比星脂质体	0.4mg/ml①	2①	出现浑浊，药物部分损失	不相容
盐酸多西环素	1mg/ml①	0.9①	23℃ 4小时物理性状相容	相容
氟哌利多	0.4mg/ml①	0.9①	23℃ 4小时物理性状相容	相容
依那普利拉	0.1mg/ml①	0.9①	23℃ 4小时物理性状相容	相容
法莫替丁	2mg/ml①	0.9①	23℃ 4小时物理性状相容	相容
氟康唑	2mg/ml	0.9①	23℃ 4小时物理性状相容	相容
呋塞米	3mg/ml①	0.9①	23℃ 4小时物理性状相容	相容
更昔洛韦	20mg/ml①	0.9①	23℃ 4小时物理性状相容	相容
盐酸吉西他滨	10mg/ml②	2①	23℃ 4小时物理性状相容	相容
硫酸庆大霉素	5mg/ml①	0.9①	23℃ 4小时物理性状相容	相容
盐酸格拉司琼	0.05mg/ml①	0.9①	23℃ 4小时物理性状相容	相容
乳酸氟哌啶醇	0.2mg/ml①	0.9①	23℃ 4小时物理性状相容	相容
肝素钠	100U/ml①	0.9①	23℃ 4小时物理性状相容	相容
氢化可的松琥珀酸钠	1mg/ml①	0.9①	23℃ 4小时物理性状相容	相容
盐酸氢吗啡酮	0.5mg/ml①	0.9①	23℃ 4小时物理性状相容	相容
盐酸羟嗪	2mg/ml①	0.9①	23℃ 4小时物理性状相容	相容
亚胺培南西司他丁钠	10mg/ml①	0.9①	23℃ 4小时物理性状相容	相容
亚叶酸钙	2mg/ml①	0.9①	23℃ 4小时物理性状相容	相容
劳拉西泮	0.5mg/ml①	0.9①	23℃ 4小时物理性状相容	相容
硫酸镁	100mg/ml①	0.9①	23℃ 4小时物理性状相容	相容
甘露醇	15%	0.9①	23℃ 4小时物理性状相容	相容
盐酸哌替啶	4mg/ml①	0.9①	23℃ 4小时物理性状相容	相容
美罗培南	20mg/ml②	0.9①	23℃ 4小时物理性状相容	相容
美司钠	10mg/ml①	0.9①	23℃ 4小时物理性状相容	相容
甲泼尼龙琥珀酸钠	5mg/ml①	0.9①	立即出现浑浊，部分药物损失	不相容

续表

加入药物	药物浓度	多西他赛浓度/(mg/ml)	溶液保存条件与结果	相容性
盐酸甲氧氯普胺	5mg/ml①	0.9①	23℃ 4小时物理性状相容	相容
甲硝唑	5mg/ml①	0.9①	23℃ 4小时物理性状相容	相容
硫酸吗啡	1mg/ml①	0.9①	23℃ 4小时物理性状相容	相容
盐酸纳布啡	10mg/ml①	0.9①	立即出现浑浊	不相容
盐酸昂丹司琼	1mg/ml①	0.9①	23℃ 4小时物理性状相容	相容
奥沙利铂	0.5mg/ml①	0.9①	23℃ 4小时物理性状相容	相容
盐酸帕洛诺司琼	0.05mg/ml	0.9①	4小时物理性状相容,两药物未损失	相容
培美曲塞二钠	20mg/ml②	0.8①	23℃ 4小时物理性状相容	相容
哌拉西林钠他唑巴坦钠	40mg/ml①	0.9①	23℃ 4小时物理性状相容	相容
氯化钾	0.1mEq/ml①	0.9①	23℃ 4小时物理性状相容	相容
乙二磺酸丙氯拉嗪	0.5mg/ml①	0.9①	23℃ 4小时物理性状相容	相容
盐酸异丙嗪	2mg/ml①	0.9①	23℃ 4小时物理性状相容	相容
盐酸雷尼替丁	2mg/ml①	0.9①	23℃ 4小时物理性状相容	相容
碳酸氢钠	1mEq/ml①	0.9①	23℃ 4小时物理性状相容	相容
替卡西林钠克拉维酸钾	30mg/ml①	0.9①	23℃ 4小时物理性状相容	相容
硫酸妥布霉素	5mg/ml①	0.9①	23℃ 4小时物理性状相容	相容
复方磺胺甲噁唑	0.8mg/ml①	0.9①	23℃ 4小时物理性状相容	相容
盐酸万古霉素	10mg/ml②	0.9①	23℃ 4小时物理性状相容	相容
齐多夫定	4mg/ml①	0.9①	23℃ 4小时物理性状相容	相容

注：①用5%葡萄糖注射液稀释；②用0.9%氯化钠注射液稀释。

与容器具相容性： 本品能从聚氯乙烯（PVC）容器中浸提出塑化剂邻苯二甲酸二（2-乙基己基）酯（DEHP），调配与使用过程尽量减少接触PVC容器，建议使用玻璃、聚乙烯（PE）、聚丙烯（PP）和聚烯烃（PO）静脉输液装置。

硫酸长春碱
Vinblastine Sulfate

【适应证】 主要用于恶性淋巴瘤、睾丸肿瘤、绒毛膜癌、乳腺癌、卵巢癌、肾母细胞瘤、卡波西（Kaposi）肉瘤、朗格汉斯细胞组织细胞增生症与蕈样肉芽肿等。

【制剂与规格】

注射用硫酸长春碱：10mg。本品为白色或类白色的疏松状或无定形固体，主要成分为硫酸长春碱，系从夹竹桃科植物长春花 Catharanthus roseus（L.）G.Don[Vinca rosea L.]全草中提取的长春碱硫酸盐。硫酸长春碱 1mg/ml 水溶液 pH 为 3.0～5.5，用 0.9% 氯化钠注射液调配的硫酸长春碱 1mg/ml 溶液与 0.9% 氯化钠注射液渗透压比约为 1。

硫酸长春碱注射液：10ml：10mg。本品为无色的澄明液体，主要成分为硫酸长春碱，辅料为氯化钠和注射用水。本品 pH 为 3.0～5.5。

【用法与用量】

用法：仅静脉注射，每次注射不少于 1 分钟。不建议用大剂量静脉输液（如 100～250ml）稀释长时间静脉滴注，可以通过 Y 型输液器静脉滴注；不得肌内注射、皮下注射或鞘内注射，鞘内注射可导致死亡。

用量：成人，初始剂量按体表面积一次 $3.7mg/m^2$，每 7 日给药 1 次，剂量增加至 $5.5mg/m^2$、$7.4mg/m^2$、$9.25mg/m^2$、$11.1mg/m^2$，直至白细胞计数 $<3\times10^9/L$ 或最大剂量为 $18.5mg/m^2$。维持剂量比引起白细胞计数 $\leq3\times10^9/L$ 的剂量低一级，每 7～14 日给药 1 次，通常 $5.5\sim7.4mg/m^2$，继续治疗 4～6 周，必要时治疗 12 周。朗格汉斯细胞组织细胞增生症按体表面积一次 $6mg/m^2$ 静脉注射，每周 1 次，维持治疗每 2～3 周 1 次。

儿童，初始剂量按体表面积一次 $2.5mg/m^2$，以后根据血液系统耐受程度进行调整，每周给药 1 次，剂量增加至 $3.75mg/m^2$、$5mg/m^2$、$6.25mg/m^2$、$7.5mg/m^2$，最大剂量为 $12.5mg/m^2$，维持剂量同成人剂量方案。霍奇金淋巴瘤初始剂量按体表面积一次 $6mg/m^2$，联合其他化疗药物；睾丸癌初始剂量按体表面积一次 $3mg/m^2$，联合其他化疗药物。

剂量调整：肾功能损害患者胆红素≥30mg/L，剂量降低 50%；与其他抗肿瘤药物和糖皮质激素合用，应降低本品剂量或延长用药间隔。

【调配】

注射用硫酸长春碱：按照无菌操作技术，每瓶 10mg 药物，沿瓶内壁加入灭菌注射用水或 0.9% 氯化钠注射液 10ml 使药物溶解，药物浓度为 1mg/ml 作静脉注射液。

硫酸长春碱注射液：可以不稀释。

【稳定性】本品未启封于遮光、冷处保存；调配的溶液立即使用或于室温、避光或冷处保存不超过 24 小时使用，未使用的溶液应丢弃。硫酸长春碱在 pH 为 2～4 水溶液中最稳定，pH 约 6 时可能产生长春碱沉淀。硫酸长春碱遇太阳光或白炽灯光易变黄色和降解。

【药物相容性】

与静脉输液相容性： 本品与静脉输液相容性见表 7-60。

表 7-60　硫酸长春碱与静脉输液相容性

静脉输液	硫酸长春碱浓度/(mg/ml)	溶液保存条件与结果	相容性
0.9%氯化钠注射液	0.02	4℃、25℃暗处 21 日物理性状相容	相容
	0.05[①]	4℃、23℃避光 21 日药物损失小于 5%	
	0.1[②]	4℃避光 7 日药物未损失	
5%葡萄糖注射液	0.02	4℃、25℃暗处 21 日物理性状相容	相容
	0.1[②]	4℃避光 7 日药物未损失	
	0.17[③]	室温 24 小时药物损失小于 10%	
乳酸钠林格注射液	0.02	4℃、25℃暗处 21 日物理性状相容，药物损失小于 5%	相容

注：①在玻璃容器中检测；②在聚氯乙烯（PVC）容器中检测；③在玻璃、PVC、聚烯烃（PO）容器中检测。

静脉输液加药相容性： 本品不得与其他药物混合于同一容器内使用。用 0.9%氯化钠注射液调配的，硫酸长春碱 0.075mg/ml 与盐酸多柔比星 0.5mg/ml 混合溶液，硫酸长春碱 0.15mg/ml 与盐酸多柔比星 10.5mg/ml 混合溶液，于 8℃、25℃、32℃保存 10 日，溶液物理性状相容，但药物分析非常不稳定，两药物相容性不确定。用 0.9%氯化钠注射液调配的硫酸长春碱 0.01mg/ml、0.1mg/ml 溶液，分别与硫酸博来霉素 0.02U/ml、0.03U/ml 溶液混合，于 4℃保存 1 周，溶液物理性状相容，硫酸博来霉素未损失，硫酸长春碱未检测，但不建议两药物混合使用。

输液器加药相容性： 硫酸长春碱注射液及调配的溶液与其他药物通过 Y 型输液器按 1：1 比例混合，药物相容性见表 7-61。

表 7-61　输液器中硫酸长春碱与其他药物相容性

加入药物	药物浓度	硫酸长春碱浓度/(mg/ml)	溶液保存条件与结果	相容性
别嘌醇钠	3mg/ml[①]	0.12[①]	22℃ 4 小时物理性状相容	相容
氨磷汀	10mg/ml[②]	0.12[②]	23℃ 4 小时物理性状相容	相容
两性霉素 B 胆固醇硫酸酯复合物	0.83mg/ml[②]	0.12[②]	23℃ 4 小时物理性状相容	相容
氨曲南	40mg/ml[②]	0.12[②]	23℃ 4 小时物理性状相容	相容

续表

加入药物	药物浓度	硫酸长春碱浓度/(mg/ml)	溶液保存条件与结果	相容性
硫酸博来霉素	3U/ml	1	没有冲洗管路，Y型管部位连续注射药物，未见沉淀	相容
顺铂	1mg/ml	1	没有冲洗管路，Y型管部位连续注射药物，未见沉淀	相容
环磷酰胺	20mg/ml	1	没有冲洗管路，Y型管部位连续注射药物，未见沉淀	相容
盐酸多柔比星	2mg/ml	1	没有冲洗管路，Y型管部位连续注射药物，未见沉淀	相容
盐酸多柔比星脂质体	0.4mg/ml②	0.12②	23℃ 4小时物理性状相容	相容
氟哌利多	2.5mg/ml	1	没有冲洗管路，Y型管部位连续注射药物，未见沉淀	相容
磷酸依托泊苷	5mg/ml②	0.12②	23℃ 4小时物理性状相容	相容
人粒细胞刺激因子	30μg/ml②	0.12②	22℃ 4小时物理性状相容	相容
磷酸氟达拉滨	1mg/ml②	0.12②	22℃ 4小时物理性状相容	相容
氟尿嘧啶	50mg/ml	1	没有冲洗管路，Y型管部位连续注射药物，未见沉淀	相容
呋塞米	10mg/ml	1	没有冲洗管路，Y型管部位连续注射药物，立即产生沉淀	不相容
盐酸吉西他滨	10mg/ml①	0.12①	23℃ 4小时物理性状相容	相容
盐酸格拉司琼	0.05mg/ml②	0.12②	23℃ 4小时物理性状相容	相容
肝素钠	1 000U/ml	1	没有冲洗管路，Y型管部位连续注射药物，未见沉淀	相容
亚叶酸钙	10mg/ml	1	没有冲洗管路，Y型管部位连续注射药物，未见沉淀	相容
盐酸美法仑	0.1mg/ml①	0.12①	23℃ 4小时物理性状相容	相容
甲氨蝶呤	25mg/ml	1	没有冲洗管路，Y型管部位连续注射药物，未见沉淀	相容
盐酸甲氧氯普胺	5mg/ml	1	没有冲洗管路，Y型管部位连续注射药物，未见沉淀	相容
丝裂霉素	0.5mg/ml	1	没有冲洗管路，Y型管部位连续注射药物，未见沉淀	相容
盐酸昂丹司琼	1mg/ml①	0.12②	22℃ 4小时物理性状相容	相容

续表

加入药物	药物浓度	硫酸长春碱浓度/(mg/ml)	溶液保存条件与结果	相容性
紫杉醇	1.2mg/ml②	0.12①	22℃ 4小时物理性状相容	相容
培美曲塞二钠	20mg/ml①	0.12②	23℃ 4小时物理性状相容	相容
哌拉西林钠他唑巴坦钠	40mg/ml①	0.12②	22℃ 4小时物理性状相容	相容
人粒细胞巨噬细胞刺激因子	10μg/ml	0.12①	22℃ 4小时物理性状相容	相容
替尼泊苷	0.1mg/ml②	0.12②	23℃ 4小时物理性状相容	相容
塞替派	1mg/ml②	0.12②	23℃ 4小时物理性状相容	相容
硫酸长春新碱	1mg/ml	1	没有冲洗管路，Y型管部位连续注射药物，未见沉淀	相容
酒石酸长春瑞滨	1mg/ml①	0.12①	22℃ 4小时物理性状相容	相容

注：①用0.9%氯化钠注射液稀释；②用5%葡萄糖注射液稀释。

注射器加药相容性：硫酸长春碱注射液与其他药物混合于注射器中，药物相容性见表7-62。

表7-62 注射器中硫酸长春碱与其他药物相容性

注射器中药物	药物量	硫酸长春碱量	溶液保存条件与结果	相容性
硫酸博来霉素	1.5U/0.5ml	0.5mg/0.5ml	离心8分钟后室温物理性状相容5分钟	相容
顺铂	0.5mg/0.5ml	0.5mg/0.5ml	离心8分钟后室温物理性状相容5分钟	相容
环磷酰胺	10mg/0.5ml	0.5mg/0.5ml	离心8分钟后室温物理性状相容5分钟	相容
盐酸多柔比星	45mg/22.5ml	4.5mg/4.5ml	用0.9%氯化钠注射液稀释至30ml，8℃、25℃、32℃ 10日物理性状相容，但药物分析非常不稳定	不确定
	15mg/7.5ml	2.25mg/2.25ml	用0.9%氯化钠注射液稀释至30ml，8℃、25℃、32℃ 10日物理性状相容，但药物分析非常不稳定	不确定
	1mg/0.5ml	0.5mg/0.5ml	离心8分钟后室温物理性状相容5分钟	相容

续表

注射器中药物	药物量	硫酸长春碱量	溶液保存条件与结果	相容性
氟哌利多	1.25mg/0.5ml	0.5mg/0.5ml	离心8分钟后室温物理性状相容5分钟	相容
氟尿嘧啶	25mg/0.5ml	0.5mg/0.5ml	离心8分钟后室温物理性状相容5分钟	相容
呋塞米	5mg/0.5ml	0.5mg/0.5ml	立即产生沉淀	不相容
肝素钠	200U/1ml①	1mg/1ml	2~3分钟内出现浑浊	不相容
	500U/0.5ml	0.5mg/0.5ml	离心8分钟后室温物理性状相容5分钟	相容
亚叶酸钙	5mg/0.5ml	0.5mg/0.5ml	离心8分钟后室温物理性状相容5分钟	相容
甲氨蝶呤	12.5mg/0.5ml	0.5mg/0.5ml	离心8分钟后室温物理性状相容5分钟	相容
盐酸甲氧氯普胺	2.5mg/0.5ml	0.5mg/0.5ml	离心8分钟后室温物理性状相容5分钟	相容
丝裂霉素	0.25mg/0.5ml	0.5mg/0.5ml	离心8分钟后室温物理性状相容5分钟	相容
硫酸长春新碱	0.5mg/0.5ml	0.5mg/0.5ml	离心8分钟后室温物理性状相容5分钟	相容

注：①用0.9%氯化钠注射液稀释。

与容器具相容性：本品与玻璃、聚乙烯(PE)、聚烯烃(PO)和聚氯乙烯(PVC)容器相容。硫酸长春碱10mg用0.9%氯化钠注射液或5%葡萄糖注射液250ml稀释于PVC输液袋中，22℃避光通过PVC输液装置以2.08ml/min速度静脉滴注超过2小时，药物没有由于PVC容器吸附作用而损失。用0.9%氯化钠注射液稀释的硫酸长春碱250μg/ml溶液通过PE和PVC输液泵，以0.875ml/h速度模拟静脉滴注2.5小时，药物没有由于PE和PVC容器吸附作用而损失。

硫酸长春新碱
Vincristine Sulfate

【适应证】 用于治疗急性白血病，尤其是儿童急性白血病、恶性淋巴瘤、生殖细胞瘤、小细胞肺癌、尤因(Ewing)肉瘤、肾母细胞瘤和神经母细胞瘤、乳腺癌、慢性淋巴细胞白血病、消化道肿瘤、黑色素瘤和多发性骨髓瘤等。

【制剂与规格】

注射用硫酸长春新碱： 1mg。本品为白色或类白色的疏松块状物或无定形固体，主要成分为硫酸长春新碱，系从夹竹桃科植物长春花 Catharanthus roseus (L.) G. Don [Vinca rosea L.] 全草中提取的长春新碱硫酸盐，辅料为乳糖、盐酸和/或氢氧化钠。硫酸长春新碱 0.1mg/ml 水溶液 pH 为 4.0～6.0，与 0.9% 氯化钠注射液渗透压比约为 1。

硫酸长春新碱注射液： 1ml：1mg；2ml：2mg。本品为无色的澄明液体，主要成分为硫酸长春新碱，辅料为甘露醇、硫酸、氢氧化钠和注射用水。本品 pH 为 3.0～5.5。

【用法与用量】

用法： 仅静脉注射，每次注射不少于 1 分钟；偶然进一步稀释后静脉滴注。不得肌内注射、皮下注射或鞘内注射，鞘内注射可导致死亡。

用量： 成人，按体表面积一次 1～1.4mg/m^2 或按体重一次 0.02～0.04mg/kg，一次剂量不超过 2mg，每周 1 次，1 个疗程总量为 20mg。65 岁以上患者，最大剂量每次 1mg。

儿童，按体重一次 0.05～0.075mg/kg，每周 1 次；或 10kg 以上儿童按体表面积一次 1.5～2mg/m^2，每周 1 次；10kg 及以下儿童按体重一次 0.05mg/kg，每周 1 次。

剂量调整： 肝功能损害患者减量使用，血清胆红素高于 30mg/L，建议剂量降低 50%。

【调配】

注射用硫酸长春新碱： 按照无菌操作技术，每瓶 1mg 药物，沿瓶内壁加入 0.9% 氯化钠注射液 1ml 使药物溶解，药物浓度为 1mg/ml 作静脉注射液；或每瓶 1mg 药物，加入灭菌注射用水 1～2ml 使药物溶解，一次用量药物的溶解液稀释于 5% 葡萄糖注射液或 0.9% 氯化钠注射液 50～100ml 中作静脉滴注液。

硫酸长春新碱注射液： 按照无菌操作技术，一次用量药物，稀释于 5% 葡萄糖注射液或 0.9% 氯化钠注射液 50～100ml 中作静脉滴注液。

【稳定性】 本品未启封于遮光、2～10℃处保存；调配的溶液 8 小时内使用或于室温、避光处保存，24 小时内使用，未使用的溶液应丢弃。硫酸长春新碱在 pH 为 4.0～6.0 的溶液中最稳定，在碱性溶液中可能产生沉淀。

【药物相容性】

与静脉输液相容性： 本品与静脉输液相容性见表 7-63。

静脉输液加药相容性： 硫酸长春新碱注射液调配的溶液加入其他药物，药物相容性见表 7-64。

表 7-63 硫酸长春新碱与静脉输液相容性

静脉输液	硫酸长春新碱浓度/(mg/ml)	溶液保存条件与结果	相容性
0.9%氯化钠注射液	0.02	4℃、25℃暗处21日物理性状相容	相容
	0.01①, 0.02①, 0.04①, 0.06①, 0.08①, 0.12①	4℃ 7日后23℃ 2日物理性状相容,药物几乎未损失	
5%葡萄糖注射液	0.016 7②	室温24小时药物未损失	相容
	0.02	4℃、25℃暗处21日物理性状相容	
	0.02②	4℃暗处7日药物几乎没有损失	
	0.02③	室温光照24小时药物损失小于10%	
乳酸钠林格注射液	0.02	4℃、25℃暗处21日物理性状相容	相容

注:①在聚氯乙烯(PVC)容器中检测;②在玻璃、PVC容器中检测;③在玻璃、PVC、聚烯烃(PO)容器中检测。

表 7-64 静脉输液中硫酸长春新碱与其他药物相容性

加入药物	药物浓度	硫酸长春新碱浓度	静脉输液	溶液保存条件与结果	相容性
硫酸博来霉素	0.02U/ml, 0.03U/ml	0.05mg/ml, 0.1mg/ml	0.9%氯化钠注射液	4℃ 1周物理性状相容,博来霉素活性稳定,长春新碱未检测	相容
阿糖胞苷	16μg/ml	4μg/ml	5%葡萄糖注射液	室温8小时物理性状相容,紫外光谱未变化	相容
盐酸多柔比星	1.67mg/ml	0.036mg/ml	0.9%氯化钠注射液①,②	4℃ 7日后37℃ 4日物理性状相容,两药物稳定	相容
	1.88mg/ml, 2.37mg/ml	0.05mg/ml	2.5%葡萄糖 0.9%氯化钠注射液、0.9%氯化钠注射液	25℃、30℃ 14日物理性状相容,两药物损失小于14%,但37℃ 14日长春新碱损失大于16%	
	2mg/ml	0.2mg/ml	灭菌注射用水①	物理性状相容;37℃ 7日两药物没有损失,4℃ 14日两药物损失4%	

续表

加入药物	药物浓度	硫酸长春新碱浓度	静脉输液	溶液保存条件与结果	相容性
盐酸多柔比星依托泊苷	0.05mg/ml 0.25mg/ml	2μg/ml	0.9%氯化钠注射液③	24℃光照或暗处48小时物理性状相容,所有药物稳定;72小时依托泊苷沉淀	相容
	0.07mg/ml 0.35mg/ml	2.8μg/ml	0.9%氯化钠注射液③	24℃光照或暗处48小时物理性状相容,所有药物稳定;36小时依托泊苷沉淀	相容
	0.1mg/ml 0.5mg/ml	4μg/ml	0.9%氯化钠注射液③	24℃光照或暗处12小时依托泊苷沉淀	不相容
盐酸多柔比星磷酸依托泊苷	0.12mg/ml 0.6mg/ml	5μg/ml	0.9%氯化钠注射液②	4℃14日后35℃暗处7日或25℃荧光10小时,所有药物损失小于5%	相容
	0.24mg/ml 1.2mg/ml	10μg/ml	0.9%氯化钠注射液②	4℃14日后35℃暗处7日或25℃荧光10小时,所有药物损失小于5%	相容
	0.4mg/ml 2mg/ml	16μg/ml	0.9%氯化钠注射液②	4℃14日后35℃暗处7日或25℃荧光10小时,所有药物损失小于5%	相容
氟尿嘧啶	10μg/ml	4μg/ml	5%葡萄糖注射液	室温8小时物理性状相容,紫外光谱未变化	相容
甲氨蝶呤	0.1mg/ml	10μg/ml	5%葡萄糖注射液	物理性状相容	相容
盐酸昂丹司琼盐酸多柔比星	0.48mg/ml 0.4mg/ml	14μg/ml	5%葡萄糖注射液②	物理性状相容;4℃5日后30℃24小时所有药物损失小于10%	相容
	0.96mg/ml 0.8mg/ml	28μg/ml	5%葡萄糖注射液①	物理性状相容;30℃120小时所有药物损失小于10%	相容

注:①在聚氯乙烯(PVC)容器中检测;②在聚异戊二烯(PI)容器中检测;③在聚烯烃(PO)容器中检测。

输液器加药相容性: 硫酸长春新碱注射液及调配的溶液与其他药物通过Y型输液器按1:1比例混合,药物相容性见表7-65。

表 7-65　输液器中硫酸长春新碱与其他药物相容性

加入药物	药物浓度	硫酸长春新碱浓度/（mg/ml）	溶液保存条件与结果	相容性
别嘌醇钠	3mg/ml①	0.05①	23℃ 4小时物理性状相容	相容
氨磷汀	10mg/ml②	0.05②	23℃ 4小时物理性状相容	相容
两性霉素B胆固醇硫酸酯复合物	0.83mg/ml②	0.05②	23℃ 4小时物理性状相容	相容
阿尼芬净	0.5mg/ml②	0.05②	23℃ 4小时物理性状相容	相容
氨曲南	40mg/ml②	0.05②	23℃ 4小时物理性状相容	相容
硫酸博来霉素	3U/ml	1	没有冲洗管路，Y型管部位连续注射药物，未见沉淀	相容
醋酸卡泊芬净	0.7mg/ml①	0.05①	室温 4小时物理性状相容	相容
顺铂	1mg/ml	1	没有冲洗管路，Y型管部位连续注射药物，未见沉淀	相容
克拉屈滨	0.015①，0.5mg/ml③	0.05①	23℃ 4小时物理性状相容	相容
环磷酰胺	20mg/ml	1	没有冲洗管路，Y型管部位连续注射药物，未见沉淀	相容
盐酸多柔比星	2mg/ml	1	没有冲洗管路，Y型管部位连续注射药物，未见沉淀	相容
盐酸多柔比星脂质体	0.4mg/ml②	0.05②	23℃ 4小时物理性状相容	相容
氟哌利多	2.5mg/ml	0.05②	没有冲洗管路，Y型管部位连续注射药物，未见沉淀	相容
磷酸依托泊苷	5mg/ml②	0.05②	23℃ 4小时物理性状相容	相容
人粒细胞刺激因子	30μg/ml②	0.05②	22℃ 4小时物理性状相容	相容
磷酸氟达拉滨	1mg/ml②	1②	22℃ 4小时物理性状相容	相容
氟尿嘧啶	50mg/ml	1	没有冲洗管路，Y型管部位连续注射药物，未见沉淀	相容
呋塞米	10mg/ml	1	没有冲洗管路，Y型管部位连续注射药物，立即产生沉淀	不相容
盐酸吉西他滨	10mg/ml①	0.05①	23℃ 4小时物理性状相容	相容
盐酸格拉司琼	1mg/ml	0.01①，0.34①	22℃ 4小时物理性状相容，两药物几乎未损失	相容

续表

加入药物	药物浓度	硫酸长春新碱浓度/(mg/ml)	溶液保存条件与结果	相容性
肝素钠	1 000U/ml	1	没有冲洗管路,Y型管部位连续注射药物,未见沉淀	相容
盐酸伊达比星	1mg/ml[①]	1	颜色立即变化	不相容
亚叶酸钙	10mg/ml	1	没有冲洗管路,Y型管部位连续注射药物,未见沉淀	相容
利奈唑胺	2mg/ml	0.05[②]	23℃ 4小时物理性状相容	相容
盐酸美法仑	0.1mg/ml[①]	0.05[①]	22℃ 4小时物理性状相容	相容
甲氨蝶呤	25mg/ml	1	没有冲洗管路,Y型管部位连续注射药物,未见沉淀	相容
	30mg/ml	0.1	室温4小时物理性状相容	
盐酸甲氧氯普胺	5mg/ml	1	没有冲洗管路,Y型管部位连续注射药物,未见沉淀	相容
丝裂霉素	0.5mg/ml	1	没有冲洗管路,Y型管部位连续注射药物,未见沉淀	相容
盐酸昂丹司琼	1mg/ml[①]	0.05[②]	22℃ 4小时物理性状相容	相容
奥沙利铂	0.5mg/ml[②]	0.05[②]	23℃ 4小时物理性状相容	相容
紫杉醇	1.2mg/ml[②]	0.05[②]	22℃ 4小时物理性状相容	相容
培美曲塞二钠	20mg/ml[①]	0.05[②]	23℃ 4小时物理性状相容	相容
哌拉西林钠他唑巴坦钠	40mg/ml[②]	0.05[②]	22℃ 4小时物理性状相容	相容
人粒细胞巨噬细胞刺激因子	10μg/ml[①]	0.05[①]	22℃ 4小时物理性状相容	相容
碳酸氢钠	1.4%	0.1	室温30分钟产生白色沉淀	不相容
替尼泊苷	0.1mg/ml[②]	0.05[②]	23℃ 4小时物理性状相容	相容
塞替派	1mg/ml[②]	0.05[②]	23℃ 4小时物理性状相容	相容
盐酸托泊替康	56μg/ml[①,②]	1	22℃ 4小时物理性状相容,两药物几乎未损失	相容
硫酸长春碱	1mg/ml	1	没有冲洗管路,Y型管部位连续注射药物,未见沉淀	相容
酒石酸长春瑞滨	1mg/ml[①]	0.05[①]	22℃ 4小时物理性状相容	相容

注:①用0.9%氯化钠注射液稀释;②用5%葡萄糖注射液稀释;③用含0.9%苯甲醇的0.9%氯化钠注射液稀释。

注射器加药相容性：硫酸长春新碱注射液与其他药物混合于注射器中，药物相容性见表7-66。

表7-66　注射器中硫酸长春新碱与其他药物相容性

注射器中药物	药物量	硫酸长春新碱量	溶液保存条件与结果	相容性
硫酸博来霉素	1.5U/0.5ml	0.5mg/0.5ml	离心8分钟后室温物理性状相容5分钟	相容
顺铂	0.5mg/0.5ml	0.5mg/0.5ml	离心8分钟后室温物理性状相容5分钟	相容
环磷酰胺	10mg/0.5ml	0.5mg/0.5ml	离心8分钟后室温物理性状相容5分钟	相容
盐酸多沙普仑	400mg/20ml	1mg/10ml	24小时物理性状相容，多沙普仑损失7%	相容
盐酸多柔比星	1mg/0.5ml	0.5mg/0.5ml	离心8分钟后室温物理性状相容5分钟	相容
氟哌利多	1.25mg/0.5ml	0.5mg/0.5ml	离心8分钟后室温物理性状相容5分钟	相容
氟尿嘧啶	25mg/0.5ml	0.5mg/0.5ml	离心8分钟后室温物理性状相容5分钟	相容
呋塞米	5mg/0.5ml	0.5mg/0.5ml	立即产生沉淀	不相容
肝素钠	500U/0.5ml	0.5mg/0.5ml	离心8分钟后室温物理性状相容5分钟	相容
亚叶酸钙	5mg/0.5ml	0.5mg/0.5ml	离心8分钟后室温物理性状相容5分钟	相容
甲氨蝶呤	12.5mg/0.5ml	0.5mg/0.5ml	离心8分钟后室温物理性状相容5分钟	相容
盐酸甲氧氯普胺	2.5mg/0.5ml	0.5mg/0.5ml	离心8分钟后室温物理性状相容5分钟	相容
丝裂霉素	0.25mg/0.5ml	0.5mg/0.5ml	离心8分钟后室温物理性状相容5分钟	相容
硫酸长春碱	0.5mg/0.5ml	0.5mg/0.5ml	离心8分钟后室温物理性状相容5分钟	相容

与容器具相容性：本品与玻璃、聚乙烯（PE）、聚烯烃（PO）和聚氯乙烯（PVC）容器相容。硫酸长春新碱2mg用0.9%氯化钠注射液或5%葡萄糖注射液250ml稀释于PVC输液袋中，22℃避光通过PVC输液装置以2.08ml/min速度静脉滴注超过2小时，药物没有由于PVC容器吸附作用而损失。用0.9%氯化钠注射

液稀释的硫酸长春新碱 25μg/ml 溶液通过 PE 和 PVC 输液泵,以 0.875ml/h 速度模拟静脉输注 2.5 小时,药物没有由于 PE 容器吸附作用而损失,但通过 PVC 输液泵前 1 小时由于容器吸附作用损失约 9%,后 1.5 小时药物浓度没有变化。

硫酸长春地辛
Vindesine Sulfate

【适应证】对非小细胞肺癌、小细胞肺癌、恶性淋巴瘤、乳腺癌、食管癌及恶性黑色素瘤等恶性肿瘤有效。

【制剂与规格】注射用硫酸长春地辛:1mg;4mg。本品为白色的疏松状固体或无定形固体,主要成分为硫酸长春地辛,系从夹竹桃科植物长春花 Catharanthus roseus(L.)G. Don[*Vinca rosea* L.]全草中提取的长春地辛硫酸盐,辅料为甘露醇。硫酸长春地辛 1mg/ml 水溶液 pH 为 3.5～5.5;用 0.9% 氯化钠注射液调配的硫酸长春地辛 1mg/ml 溶液与 0.9% 氯化钠注射液渗透压比约为 1。

【用法与用量】

用法:静脉注射;或静脉滴注,每次缓慢滴注 6～12 小时。不得肌内注射、皮下注射或鞘内注射。

用量:单一用药按体表面积一次 3mg/m^2,每周 1 次,通常连续用药 4～6 次为 1 个周期。联合化疗时剂量酌减。

剂量调整:严重肝功能损害患者剂量减少 50%～70%。

【调配】每瓶 1mg、4mg 药物,分别加入灭菌注射用水或 0.9% 氯化钠注射液 1ml、4ml 使药物溶解作静脉注射液;或一次用量药物的溶解液稀释于 5% 葡萄糖注射液 500～1 000ml 中作静脉滴注液。

【稳定性】本品未启封于遮光、2～10℃处保存;调配的溶解液 6 小时内使用,静脉滴注液于室温保存 24 小时内稳定。

【药物相容性】

与静脉输液相容性:本品与静脉输液相容性见表 7-67。

表 7-67　硫酸长春地辛与静脉输液相容性

静脉输液	硫酸长春地辛浓度/(mg/ml)	溶液保存条件与结果	相容性
0.9% 氯化钠注射液	0.02	室温避光 21 日药物未损失	相容
5% 葡萄糖注射液	0.02, 0.047 6	室温曝光 24 小时药物损失小于 10%	相容
乳酸钠林格注射液	0.02	室温避光 21 日药物几乎未损失	相容

静脉输液加药相容性：本品调配的溶液加入其他药物，药物相容性见表7-68。

表7-68　静脉输液中硫酸长春地辛与其他药物相容性

加入药物	药物浓度/（μg/ml）	硫酸长春地辛浓度/（μg/ml）	静脉输液	溶液保存条件与结果	相容性
吡柔比星 依托泊苷	52 175	3.5	0.9%氯化钠注射液	4℃、25℃ 36小时物理性状相容，所有药物损失小于5%	相容
盐酸表柔比星 依托泊苷	103.8 173	2	0.9%氯化钠注射液	4℃、25℃ 48小时物理性状相容，所有药物损失小于5%	相容
	37.5 125	2	0.9%氯化钠注射液	25℃ 24小时性状与pH稳定，所有药物损失小于5%，不溶性微粒符合规定	
	52.5 175	2.8	0.9%氯化钠注射液	25℃ 24小时性状与pH稳定，所有药物损失小于5%，不溶性微粒符合规定	
	75 250	4	0.9%氯化钠注射液	25℃ 24小时性状与pH稳定，所有药物损失小于5%，不溶性微粒符合规定	

酒石酸长春瑞滨
Vinorelbine Tartrate

【**适应证**】用于非小细胞肺癌、转移性乳腺癌、难治性淋巴瘤与卵巢癌的治疗。

【**制剂与规格**】

酒石酸长春瑞滨注射液：1ml：10mg；2ml：20mg；5ml：50mg（以长春瑞滨计）。本品为无色至微黄色的澄明液体，主要成分为酒石酸长春瑞滨，系从夹竹桃科植物长春花 Catharanthus roseus (L.) G. Don [Vinca rosea L.] 全草中提取的长春瑞滨酒石酸盐，辅料为注射用水。本品pH为3.0～3.8，与0.9%氯化钠注射液渗透压比约为0.1。

注射用酒石酸长春瑞滨：10mg；15mg；20mg（以长春瑞滨计）。本品为白色或类白色的疏松块状物或粉末，主要成分为酒石酸长春瑞滨，辅料为甘露醇。

【用法与用量】
用法：静脉注射，1次注射6～10分钟；或静脉滴注，1次滴注15～20分钟。静脉给药结束后至少用0.9%氯化钠注射液或5%葡萄糖注射液250ml冲洗静脉通路10分钟或更长时间。不得肌内注射、皮下注射或鞘内注射。

用量：单药治疗，推荐剂量按体表面积每周25～30mg/m²，于第1日、第8日各给药1次，21日为1个周期，2～3个周期为1个疗程，直至疾病加重或出现严重不良反应。

联合化疗，依照所用方案选用剂量和给药时间，一般按体表面积25～30mg/m²，但建议根据给药方案降低给药次数，如每3周的第1日和第8日给药。

剂量调整：肾功能损害患者无须调整剂量。肝功能损害患者血清胆红素≤20mg/L无须调整剂量；血清胆红素为21～30mg/L时剂量降低50%；血清胆红素＞30mg/L时剂量降低至原剂量的25%。出现血液学毒性，绝对中性粒细胞计数（ANC）≥1.5×10⁹/L无须调整剂量；ANC为（1～1.5）×10⁹/L时剂量降低50%；ANC＜1×10⁹/L时中断治疗，并在1周内复查，如ANC＜1×10⁹/L持续3周，应停用本品。

【调配】
酒石酸长春瑞滨注射液：按照无菌操作技术，每10mg药物，用0.9%氯化钠注射液或5%葡萄糖注射液2～5ml稀释，药物浓度为1.5～3mg/ml作静脉注射液；或每10mg药物，用0.9%氯化钠注射液或5%葡萄糖注射液4～19ml稀释，药物浓度为0.5～2mg/ml作静脉滴注液。

注射用酒石酸长春瑞滨：按照无菌操作技术，每瓶10mg药物，必须加入0.9%氯化钠注射液2～5ml使药物溶解，药物浓度为1.5～3mg/ml作静脉注射液；或一次用量药物的溶解液稀释于0.9%氯化钠注射液125ml中，药物浓度为0.5～2mg/ml作静脉滴注液。

【稳定性】本品未启封于避光、2～8℃处保存，未启封于室温保存72小时稳定；调配的酒石酸长春瑞滨1.5～3mg/ml溶液于聚丙烯（PP）注射器或0.5～2mg/ml溶液于聚氯乙烯（PVC）输液袋5～30℃、室内荧光保存24小时稳定。

【药物相容性】
与静脉输液相容性：本品与静脉输液相容性见表7-69。

静脉输液加药相容性：本品不得与碱性药物混合于同一容器内使用，以免产生沉淀。

输液器加药相容性：酒石酸长春瑞滨注射液调配的溶液与其他药物通过Y型输液器按1:1比例混合，药物相容性见表7-70。

表 7-69　酒石酸长春瑞滨与静脉输液相容性

静脉输液	酒石酸长春瑞滨浓度/(mg/ml)	溶液保存条件与结果	相容性
0.9%氯化钠注射液	0.5～3	4～30℃光照 24 小时稳定	相容
	0.5[①], 2[①]	24℃光照 120 小时物理性状相容,药物损失≤6%	
	0.5	4℃暗处 7 日药物几乎未损失	
5%葡萄糖注射液	0.5～3	4～30℃光照 24 小时稳定	相容
	0.5[①], 2[①]	24℃光照 120 小时物理性状相容,药物损失≤6%	
	0.5	4℃避光 3 日、7 日药物损失 4%、14%	
5%葡萄糖 0.45%氯化钠注射液	0.5～3	4～30℃光照 24 小时稳定	相容
复方氯化钠注射液	0.5～3	4～30℃光照 24 小时稳定	相容
乳酸钠林格注射液	0.5～3	4～30℃光照 24 小时稳定	相容

注:①在 PVC 容器中检测。

表 7-70　输液器中酒石酸长春瑞滨与其他药物相容性

加入药物	药物浓度	酒石酸长春瑞滨浓度/(mg/ml)	溶液保存条件与结果	相容性
阿昔洛韦	7mg/ml[①]	1[①]	立即产生白色沉淀	不相容
别嘌醇钠	3mg/ml[①]	1[①]	立即产生白色沉淀	不相容
硫酸阿米卡星	5mg/ml[①]	1[①]	22℃ 4 小时物理性状相容	相容
氨茶碱	2.5mg/ml[①]	1[①]	1 小时产生浑浊和大量颗粒	不相容
两性霉素 B	0.6mg/ml[①,②]	1[①]	立即产生黄色沉淀	不相容
两性霉素 B 胆固醇硫酸酯复合物	0.83mg/ml[②]	1[①]	产生大量沉淀	不相容
氨苄西林钠	20mg/ml[①]	1[①]	23℃ 4 小时物理性状相容	相容
氨曲南	40mg/ml[①]	1[①]	23℃ 4 小时物理性状相容	相容
硫酸博来霉素	1U/ml[①]	1[①]	22℃ 4 小时物理性状相容	相容
布美他尼	0.04mg/ml[①]	1[①]	23℃ 4 小时物理性状相容	相容
盐酸丁丙诺啡	0.04mg/ml[①]	1[①]	22℃ 4 小时物理性状相容	相容
酒石酸布托啡诺	0.04mg/ml[①]	1[①]	22℃ 4 小时物理性状相容	相容

续表

加入药物	药物浓度	酒石酸长春瑞滨浓度/(mg/ml)	溶液保存条件与结果	相容性
葡萄糖酸钙	40mg/ml①	1①	22℃ 4小时物理性状相容	相容
卡铂	5mg/ml①	1①	22℃ 4小时物理性状相容	相容
卡莫司汀	1.5mg/ml①	1①	22℃ 4小时物理性状相容	相容
头孢唑林钠	20mg/ml①	1①	浊度立即增加	不相容
头孢噻肟钠	20mg/ml①	1①	22℃ 4小时物理性状相容	相容
头孢替坦二钠	20mg/ml①	1①	立即产生颗粒，4小时出现浑浊	不相容
头孢他啶	40mg/ml①	1①	22℃ 4小时物理性状相容	相容
头孢曲松钠	20mg/ml①	1①	22℃立即产生细小颗粒，4小时形成无数颗粒	不相容
头孢呋辛钠	20mg/ml①	1①	立即出现重度浑浊	不相容
盐酸氯丙嗪	2mg/ml①	1①	22℃ 4小时物理性状相容	相容
顺铂	1mg/ml	1①	22℃ 4小时物理性状相容	相容
克林霉素磷酸酯	10mg/ml①	1①	22℃ 4小时物理性状相容	相容
环磷酰胺	10mg/ml①	1①	22℃ 4小时物理性状相容	相容
阿糖胞苷	50mg/ml	1①	22℃ 4小时物理性状相容	相容
达卡巴嗪	4mg/ml①	1①	22℃ 4小时物理性状相容	相容
放线菌素D	0.01mg/ml①	1①	22℃ 4小时物理性状相容	相容
盐酸柔红霉素	1mg/ml①	1①	22℃ 4小时物理性状相容	相容
地塞米松磷酸钠	1mg/ml①	1①	22℃ 4小时物理性状相容	相容
盐酸苯海拉明	2mg/ml①	1①	22℃ 4小时物理性状相容	相容
盐酸多柔比星	2mg/ml	1①	22℃ 4小时物理性状相容	相容
盐酸多柔比星脂质体	0.4mg/ml②	1①	22℃ 4小时物理性状相容	相容
盐酸多西环素	1mg/ml①	1①	22℃ 4小时物理性状相容	相容
氟哌利多	0.4mg/ml①	1①	22℃ 4小时物理性状相容	相容
依那普利拉	0.1mg/ml①	1①	22℃ 4小时物理性状相容	相容
依托泊苷	0.4mg/ml①	1①	22℃ 4小时物理性状相容	相容
法莫替丁	2mg/ml①	1①	22℃ 4小时物理性状相容	相容

续表

加入药物	药物浓度	酒石酸长春瑞滨浓度/(mg/ml)	溶液保存条件与结果	相容性
人粒细胞刺激因子	30μg/ml②	1①	22℃ 4小时物理性状相容	相容
氟脲苷	3mg/ml①	1①	22℃ 4小时物理性状相容	相容
氟康唑	2mg/ml	1①	22℃ 4小时物理性状相容	相容
磷酸氟达拉滨	1mg/ml	1①	22℃ 4小时物理性状相容	相容
氟尿嘧啶	16mg/ml①	1①	立即产生白色沉淀	不相容
呋塞米	3mg/ml①	1①	立即产生白色沉淀	不相容
硝酸镓	0.4mg/ml①	1①	22℃ 4小时物理性状相容	相容
更昔洛韦	20mg/ml①	1①	立即产生浑浊和颗粒	不相容
盐酸吉西他滨	10mg/ml①	1①	22℃ 4小时物理性状相容	相容
硫酸庆大霉素	5mg/ml①	1①	22℃ 4小时物理性状相容	相容
盐酸格拉司琼	0.05mg/ml②	1①	22℃ 4小时物理性状相容	相容
乳酸氟哌啶醇	0.2mg/ml①	1①	22℃ 4小时物理性状相容	相容
肝素钠	100U/ml①	1①	22℃ 4小时物理性状相容	相容
	100U/ml①	2①	物理性状相容至少15分钟	相容
	100U/ml①	3①	立即出现浑浊,15分钟浊度增加	不相容
	100U/ml①	8①	产生沉淀	不相容
	100U/ml①	12①	产生沉淀	不相容
氢化可的松琥珀酸钠	1mg/ml①	1①	22℃ 4小时物理性状相容	相容
盐酸氢吗啡酮	0.5mg/ml①	1①	22℃ 4小时物理性状相容	相容
盐酸羟嗪	4mg/ml①	1①	22℃ 4小时物理性状相容	相容
盐酸伊达比星	0.5mg/ml①	1①	22℃ 4小时物理性状相容	相容
异环磷酰胺	25mg/ml①	1①	22℃ 4小时物理性状相容	相容
亚胺培南西司他丁钠	10mg/ml①	1①	22℃ 4小时物理性状相容	相容
劳拉西泮	0.1mg/ml①	1①	22℃ 4小时物理性状相容	相容
甘露醇	15%	1①	22℃ 4小时物理性状相容	相容
盐酸氮芥	1mg/ml	1①	22℃ 4小时物理性状相容	相容
盐酸美法仑	0.1mg/ml①	1①	22℃ 4小时物理性状相容	相容
盐酸哌替啶	4mg/ml①	1①	22℃ 4小时物理性状相容	相容

续表

加入药物	药物浓度	酒石酸长春瑞滨浓度/(mg/ml)	溶液保存条件与结果	相容性
美司钠	10mg/ml①	1①	22℃ 4小时物理性状相容	相容
甲氨蝶呤	15mg/ml①	1①	22℃ 4小时物理性状相容	相容
甲泼尼龙琥珀酸钠	5mg/ml①	1①	立即产生白色沉淀	不相容
盐酸甲氧氯普胺	5mg/ml①	1①	22℃ 4小时物理性状相容	相容
甲硝唑	5mg/ml	1①	22℃ 4小时物理性状相容	相容
丝裂霉素	0.5mg/ml	1①	1小时呈紫红色	不相容
盐酸米托蒽醌	0.5mg/ml①	1①	22℃ 4小时物理性状相容	相容
硫酸吗啡	1mg/ml①	1①	22℃ 4小时物理性状相容	相容
盐酸纳布啡	10mg/ml	1①	22℃ 4小时物理性状相容	相容
盐酸昂丹司琼	1mg/ml①	1①	22℃ 4小时物理性状相容	相容
奥沙利铂	0.5mg/ml②	1①	23℃ 4小时物理性状相容	相容
氯化钾	0.1mEq/ml①	1①	22℃ 4小时物理性状相容	相容
乙二磺酸丙氯拉嗪	0.5mg/ml①	1①	22℃ 4小时物理性状相容	相容
盐酸异丙嗪	2mg/ml①	1①	22℃ 4小时物理性状相容	相容
盐酸雷尼替丁	2mg/ml①	1①	22℃ 4小时物理性状相容	相容
碳酸氢钠	1mEq/ml	1①	22℃立即产生细小颗粒和浑浊，4小时形成大量颗粒	不相容
链佐星	40mg/ml①	1①	22℃ 4小时物理性状相容	相容
替尼泊苷	0.1mg/ml②	1②	23℃ 4小时物理性状相容	相容
塞替派	10mg/ml①	1①	立即产生浑浊和颗粒	不相容
替卡西林钠克拉维酸钾	30mg/ml①	1①	22℃ 4小时物理性状相容	相容
硫酸妥布霉素	5mg/ml①	1①	22℃ 4小时物理性状相容	相容
复方磺胺甲噁唑	0.8mg/ml①	1①	立即出现白色浑浊，1小时产生颗粒	不相容
盐酸万古霉素	10mg/ml①	1①	22℃ 4小时物理性状相容	相容
硫酸长春碱	0.12mg/ml①	1①	22℃ 4小时物理性状相容	相容
硫酸长春新碱	0.05mg/ml①	1①	22℃ 4小时物理性状相容	相容
齐多夫定	4mg/ml①	1①	22℃ 4小时物理性状相容	相容

注：①用0.9%氯化钠注射液稀释；②用5%葡萄糖注射液稀释。

与容器具相容性：本品与玻璃、乙烯醋酸乙烯酯（EVA）、聚乙烯（PE）、聚丙烯（PP）和聚氯乙烯（PVC）容器相容。本品调配的溶液保存和／或通过 PVC 输液袋／管、PE 或玻璃容器，药物没有由于容器吸附作用而损失。

羟喜树碱
Hydroxycamptothecin

【适应证】用于原发性肝癌、胃癌、头颈部上皮癌、膀胱癌、直肠癌与白血病等恶性肿瘤。

【制剂与规格】

羟喜树碱注射液：2ml：2mg；2ml：5mg；5ml：5mg；5ml：10mg；10ml：10mg。本品为黄色的澄明液体，主要成分为羟喜树碱，系从蓝果树科植物喜树 Camptotheca acuminata Decne. 果实或根及根皮中提取的一种生物碱，辅料为甘氨酸、亚硫酸钠、丙二醇和注射用水。本品 pH 为 8.5～10.5。

注射用羟喜树碱：2mg；4mg；5mg；8mg；10mg；20mg。为黄色的疏松块状物或粉末，主要成分为羟喜树碱，辅料为乳糖、甘氨酸和氢氧化钠。羟喜树碱 1mg/ml 水溶液 pH 为 8.0～10.0。

【用法与用量】

羟喜树碱注射液：一次 10～30mg，稀释后静脉注射或静脉滴注，每日 1 次，每周 3 次，6～8 周为 1 个疗程，联合用药本品剂量可适当减少。一次 10mg，排尽尿液后膀胱灌注，保持 2～4 小时，每周 1 次，10 次为 1 个疗程。恶性胸腹水排净后，一次 10～20mg 稀释后胸腹腔内注入，每周 1～2 次。

注射用羟喜树碱：原发性肝癌，一日 4～6mg，缓慢静脉注射；或一次 4mg，加入 0.9% 氯化钠注射液 10ml 肝动脉灌注，一日 1 次，15～30 日为 1 个疗程。胃癌，一日 4～6mg，缓慢静脉注射。头颈部上皮癌，一日 4～6mg，缓慢静脉注射。膀胱癌，排尽尿液后膀胱灌注，灌注后加高频透热 100 分钟，一次 10～20mg，每周 2 次，10～15 次为 1 个疗程。直肠癌，肠系膜下动脉插管，一次 6～8mg，加入 0.9% 氯化钠注射液 500ml 动脉注入，一日 1 次，15～20 次为 1 个疗程。白血病，成人按体表面积一次 6～8mg/m^2，静脉滴注，每次滴注 4 小时，一日 1 次，连续 30 日为 1 个疗程。

【调配】

羟喜树碱注射液：按照无菌操作技术，每 10～30mg 药物，用 0.9% 氯化钠注射液稀释至 20ml 作静脉注射液；或每 10～30mg 药物，稀释于 0.9% 氯化钠注射液 500ml 中作静脉滴注液；或每 10mg 药物，用 0.9% 氯化钠注射液 10ml 稀释作膀胱灌注液；或每 10～20mg 药物，用 0.9% 氯化钠注射液 20ml 稀释作腔内注射液。

注射用羟喜树碱：按照无菌操作技术，每瓶药物，沿瓶内壁加入 0.9% 氯化钠注射液 5～10ml 使药物溶解，一次 4～6mg 药物的溶解液稀释于 0.9% 氯化钠注射液至 20ml 作静脉注射液；或一次用量药物的溶解液稀释于 0.9% 氯化钠注射液 500ml 中作静脉滴注液；或每瓶 4mg 药物，加入 0.9% 氯化钠注射液 10ml 使药物溶解作肝动脉注射液；或每 10mg 药物，加入 0.9% 氯化钠注射液 10ml 使药物溶解作膀胱灌注液；或每瓶药物，加入 0.9% 氯化钠注射液 5～10ml 使药物溶解，一次 8～10mg 药物的溶解液稀释于 0.9% 氯化钠注射液 500ml 中作肠系膜下动脉灌注液。

【**稳定性**】本品未启封于遮光、阴凉处（不超过 20℃）保存；调配的溶液立即使用。

【**药物相容性**】

与静脉输液相容性：本品仅与 0.9% 氯化钠注射液相容，不宜用葡萄糖等酸性注射液溶解和/或稀释。

静脉输液加药相容性：本品呈碱性，不得与其他药物混合于同一容器内使用。但用 0.9% 氯化钠注射液调配的羟喜树碱 0.02mg/ml 与甲氧氯普胺 0.04mg/ml 溶液于 25℃保存 6 小时，其性状、pH 与羟喜树碱无明显变化。

输液器加药相容性：本品不得与其他药物混合使用，如通过输液器序贯输液，须用相容性静脉输液适量冲洗静脉通路。

盐酸托泊替康
Topotecan Hydrochloride

【**适应证**】

（1）用于治疗初始化疗或序贯化疗失败的转移性卵巢癌患者。

（2）用于治疗对化疗敏感，一线化疗失败的小细胞肺癌患者。化疗敏感定义：一线化疗有效，而且疾病复发至少在化疗结束 60 日后（Ⅲ期临床研究）或至少 90 日后（Ⅱ期临床研究）。

【**制剂与规格**】注射用盐酸托泊替康：1mg；2mg；4mg。本品为淡黄色至黄色或淡黄绿色的疏松块状物或粉末，主要成分为盐酸托泊替康，系从蓝果树科植物喜树 *Camptotheca acuminata* Decne. 果实或根及根皮中提取的喜树碱半合成衍生物，辅料为甘露醇、酒石酸和 pH 调节剂。盐酸托泊替康 0.4mg/ml 水溶液 pH 为 2.5～3.5。

【**用法与用量**】

用法：静脉滴注，每次滴注 30 分钟。首次用药前，患者基础中性粒细胞计数≥1.5×10^9/L、血小板计数≥100×10^9/L 及血红蛋白水平≥90g/L（如有必要可在输血后用药)。

用量：推荐剂量按体表面积一次 1.25mg/m², 每日 1 次，连续用药 5 日，每 21 日为 1 个疗程。由于治疗起效较慢，对病情未进展的病例，建议至少使用本品 4 个疗程。本品用于卵巢癌治疗起效的中位时间为 7.6～11.7 周；用于小细胞肺癌治疗起效的中位时间为 6.1 周。

剂量调整：患者轻度肾功能损害[肌酐清除率（CrCl）40～60ml/min]一般无须调整剂量；中度肾功能损害（CrCl 为 20～39ml/min）剂量为 0.75mg/m²。严重中性粒细胞减少症持续 7 日及以上[绝对中性粒细胞计数（ANC）≤0.5×10⁹/L]的患者，严重中性粒细胞减少症伴有发热或感染的患者，因中性粒细胞减少症延迟治疗的患者，以上患者如需减少用药剂量，用药剂量按体表面积应减少至一日 1.0mg/m²；如血小板计数<25×10⁹/L，应同样减少用药剂量至一日 1.0mg/m²。在临床试验中，按体表面积用药剂量减少至低于 1.0mg/m² 时，停用本品。

【调配】每瓶 1mg、2mg、4mg 药物，分别加入灭菌注射用水 1ml、2ml、4ml 使药物溶解，药物浓度为 1mg/ml，每 4mg 药物溶解液稀释于 0.9% 氯化钠注射液或 5% 葡萄糖注射液 50～100ml 中作静脉滴注液。

【稳定性】

保存：本品未启封于遮光、30℃以下保存；启封后必须立即使用；用灭菌注射用水调配的 1mg/ml 溶解液于室温或冷处、避光保存 28 日，其物理性状和化学性质稳定，但由于溶解液不含防腐剂，建议溶解液立即使用；调配的稀释液于室温、荧光保存 24 小时稳定。

pH 的影响：盐酸托泊替康在酒石酸溶液中 pH 约为 3，溶解度大于 2.5mg/ml，其溶解度随着 pH 增加而降低，pH 为 4.5 时几乎不溶解，且盐酸托泊替康环在 pH>4 发生水解。

【药物相容性】

与静脉输液相容性：本品与静脉输液相容性见表 7-71。

表 7-71 盐酸托泊替康与静脉输液相容性

静脉输液	盐酸托泊替康浓度/（μg/ml）	溶液保存条件与结果	相容性
0.9% 氯化钠注射液	25[①], 50[①]	24℃光照 24 小时或 5℃暗处 7 日物理性状相容，药物未损失	相容
	10[②], 25[②], 50[②]	25℃或 4℃暗处 28 日物理性状相容，药物未损失	

续表

静脉输液	盐酸托泊替康浓度/（μg/ml）	溶液保存条件与结果	相容性
5%葡萄糖注射液	25[①],50[①]	24℃光照24小时或5℃暗处7日物理性状相容，药物未损失	相容
	10[②],25[②],50[②]	25℃或4℃暗处28日物理性状相容，药物未损失	

注：①在玻璃、聚氯乙烯（PVC）和聚烯烃（PO）容器中检测；②在PVC容器中检测。

输液器加药相容性：本品调配的溶液与其他药物通过Y型输液器按1∶1比例混合，药物相容性见表7-72。

表7-72　输液器中盐酸托泊替康与其他药物相容性

加入药物	药物浓度	盐酸托泊替康浓度	溶液保存条件与结果	相容性
卡铂	0.9mg/ml[①,②]	56μg/ml[①,②]	22℃ 4小时物理性状相容，两药物几乎未损失	相容
顺铂	0.168mg/ml[②]	56μg/ml[②]	22℃ 4小时物理性状相容，两药物几乎未损失	相容
环磷酰胺	20mg/ml	56μg/ml[①,②]	22℃ 4小时物理性状相容，两药物几乎未损失	相容
地塞米松磷酸钠	4mg/ml	56μg/ml[②]	立即出现浑浊且变为深黄色	不相容
盐酸多柔比星	2mg/ml	56μg/ml[①,②]	22℃ 4小时物理性状相容，两药物几乎未损失	相容
依托泊苷	0.4mg/ml[①,②]	56μg/ml[①,②]	22℃ 4小时物理性状相容，两药物几乎未损失	相容
氟尿嘧啶	50mg/ml	56μg/ml[②]	立即出现浑浊且变为黄色	不相容
盐酸吉西他滨	10mg/ml[②]	0.1mg/ml[②]	23℃ 4小时物理性状相容	相容
盐酸格拉司琼	20μg/ml[①,②]	56μg/ml[①,②]	22℃ 4小时物理性状相容，两药物几乎未损失	相容
异环磷酰胺	14.28mg/ml[①,②]	56μg/ml[①,②]	22℃ 4小时物理性状相容，两药物几乎未损失	相容
甲泼尼龙琥珀酸钠	2.4mg/ml[①,②]	56μg/ml[①,②]	22℃ 4小时物理性状相容，两药物几乎未损失	相容
盐酸甲氧氯普胺	1.72mg/ml[①,②]	56μg/ml[①,②]	22℃ 4小时物理性状相容，两药物几乎未损失	相容

续表

加入药物	药物浓度	盐酸托泊替康浓度	溶液保存条件与结果	相容性
丝裂霉素	84μg/ml①,②	56μg/ml①,②	立即变为淡紫色,4 小时变为暗红色;22℃ 4 小时丝裂霉素损失 15%~20%	不相容
盐酸昂丹司琼	0.48mg/ml①,②	56μg/ml①,②	22℃ 4 小时物理性状相容,两药物几乎未损失	相容
奥沙利铂	0.5mg/ml①	0.1mg/ml①	23℃ 4 小时物理性状相容	相容
紫杉醇	0.54mg/ml①,②	56μg/ml①,②	22℃ 4 小时物理性状相容,两药物几乎未损失	相容
盐酸帕洛诺司琼	50μg/ml	0.1mg/ml①	4 小时物理性状相容,两药物几乎未损失	相容
培美曲塞二钠	20mg/ml②	0.1mg/ml①	立即变为褐色	不相容
乙二磺酸丙氯拉嗪	0.192mg/ml①,②	56μg/ml①,②	22℃ 4 小时物理性状相容,两药物几乎未损失	相容
替卡西林钠克拉维酸钾	23.8mg/ml①	56μg/ml①	立即变为黄色,22℃ 4 小时托泊替康损失 11%	不相容
	23.8mg/ml②	56μg/ml②	立即变为黄色,22℃ 4 小时所有成分损失小于 5%	相容
硫酸长春新碱	1mg/ml	56μg/ml①,②	22℃ 4 小时物理性状相容,两药物几乎未损失	相容

注:①用 5% 葡萄糖注射液稀释;②用 0.9% 氯化钠注射液稀释。

与容器具相容性: 本品与玻璃、PO 和 PVC 容器相容。

盐酸伊立替康

Irinotecan Hydrochloride

【适应证】
(1)与氟尿嘧啶和亚叶酸钙联合治疗既往未接受化疗的晚期大肠癌患者。
(2)作为单一用药,用于经含氟尿嘧啶化疗方案治疗失败的晚期大肠癌患者。

【制剂与规格】
盐酸伊立替康注射液: 2ml:40mg;5ml:100mg;15ml:0.3g。本品为淡黄色的澄明液体,主要成分为盐酸伊立替康,系从蓝果树科植物喜树 *Camptotheca acuminata* Decne. 果实或根及根皮中提取的喜树碱半合成衍生物,辅料为山梨醇、乳酸和注射用水。本品 pH 为 3.0～4.0,与 0.9% 氯化钠注射液渗透压比约为 1.0～1.3。

注射用盐酸伊立替康: 40mg;100mg。本品为淡黄色或黄色的疏松块状物或粉末,主要成分为盐酸伊立替康,辅料为乳酸、甘露醇、盐酸和氢氧化钠。盐酸伊立替康 20mg/ml 水溶液 pH 为 3.0～4.5。

【用法与用量】

用法: 静脉滴注,每次滴注 30～90 分钟。不宜直接静脉注射。

单独用药与剂量调整: ①每周给药方法,按体表面积一次 125mg/m², 静脉滴注 90 分钟,于第 1 日、第 8 日、第 15 日、第 22 日给药,休息 2 周,6 周为 1 个疗程,第 43 日治疗重新开始,随后剂量可被调高至 150mg/m² 或减至 50mg/m²,根据患者耐受情况以 25～50mg/m² 的水平增减。血清胆红素为 1.5～3.0 倍健康人群高限(ULN),血清谷丙转氨酶(GPT)和/或谷草转氨酶(GOT)≤5.0 倍 ULN,起始剂量按体表面积为 60mg/m²;胆红素为 3.1～5.0 倍 ULN,GPT 和/或 GOT 浓度 ≤5.0 倍 ULN,起始剂量为 50mg/m²;胆红素为 <1.5 倍 ULN,GPT 和/或 GOT 浓度为 5.1～20.0 倍 ULN,起始剂量为 60mg/m²;胆红素为 1.5～5.0 倍 ULN,GOT 和/或 GPT 浓度为 5.1～20.0 倍 ULN,起始剂量为 40mg/m²。②每 3 周给药方法,按体表面积起始 350mg/m²,静脉滴注不少于 90 分钟,每 3 周 1 次,随后剂量可被减至 300mg/m²、250mg/m² 或 200mg/m²,根据患者耐受情况以 50mg/m² 的水平递减。血清胆红素为 1.5～3.0 倍 ULN,起始剂量按体表面积为 200mg/m²;胆红素 >3.0 倍 ULN,不推荐使用。肾功能损害患者没有进行临床研究,要特别注意监测肾功能;不推荐透析患者使用本品。

联合用药与剂量调整: ①本品与氟尿嘧啶和亚叶酸钙联合 2 周用药方案,本品于第 1 日按体表面积一次 180mg/m² 静脉滴注 30～90 分钟,之后立即按体表面积 400mg/m² 静脉滴注亚叶酸钙 30～90 分钟,再之后立即按体表面积 400mg/m² 静脉注射氟尿嘧啶,然后氟尿嘧啶 600mg/m² 持续静脉滴注 22 小时,每 2 周重复;或本品于第 1 日按体表面积一次 180mg/m² 静脉滴注 30～90 分钟,之后立即按体表面积 400mg/m² 静脉滴注亚叶酸钙 30～90 分钟,再之后立即按体表面积 400mg/m² 静脉注射氟尿嘧啶,然后氟尿嘧啶一日按体表面积 1 200mg/m² 连续 2 日持续静脉输注 46～48 小时(总量 2 400mg/m²),每 2 周重复。②剂量调整,每次治疗前都要仔细监测和评估患者出现的毒性反应,特别是在治疗的第 1 个周期。本品与氟尿嘧啶的剂量应根据患者个体对治疗的耐受情况而进行调整,所有的剂量调整都应以先前出现的最严重的毒性反应为依据。患者只有在不使用止泻药的情况下至少 24 小时内不再腹泻(恢复到治疗前的肠功能状态),才可开始下一疗程治疗。当毒性缓解至 1 级或更低,绝对中性粒细胞计数(ANC)恢复至≥1.5×10⁹/L,血小板计数恢复至 100×10⁹/L 以及治疗相关腹泻完全停止后才能开始下一个新的治疗周期。治疗应被延迟 1~2 周以帮助相关的毒性反应的消除,如延迟 2 周后患者仍不能恢复,应考虑停止化疗。如果未出现不可接受的毒性,只要患者能继续且有临床获益,应继续以后的联合用药方案治疗直到出现客观的病变进展或难以承受的毒性时停药。

【调配】

盐酸伊立替康注射液:严格按照无菌操作技术,一次用量药物,稀释于 5% 葡萄糖注射液或 0.9% 氯化钠注射液 250~500ml 中,药物浓度为 0.12~2.80mg/ml 作静脉滴注液。

注射用盐酸伊立替康:严格按照无菌操作技术,每瓶 40mg、100mg 药物,分别加入灭菌注射用水 2ml、4ml 使药物溶解,一次用量药物的溶解液稀释于 5% 葡萄糖注射液或 0.9% 氯化钠注射液 250~500ml 中,药物浓度为 0.12~2.80mg/ml 作静脉滴注液。

【稳定性】

保存:本品未启封于遮光、室温处保存;用 5% 葡萄糖注射液或 0.9% 氯化钠注射液调配的盐酸伊立替康 0.12~2.80mg/ml 溶液于室温保存 24 小时物理性状和化学性质稳定,为了避免微生物污染,建议调配的溶液于室温 6 小时内或冷处保存 24 小时内使用。本品及调配的溶液不得冷冻,冷冻可能产生沉淀。

pH 的影响:盐酸伊立替康稳定性与溶液 pH 相关,在酸性溶液中稳定,溶液 pH≤6 时最稳定,在中性或碱性溶液中不稳定,pH>6.5 时 3 小时内药物损失约 10%,pH 为 7.4 时药物迅速分解。

光照的影响:盐酸伊立替康对光敏感,暴露在紫外光下 3 日,溶液变为黑色并产生黄色沉淀,暴露在荧光下 7 日药物损失不可接受。pH 为 7 时,盐酸伊立替康 0.34mg/ml 溶液暴露于日光灯下 6 小时药物损失 32%,暴露于白色荧光下 6 小时药物损失 19%。但本品调配的溶液在静脉滴注过程中无须避光。

【药物相容性】

与静脉输液相容性:本品与静脉输液相容性见表 7-73。

静脉输液加药相容性:本品不得与其他药物混合于同一容器内使用。用 0.9% 氯化钠注射液调配的盐酸伊立替康 0.64mg/ml 与盐酸表柔比星 0.56mg/ml 混合溶液,立即发生紫外光谱变化,两药物不相容。

输液器加药相容性:盐酸伊立替康注射液用相容性静脉输液调配的溶液与其他药物通过 Y 型输液器按 1:1 比例混合,药物相容性见表 7-74。

注射器加药相容性:用 0.9% 氯化钠注射液调配的盐酸伊立替康 20mg/10ml 与氟尿嘧啶 250mg/10ml 注射液混合于注射器中,立即产生淡黄色絮状沉淀,溶液物理性状不相容。

表 7-73　盐酸伊立替康与静脉输液相容性

静脉输液	盐酸伊立替康浓度/(mg/ml)	溶液保存条件与结果	相容性
0.9%氯化钠注射液	0.12~2.8	室温荧光24小时稳定	相容
	0.12~2.8	2~8℃保存可能产生沉淀	不相容
	0.02①	25℃ 2小时药物损失约11%	不相容
	0.4②, 1②, 2.8②	4℃或25℃避光28日物理性状相容,药物几乎未损失	相容
	2①,②	室温2小时或冷处4日物理性状相容,药物几乎未损失	相容
5%葡萄糖注射液	0.12~2.8	室温荧光24小时或2~8℃避光48小时稳定	相容
	0.02①	25℃ 2小时药物损失约9%	相容
	0.4②, 1②, 2.8②	4℃或25℃避光28日物理性状相容,药物几乎没有损失	相容
	2①,②	室温2小时或冷处4日物理性状相容,药物几乎没有损失	相容

注:①在玻璃容器中检测;②在聚氯乙烯(PVC)容器中检测。

表 7-74　输液器中盐酸伊立替康与其他药物相容性

加入药物	药物浓度	盐酸伊立替康浓度/(mg/ml)	溶液保存条件与结果	相容性
盐酸吉西他滨	10mg/ml①	5①	立即出现浑浊且变为绿色	不相容
奥沙利铂	0.5mg/ml②	1②	23℃ 4小时物理性状相容	相容
盐酸帕洛诺司琼	50μg/ml	1②	物理性状相容;4小时内帕洛诺司琼未损失,伊立替康损失5%	相容
培美曲塞二钠	20mg/ml①	1②	4小时后变为褐色	不相容

注:①用0.9%氯化钠注射液稀释;②用5%葡萄糖注射液稀释。

与容器具相容性:本品与玻璃、聚乙烯(PE)和聚氯乙烯(PVC)容器相容。用0.9%氯化钠注射液或5%葡萄糖注射液调配的盐酸伊立替康溶液于PE或PVC容器5℃、30℃保存28日,其物理性状和化学性质稳定。

依托泊苷
Etoposide

【适应证】主要用于治疗小细胞肺癌、恶性淋巴瘤、恶性生殖细胞瘤与白血病;对神经母细胞瘤、横纹肌肉瘤、卵巢癌、非小细胞肺癌、胃癌和食管癌等有一定疗效。

【制剂与规格】

依托泊苷注射液:2ml:40mg;5ml:100mg。本品为无色至淡黄色的澄明液体,主要成分为依托泊苷,系从小檗科植物桃儿七 Sinopodophyllum hexandrum (Royle) Ying [Sinopodophyllum emodii (Wall.) Ying; Podophyllum emodii Wall.] 根及根茎中提取的鬼臼毒素(podophyllotoxin)的半合成衍生物,辅料为聚乙二醇400、聚山梨酯80、枸橼酸和无水乙醇。依托泊苷100mg,加入灭菌注射用水45ml混匀的溶液pH为3.0~4.0;依托泊苷100mg,稀释于0.9%氯化钠注射液250ml或500ml中,溶液pH为3.3~4.3或3.5~4.5,与0.9%氯化钠注射液渗透压比约为2或1。

注射用依托泊苷:40mg。本品为白色或类白色的冻干疏松块状物或粉末,主要成分为依托泊苷。

注射用磷酸依托泊苷:100mg。本品为白色或类白色的冻干疏松块状物或粉末,主要成分为磷酸依托泊苷,辅料为枸橼酸钠、右旋糖酐40。磷酸依托泊苷1mg/ml水溶液pH约2.9;磷酸依托泊苷10mg/ml水溶液渗透压摩尔浓度约62mOsmol/kg。

【用法与用量】

用法:仅静脉滴注,依托泊苷注射液与注射用依托泊苷每次滴注不少于30分钟;注射用磷酸依托泊苷每次滴注5~210分钟。不宜静脉注射,不可胸腔注射、腹腔注射或鞘内注射。

用量:成人,实体瘤:按体表面积一日60~100mg/m^2,连续3~5日,每隔3~4周重复用药;白血病:按体表面积一日60~100mg/m^2,连续5日,根据血常规情况,间隔一定时间重复用药。

儿童,常用量按体表面积一日100~150mg/m^2,连用3~4日,每3~4周为1个疗程。

剂量调整:患者肌酐清除率(CrCl)>50ml/min,无须调整剂量;CrCl为15~50ml/min,初始剂量减至常规剂量的75%,以后剂量按患者耐受程度和临床疗效适当调整。患者血小板计数<50×10^9/L、绝对中性粒细胞计数(ANC)<0.5×10^9/L时应暂停治疗,直至血细胞计数恢复正常。肝功能损害患者降低剂量。

【调配】

依托泊苷注射液：每 100mg 药物，稀释于 0.9% 氯化钠注射液 400ml 中，药物浓度不超过 0.25mg/ml 作静脉滴注液。

注射用依托泊苷：每瓶 40mg 药物，加入灭菌注射用水或 0.9% 氯化钠注射液 5ml 使药物溶解，一次用量药物的溶解液稀释于 0.9% 氯化钠注射液 500ml 中，药物浓度不超过 0.25mg/ml 作静脉滴注液。

注射用磷酸依托泊苷：每瓶 100mg 药物，加入灭菌注射用水、5% 葡萄糖注射液或 0.9% 氯化钠注射液 5ml 或 10ml 使药物溶解，药物浓度为 20mg/ml 或 10mg/ml，溶解液稀释于 5% 葡萄糖注射液或 0.9% 氯化钠注射液 1 000ml 中，药物浓度不超过 0.1mg/ml 作静脉滴注液。

【稳定性】

保存：依托泊苷注射液与注射用依托泊苷未启封于避光、室温处保存；注射用磷酸依托泊苷未启封于避光、2～8℃保存。依托泊苷水溶液溶解度低（约 0.03mg/ml），用相容性静脉输液调配的静脉滴注液于室温保存 24 小时稳定，但可能形成微量沉淀，静脉滴注前和滴注过程中应监测与检查，建议稀释液立即使用，如产生沉淀禁止使用。注射用磷酸依托泊苷调配的溶解液于室温 24 小时或冷处 7 日保存稳定，稀释液于室温或冷处保存 24 小时稳定，但自冷处取出后应立即使用。

pH 的影响：依托泊苷在 pH 为 3.5～6 溶液中最稳定，pH>6 可发生差向异构作用生成几乎没有活性的顺式依托泊苷；在碱性溶液中依托泊苷可发生水解作用。

药物浓度的影响：用 5% 葡萄糖注射液或 0.9% 氯化钠注射液调配的依托泊苷 0.2mg/ml、0.4mg/ml 于玻璃或塑料容器中，分别于 25℃荧光保存 96 小时、24 小时，溶液稳定，但依托泊苷 0.4mg/ml 及以上浓度可能产生沉淀。用 5% 葡萄糖 0.45% 氯化钠注射液调配的依托泊苷 0.4mg/ml 溶液于 20℃保存 72 小时，没有产生沉淀，但依托泊苷 1mg/ml 溶液静置 30 分钟或搅拌 5 分钟可能会形成结晶。

【药物相容性】

与静脉输液相容性：依托泊苷与静脉输液相容性见表 7-75；磷酸依托泊苷与静脉输液相容性见表 7-76。

静脉输液加药相容性：依托泊苷注射液调配的溶液加入其他药物，药物相容性见表 7-77；注射用磷酸依托泊苷调配的溶液加入其他药物，药物相容性见表 7-78。

表 7-75　依托泊苷与静脉输液相容性

静脉输液	依托泊苷浓度/（mg/ml）	溶液保存条件与结果	相容性
0.9%氯化钠注射液	0.05~0.4①	至少 4 日内物理性状相容	相容
	0.5①	室温荧光 48 小时后产生沉淀	相容
	0.6①，0.7①	室温荧光 24 小时产生沉淀	不相容
	0.4②	21℃暗处或荧光 4 日物理性状相容，药物损失 1%~5%	相容
	0.4③	4℃或 21℃ 24 小时稳定，随后产生沉淀	相容
	1~8	几小时内产生沉淀	不相容
	10	24℃ 5 日或 4℃ 7 日稳定，随后产生沉淀	相容
5%葡萄糖注射液	0.4①	21℃暗处或荧光 4 日物理性状相容，药物损失 4%	相容
	0.157	室温暗处或光照和 4℃ 48 小时药物损失≤2%	
乳酸钠林格注射液	0.4①	21℃荧光 4 日物理性状相容，药物损失 5%	相容

注：①在玻璃容器中检测；②在玻璃和聚氯乙烯（PVC）容器中检测；③在玻璃、PVC 和聚乙烯（PE）容器中检测。

表 7-76　磷酸依托泊苷与静脉输液相容性

静脉输液	磷酸依托泊苷浓度/（mg/ml）	溶液保存条件与结果	相容性
0.9%氯化钠注射液	0.1①,②	25℃、4℃ 24 小时相容且稳定	相容
	0.1②，10②	32℃ 7 日或 23℃、4℃ 31 日物理性状相容，药物几乎未损失	
5%葡萄糖注射液	0.1①,②	25℃、4℃ 24 小时相容且稳定	相容
	0.1②，10②	32℃ 7 日或 23℃、4℃ 31 日物理性状相容，药物几乎未损失	

注：①在玻璃容器中检测；②在聚氯乙烯（PVC）容器中检测。

表 7-77　静脉输液中依托泊苷与其他药物相容性

加入药物	药物浓度	依托泊苷浓度/（mg/ml）	静脉输液	溶液保存条件与结果	相容性
卡铂	1mg/ml	0.2	灭菌注射用水	23℃ 7日药物损失小于10%	相容
顺铂	0.2mg/ml	0.2,0.4	2.5%葡萄糖0.9%氯化钠注射液、0.9%氯化钠注射液	22℃ 24小时物理性状相容,两药物损失小于10%	相容
顺铂（1.875%甘露醇和20mEq/L氯化钾）	0.2mg/ml	0.4	2.5%葡萄糖0.9%氯化钠注射液、0.9%氯化钠注射液①	22℃ 8小时物理性状相容,所有药物稳定,24~48小时产生沉淀	不相容
顺铂环磷酰胺	0.2mg/ml 2mg/ml	0.2	0.9%氯化钠注射液	室温 7日所有药物稳定	相容
顺铂异环磷酰胺	0.2mg/ml 2mg/ml	0.2	0.9%氯化钠注射液	室温 5日所有药物稳定	相容
顺铂氟脲苷	0.2mg/ml 0.7mg/ml	0.3	0.9%氯化钠注射液	室温 7日所有药物稳定	相容
阿糖胞苷盐酸柔红霉素	0.267mg/ml 0.033mg/ml	0.4	2.5%葡萄糖0.9%氯化钠注射液	20℃ 72小时物理性状相容,阿糖胞苷损失约6%,其他药物未损失	相容
	0.157mg/ml 0.015 7mg/ml	0.157	5%葡萄糖注射液②	4℃、室温曝光或暗处48小时所有药物损失小于10%	
盐酸多柔比星硫酸长春新碱	50μg/ml 2μg/ml	0.25	0.9%氯化钠注射液	24℃光照或暗处48小时物理性状相容,所有药物稳定;72小时依托泊苷沉淀	相容
	70μg/ml 2.8μg/ml	0.35	0.9%氯化钠注射液	24℃光照或暗处24小时物理性状相容,所有药物稳定;36小时依托泊苷沉淀	相容
	100μg/ml 4μg/ml	0.5	0.9%氯化钠注射液	24℃光照或暗处12小时依托泊苷沉淀	不相容
盐酸表柔比星环磷酰胺	0.04mg/ml 1.16mg/ml	0.08	0.9%氯化钠注射液	25℃或4℃避光24小时性状与pH稳定,所有药物损失小于10%,不溶性微粒符合规定	相容

续表

加入药物	药物浓度	依托泊苷浓度/(mg/ml)	静脉输液	溶液保存条件与结果	相容性
盐酸表柔比星 硫酸长春地辛	37.5μg/ml 2μg/ml	0.125	0.9%氯化钠注射液	25℃ 24小时性状与pH稳定,所有药物损失小于5%,不溶性微粒符合规定	相容
	52.5μg/ml 2.8μg/ml	0.175	0.9%氯化钠注射液	25℃ 24小时性状与pH稳定,所有药物损失小于5%,不溶性微粒符合规定	
	75μg/ml 4μg/ml	0.25	0.9%氯化钠注射液	25℃ 24小时性状与pH稳定,所有药物损失小于5%,不溶性微粒符合规定	
	100μg/ml 2μg/ml	0.173	0.9%氯化钠注射液	25℃或4℃避光24小时性状与pH稳定,所有药物损失小于5%,不溶性微粒符合规定	
氟脲苷	10mg/ml	0.2	0.9%氯化钠注射液	室温15日两药物稳定	相容
氟尿嘧啶	10mg/ml	0.2	0.9%氯化钠注射液	室温7日、35℃1日两药物稳定	相容
盐酸羟嗪	0.5mg/ml	1	5%葡萄糖注射液[3]	48小时物理性状相容	相容
异环磷酰胺	2mg/ml	0.2	0.9%氯化钠注射液	室温5日两药物稳定	相容
盐酸米托蒽醌	0.05mg/ml	0.5	0.9%氯化钠注射液	室温22小时物理性状相容,药物未损失	相容
盐酸昂丹司琼	0.03mg/ml, 0.3mg/ml	0.1	5%葡萄糖注射液[2]	物理性状相容;23℃ 48小时依托泊苷几乎未损失;24小时依托泊苷损失4%,48小时损失6%	相容
	0.03mg/ml, 0.3mg/ml	0.4	5%葡萄糖注射液[2]	23℃ 48小时物理性状相容,两药物未损失	相容

注:[1]在玻璃和PVC容器中检测;[2]在PVC容器中检测;[3]在玻璃容器中检测。

表 7-78　静脉输液中磷酸依托泊苷与其他药物相容性

加入药物	药物浓度/（μg/ml）	磷酸依托泊苷浓度/（mg/ml）	静脉输液	溶液保存条件与结果	相容性
盐酸多柔比星	120 5	0.6	0.9%氯化钠注射液①	4℃、40℃ 124 小时物理性状相容,两药物几乎未损失	相容
硫酸长春新碱	240 10	1.2	0.9%氯化钠注射液①	4℃、40℃ 124 小时物理性状相容,两药物几乎未损失	
	400 16	2	0.9%氯化钠注射液①	4℃、40℃ 124 小时物理性状相容,两药物损失 4%	

注:①在聚烯烃(PO)容器中检测。

输液器加药相容性: 依托泊苷注射液调配的溶液与其他药物通过 Y 型输液器按 1∶1 比例混合,药物相容性见表 7-79;注射用磷酸依托泊苷调配的溶液与其他药物通过 Y 型输液器按 1∶1 比例混合,药物相容性见表 7-80。

表 7-79　输液器中依托泊苷与其他药物相容性

加入药物	药物浓度	依托泊苷浓度/（mg/ml）	溶液保存条件与结果	相容性
别嘌醇钠	3mg/ml①	0.4①	22℃ 4 小时物理性状相容	相容
氨磷汀	10mg/ml②	0.4②	23℃ 4 小时物理性状相容	相容
氨曲南	40mg/ml②	0.4②	23℃ 4 小时物理性状相容	相容
克拉屈滨	0.015mg/ml①, 0.5mg/ml③	0.4①	23℃ 4 小时物理性状相容	相容
盐酸多柔比星脂质体	0.4mg/ml②	0.4②	23℃ 4 小时物理性状相容	相容
人粒细胞刺激因子	30μg/ml②	0.4②	立即产生颗粒,1 小时产生絮状沉淀	不相容
磷酸氟达拉滨	1mg/ml②	0.4②	22℃ 4 小时物理性状相容	相容
硝酸镓	1mg/ml①	0.4①	60 分钟后产生沉淀	不相容
盐酸吉西他滨	10mg/ml①	0.4①	23℃ 4 小时物理性状相容	相容
盐酸格拉司琼	1mg/ml①	0.4①	22℃ 4 小时物理性状相容,药物几乎未损失	相容
	0.05mg/ml②	0.4②	23℃ 4 小时物理性状相容	
盐酸伊达比星	1mg/ml①	0.4①	立即产生气体	不相容
盐酸美法仑	0.1mg/ml①	0.4①	22℃ 3 小时物理性状相容	相容

续表

加入药物	药物浓度	依托泊苷浓度/(mg/ml)	溶液保存条件与结果	相容性
甲氨蝶呤	30mg/ml	0.6①	室温 4 小时物理性状相容	相容
米卡芬净钠	1.5mg/ml①	0.4①	23℃ 4 小时物理性状相容	相容
盐酸米托蒽醌	2mg/ml	20	室温 22 小时物理性状相容,两药物几乎未损失	相容
盐酸昂丹司琼	1mg/ml①	0.4②	22℃ 4 小时物理性状相容,两药物几乎未损失	相容
	16～160μg/ml	0.144～0.25	通过 Y 型管给予依托泊苷 30～60 分钟物理性状相容	
紫杉醇	1.2mg/ml②	0.4②	22℃ 4 小时物理性状相容	相容
哌拉西林钠他唑巴坦钠	40mg/ml②	0.4②	22℃ 4 小时物理性状相容	相容
人粒细胞巨噬细胞刺激因子	10μg/ml①	0.4①	22℃ 4 小时物理性状相容	相容
碳酸氢钠	1.4%	0.6①	室温 4 小时物理性状相容	相容
替尼泊苷	0.1mg/ml②	0.4①	23℃ 4 小时物理性状相容	相容
塞替派	1mg/ml②	0.4①	23℃ 4 小时物理性状相容	相容
盐酸托泊替康	56μg/ml①,②	0.4①,②	22℃ 4 小时物理性状相容,两药物几乎未损失	相容
酒石酸长春瑞滨	1mg/ml①	0.4①	22℃ 4 小时物理性状相容	相容

注:①用 0.9% 氯化钠注射液稀释;②用 5% 葡萄糖注射液稀释;③用含 0.9% 苯甲醇的 0.9% 氯化钠注射液稀释。

表 7-80 输液器中磷酸依托泊苷与其他药物相容性

药物	药物浓度	磷酸依托泊苷浓度/(mg/ml)	溶液保存条件与结果	相容性
阿昔洛韦	7mg/ml①	5①	23℃ 4 小时物理性状相容	相容
硫酸阿米卡星	5mg/ml①	5①	23℃ 4 小时物理性状相容	相容
氨茶碱	2.5mg/ml①	5①	23℃ 4 小时物理性状相容	相容
两性霉素 B	0.6mg/ml①	5①	立即产生橙黄色沉淀	不相容
氨苄西林钠	20mg/ml②	5①	23℃ 4 小时物理性状相容	相容
氨苄西林钠舒巴坦钠	20mg/ml②	5①	23℃ 4 小时物理性状相容	相容

续表

药物	药物浓度	磷酸依托泊苷浓度/（mg/ml）	溶液保存条件与结果	相容性
阿尼芬净	0.5mg/ml[①]	5[①]	23℃ 4小时物理性状相容	相容
氨曲南	40mg/ml[①]	5[①]	23℃ 4小时物理性状相容	相容
硫酸博来霉素	1U/ml[②]	5[①]	23℃ 4小时物理性状相容	相容
布美他尼	0.04mg/ml[①]	5[①]	23℃ 4小时物理性状相容	相容
盐酸丁丙诺啡	0.04mg/ml[①]	5[①]	23℃ 4小时物理性状相容	相容
酒石酸布托啡诺	0.04mg/ml[①]	5[①]	23℃ 4小时物理性状相容	相容
葡萄糖酸钙	40mg/ml[①]	5[①]	23℃ 4小时物理性状相容	相容
卡铂	5mg/ml[①]	5[①]	23℃ 4小时物理性状相容	相容
卡莫司汀	1.5mg/ml[①]	5[①]	23℃ 4小时物理性状相容	相容
醋酸卡泊芬净	0.7mg/ml[②]	5[①]	室温 4小时物理性状相容	相容
头孢唑林钠	20mg/ml[①]	5[①]	23℃ 4小时物理性状相容	相容
盐酸头孢吡肟	20mg/ml[①]	5[①]	浊度增加且1小时产生沉淀	不相容
头孢噻肟钠	20mg/ml[①]	5[①]	23℃ 4小时物理性状相容	相容
头孢替坦二钠	20mg/ml[①]	5[①]	23℃ 4小时物理性状相容	相容
头孢西丁钠	20mg/ml[①]	5[①]	23℃ 4小时物理性状相容	相容
头孢他啶	40mg/ml[①]	5[①]	23℃ 4小时物理性状相容	相容
头孢曲松钠	20mg/ml[①]	5[①]	23℃ 4小时物理性状相容	相容
头孢呋辛钠	30mg/ml[①]	5[①]	23℃ 4小时物理性状相容	相容
盐酸氯丙嗪	2mg/ml[①]	5[①]	立即出现浑浊，4小时产生沉淀	不相容
环丙沙星	1mg/ml[①]	5[①]	23℃ 4小时物理性状相容	相容
顺铂	1mg/ml	5[①]	23℃ 4小时物理性状相容	相容
克林霉素磷酸酯	10mg/ml[①]	5[①]	23℃ 4小时物理性状相容	相容
环磷酰胺	10mg/ml[①]	5[①]	23℃ 4小时物理性状相容	相容
阿糖胞苷	50mg/ml	5[①]	23℃ 4小时物理性状相容	相容
达卡巴嗪	4mg/ml[①]	5[①]	23℃ 4小时物理性状相容	相容
放线菌素 D	0.01mg/ml[①]	5[①]	23℃ 4小时物理性状相容	相容
盐酸柔红霉素	1mg/ml[①]	5[①]	23℃ 4小时物理性状相容	相容
地塞米松磷酸钠	1mg/ml[①]	5[①]	23℃ 4小时物理性状相容	相容

续表

药物	药物浓度	磷酸依托泊苷浓度/（mg/ml）	溶液保存条件与结果	相容性
盐酸苯海拉明	2mg/ml①	5①	23℃ 4小时物理性状相容	相容
盐酸多巴酚丁胺	4mg/ml①	5①	23℃ 4小时物理性状相容	相容
盐酸多巴胺	3.2mg/ml①	5①	23℃ 4小时物理性状相容	相容
多尼培南	5mg/ml①,②	5①,②	23℃ 4小时物理性状相容	相容
盐酸多柔比星	2mg/ml	5①	23℃ 4小时物理性状相容	相容
盐酸多西环素	1mg/ml①	5①	23℃ 4小时物理性状相容	相容
氟哌利多	0.4mg/ml①	5①	23℃ 4小时物理性状相容	相容
依那普利拉	0.1mg/ml①	5①	23℃ 4小时物理性状相容	相容
法莫替丁	2mg/ml①	5①	23℃ 4小时物理性状相容	相容
氟脲苷	3mg/ml①	5①	23℃ 4小时物理性状相容	相容
氟康唑	2mg/ml	5①	23℃ 4小时物理性状相容	相容
磷酸氟达拉滨	1mg/ml①	5①	23℃ 4小时物理性状相容	相容
氟尿嘧啶	16mg/ml①	5①	23℃ 4小时物理性状相容	相容
呋塞米	3mg/ml①	5①	23℃ 4小时物理性状相容	相容
更昔洛韦	20mg/ml	5①	23℃ 4小时物理性状相容	相容
盐酸吉西他滨	10mg/ml②	5②	23℃ 4小时物理性状相容	相容
硫酸庆大霉素	5mg/ml①	5①	23℃ 4小时物理性状相容	相容
盐酸格拉司琼	0.05mg/ml①	5①	23℃ 4小时物理性状相容	相容
乳酸氟哌啶醇	0.2mg/ml①	5①	23℃ 4小时物理性状相容	相容
肝素钠	100U/ml①	5①	23℃ 4小时物理性状相容	相容
氢化可的松琥珀酸钠	1mg/ml①	5①	23℃ 4小时物理性状相容	相容
盐酸氢吗啡酮	0.5mg/ml①	5①	23℃ 4小时物理性状相容	相容
盐酸羟嗪	4mg/ml①	5①	23℃ 4小时物理性状相容	相容
盐酸伊达比星	0.5mg/ml①	5①	23℃ 4小时物理性状相容	相容
异环磷酰胺	25mg/ml①	5①	23℃ 4小时物理性状相容	相容
亚胺培南西司他丁钠	10mg/ml②	5①	23℃ 4小时内变为黄色	不相容
亚叶酸钙	2mg/ml①	5①	23℃ 4小时物理性状相容	相容
利奈唑胺	2mg/ml	5①	23℃ 4小时物理性状相容	相容

续表

药物	药物浓度	磷酸依托泊苷浓度/（mg/ml）	溶液保存条件与结果	相容性
劳拉西泮	0.5mg/ml[①]	5[①]	23℃ 4小时物理性状相容	相容
硫酸镁	100mg/ml[①]	5[①]	23℃ 4小时物理性状相容	相容
甘露醇	15%	5[①]	23℃ 4小时物理性状相容	相容
盐酸哌替啶	4mg/ml[①]	5[①]	23℃ 4小时物理性状相容	相容
美司钠	10mg/ml[①]	5[①]	23℃ 4小时物理性状相容	相容
甲氨蝶呤	15mg/ml[①]	5[①]	23℃ 4小时物理性状相容	相容
甲泼尼龙琥珀酸钠	5mg/ml[①]	5[①]	立即产生颗粒，且23℃ 4小时颗粒浓度增加5倍	不相容
盐酸甲氧氯普胺	5mg/ml	5[①]	23℃ 4小时物理性状相容	相容
甲硝唑	5mg/ml	5[①]	23℃ 4小时物理性状相容	相容
丝裂霉素	0.5mg/ml	5[①]	23℃ 4小时颜色由淡蓝色变为紫红色	不相容
盐酸米托蒽醌	0.5mg/ml[①]	5[①]	23℃ 4小时物理性状相容	相容
硫酸吗啡	1mg/ml[①]	5[①]	23℃ 4小时物理性状相容	相容
盐酸纳布啡	10mg/ml	5[①]	23℃ 4小时物理性状相容	相容
盐酸昂丹司琼	1mg/ml[①]	5[①]	23℃ 4小时物理性状相容	相容
奥沙利铂	0.5mg/ml[①]	5[①]	23℃ 4小时物理性状相容	相容
紫杉醇	1.2mg/ml[①]	5[①]	23℃ 4小时物理性状相容	相容
哌拉西林钠他唑巴坦钠	40mg/ml[②]	5[①]	23℃ 4小时物理性状相容	相容
氯化钾	0.1mEq/ml[①]	5[①]	23℃ 4小时物理性状相容	相容
乙二磺酸丙氯拉嗪	0.5mg/ml[①]	5[①]	立即出现白色浑浊，4小时产生沉淀	不相容
盐酸异丙嗪	2mg/ml[①]	5[①]	23℃ 4小时物理性状相容	相容
盐酸雷尼替丁	2mg/ml[①]	5[①]	23℃ 4小时物理性状相容	相容
碳酸氢钠	1mEq/ml	5[①]	23℃ 4小时物理性状相容	相容
链佐星	40mg/ml[①]	5[①]	23℃ 4小时物理性状相容	相容
替尼泊苷	0.1mg/ml[①]	5[①]	23℃ 4小时物理性状相容	相容
塞替派	1mg/ml[①]	5[①]	23℃ 4小时物理性状相容	相容
替卡西林钠克拉维酸钾	30mg/ml[①]	5[①]	23℃ 4小时物理性状相容	相容
硫酸妥布霉素	5mg/ml[①]	5[①]	23℃ 4小时物理性状相容	相容

续表

药物	药物浓度	磷酸依托泊苷浓度/(mg/ml)	溶液保存条件与结果	相容性
复方磺胺甲噁唑	0.8mg/ml①	5①	23℃ 4小时物理性状相容	相容
盐酸万古霉素	10mg/ml②	5①	23℃ 4小时物理性状相容	相容
硫酸长春碱	0.12mg/ml①	5①	23℃ 4小时物理性状相容	相容
硫酸长春新碱	0.05mg/ml①	5①	23℃ 4小时物理性状相容	相容
齐多夫定	4mg/ml①	5①	23℃ 4小时物理性状相容	相容

注：①用5%葡萄糖注射液稀释；②用0.9%氯化钠注射液稀释。

与容器具相容性：本品与玻璃、聚乙烯（PE）、聚烯烃（PO）、聚丙烯（PP）和聚氯乙烯（PVC）容器相容。用5%葡萄糖注射液或0.9%氯化钠注射液调配的依托泊苷0.2mg/ml于PVC容器5℃或25℃保存72小时，依托泊苷没有由于容器的吸附作用而损失。用0.9%氯化钠注射液调配的磷酸依托泊苷2mg/ml、盐酸多柔比星0.4mg/ml和硫酸长春新碱0.016mg/ml于PO容器35～40℃室内荧光中暴露124小时，混合溶液物理性状相容，3种药物稳定。依托泊苷浓溶液与含聚碳酸酯或丙烯腈-丁二烯-苯乙烯（ABS）封闭式药物转移装置（CSTD）不相容，可以从中浸提出塑化剂邻苯二甲酸二（2-乙基己基）酯（DEHP）。

替尼泊苷
Teniposide

【**适应证**】用于治疗恶性淋巴瘤、急性淋巴细胞白血病、中枢神经系统肿瘤（如神经母细胞瘤、胶质瘤和星形细胞瘤）和膀胱癌。推荐与其他抗肿瘤药物联合使用。

【**制剂与规格**】替尼泊苷注射液：5ml：50mg。本品为无色至淡黄色的澄明液体，主要成分为替尼泊苷，系从小檗科植物桃儿七 *Sinopodophyllum hexandrum* (Royle) Ying [*Sinopodophyllum emodii* (Wall.) Ying; *Podophyllum emodii* Wall.] 根及根茎中提取的鬼臼毒素（podophyllotoxin）半合成衍生物，辅料为聚氧乙烯蓖麻油、N,N-二甲基乙酰胺（DMA）、苯甲醇、马来酸、无水乙醇和注射用水。本品pH约5。

【**用法与用量**】

用法：静脉滴注，每次滴注30～60分钟，用药前、后必须用0.9%氯化钠注射液或5%葡萄糖注射液充分冲洗输液器与静脉通路。不得静脉注射或快速静脉滴注,不得通过动脉、胸腔或腹腔给药。

用量: 单药治疗,按体表面积一次 60mg/m^2,一日 1 次,连续 5 日,3 周重复。

联合用药,本品可与其他抗肿瘤化疗药物联合使用,当与其他具有骨髓抑制作用的药物联合使用时,应适当降低本品剂量。本品常用量为一日 60mg,连用 3 日。

【调配】每 50mg 药物,稀释于 0.9% 氯化钠注射液 50ml、125ml、250ml 或 500ml 中,轻轻转动(避免剧烈振荡产生沉淀),药物浓度分别为 1.0mg/ml、0.4mg/ml、0.2mg/ml 或 0.1mg/ml 作静脉滴注液。

【稳定性】本品未启封于 25℃以下保存;调配的替尼泊苷 0.1~1.0mg/ml 溶液于室温保存 24 小时化学性质稳定,但即使 0.1mg/ml 和 0.2mg/ml 的低浓度溶液也可能产生没有规律、不可预测的沉淀现象,且浓度为 1mg/ml 的溶液稳定性更差(4 小时内可能产生沉淀)。为减少沉淀发生的可能性,建议调配的稀释液在 4 小时内使用,不建议冷处保存。

【药物相容性】

与静脉输液相容性: 本品与静脉输液相容性见表 7-81。

表 7-81 替尼泊苷与静脉输液相容性

静脉输液	替尼泊苷浓度/(mg/ml)	溶液保存条件与结果	相容性
0.9%氯化钠注射液	0.1,0.2,0.4	室温 24 小时稳定	相容
	0.4[1]	21℃暗处或光照 4 日物理性状相容,药物损失 4%	相容
	0.5[2],0.6[2],0.7[2]	21℃ 4 天物理性状相容	相容
	1	4 小时可能产生沉淀	不相容
5%葡萄糖注射液	0.1,0.2,0.4	室温 24 小时稳定	相容
	0.4[2]	21℃暗处或光照 4 日物理性状相容,药物损失 6%	相容
	1	4 小时可能产生沉淀	不相容
乳酸钠林格注射液	0.4[1]	21℃暗处或光照 4 日物理性状相容,药物损失 3%	相容

注:[1]在玻璃和聚氯乙烯(PVC)容器中检测;[2]在玻璃容器中检测。

静脉输液加药相容性：本品不得与其他药物混合于同一容器内使用。

输液器加药相容性：本品调配的溶液与其他药物通过 Y 型输液器按 1∶1 比例混合，药物相容性见表 7-82。

表 7-82　输液器中替尼泊苷与其他药物相容性

药物	药物浓度	替尼泊苷浓度/(mg/ml)	溶液保存条件与结果	相容性
阿昔洛韦	7mg/ml[①]	0.1[①]	23℃ 4 小时物理性状相容	相容
别嘌醇钠	3mg/ml[①]	0.1[①]	23℃ 4 小时物理性状相容	相容
氨磷汀	10mg/ml[①]	0.1[①]	23℃ 4 小时物理性状相容	相容
硫酸阿米卡星	5mg/ml[①]	0.1[①]	23℃ 4 小时物理性状相容	相容
氨茶碱	2.5mg/ml[①]	0.1[①]	23℃ 4 小时物理性状相容	相容
两性霉素 B	0.6mg/ml[①]	0.1[①]	23℃ 4 小时物理性状相容	相容
氨苄西林钠	20mg/ml[②]	0.1[①]	23℃ 4 小时物理性状相容	相容
氨苄西林钠舒巴坦钠	20mg/ml[②]	0.1[①]	23℃ 4 小时物理性状相容	相容
氨曲南	40mg/ml[①]	0.1[①]	23℃ 4 小时物理性状相容	相容
硫酸博来霉素	1U/ml[②]	0.1[①]	23℃ 4 小时物理性状相容	相容
布美他尼	0.04mg/ml[①]	0.1[①]	23℃ 4 小时物理性状相容	相容
盐酸丁丙诺啡	0.04mg/ml[①]	0.1[①]	23℃ 4 小时物理性状相容	相容
酒石酸布托啡诺	0.04mg/ml[①]	0.1[①]	23℃ 4 小时物理性状相容	相容
葡萄糖酸钙	40mg/ml[①]	0.1[①]	23℃ 4 小时物理性状相容	相容
卡铂	5mg/ml[①]	0.1[①]	23℃ 4 小时物理性状相容	相容
卡莫司汀	1.5mg/ml[①]	0.1[①]	23℃ 4 小时物理性状相容	相容
头孢唑林钠	20mg/ml[①]	0.1[①]	23℃ 4 小时物理性状相容	相容
头孢噻肟钠	20mg/ml[①]	0.1[①]	23℃ 4 小时物理性状相容	相容
头孢替坦二钠	20mg/ml[①]	0.1[①]	23℃ 4 小时物理性状相容	相容
头孢西丁钠	20mg/ml[①]	0.1[①]	23℃ 4 小时物理性状相容	相容
头孢他啶	40mg/ml[①]	0.1[①]	23℃ 4 小时物理性状相容	相容
头孢曲松钠	20mg/ml[①]	0.1[①]	23℃ 4 小时物理性状相容	相容
头孢呋辛钠	30mg/ml[①]	0.1[①]	23℃ 4 小时物理性状相容	相容
盐酸氯丙嗪	2mg/ml[①]	0.1[①]	23℃ 4 小时物理性状相容	相容

续表

药物	药物浓度	替尼泊苷浓度/(mg/ml)	溶液保存条件与结果	相容性
环丙沙星	1mg/ml①	0.1①	23℃ 4小时物理性状相容	相容
顺铂	1mg/ml	0.1①	23℃ 4小时物理性状相容	相容
克拉屈滨	0.015mg/ml②, 0.5mg/ml③	0.4②	23℃ 4小时物理性状相容	相容
克林霉素磷酸酯	10mg/ml①	0.1①	23℃ 4小时物理性状相容	相容
环磷酰胺	10mg/ml①	0.1①	23℃ 4小时物理性状相容	相容
阿糖胞苷	50mg/ml	0.1①	23℃ 4小时物理性状相容	相容
达卡巴嗪	4mg/ml	0.1①	23℃ 4小时物理性状相容	相容
放线菌素D	0.01mg/ml①	0.1①	23℃ 4小时物理性状相容	相容
盐酸柔红霉素	1mg/ml①	0.1①	23℃ 4小时物理性状相容	相容
地塞米松磷酸钠	1mg/ml①	0.1①	23℃ 4小时物理性状相容	相容
盐酸苯海拉明	2mg/ml①	0.1①	23℃ 4小时物理性状相容	相容
盐酸多柔比星	2mg/ml	0.1①	23℃ 4小时物理性状相容	相容
盐酸多西环素	1mg/ml①	0.1①	23℃ 4小时物理性状相容	相容
氟哌利多	0.4mg/ml①	0.1①	23℃ 4小时物理性状相容	相容
依那普利拉	0.1mg/ml①	0.1①	23℃ 4小时物理性状相容	相容
依托泊苷	0.4mg/ml①	0.1①	23℃ 4小时物理性状相容	相容
磷酸依托泊苷	5mg/ml①	0.1①	23℃ 4小时物理性状相容	相容
法莫替丁	2mg/ml①	0.1①	23℃ 4小时物理性状相容	相容
氟脲苷	3mg/ml①	0.1①	23℃ 4小时物理性状相容	相容
氟康唑	2mg/ml	0.1①	23℃ 4小时物理性状相容	相容
磷酸氟达拉滨	1mg/ml	0.1①	23℃ 4小时物理性状相容	相容
氟尿嘧啶	16mg/ml①	0.1①	23℃ 4小时物理性状相容	相容
呋塞米	3mg/ml	0.1①	23℃ 4小时物理性状相容	相容
硝酸镓	0.4mg/ml	0.1①	23℃ 4小时物理性状相容	相容
更昔洛韦	20mg/ml①	0.1①	23℃ 4小时物理性状相容	相容
盐酸吉西他滨	10mg/ml②	0.1①	23℃ 4小时物理性状相容	相容
硫酸庆大霉素	5mg/ml①	0.1①	23℃ 4小时物理性状相容	相容
盐酸格拉司琼	0.05mg/ml①	0.1①	23℃ 4小时物理性状相容	相容

续表

药物	药物浓度	替尼泊苷浓度/(mg/ml)	溶液保存条件与结果	相容性
乳酸氟哌啶醇	0.2mg/ml①	0.1①	23℃ 4小时物理性状相容	相容
氢化可的松琥珀酸钠	1mg/ml①	0.1①	23℃ 4小时物理性状相容	相容
盐酸氢吗啡酮	0.5mg/ml①	0.1①	23℃ 4小时物理性状相容	相容
盐酸羟嗪	4mg/ml①	0.1①	23℃ 4小时物理性状相容	相容
盐酸伊达比星	0.5mg/ml①	0.1①	浊度明显增加	不相容
异环磷酰胺	25mg/ml①	0.1①	23℃ 4小时物理性状相容	相容
亚胺培南西司他丁钠	10mg/ml②	0.1①	23℃ 4小时物理性状相容	相容
亚叶酸钙	2mg/ml①	0.1①	23℃ 4小时物理性状相容	相容
劳拉西泮	0.1mg/ml①	0.1①	23℃ 4小时物理性状相容	相容
甘露醇	15%	0.1①	23℃ 4小时物理性状相容	相容
盐酸氮芥	1mg/ml	0.1①	23℃ 4小时物理性状相容	相容
盐酸美法仑	0.1mg/ml①	0.1①	23℃ 4小时物理性状相容	相容
盐酸哌替啶	4mg/ml①	0.1①	23℃ 4小时物理性状相容	相容
美司钠	10mg/ml①	0.1①	23℃ 4小时物理性状相容	相容
甲氨蝶呤	15mg/ml①	0.1①	23℃ 4小时物理性状相容	相容
甲泼尼龙琥珀酸钠	5mg/ml①	0.1①	23℃ 4小时物理性状相容	相容
盐酸甲氧氯普胺	5mg/ml	0.1①	23℃ 4小时物理性状相容	相容
甲硝唑	5mg/ml	0.1①	23℃ 4小时物理性状相容	相容
丝裂霉素	0.5mg/ml	0.1①	23℃ 4小时物理性状相容	相容
盐酸米托蒽醌	0.5mg/ml①	0.1①	23℃ 4小时物理性状相容	相容
硫酸吗啡	1mg/ml①	0.1①	23℃ 4小时物理性状相容	相容
盐酸纳布啡	10mg/ml	0.1①	23℃ 4小时物理性状相容	相容
盐酸昂丹司琼	1mg/ml①	0.1①	23℃ 4小时物理性状相容	相容
	1mg/ml②	0.1①	22℃ 4小时目测性状相容	
氯化钾	0.1mEq/ml①	0.1①	23℃ 4小时物理性状相容	相容
乙二磺酸丙氯拉嗪	0.5mg/ml①	0.1①	23℃ 4小时物理性状相容	相容
盐酸异丙嗪	2mg/ml①	0.1①	23℃ 4小时物理性状相容	相容
盐酸雷尼替丁	2mg/ml①	0.1①	23℃ 4小时物理性状相容	相容

续表

药物	药物浓度	替尼泊苷浓度/(mg/ml)	溶液保存条件与结果	相容性
人粒细胞巨噬细胞刺激因子	10μg/ml②	0.1②	23℃ 4小时物理性状相容	相容
碳酸氢钠	1mEq/ml①	0.1①	23℃ 4小时物理性状相容	相容
链佐星	40mg/ml①	0.1①	23℃ 4小时物理性状相容	相容
塞替派	1mg/ml①	0.1①	23℃ 4小时物理性状相容	相容
替卡西林钠克拉维酸钾	30mg/ml①	0.1①	23℃ 4小时物理性状相容	相容
硫酸妥布霉素	5mg/ml①	0.1①	23℃ 4小时物理性状相容	相容
复方磺胺甲噁唑	0.8mg/ml①	0.1①	23℃ 4小时物理性状相容	相容
盐酸万古霉素	10mg/ml①	0.1①	23℃ 4小时物理性状相容	相容
硫酸长春碱	0.12mg/ml①	0.1①	23℃ 4小时物理性状相容	相容
硫酸长春新碱	0.05mg/ml①	0.1①	23℃ 4小时物理性状相容	相容
酒石酸长春瑞滨	1mg/ml①	0.1①	23℃ 4小时物理性状相容	相容
齐多夫定	4mg/ml①	0.1①	23℃ 4小时物理性状相容	相容

注：①用 5% 葡萄糖注射液稀释；②用 0.9% 氯化钠注射液稀释；③用含 0.9% 苯甲醇的 0.9% 氯化钠注射液稀释。

与容器具相容性： 替尼泊苷没有由于 PVC 容器吸附作用而损失，但替尼泊苷能从 PVC 容器中浸提塑化剂邻苯二甲酸二(2-乙基己基)酯（DEHP），建议使用玻璃或不含 DEHP 的塑料容器和静脉输液装置。本品含 DMA，与含聚碳酸酯或丙烯腈-丁二烯-苯乙烯（ABS）制成的硬塑料接触，可能使其溶解，但本品及调配的溶液未见此报告。

去水卫矛醇
Dianhydrodulcitol

【适应证】用于慢性粒细胞性白血病；也可用于肺癌、骨髓瘤、鼻咽癌、头颈部及脑内恶性肿瘤、乳腺癌、卵巢癌、宫颈癌等治疗。

【制剂与规格】注射用去水卫矛醇：40mg。本品为白色粉末或疏松块状物，主要成分为二去水卫矛醇，系从卫矛科植物密花美登木 *Maytenus confertiflorus* J. Y. Lo ex X. X. Chen 茎皮及叶中提取出的卫矛醇（dulcitol）为原料，经溴化、消除反应而制得 1,6-二溴卫矛醇双环氧化物。去水卫矛醇 20mg/ml 水溶液 pH 为 6.0～8.5。

【用法与用量】

用法：缓慢静脉注射或静脉滴注。

用量：白血病，成人一次 40mg，儿童按体重一次 0.6～1mg/kg，一日 1 次，连用 5 日为 1 个疗程，休息 1～2 周重复治疗，直到症状完全缓解后维持治疗；维持治疗每月连用 5 日，成人一日 25～40mg，儿童按体重一日 0.4～0.6mg/kg，最好维持治疗半年以上，以巩固疗效。

实体瘤，同白血病，疗程间隔为 2 周，待血常规恢复正常再行下一个疗程。

【调配】按照无菌操作技术，每瓶 40mg 药物，沿瓶内壁加入 0.9% 氯化钠注射液 10～20ml 使药物溶解作静脉注射液；或加入 0.9% 氯化钠注射液 5ml 使药物溶解，溶解液稀释于 5% 葡萄糖注射液或葡萄糖氯化钠注射液 250～500ml 中作静脉滴注液。

【稳定性】本品未启封于遮光、阴凉处（不超过 20℃）保存；调配的溶液立即使用。

【药物相容性】

与静脉输液相容性：本品与 0.9% 氯化钠注射液或 5% 葡萄糖注射液相容。

静脉输液加药相容性：本品不得与其他药物混合于同一容器内使用。

输液器加药相容性：本品不得与其他药物混合使用，如通过输液器序贯输液，须用相容性静脉输液适量冲洗静脉通路。

阿魏酸钠
Sodium Ferulate

【适应证】用于动脉硬化、冠心病、脑血管病、肾小球疾病、肺动脉高压、糖尿病性血管病变、脉管炎等血管性疾病的辅助治疗以及白细胞减少和血小板减少；亦可用于偏头痛、血管性头痛的治疗。

【制剂与规格】

阿魏酸钠注射液：2ml：50mg；5ml：100mg；10ml：200mg；10ml：300mg。本品为无色或微黄色的澄明液体，主要成分为阿魏酸钠，系从伞形科植物川芎 *Ligusticum chuanxiong* Hort. 根茎或当归 *Angelica sinensis*（Oliv.）Diels 根中提取的阿魏酸钠盐，现已人工合成，辅料为丙二醇、亚硫酸氢钠和注射用水。本品 pH 为 5.5～7.5。

注射用阿魏酸钠：50mg；100mg；150mg；200mg；300mg。本品为白色或类白色的结晶或结晶性粉末，主要成分为阿魏酸钠，辅料为亚硫酸氢钠、枸橼酸和乳糖或甘露醇。阿魏酸钠 50mg/ml 水溶液 pH 为 6.0～7.5。

【用法与用量】

阿魏酸钠注射液：静脉滴注，一次 300~400mg，一日 1 次；静脉注射，一次 100mg，一日 1 次；肌内注射，一次 50~100mg，一日 1~2 次。

注射用阿魏酸钠：静脉滴注，一次 100~300mg，一日 1 次；肌内注射，一次 100mg，一日 1~2 次。

疗程：建议 10 日为 1 个疗程。

【调配】

阿魏酸钠注射液：肌内注射不必稀释；或按照无菌操作技术，每 100mg 药物，用 10% 葡萄糖注射液 20~40ml 稀释作静脉注射液；或每 300~400mg 药物，稀释于 5% 葡萄糖注射液、0.9% 氯化钠注射液或葡萄糖氯化钠注射液 100~500ml 中作静脉滴注液。

注射用阿魏酸钠：按照无菌操作技术，每瓶 50mg、100mg 药物，沿瓶内壁加入 0.9% 氯化钠注射液 2~4ml 使药物溶解作肌内注射液；或每瓶药物，加入 5% 葡萄糖注射液或 0.9% 氯化钠注射液 2~5ml 使药物溶解，每 100~300mg 药物的溶解液稀释于相对应静脉输液 100~500ml 中作静脉滴注液。

【稳定性】本品未启封于遮光、阴凉处（不超过 20℃）保存；调配的溶液 6 小时内使用。

【药物相容性】

与静脉输液相容性：本品与静脉输液相容性见表 7-83。

表 7-83　阿魏酸钠与静脉输液相容性

静脉输液	阿魏酸钠浓度/（mg/ml）	溶液保存条件与结果	相容性
0.9% 氯化钠注射液	3	25℃ 8 小时性状、pH、药物含量与有关物质稳定	相容
	1	室温 18 小时性状、pH、药物含量与紫外光谱稳定	
5% 葡萄糖注射液	3	25℃ 8 小时性状、pH、药物含量与有关物质稳定	相容
	1	室温 18 小时性状、pH、药物含量与紫外光谱稳定	
10% 葡萄糖注射液	3	25℃ 8 小时性状、pH、药物含量与有关物质稳定	相容
	1	室温 18 小时性状、pH、药物含量与紫外光谱稳定	

续表

静脉输液	阿魏酸钠浓度/（mg/ml）	溶液保存条件与结果	相容性
葡萄糖氯化钠注射液	3	25℃ 8 小时性状、pH、药物含量与有关物质稳定	相容
	1	室温 18 小时性状、pH、药物含量与紫外光谱稳定	
5%木糖醇注射液	0.6	室温 6 小时性状、pH 与药物含量稳定，不溶性微粒符合规定	相容

静脉输液加药相容性：用 0.9% 氯化钠注射液调配的阿魏酸钠 0.4mg/ml 与葛根素 0.4mg/ml 溶液于 25℃自然光保存 6 小时，其性状、pH 与药物含量稳定，不溶性微粒符合规定，两药物相容。

输液器加药相容性：用 0.9% 氯化钠注射液调配的阿魏酸钠 8mg/ml 与异甘草酸镁 1mg/ml 溶液通过输液器序贯输液，混合溶液立即出现白色浑浊，其物理性状不相容。

新鱼腥草素钠
Sodium New Houttuyfonate

【**适应证**】用于附件炎、盆腔炎、慢性宫颈炎等各类妇科炎症；用于上呼吸道感染、慢性支气管炎、肺炎等。

【**制剂与规格**】

新鱼腥草素钠注射液：2ml：4mg；5ml：10mg；10ml：20mg。本品为无色或浅黄色的澄明液体，主要成分为新鱼腥草素钠，从三白草科植物蕺菜 *Houttuynia cordata* Thunb. 新鲜全草或干燥地上部分中提取的挥发油，其中一种醛类成分的化学合成物，辅料为聚山梨酯 80、注射用水。本品 pH 为 4.5～6.5。

注射用新鱼腥草素钠：4mg；8mg；10mg；16mg；20mg。本品为类白色至微黄色的冻干疏松块状物或粉末，主要成分为新鱼腥草素钠，辅料为甘露醇和聚山梨酯 80。

【**用法与用量**】肌内注射，一次 8mg，一日 2 次；静脉滴注，一次 16～20mg 或遵医嘱。

【**调配**】

新鱼腥草素钠注射液：肌内注射不必稀释；或按照无菌操作技术，每 16～20mg 药物，稀释于 5% 或 10% 葡萄糖注射液 250～500ml 中作静脉滴注液。

注射用新鱼腥草素钠：按照无菌操作技术，每瓶 4mg、8mg 药物，分别加入灭菌注射用水 2ml、4ml 使药物溶解,药物浓度为 2mg/ml 作肌内注射液;或每瓶药物,加入灭菌注射用水或 5% 葡萄糖注射液 5～10ml 使药物溶解,每 16～20mg 药物的溶解液稀释于 5% 或 10% 葡萄糖注射液 250～500ml 中作静脉滴注液。

【稳定性】本品未启封于遮光、阴凉处(不超过 20℃)保存;调配的溶液立即使用。

【药物相容性】

与静脉输液相容性:本品与静脉输液相容性见表 7-84。

表 7-84　新鱼腥草素钠与静脉输液相容性

静脉输液	新鱼腥草素钠浓度/(mg/ml)	溶液保存条件与结果	相容性
5% 葡萄糖注射液	0.08	20℃、30℃、37℃ 8 小时性状、pH 与药物含量稳定,不溶性微粒符合规定	相容
10% 葡萄糖注射液	0.08	20℃、30℃、37℃ 8 小时性状、pH 与药物含量稳定,不溶性微粒符合规定	相容

静脉输液加药相容性:本品调配的溶液加入其他药物,药物相容性见表 7-85。

表 7-85　静脉输液中新鱼腥草素钠与其他药物相容性

加入药物	药物浓度	新鱼腥草素钠浓度	静脉输液	溶液保存条件与结果	相容性
头孢唑林钠	未明确①	未明确①	0.9% 氯化钠注射液	25℃ 6 小时性状与 pH 稳定,头孢唑林损失小于 10%,不溶性微粒符合规定	相容
头孢哌酮钠	未明确①	未明确①	0.9% 氯化钠注射液	25℃ 6 小时性状与 pH 稳定,头孢哌酮损失小于 10%,不溶性微粒符合规定	相容
头孢噻肟钠	未明确①	未明确①	0.9% 氯化钠注射液	25℃ 6 小时性状与 pH 稳定,头孢噻肟损失小于 10%,不溶性微粒符合规定	相容

注:①临床常用量。

大蒜素

Allitride

【适应证】用于深部真菌和细菌感染,防治急慢性细菌性痢疾和肠炎、百日咳、肺部和消化道的真菌感染、白念珠菌菌血症、隐球菌性脑膜炎、肺结核等。

【制剂与规格】大蒜素注射液:2ml:30mg;5ml:60mg;10ml:30mg。本品为微黄色的澄明液体,具蒜臭,主要成分为大蒜素,系从百合科植物大蒜 *Allium sativum* L. 的鳞茎中提取的含硫挥发性化合物,辅料为羟丙基 β- 环糊精和注射用水。本品 pH 为 5.5~7.5。

【用法与用量】
用法:缓慢静脉滴注,不宜皮下注射或肌内注射。
用量:成人一次 60~120mg,儿童酌减,一日 1 次。
【调配】按照无菌操作技术,每 60~120mg 药物,稀释于 5% 或 10% 葡萄糖注射液或 0.9% 氯化钠注射液 500~1 000ml 中作静脉滴注液。
【稳定性】本品未启封于遮光、阴凉处(不超过 20℃)保存;调配的溶液 2 小时内使用。
【药物相容性】
与静脉输液相容性:本品与静脉输液相容性见表 7-86。

表 7-86　大蒜素与静脉输液相容性

静脉输液	大蒜素浓度/(mg/ml)	溶液保存条件与结果	相容性
0.9% 氯化钠注射液	0.12	20~22℃ 2 小时性状、pH 与药物含量无明显变化,不溶性微粒符合规定	相容
5% 葡萄糖注射液	0.12	20~22℃ 2 小时性状、pH 与药物含量无明显变化,不溶性微粒符合规定	相容
10% 葡萄糖注射液	0.12	20~22℃ 2 小时性状、pH 与药物含量无明显变化,不溶性微粒符合规定	相容
葡萄糖氯化钠注射液	0.12	20~22℃ 2 小时性状、pH 与药物含量无明显变化,不溶性微粒符合规定	相容
复方氯化钠注射液	0.12	20~22℃ 2 小时性状、pH 与药物含量无明显变化,不溶性微粒符合规定	相容

静脉输液加药相容性:本品调配的溶液加入其他药物,药物相容性见表 7-87。

表 7-87　静脉输液中大蒜素与其他药物相容性

加入药物	药物浓度/(mg/ml)	大蒜素浓度/(mg/ml)	静脉输液	溶液保存条件与结果	相容性
硫酸阿米卡星	2	0.6	5% 葡萄糖注射液	25℃ 2 小时性状与 pH 稳定,两药物损失小于 10%	相容

续表

加入药物	药物浓度/(mg/ml)	大蒜素浓度/(mg/ml)	静脉输液	溶液保存条件与结果	相容性
阿奇霉素	5	0.06	5%葡萄糖注射液	25℃ 2小时性状与 pH 稳定，两药物损失小于10%	相容
头孢曲松钠	0.2	0.6	5%葡萄糖注射液	25℃ 2小时性状与 pH 稳定，两药物损失小于10%	相容
甲磺酸加替沙星	2	0.06	5%葡萄糖注射液	25℃ 2小时性状与 pH 稳定，两药物损失小于10%	相容
奥硝唑	0.05	0.06	5%葡萄糖注射液	25℃ 4小时 pH 与 0时比较变化大于10%	不相容
利巴韦林	0.02	0.6	5%葡萄糖注射液	25℃ 2小时性状与 pH 稳定，两药物损失小于10%	相容
维生素 C	0.05	0.06	5%葡萄糖注射液	25℃ 2小时两药物损失大于10%	不相容

氢溴酸加兰他敏

Galantamine Hydrobromide

【适应证】用于重症肌无力，脊髓灰质炎后遗症，神经系统的疾病或外伤所引起的感觉及运动障碍，多发性神经炎及脊神经炎等，可拮抗氯化筒箭毒碱及类似药物的非去极化肌松作用。

【制剂与规格】氢溴酸加兰他敏注射液：1ml：1mg；1ml：2.5mg；1ml：5mg。本品为无色的澄明液体，主要成分为氢溴酸加兰他敏，系从石蒜科植物石蒜 *Lycoris radiata*（L' Herit.）Herb.、紫花石蒜 *Lycoris squamigera* Maxim.、黄花石蒜 *Lycoris aurea* Herb. 等鳞茎中提取的生物碱氢溴酸盐，辅料为羟丙基 β- 环糊精、氯化钠、氢氧化钠、盐酸和注射用水。本品 pH 为 4.5～7.0。

【用法与用量】肌内注射或皮下注射，一次 2.5～10mg，一日 1 次，必要时一昼夜可注射 2 次，极量一日 20mg。小儿按体重一次 0.05～0.1mg/kg。抗氯化筒箭毒碱，肌内注射起始剂量 5～10mg，5 分钟或 10 分钟后按需要可逐渐增加至 10～20mg。

【调配】不必稀释。

【稳定性】本品未启封于室温、遮光处保存。

【药物相容性】本品不得与其他药物混合使用。

棓丙酯
Propylgallate

【适应证】 用于预防和治疗脑血栓、冠心病以及外科手术后并发的血栓性深静脉炎等。

【制剂与规格】

棓丙酯注射液：2ml：60mg；5ml：60mg；5ml：120mg；5ml：180mg；10ml：120mg；10ml：180mg。本品为无色或几乎无色的澄明液体或黏稠液体，主要成分为棓丙酯，系从毛茛科植物芍药 *Paeonia lactiflora* Pall. 或川赤芍 *Paeonia veitchii* Lynch 根中提取的没食子酸经酯化反应合成，辅料为亚硫酸钠、盐酸半胱氨酸、依地酸二钠、丙二醇和注射用水。本品 pH 为 3.0～5.0。

注射用棓丙酯：60mg；120mg。本品为白色的疏松块状物或粉末，主要成分为棓丙酯，辅料为依地酸二钠、右旋糖酐 40 或甘露醇。棓丙酯 3mg/ml 水溶液 pH 为 3.0～5.0。

【用法与用量】 静脉滴注，一次 120～180mg，一日 1 次，10～15 日为 1 个疗程。

【调配】

棓丙酯注射液：按照无菌操作技术，每 120～180mg 药物，稀释于 0.9% 氯化钠注射液或 5% 葡萄糖注射液 250～500ml 中作静脉滴注液，药物浓度不宜超过 0.48mg/ml。

注射用棓丙酯：按照无菌操作技术，每瓶 60mg、120mg 药物，沿瓶内壁分别加入 0.9% 氯化钠注射液 5ml 振摇使完全溶解（当室温低于 15℃时，每瓶药物可加入丙二醇注射液 2ml，振摇使完全溶解；如遇溶解困难，可置 80℃左右热水中加热 2～3 分钟），每 120～180mg 药物的溶解液稀释于 0.9% 氯化钠注射液或 5% 葡萄糖注射液 250～500ml 中作静脉滴注液。

【稳定性】 本品未启封于凉暗处（避光、不超过 20℃）保存，避免冷冻；调配的溶液 8 小时内使用。

【药物相容性】

与静脉输液相容性：本品与静脉输液相容性见表 7-88。

静脉输液加药相容性：用 0.9% 氯化钠注射液调配的棓丙酯 0.72mg/ml 与灯盏花素（浓度未明确）溶液 1 小时内产生黄绿色沉淀，其物理性状不相容。

输液器加药相容性：用 5% 葡萄糖注射液调配的棓丙酯 0.72mg/ml 溶液与用 0.9% 氯化钠注射液调配的兰索拉唑溶液通过输液器序贯输液，混合溶液立即变为淡黄色，其物理性状不相容。

表 7-88　梧丙酯与静脉输液相容性

静脉输液	梧丙酯浓度/（mg/ml）	溶液保存条件与结果	相容性
0.9%氯化钠注射液	0.72	室温 8 小时性状与 pH 无明显变化,不溶性微粒符合规定	相容
5%葡萄糖注射液	0.72	室温 8 小时性状与 pH 无明显变化,不溶性微粒符合规定	相容
10%葡萄糖注射液	0.72	室温 8 小时性状与 pH 无明显变化,不溶性微粒符合规定	相容
葡萄糖氯化钠注射液	0.72	室温 8 小时性状与 pH 无明显变化,不溶性微粒符合规定	相容

注射器加药相容性：本品调配的溶液与其他药物混合于注射器中,药物相容性见表 7-89。

表 7-89　注射器中梧丙酯与其他药物相容性

注射器中药物	药物量	梧丙酯量	溶液保存条件与结果	相容性
果糖二磷酸钠	1g/10ml	2.4mg/10ml①	颜色立即变为淡紫色	不相容
多烯磷脂酰胆碱	232.5mg/5ml②	3.6mg/5ml①	立即产生白色沉淀	不相容

注：①用 0.9%氯化钠注射液稀释；②用 5%葡萄糖注射液稀释。

细辛脑
Asarone

【**适应证**】用于肺炎,支气管哮喘,慢性阻塞性肺疾病伴咳嗽、咳痰、喘息等。

【**制剂与规格**】

细辛脑注射液：2ml：8mg；5ml：16mg；10ml：24mg。本品为无色至淡黄色的澄明液体,主要成分为 α-细辛脑,系从天南星科植物石菖蒲 *Acorus tatarinowii* Schott 根茎中提取的有效成分,辅料为乙醇、聚乙二醇 400 和注射用水。本品 pH 为 5.0～6.5。

注射用细辛脑：8mg；16mg；24mg。本品为白色或类白色的疏松块状物,主要成分为 α-细辛脑,辅料为甘露醇和聚山梨酯 80。

【**用法与用量**】静脉滴注,成人一次 16～24mg,6 岁以上儿童按体重一次 0.5mg/kg,一日 2 次。6 岁以下儿童禁用。

【调配】

细辛脑注射液：按照无菌操作技术，一次用量药物，稀释于 5% 或 10% 葡萄糖注射液 50～500ml 中作静脉滴注液，药物浓度为 0.1～0.2mg/ml。

注射用细辛脑：按照无菌操作技术，每瓶药物，沿瓶内壁加入灭菌注射用水或 5% 葡萄糖注射液约 5ml 使药物溶解，一次用量药物的溶解液稀释于 5% 或 10% 葡萄糖注射液 50～500ml 中作静脉滴注液，药物浓度为 0.1～0.2mg/ml。

【稳定性】本品未启封于遮光、室温处保存；建议用 5% 葡萄糖注射液调配，调配的溶液 4 小时内使用。

【药物相容性】

与静脉输液相容性：本品与静脉输液相容性见表 7-90。

静脉输液加药相容性：本品不得与其他药物混合于同一容器内使用。本品调配的溶液加入其他药物，药物相容性见表 7-91。

表 7-90　细辛脑与静脉输液相容性

静脉输液	细辛脑浓度/（mg/ml）	溶液保存条件与结果	相容性
0.9% 氯化钠注射液	0.1	25℃荧光或避光 4 小时性状、pH、HPLC 指纹图谱与药物含量无明显变化，不溶性微粒符合规定	相容
	0.16, 0.2	25℃荧光或避光 4 小时性状、pH、HPLC 指纹图谱与药物含量无明显变化，不溶性微粒增加	不相容
5% 葡萄糖注射液	0.1	25℃荧光或避光 4 小时性状、pH、HPLC 指纹图谱与药物含量无明显变化，不溶性微粒符合规定	相容
	0.16	25℃荧光或避光 4 小时性状、pH、HPLC 指纹图谱与药物含量无明显变化，不溶性微粒符合规定	相容
	0.2	25℃荧光或避光 4 小时性状、pH、HPLC 指纹图谱与药物含量无明显变化，不溶性微粒增加	不相容
葡萄糖氯化钠注射液	0.1	25℃荧光或避光 4 小时性状、pH、HPLC 指纹图谱与药物含量无明显变化，不溶性微粒符合规定	相容
	0.16, 0.2	25℃荧光或避光 4 小时性状、pH、HPLC 指纹图谱与药物含量无明显变化，不溶性微粒增加	不相容

续表

静脉输液	细辛脑浓度/（mg/ml）	溶液保存条件与结果	相容性
复方氯化钠注射液	0.1,0.16,0.2	25℃荧光或避光4小时性状、pH、HPLC指纹图谱与药物含量无明显变化,不溶性微粒增加	不相容
乳酸钠林格注射液	0.1,0.16,0.2	25℃荧光或避光4小时性状、pH、HPLC指纹图谱与药物含量无明显变化,不溶性微粒增加	不相容

表7-91 静脉输液中细辛脑与其他药物相容性

加入药物	药物浓度/（mg/ml）	细辛脑浓度/（mg/ml）	静脉输液	溶液保存条件与结果	相容性
地塞米松磷酸钠	0.02	0.064	5%葡萄糖注射液	室温4小时性状与pH稳定,细辛脑损失小于10%,不溶性微粒符合规定	相容
二羟丙茶碱	0.5	0.16	5%葡萄糖注射液	25℃ 8小时性状、pH与两药物含量稳定	相容
维生素C	8	0.064	5%葡萄糖注射液	室温6小时性状与pH稳定,细辛脑损失小于10%,不溶性微粒符合规定	相容

注射器加药相容性： 细辛脑0.32mg/ml注射液与奥硝唑2mg/ml注射液等体积混合于注射器中,30分钟出现浑浊,溶液物理性状不相容。

盐酸罂粟碱
Papaverine Hydrochloride

【**适应证**】用于治疗脑、心及外周血管痉挛所致的缺血,肾、胆或胃肠道等内脏痉挛。

【**制剂与规格**】

盐酸罂粟碱注射液：1ml:30mg；1ml:40mg。本品为无色至淡黄色的澄明液体,主要成分为盐酸罂粟碱,罂粟科植物罂粟 *Papaver somniferum* L. 未成熟蒴果被划破后渗出的乳状液经干燥制得的阿片（opium）,从中提取的罂粟碱盐酸盐,辅料为依地酸二钠、盐酸、氢氧化钠和注射用水。盐酸罂粟碱30mg/ml注射液pH为2.5～4.0；盐酸罂粟碱40mg/ml注射液pH为3.0～5.0,与0.9%氯化钠注射液渗透压比约为 0.4。

注射用盐酸罂粟碱：30mg。本品为白色或类白色的疏松块状物或粉末，主要成分为盐酸罂粟碱，辅料为甘露醇。用 0.9% 氯化钠注射液调配的盐酸罂粟碱 0.3mg/ml 溶液 pH 为 3.0～5.0。

【用法与用量】

盐酸罂粟碱注射液：成人肌内注射，一次 30mg，一日 90～120mg；成人静脉注射，一次 30～120mg，每 3 小时 1 次，缓慢静脉注射 1～2 分钟，以免发生心律失常及窒息等；用于心脏停搏时，两次给药间隔 10 分钟。儿童肌内注射或静脉注射，按体重一次 1.5mg/kg，一日 4 次。

注射用盐酸罂粟碱：成人肌内注射，一次 30mg，一日 90～120mg；成人静脉注射，一次 30～120mg，每 3 小时 1 次，缓慢静脉注射 1～2 分钟，以免发生心律失常及窒息等；用于心脏停搏时，两次给药间隔 10 分钟；成人静脉滴注，一次 30mg，一日 90～120mg。儿童肌内注射或静脉注射，按体重一次 1.5mg/kg，一日 4 次。

【调配】

盐酸罂粟碱注射液：肌内注射不必稀释；静脉注射可以不稀释或用等体积量灭菌注射用水稀释。

注射用盐酸罂粟碱：按照无菌操作技术，每瓶 30mg 药物，沿瓶内壁加入灭菌注射用水或 0.9% 氯化钠注射液 1～2ml 使药物溶解作肌内注射液或静脉注射液；或沿瓶内壁加入 0.9% 氯化钠注射液或 5% 葡萄糖注射液 1～4ml 使药物溶解作静脉注射液；或沿瓶内壁加入灭菌注射用水或 0.9% 氯化钠注射液 1～2ml 使药物溶解，溶解液稀释于 0.9% 氯化钠注射液 100ml 中作静脉滴注液。

【稳定性】本品未启封于遮光、室温处保存；调配的溶液室温物理性状稳定，由于在冷处药物溶解度降低可能产生沉淀，其不得于冷处保存。

【药物相容性】

与静脉输液相容性：盐酸罂粟碱注射液与静脉输液相容性见表 7-92。

表 7-92　盐酸罂粟碱与静脉输液相容性

静脉输液	盐酸罂粟碱浓度/（mg/ml）	溶液保存条件与结果	相容性
0.9% 氯化钠注射液	0.096	物理性状相容	相容
5% 葡萄糖注射液	0.096	物理性状相容	相容
10% 葡萄糖注射液	0.096	物理性状相容	相容
葡萄糖氯化钠注射液	0.096	物理性状相容	相容

续表

静脉输液	盐酸罂粟碱浓度/(mg/ml)	溶液保存条件与结果	相容性
复方氯化钠注射液	0.096	物理性状相容	相容
乳酸钠注射液	0.096	物理性状相容	相容
乳酸钠林格注射液	—	产生沉淀	不相容
复方乳酸钠葡萄糖注射液	0.096	物理性状相容	相容

静脉输液加药相容性：本品与碱性药物不相容，当混合溶液 pH＞5.5 时，可能产生沉淀。用 5% 葡萄糖注射液调配的盐酸罂粟碱 0.12mg/ml、胞磷胆碱钠 1mg/ml 与维生素 C 6mg/ml 混合溶液约 1 小时产生白色沉淀。用 5% 葡萄糖注射液调配的美洛西林钠 30mg/ml 或 15mg/ml 溶液加入盐酸罂粟碱，立即产生白色絮状沉淀。但用 5% 葡萄糖注射液调配的盐酸罂粟碱 0.16mg/ml 与茶碱 2mg/ml 溶液于室温保存 48 小时，溶液物理性状相容，两药物未损失。

输液器加药相容性：本品不得与其他药物混合使用，如确需要联合使用其他药物，须用至少 50ml 的 0.9% 氯化钠注射液或 5% 葡萄糖注射液冲洗静脉通路。本品调配的溶液与其他药物通过 Y 型输液器按 1:1 比例混合或输液器序贯输液，药物相容性见表 7-93。

表 7-93　输液器中盐酸罂粟碱与其他药物相容性

加入药物	药物浓度/(mg/ml)	盐酸罂粟碱浓度/(mg/ml)	溶液保存条件与结果	相容性
复方甘草酸苷	0.16[①]	0.6[①]	出现白色浑浊	不相容
丹红注射液	未明确	未明确	立即产生白色絮状物	不相容
丹参多酚酸盐	0.8[②]	0.3[①]	立即出现白色浑浊	不相容
丹参酮 II_A 磺酸钠	未明确	未明确	出现浑浊	不相容
葛根素	1.6[①]	30	产生白色沉淀	不相容
头孢哌酮钠舒巴坦钠	20[①]	0.6[①]	出现乳白色浑浊	不相容
地塞米松磷酸钠	未明确	未明确	立即产生浑浊或絮状沉淀	不相容
氟氯西林钠	未明确	未明确	立即产生浑浊或絮状沉淀	不相容
泮托拉唑钠	0.4[①]	0.3[②]	立即出现白色浑浊	不相容

注：①用 0.9% 氯化钠注射液稀释；②用 5% 或 10% 葡萄糖注射液稀释。

注射器加药相容性：盐酸罂粟碱注射液及调配的溶液与其他药物混合于注射器中，药物相容性见表 7-94。

表 7-94　注射器中盐酸罂粟碱与其他药物相容性

注射器中药物	药物量	盐酸罂粟碱量	溶液保存条件与结果	相容性
丹参多酚酸盐	1.6mg/2ml①	0.6mg/2ml②	立即出现白色浑浊	不相容
丹香冠心注射液	2ml	30mg/1ml	立即产生褐色沉淀	不相容
	0.4ml/2ml①	1.2mg/2ml①	立即产生白色絮状物	
	0.16ml/2ml①	0.48mg/2ml①	立即产生白色絮状物	
冠心宁注射液	未明确	未明确	立即产生白色絮状沉淀	不相容
呋塞米	1mg/5ml③	1.5mg/5ml②	立即产生乳白色浑浊和颗粒	不相容
肝素钠	12 500U/2ml	15mg/0.5ml	立即产生白色絮状沉淀	不相容
碘海醇	64.7%, 5ml	30mg/1ml	物理性状相容至少 2 小时	相容
碘帕醇	61%, 5ml	30mg/1ml	物理性状相容至少 2 小时	相容
碘他拉葡胺	60%, 5ml	30mg/1ml	物理性状相容至少 2 小时	相容
碘克沙酸葡胺钠	3ml, 5ml	30mg/1ml	立即产生沉淀并至少持续 24 小时	不相容
	5ml	30mg/2～12ml②	产生沉淀	
	5ml	60mg/12ml②	产生沉淀	
兰索拉唑	30mg/10ml③	30mg/1ml	立即出现乳白色浑浊,30 分钟形成结晶	不相容
甲磺酸酚妥拉明	0.5mg/1ml③	30mg/1ml	5℃、25℃ 30 日物理性状相容,两药物几乎未损失	相容
门冬氨酸钾镁	20ml	90mg	立即产生白色絮状沉淀	不相容

注：①用 5% 葡萄糖注射液稀释；②用 0.9% 氯化钠注射液稀释；③用盐酸罂粟碱注射液稀释。

吗啡
Morphine

【适应证】
（1）用于其他镇痛无效的急性锐痛如严重创伤、战伤、烧伤、晚期癌症等疼痛。
（2）用于心肌梗死而血压尚正常者的镇静，并减轻心脏负担。
（3）用于心源性哮喘，可使肺水肿症状暂时有所缓解。
（4）用于麻醉和手术前，可保持患者宁静并进入嗜睡状态。
【制剂与规格】
硫酸吗啡注射液：1ml：10mg；1ml：20mg；1ml：30mg；1ml：50mg。本品为

无色或几乎无色的澄明液体,主要成分为硫酸吗啡,系罂粟科植物罂粟 *Papaver somniferum* L. 未成熟蒴果被划破后渗出的乳状液经干燥制得的阿片(opium),从中提取的吗啡硫酸盐,辅料为依地酸二钠、焦亚硫酸钠、枸橼酸、磷酸钠和注射用水。本品 pH 为 2.5~4.5,用 0.9% 氯化钠注射液调配的硫酸吗啡 7.5mg/ml 溶液渗透压摩尔浓度约为 236mOsmol/kg。

盐酸吗啡注射液:0.5ml:5mg;1ml:10mg;5ml:50mg。本品为无色或几乎无色的澄明液体,主要成分为盐酸吗啡,系罂粟科植物罂粟 *Papaver somniferum* L. 未成熟蒴果被划破后渗出的乳状液经干燥制得的阿片(opium),从中提取的吗啡盐酸盐,辅料为盐酸和注射用水。本品 pH 为 3.0~5.0,与 0.9% 氯化钠注射液渗透压比约为 0.2。

【用法与用量】

肌内注射或皮下注射:成人常用量一次 5~15mg,一日 15~40mg;极量一次 20mg,一日 60mg。

静脉注射:成人镇痛常用量一次 5~15mg,一日 15~40mg;静脉全身麻醉按体重不得超过 1mg/kg,必要时加用作用时效短的本类镇痛药,以免苏醒迟延、术后发生血压下降和长时间呼吸抑制。

静脉滴注:硫酸吗啡注射液成人首剂量 15mg,用相容性静脉输液稀释至药物浓度为 0.1~1mg/ml,以 1~2.5mg/h 速度静脉滴注;儿童用于较大手术后镇痛,常规剂量按体重每小时 0.02~0.025mg/kg。

手术后镇痛:注入硬膜外间隙,成人自腰脊部位注入,一次极限 5mg,胸脊部位应减为 2~3mg,按一定的间隔可重复给药多次。注入蛛网膜下腔,一次 0.1~0.3mg,原则上不再重复给药。

重度癌痛患者:首次剂量范围较大,一日 3~6 次,以预防癌痛发生及充分缓解癌痛。

【调配】

硫酸吗啡注射液:肌内注射不必稀释;或每 10mg 药物用灭菌注射用水或 0.9% 氯化钠注射液 5ml 稀释作静脉注射液;或每 10mg 药物,稀释于 0.9% 氯化钠注射液或 5% 葡萄糖注射液 10~100ml 中作静脉滴注液。

盐酸吗啡注射液:皮下注射或静脉注射不必稀释。

【稳定性】

保存:本品未启封于室温、遮光处保存。硫酸吗啡注射液用相容性静脉输液调配的溶液于室温保存 24 小时,其物理性状和化学性质稳定。盐酸吗啡注射液用 0.9% 氯化钠注射液稀释的 0.25mg/ml 溶液于塑料注射器[主要成分为聚氯乙烯(PVC)]25℃、37℃保存 7 日,药物含量稳定。

pH 的影响:硫酸吗啡在酸性特别是 pH<4 的溶液中相对稳定,但在中性或

碱性溶液中大量降解,且常伴随着性状改变,由无色变为黄色至褐色溶液。盐酸吗啡在 pH 为 3.8~4.5 溶液中最稳定,在中性或碱性溶液中大量降解。高浓度硫酸吗啡溶液可能产生沉淀,调节 pH 为 6.2 时 2 小时内产生沉淀,调节 pH≥6.4 时立即产生沉淀。

温度的影响:用 5% 葡萄糖注射液或 0.9% 氯化钠注射液调配的硫酸吗啡 1mg/ml、2mg/ml 溶液于 PVC 输液袋 −20℃保存 14 周,药物未损失。

【药物相容性】

与静脉输液相容性:本品建议用 5% 葡萄糖注射液稀释,如果用 0.9% 氯化钠注射液稀释,其 pH 必须<6.0。硫酸吗啡注射液与静脉输液相容性见表 7-95。

表 7-95　硫酸吗啡与静脉输液相容性

静脉输液	硫酸吗啡浓度/(mg/ml)	溶液保存条件与结果	相容性
0.9% 氯化钠注射液	0.016 2	物理性状相容	相容
	0.04[1], 0.4[1]	23℃或 4℃ 7 日物理性状相容,药物几乎未损失	
	0.1[2], 0.5[2]	24℃荧光 72 小时物理性状相容,药物未损失	
	5[2]	23℃ 30 日药物未损失	
5% 葡萄糖注射液	0.016 2	物理性状相容	相容
	0.04[1], 0.4[1]	23℃或 4℃ 7 日物理性状相容,药物几乎未损失	
	0.1[2], 0.5[2]	24℃荧光 72 小时物理性状相容,药物未损失	
	1.2[2]	22℃ 36 小时物理性状相容,药物未损失	
	5[2]	23℃ 30 日药物未损失	
10% 葡萄糖注射液	0.016 2	物理性状相容	相容
葡萄糖氯化钠注射液	0.016 2	物理性状相容	相容
复方氯化钠注射液	0.016 2	物理性状相容	相容
乳酸钠注射液	0.016 2	物理性状相容	相容
乳酸钠林格注射液	0.016 2	物理性状相容	相容
复方乳酸钠葡萄糖注射液	0.016 2	物理性状相容	相容

注:①在玻璃、聚氯乙烯(PVC)容器中检测;②在 PVC 容器中检测。

静脉输液加药相容性： 硫酸吗啡注射液及调配的溶液加入其他药物，药物相容性见表 7-96。盐酸吗啡注射液与氨茶碱、巴比妥类药物、溴或碘化合物、碳酸氢钠、氧化剂（如高锰酸钾）、植物收敛药、氢氯噻嗪、肝素钠、苯妥英钠、呋喃妥因、盐酸氯丙嗪、盐酸异丙嗪、盐酸哌替啶、磺胺嘧啶、复方磺胺甲噁唑，以及含铁、铝、镁、银、锌的化合物等混合或接触，可能产生浑浊甚至沉淀。

表 7-96　静脉输液中硫酸吗啡与其他药物相容性

加入药物	药物浓度 / (mg/ml)	硫酸吗啡浓度 / (mg/ml)	静脉输液	溶液保存条件与结果	相容性
阿替普酶	0.5	1	0.9% 氯化钠注射液	25℃ 24 小时物理性状相容，阿替普酶损失小于 10%	相容
苯磺酸阿曲库铵	0.5	1	5% 葡萄糖注射液	5℃、30℃ 24 小时物理性状相容，阿曲库铵稳定	相容
巴氯芬	0.2	1, 1.5	0.9% 氯化钠注射液①	37℃ 30 日物理性状相容，两药物几乎未损失	相容
	0.8	1.5	0.9% 氯化钠注射液①	37℃ 30 日物理性状相容，两药物几乎未损失	
	1.5	7.5	0.9% 氯化钠注射液①	37℃ 30 日物理性状相容，两药物几乎未损失	
盐酸布比卡因	0.625, 1.25	0.1, 0.5	0.9% 氯化钠注射液②	24℃ 光照 72 小时物理性状相容，两药物几乎未损失	相容
盐酸多巴酚丁胺	1	5	5% 葡萄糖注射液、0.9% 氯化钠注射液	21℃ 24 小时物理性状相容	相容
氟氯西林钠	20	1	灭菌注射用水	30℃ 24 小时出现浑浊，48 小时产生沉淀；15℃ 性状没有变化	不相容
氟康唑	1	0.25	5% 葡萄糖注射液②	25℃ 荧光 24 小时氟康唑稳定，吗啡未检测	相容
氟尿嘧啶	1, 16	1	5% 葡萄糖注射液、0.9% 氯化钠注射液②	立即产生沉淀，24 小时吗啡损失 60%~80%	不相容

续表

加入药物	药物浓度/(mg/ml)	硫酸吗啡浓度/(mg/ml)	静脉输液	溶液保存条件与结果	相容性
呋塞米	1	1	灭菌注射用水	15℃、30℃ 72 小时物理性状相容	相容
盐酸氯胺酮	1	1	0.9%氯化钠注射液[②]	室温 6 日两药物损失小于 10%	相容
	25	25	0.9%氯化钠注射液[②]	室温 6 日两药物损失小于 10%	
美罗培南	1, 20	1	0.9%氯化钠注射液	室温 4 小时物理性状相容	相容
盐酸甲氧氯普胺	0.5	1	0.9%氯化钠注射液[②]	22℃ 35 日物理性状相容，两药物几乎未损失	相容
盐酸昂丹司琼	0.1, 1	1	0.9%氯化钠注射液[②]	32℃ 7 日物理性状相容，两药物损失小于 5%	相容
盐酸罗哌卡因	1	0.02	0.9%氯化钠注射液[③]	30℃暗处 30 日物理性状相容，两药物几乎未损失	相容
	2	0.02, 0.1	0.9%氯化钠注射液[③]	30℃暗处 30 日物理性状相容，两药物几乎未损失	
氯化琥珀胆碱	2	0.016 2	—	物理性状相容	相容
盐酸维拉帕米	0.08	0.03	5%葡萄糖注射液、0.9%氯化钠注射液	24 小时物理性状相容	相容
醋酸齐考诺肽	0.025	10[④]	—	37℃ 34 日齐考诺肽损失小于 10%，60 日吗啡未损失	相容
	0.025	20[④]	—	37℃ 19 日齐考诺肽损失小于 10%，28 日吗啡未损失	
	0.025	35[④]	—	37℃ 8 日齐考诺肽损失小于 10%，17 日吗啡未损失	

注：①在玻璃容器中检测；②在聚氯乙烯（PVC）容器中检测；③在聚丙烯（PP）容器中检测；④硫酸吗啡粉末溶解在醋酸齐考诺肽注射液中。

输液器加药相容性： 硫酸吗啡注射液及调配的溶液通过 Y 型输液器按 1∶1 比例混合，药物相容性见表 7-97。

表 7-97　输液器中硫酸吗啡与其他药物相容性

加入药物	药物浓度	硫酸吗啡浓度/（mg/ml）	溶液保存条件与结果	相容性
对乙酰氨基酚	10mg/ml	15	室温 4 小时物理性状相容，对乙酰氨基酚损失小于 10%	相容
阿昔洛韦	5mg/ml[①]	0.08[①]	25℃ 4 小时物理性状相容	相容
	5mg/ml[①]	1	25℃ 2 小时产生沉淀	不相容
别嘌醇钠	3mg/ml[②]	1[②]	22℃ 4 小时物理性状相容	相容
氨磷汀	10mg/ml[①]	1[①]	23℃ 4 小时物理性状相容	相容
硫酸阿米卡星	5mg/ml[①]	1[①]	25℃ 4 小时物理性状相容	相容
氨茶碱	4mg/ml[③]	0.2[③]	3 小时物理性状相容	相容
盐酸胺碘酮	4.8mg/ml[①]，6mg/ml[①]	1[①]	22℃ 24 小时物理性状相容	相容
	6mg/ml[①]	10	22℃ 24 小时物理性状相容	
两性霉素 B 胆固醇硫酸酯复合物	0.83mg/ml[①]	1[①]	浊度立即增加	不相容
氨苄西林钠	20mg/ml[②]	1[①]	25℃ 4 小时物理性状相容	相容
氨苄西林钠舒巴坦钠	20mg/ml[②]	1[②]	25℃ 4 小时物理性状相容	相容
安吖啶	1mg/ml[①]	1[①]	22℃ 4 小时物理性状相容	相容
阿尼芬净	0.5mg/ml[①]	15	23℃ 4 小时物理性状相容	相容
阿加曲班	1mg/ml[②]	10	23℃ 4 小时物理性状相容	相容
苯磺酸阿曲库铵	0.5mg/ml[①]	1[①]	28℃ 24 小时物理性状相容	相容
苯磺顺阿曲库铵	0.1mg/ml[①]，2mg/ml[①]，5mg/ml[①]	1[①]	23℃ 4 小时物理性状相容	相容
硫酸阿托品	0.4mg/ml	1[①]	22℃ 48 小时物理性状相容	相容
阿奇霉素	2mg/ml[②]	1	形成白色结晶	不相容
氨曲南	40mg/ml[①]	1[①]	23℃ 4 小时物理性状相容	相容

续表

加入药物	药物浓度	硫酸吗啡浓度/(mg/ml)	溶液保存条件与结果	相容性
比伐芦定	5mg/ml①	1①	23℃ 4小时物理性状相容	相容
	5mg/ml①,②	10	23℃ 6小时物理性状相容	
布美他尼	0.25mg/ml	1	25℃ 4小时物理性状相容	相容
氯化钙	4mg/ml③	0.2③	3小时物理性状相容	相容
醋酸卡泊芬净	0.7mg/ml②	15	室温 4小时物理性状相容	相容
头孢唑林钠	20mg/ml①	1①	25℃ 4小时物理性状相容	相容
盐酸头孢吡肟	120mg/ml④	1②	物理性状相容	相容
头孢噻肟钠	20mg/ml①	1①	25℃ 4小时物理性状相容	相容
头孢替坦二钠	20mg/ml①, 40mg/ml①	1②	25℃ 1小时物理性状相容	相容
头孢西丁钠	20mg/ml①	1①	25℃ 4小时物理性状相容	相容
	40mg/ml①	1②	25℃ 1小时物理性状相容	
头孢罗膦	2.22mg/ml①,②,⑤	15	23℃ 4小时物理性状相容	相容
头孢他啶	20mg/ml①, 40mg/ml①	1①	25℃ 4小时物理性状相容	相容
头孢曲松钠	20mg/ml①, 40mg/ml①	1①	25℃ 4小时物理性状相容	相容
头孢呋辛钠	30mg/ml①	1①	25℃ 4小时物理性状相容	相容
琥珀酸钠氯霉素	20mg/ml①	1①	25℃ 4小时物理性状相容	相容
克拉屈滨	0.015mg/ml②, 0.5mg/ml⑥	1②	23℃ 4小时物理性状相容	相容
克林霉素磷酸酯	12mg/ml①	1①	25℃ 4小时物理性状相容	相容
地塞米松磷酸钠	1mg/ml①	1①	22℃ 48小时物理性状相容	相容
盐酸右美托咪定	未明确	未明确	陈述相容	相容
地西泮	0.5mg/ml①	1①	22℃ 48小时物理性状相容	相容
地高辛	0.25mg/ml	1	25℃ 4小时物理性状相容	相容
盐酸地尔硫草	1mg/ml②, 5mg/ml	15	物理性状相容	相容
	5mg/ml	0.4②	物理性状相容	
	1mg/ml①	2①	27℃ 4小时物理性状相容	
盐酸苯海拉明	2mg/ml①	1①	22℃ 48小时物理性状相容	相容

续表

加入药物	药物浓度	硫酸吗啡浓度/(mg/ml)	溶液保存条件与结果	相容性
盐酸多巴酚丁胺	4mg/ml[①]	2[①]	27℃ 4小时物理性状相容	相容
盐酸多巴胺	1.6mg/ml[①],3.2mg/ml[①]	2[①]	27℃ 4小时物理性状相容	相容
多西他赛	0.9mg/ml[①]	1[①]	23℃ 4小时物理性状相容	相容
多尼培南	5mg/ml[①,②]	15	23℃ 4小时物理性状相容	相容
盐酸多柔比星脂质体	0.4mg/ml[①]	1[①]	出现浑浊,部分药物损失	不相容
盐酸多西环素	1mg/ml[①]	1[①]	25℃ 4小时物理性状相容	相容
依那普利拉	0.05mg/ml[②]	0.2[①]	室温荧光24小时物理性状相容	相容
盐酸肾上腺素	0.02mg/ml[①]	0.2[①]	27℃ 4小时物理性状相容	相容
乳糖酸红霉素	5mg/ml[①]	1[①]	25℃ 4小时物理性状相容	相容
盐酸艾司洛尔	10mg/ml[③]	15	室温8小时物理性状相容,两药物未损失	相容
依托咪酯	2mg/ml	10	25℃ 7日物理性状相容	相容
磷酸依托泊苷	5mg/ml[①]	1[①]	23℃ 4小时物理性状相容	相容
法莫替丁	0.2mg/ml[①]	0.2[①]	25℃ 4小时物理性状相容	相容
	2mg/ml[②]	1[①]	25℃ 4小时物理性状相容	
甲磺酸非诺多泮	0.08mg/ml[②]	1[①]	23℃ 4小时物理性状相容	相容
枸橼酸芬太尼	0.05mg/ml	2[①]	27℃ 4小时物理性状相容	相容
人粒细胞刺激因子	0.03mg/ml[①]	1[①]	22℃ 4小时物理性状相容	相容
氟康唑	2mg/ml	25	25℃ 24小时物理性状相容	相容
磷酸氟达拉滨	1mg/ml[①]	1[①]	22℃ 4小时物理性状相容	相容
膦甲酸钠	24mg/ml	1[③]	25℃荧光24小时物理性状相容	相容
	24mg/ml	5[②],15	23℃荧光24小时物理性状相容	
呋塞米	0.8mg/ml[①],2.4mg/ml[①],10mg/ml	1	25℃ 1小时产生沉淀	不相容
硝酸镓	1mg/ml[②]	1[②]	25℃ 24小时产生沉淀	不相容
盐酸吉西他滨	10mg/ml[②]	1[②]	23℃ 4小时物理性状相容	相容

续表

加入药物	药物浓度	硫酸吗啡浓度/(mg/ml)	溶液保存条件与结果	相容性
硫酸庆大霉素	0.8mg/ml①	1①	25℃ 4小时物理性状相容	相容
	1.2mg/ml②,2mg/ml②	1②	25℃ 1小时物理性状相容	
盐酸格拉司琼	1mg/ml	1②	22℃ 4小时物理性状相容,两药物几乎未损失	相容
	0.05mg/ml①	1①	23℃ 4小时物理性状相容	
乳酸氟哌啶醇	0.2mg/ml①	1①	22℃ 48小时物理性状相容	相容
肝素钠	1 000U/ml⑦	15	室温4小时物理性状相容	相容
	100U/ml①	2①	27℃ 4小时物理性状相容	
	60U/ml①	1①	25℃ 1小时物理性状相容	
	50U/ml③	0.2③	3小时物理性状相容	
羟乙基淀粉乳酸电解质	6%	1①	23℃ 4小时物理性状相容	相容
羟乙基淀粉130/0.4氯化钠	6%	1①,5①,10①	室温24小时物理性状相容	相容
氢化可的松琥珀酸钠	0.01mg/ml⑧	15	室温4小时物理性状相容	相容
盐酸氢吗啡酮	1mg/ml	2①	27℃ 4小时物理性状相容	相容
盐酸羟嗪	4mg/ml①	1①	22℃ 48小时物理性状相容	相容
胰岛素(普通)	0.2U/ml②	1②,5②	25℃ 1小时物理性状相容	相容
	1U/ml①	1①	23℃ 4小时物理性状相容	
硫酸艾沙康唑	1.5mg/ml③	1③	2小时物理性状相容	相容
酮咯酸氨丁三醇	1mg/ml①	1①	22℃ 48小时物理性状相容	相容
盐酸拉贝洛尔	1mg/ml①	1①	18℃ 24小时物理性状相容	相容
	2mg/ml①	2①	27℃ 4小时物理性状相容	
来特莫韦	①	①	物理性状相容	相容
左氧氟沙星	5mg/ml①	4	24℃ 4小时物理性状相容	相容
盐酸利多卡因	1mg/ml①	1	25℃ 4小时物理性状相容	相容

续表

加入药物	药物浓度	硫酸吗啡浓度/(mg/ml)	溶液保存条件与结果	相容性
利奈唑胺	2mg/ml	1①	23℃ 4小时物理性状相容	相容
劳拉西泮	0.5mg/ml①	2①	27℃ 4小时物理性状相容	相容
硫酸镁	16.7mg/ml①,33.3mg/ml①,50mg/ml①,100mg/ml①	1①	25℃ 4小时物理性状相容	相容
	2mg/ml②,4mg/ml②,8mg/ml②	1②	室温8小时物理性状相容	
盐酸美法仑	0.1mg/ml②	1②	22℃ 3小时物理性状相容	相容
美罗培南	1mg/ml②,50mg/ml②	1④	室温4小时物理性状相容	相容
美罗培南法硼巴坦	8mg/ml②	1②	20～25℃ 3小时物理性状相容	相容
盐酸左美丙嗪	0.2mg/ml①	1①	22℃ 48小时物理性状相容	相容
盐酸甲基多巴乙酯	2.5mg/ml①	1	25℃ 4小时物理性状相容	相容
甲泼尼龙琥珀酸钠	2.5mg/ml①	1	25℃ 4小时物理性状相容	相容
盐酸甲氧氯普胺	5mg/ml	1①	22℃ 48小时物理性状相容	相容
酒石酸美托洛尔	1mg/ml	1	25℃ 4小时物理性状相容	相容
甲硝唑	5mg/ml	1①	22℃ 4小时物理性状相容	相容
米卡芬净钠	1.5mg/ml②	15	立即产生白色沉淀	不相容
咪达唑仑	0.1mg/ml①,0.5mg/ml①	1①	24℃ 3小时物理性状相容, 两药物未损失	相容
	2mg/ml①	2①	27℃ 4小时物理性状相容	
米力农	0.2mg/ml①	2①	27℃ 4小时物理性状相容	相容
	0.4mg/ml①	1①	24℃ 3小时物理性状相容, 两药物未损失	
萘夫西林钠	20mg/ml①	1①	25℃ 4小时物理性状相容	相容
	30mg/ml①	1②	25℃ 1小时物理性状相容	
人脑利钠肽	0.05mg/ml①,②	15	4小时物理性状相容, 但人脑利钠肽可能与处方中焦亚硫酸钠化学性质不相容	不相容
盐酸尼卡地平	1mg/ml①	2①	27℃ 4小时物理性状相容	相容
	0.1mg/ml①	0.2①	室温24小时物理性状相容	

续表

加入药物	药物浓度	硫酸吗啡浓度/（mg/ml）	溶液保存条件与结果	相容性
硝酸甘油	0.4mg/ml①	2①	27℃ 4小时物理性状相容	相容
重酒石酸去甲肾上腺素	0.064mg/ml①	1①	23℃ 24小时物理性状相容	相容
	0.128mg/ml①	2①	27℃ 4小时物理性状相容	
盐酸昂丹司琼	1mg/ml②	1①	22℃ 4小时物理性状相容	相容
磷酸奥利凡星	0.8mg/ml①, 1.2mg/ml①, 2mg/ml①	1①	20~24℃ 4小时物理性状相容	相容
苯唑西林钠	20mg/ml①	1①	25℃ 4小时物理性状相容	相容
奥沙利铂	0.5mg/ml①	15	23℃ 4小时物理性状相容	相容
缩宫素	0.02U/ml⑨	1②	25℃ 1小时物理性状相容	相容
紫杉醇	1.2mg/ml	1②	22℃ 4小时物理性状相容	相容
盐酸帕洛诺司琼	0.05mg/ml①	15	4小时物理性状相容，两药物未损失	相容
泮库溴铵	0.05mg/ml①	1①	28℃ 24小时物理性状相容	相容
泮托拉唑钠	0.16~0.8mg/ml②	1~10①	23℃ 12小时物理性状相容	相容
培美曲塞二钠	20mg/ml②	15	23℃ 4小时物理性状相容	相容
青霉素钾	100 000U/ml①	1①	25℃ 4小时物理性状相容	相容
苯巴比妥钠	2mg/ml①	1①	22℃ 48小时物理性状相容	相容
苯妥英钠	2mg/ml①,②	1①	1小时产生沉淀	不相容
哌拉西林钠他唑巴坦钠	40mg/ml①	1①	22℃ 4小时物理性状相容	相容
泊沙康唑	18mg/ml	1③	物理性状相容	相容
氯化钾	40mEq/ml⑧	15	室温4小时物理性状相容	相容
丙泊酚	10mg/ml	1①	23℃ 1小时物理性状相容	相容
盐酸普萘洛尔	1mg/ml	1	25℃ 4小时物理性状相容	相容
盐酸雷尼替丁	0.5mg/ml⑩	1②	25℃ 1小时物理性状相容	相容
	1mg/ml①	2①	27℃ 4小时物理性状相容	
盐酸瑞芬太尼	0.025mg/ml②, 0.25mg/ml②	1①	23℃ 4小时物理性状相容	相容

续表

加入药物	药物浓度	硫酸吗啡浓度/(mg/ml)	溶液保存条件与结果	相容性
人粒细胞巨噬细胞刺激因子	0.01mg/ml[2]	1[2]	1小时产生浑浊和颗粒	不相容
氢溴酸东莨菪碱	0.05mg/ml[1]	1[1]	22℃ 48小时物理性状相容	相容
碳酸氢钠	1mEq/ml	0.2[3]	3小时物理性状相容	相容
硝普钠	0.2mg/ml[1]	1[1]	23℃ 24小时物理性状相容	相容
	1.2mg/ml[1], 3mg/ml[1]	1[1]	24℃避光48小时物理性状相容	
他克莫司	0.01mg/ml[2], 0.04mg/ml[2]	1[2], 3[2]	24℃ 4小时物理性状相容,两药物未损失	相容
磷酸特地唑胺	0.8mg/ml[2]	1[2]	2小时物理性状相容	相容
替尼泊苷	0.1mg/ml[1]	1[1]	23℃ 4小时物理性状相容	相容
塞替派	1mg/ml[1]	1[1]	23℃ 4小时物理性状相容	相容
替卡西林钠克拉维酸钾	30mg/ml[2]	1[2]	25℃ 1小时物理性状相容	相容
替加环素	未明确	未明确	陈述相容	相容
盐酸替罗非班	0.05mg/ml[1,2]	0.1[1], 1[1]	23℃ 4小时物理性状相容,两药物未损失	相容
硫酸妥布霉素	0.8mg/ml[1]	1[1]	25℃ 4小时物理性状相容	相容
	1.6mg/ml[1], 2mg/ml[1], 2.4mg/ml	1[2]	25℃ 1小时物理性状相容	
复方磺胺甲噁唑	0.8mg/ml[1]	1[1]	25℃ 4小时物理性状相容	相容
盐酸万古霉素	5mg/ml[1]	1[1]	25℃ 4小时物理性状相容	相容
维库溴铵	0.1mg/ml[1]	1[1]	28℃ 24小时物理性状相容	相容
	1mg/ml	2[1]	27℃ 4小时物理性状相容	
酒石酸长春瑞滨	1mg/ml[2]	1[1]	22℃ 4小时物理性状相容	相容
齐多夫定	4mg/ml[1]	1[1]	25℃ 4小时物理性状相容	相容

注：①用5%葡萄糖注射液稀释；②用0.9%氯化钠注射液稀释；③用5%葡萄糖注射液和0.9%氯化钠注射液稀释；④用灭菌注射用水溶解或稀释；⑤用乳酸钠林格注射液稀释；⑥用含0.9%苯甲醇的0.9%氯化钠注射液稀释；⑦用5%葡萄糖注射液、0.9%氯化钠注射液、乳酸钠林格注射液和复方乳酸钠葡萄糖注射液稀释；⑧用葡萄糖氯化钠注射液稀释；⑨用复方乳酸钠葡萄糖注射液稀释；⑩用0.45%氯化钠注射液稀释；⑪用5%葡萄糖0.225%氯化钠注射液稀释。

注射器加药相容性：硫酸吗啡注射液及调配的溶液与其他药物混合于注射器中，药物相容性见表7-98。

表 7-98 注射器中硫酸吗啡与其他药物相容性

注射器中药物	药物量或浓度	硫酸吗啡量或浓度	溶液保存条件与结果	相容性
盐酸阿芬太尼	55μg/ml①	0.8mg/ml①	室温或冷处 182 日两药物未损失	相容
硫酸阿托品	0.6mg/1.5ml	15mg/1ml	物理性状相容至少 15 分钟	相容
盐酸布比卡因	2.5mg/ml①	5mg/ml①	23℃荧光、4℃ 60 日物理性状相容,两药物几乎未损失	相容
	25mg/ml②	50mg/ml③	23℃荧光、4℃ 60 日物理性状相容,两药物几乎未损失	
酒石酸布托啡诺	4mg/2ml	15mg/1ml	室温 30 分钟物理性状相容	相容
枸橼酸咖啡因	20mg/1ml	4mg/1ml	25℃ 4 小时物理性状相容	相容
盐酸氯丙嗪	50mg/2ml	15mg/1ml	物理性状相容至少 15 分钟	相容
盐酸可乐定	0.25mg/ml①	5mg/ml①	23℃光照、4℃暗处 60 日物理性状相容,两药物几乎未损失	相容
	4mg/ml②	50mg/ml③	23℃光照、4℃暗处 60 日物理性状相容,两药物几乎未损失	
盐酸可乐定 盐酸布比卡因	0.03mg/ml 1.5mg/ml	0.2mg/ml	用 0.9% 氯化钠注射液稀释至 5ml 物理性状相容,室温 1 小时气相色谱-质谱法(GC-MS)未发现新峰	相容
茶苯海明	50mg/1ml	15mg/1ml	物理性状相容至少 15 分钟	相容
盐酸苯海拉明	50mg/1ml	15mg/1ml	物理性状相容至少 15 分钟	相容
氟哌利多	2.5mg/1ml	15mg/1ml	物理性状相容至少 15 分钟	相容
枸橼酸芬太尼	0.05mg/1ml	15mg/1ml	物理性状相容至少 15 分钟	相容
格隆溴铵	0.2mg/1ml	15mg/1ml	25℃ 48 小时物理性状相容,溶液 pH 在格隆溴铵稳定范围内	相容
	0.2mg/1ml	30mg/2ml	25℃ 48 小时物理性状相容,溶液 pH 在格隆溴铵稳定范围内	
	0.4mg/2ml	15mg/ml	25℃ 48 小时物理性状相容,溶液 pH 在格隆溴铵稳定范围内	
乳酸氟哌啶醇	5mg/1ml	5mg/1ml②, 10mg/1ml②	立即产生浑浊和氟哌啶醇沉淀	不相容
	2mg/ml	20mg/ml③	产生白色氟哌啶醇沉淀	
肝素钠	100U,200U	1mg,2mg,5mg	用灭菌注射用水稀释至 5ml 物理性状相容,23℃ 24 小时吗啡未损失	相容
	100U,200U	10mg	用灭菌注射用水稀释至 5ml 立即产生浑浊或沉淀,吗啡损失 5%~7%	不相容

续表

注射器中药物	药物量或浓度	硫酸吗啡量或浓度	溶液保存条件与结果	相容性
盐酸羟嗪	100mg/4ml	15mg/1ml	物理性状相容至少15分钟	相容
	50mg/1ml	15mg/1ml	物理性状相容至少15分钟	
盐酸氯胺酮	1mg/ml[①]	1mg/ml[①],10mg/ml[①]	室温6日两药物至少保持90%	相容
	10mg/ml[①], 25mg/ml[①]	1mg/ml[①], 10mg/ml[①], 25mg/ml[①]	室温保存6日两药物至少保持90%	
	5mg/1ml, 10mg/1ml, 20mg/1ml	1mg/1ml	4日两药物浓度无明显变化	
盐酸氯胺酮 盐酸利多卡因	2mg/ml 2mg/ml	0.2mg/ml	用0.9%氯化钠注射液稀释至5ml物理性状相容,室温1小时 GC-MS未发现新峰	相容
盐酸哌替啶	50mg/1ml	15mg/1ml	15分钟内物理性状不相容	不相容
盐酸甲氧氯普胺	10mg/2ml	10mg/1ml	室温15分钟物理性状相容	相容
	5mg/1ml	25mg/1ml[③]	8℃ 7日药物损失小于10%	
咪达唑仑	5mg/1ml	10mg/1ml	25℃ 4小时物理性状相容	相容
	5mg/1ml	5mg/1ml[②,④], 10mg/1ml[②,④]	22℃暗处14日吗啡损失≤9%,咪达唑仑损失≤8%,过滤可能产生细小沉淀	
米力农	5.25mg/5.25ml	40mg/5ml	23℃ 20分钟物理性状相容,两药物未损失	相容
盐酸昂丹司琼	1.33mg/ml[①]	2.67mg/ml[①]	4℃、23℃ 24小时物理性状相容,昂丹司琼损失小于5%,吗啡损失小于4%	相容
泮托拉唑钠	4mg/1ml	50mg/1ml	产生黄色沉淀	不相容
乳酸喷他佐辛	30mg/1ml	15mg/1ml	物理性状相容至少15分钟	相容
戊巴比妥钠	100mg/2ml	15mg/1ml	15分钟内产生沉淀	不相容
	50mg/1ml	15mg/1ml	15分钟内物理性状不相容	
乙二磺酸丙氯拉嗪	10mg/2ml	10mg/1ml	可能因为吗啡制剂含苯酚,立即产生沉淀	不相容
	5mg/1ml	8mg/1ml, 10mg/1ml, 15mg/1ml	25℃ 24小时物理性状相容	相容
盐酸异丙嗪	50mg/2ml	15mg/1ml	物理性状相容至少15分钟	不确定
	12.5mg	8mg	出现浑浊	

续表

注射器中药物	药物量或浓度	硫酸吗啡量或浓度	溶液保存条件与结果	相容性
盐酸雷尼替丁	50mg/2ml	10mg/1ml	25℃ 1小时物理性状相容	相容
沙丁胺醇	2.5mg/2.5ml⑤	5mg/0.5ml	1小时物理性状相容	相容
氢溴酸东莨菪碱	0.6mg/1.5ml	15mg/1ml	物理性状相容至少15分钟	相容
	0.4mg/1ml	15mg/1ml	物理性状相容至少15分钟	
	5mg/5ml	500mg/5ml	室温或37℃ 14日东莨菪碱几乎未损失,吗啡未检测	
醋酸齐考诺肽	0.025mg/ml	35mg/ml⑥	5℃ 17日两药物未损失	相容

注：①用0.9%氯化钠注射液稀释；②硫酸吗啡粉末用5%葡萄糖注射液溶解；③硫酸吗啡粉末用灭菌注射用水溶解；④硫酸吗啡粉末用灭菌注射用水和0.9%氯化钠注射液溶解；⑤用不含或含防腐剂(苯甲醇或苯扎氯铵)的0.9%氯化钠注射液稀释；⑥硫酸吗啡粉末溶解在醋酸齐考诺肽注射液中。

与容器具相容性：本品与玻璃、PVC和PP容器相容，与一次性输液泵和中心静脉导管相容。用0.9%氯化钠注射液调配的硫酸吗啡2mg/ml溶液于玻璃瓶或PP注射器室温、暗处保存6周，药物损失约5%。硫酸吗啡2mg/ml、10mg/ml注射液于一次性输液泵室温或冷处保存40日，其物理性状和化学性质稳定；用5%葡萄糖注射液调配的硫酸吗啡1mg/ml溶液通过中心静脉导管完成滴注，药物几乎未损失。

磷酸可待因
Codeine Phosphate

【适应证】
（1）用于各种原因引起的剧烈干咳和刺激性咳嗽。
（2）用于中度以上的疼痛。
（3）用于局部麻醉或全身麻醉时的辅助用药。

【制剂与规格】磷酸可待因注射液：1ml∶15mg；1ml∶30mg。本品为无色的澄明液体，主要成分为磷酸可待因，系罂粟科植物罂粟 *Papaver somniferum* L. 未成熟蒴果被划破后渗出的乳状液经干燥制得的阿片（opium），从中提取的吗啡，再进行甲基化反应生成可待因，最后与磷酸成盐，辅料为注射用水。本品pH为4.0～5.5。

【用法与用量】皮下注射，一次15～30mg，一日30～90mg。
【调配】不必稀释。

【稳定性】本品未启封于室温、遮光处保存。
【药物相容性】本品不得与其他药物混合使用。

奎宁
Quinine

【适应证】二盐酸奎宁注射液用于治疗脑型疟和其他严重的恶性疟；复方奎宁注射液用于疟疾的解热。

【制剂与规格】

二盐酸奎宁注射液：1ml: 0.25g；1ml: 0.5g；2ml: 0.25g；2ml: 0.5g；10ml: 0.25g。本品为无色至微黄色的澄明液体，主要成分为盐酸奎宁，系从茜草科植物金鸡纳树 *Cinchona ledgeriana* Moens、鸡纳树 *Cinchona succirubra* Pav.（又名红色金鸡勒）、正鸡纳树 *Cinchona officinalis* L.（又名棕金鸡纳树）树皮、枝皮及根皮中提取的奎宁盐酸盐，辅料为注射用水。本品 pH≥2.5。

复方奎宁注射液：2ml: 盐酸奎宁 0.136g 与咖啡因 0.036g。本品为无色的澄明液体，主要成分为盐酸奎宁和咖啡因，辅料为乌拉坦、硫脲、依地酸二钠和注射用水。本品 pH 为 5.0～7.0。

【用法与用量】

二盐酸奎宁注射液：静脉滴注，每次滴注 4 小时，按体重一次 5～10mg/kg，最高剂量为 500mg，12 小时后可重复 1 次，病情好转后改口服用药；小儿剂量同成人。静脉注射易致休克，严禁静脉注射。

复方奎宁注射液：肌内注射，一次 2ml。

【调配】

二盐酸奎宁注射液：按照无菌操作技术，一次用量药物，稀释于 0.9% 氯化钠注射液 500ml 中作静脉滴注液。

复方奎宁注射液：不必稀释。如有结晶析出，肌内注射前可微温使药物溶解。

【稳定性】本品未启封于遮光、室温处保存。盐酸奎宁遇光变色。

【药物相容性】

与静脉输液相容性：本品与 0.9% 氯化钠注射液相容。

输液器加药相容性：本品不得与其他药物混合使用，二盐酸奎宁注射液如确需要联合使用其他药物，须用相容性静脉输液适量冲洗静脉通路。

注射器加药相容性：二盐酸奎宁注射液 2ml、复方奎宁注射液 2ml 分别加入硫酸庆大霉素注射液 2ml，室温 5 分钟溶液产生白色或淡黄色沉淀；二盐酸奎宁注射液、复方奎宁注射液分别与 1% 盐酸普鲁卡因注射液混合，立即产生白色絮状沉淀。

蒿甲醚
Artemether

【适应证】用于各型疟疾,但主要用于抗氯喹恶性疟治疗和凶险型恶性疟的急救。

【制剂与规格】蒿甲醚注射液:0.5ml:40mg;1ml:80mg。本品为无色或淡黄色澄明油溶液,主要成分为蒿甲醚,系从菊科植物黄花蒿 *Artemisia annua* L. 全草中提取的一种青蒿素衍生物,辅料为花生油。

【用法与用量】

成人常用量:肌内注射,首剂 160mg,第 2 日起一次 80mg,一日 1 次,连用 5 日。

小儿常用量:肌内注射,首剂按体重 3.2mg/kg,第 2～5 日一次 1.6mg/kg,一日 1 次。

【调配】不必稀释。

【稳定性】本品未启封于遮光、阴凉处(不超过 20℃)保存。本品遇冷如有凝固现象,可微温溶解后使用。

【药物相容性】本品不得与其他药物混合使用。

青蒿琥酯
Artesunate

【适应证】用于脑型疟及各种危重疟疾的治疗。

【制剂与规格】注射用青蒿琥酯:60mg(每瓶附 5% 碳酸氢钠注射液 1ml、0.9% 氯化钠注射液 5ml);120mg(每瓶附 5% 碳酸氢钠注射液 2ml、0.9% 氯化钠注射液 10ml)。本品为白色的结晶性粉末,主要成分为青蒿琥酯,系从菊科植物黄花蒿 *Artemisia annua* L. 全草中提取的青蒿素经还原而得双氢青蒿素半琥珀酸酯衍生物,无辅料;5% 碳酸氢钠注射液为无色的澄明液体。青蒿琥酯 10mg/ml 水溶液 pH 为 3.5～4.5。

【用法与用量】

用法:肌内注射;静脉注射,每次缓慢注射 1～2 分钟。不得静脉滴注。

用量:成人,一次 120mg(按体重 2.4mg/kg)分别于第 0 小时、第 12 小时和第 24 小时注射,然后一日 1 次,直至患者可以口服药物。使用本品最少需要 24 小时(给药 3 次)。

儿童,每次推荐剂量见表 7-99。根据需要可以继续按同等剂量每日给药 1

次,直至第 7 日或患者病情缓解并能口服给药后转为口服复方抗疟药以完成抗疟联合疗法的治疗过程。

表 7-99 注射用青蒿琥酯儿童推荐剂量

年龄/岁	第 1 日剂量		第 2 日剂量
	0 小时	12 小时	24 小时
≥16	120mg	120mg	120mg
11~<16	90mg	90mg	90mg
7~<11	60mg	60mg	60mg
<7	2.4mg/kg	2.4mg/kg	2.4mg/kg

【调配】按照无菌操作技术,每瓶 60mg 与 120mg 药物,沿瓶内壁分别加入附带 5% 碳酸氢钠注射液 1ml 与 2ml,反复振摇 2 分钟,待完全溶解澄清,1ml 与 2ml 溶解液分别加入 5% 葡萄糖注射液或 0.9% 氯化钠注射液 2ml 与 4ml 混匀制得 3ml 与 6ml 溶液,药物浓度为 20mg/ml 作肌内注射液;或 1ml 与 2ml 溶解液分别加入 5% 葡萄糖注射液或 0.9% 氯化钠注射液 5ml 与 10ml 混匀制得 6ml 与 12ml 溶液,药物浓度为 10mg/ml 作静脉注射液。

【稳定性】本品未启封于遮光、30℃以下保存。青蒿琥酯在水溶液中不稳定,调配的溶液必须立即于 1 小时内使用,超过 1 小时未使用的溶液应丢弃。调配的溶液如产生浑浊或沉淀,不得使用。

【药物相容性】

与静脉输液相容性:本品与 0.9% 氯化钠注射液或 5% 葡萄糖注射液相容。

注射器加药相容性:本品不得与其他药物混合于同一容器内使用。

丁苯酞
Butylphthalide

【适应证】用于急性缺血性脑卒中患者神经功能缺损的改善。

【制剂与规格】丁苯酞氯化钠注射液:100ml:丁苯酞 25mg 与氯化钠 0.9g。本品为无色的澄明液体,主要成分为丁苯酞,系伞形科植物芹菜 *Apium graveolens* L. 种子挥发油中分离的芹菜甲素(消旋 -3- 正丁基苯酞),现已人工合成,辅料为氯化钠、羟丙基 β- 环糊精和注射用水。本品 pH 为 6.0~8.0。

【用法与用量】

用法:静脉滴注,每次滴注时间不少于 50 分钟,应在发病后 48 小时内开始用药。

用量：一次 25mg，一日 2 次，2 次用药时间间隔不少于 6 小时，1 个疗程为 14 日。

【调配】不必稀释。

【稳定性】本品未启封于室温处保存。

【药物相容性】

输液器加药相容性：本品不得与其他药物混合使用，如确需要联合使用其他药物，须用相容性静脉输液适量冲洗静脉通路。

与容器具相容性：本品与玻璃、聚乙烯（PE）和聚丙烯（PP）容器相容，与聚氯乙烯（PVC）容器不相容。本品 100ml 通过 PE、PP 和 PVC 输液器以 15 滴/min 速度滴注约 2 小时，输液器对丁苯酞吸附率分别约为 10.5%、12.8% 和 49.3%。本品 100ml 通过附带专用 PE 输液器、PVC 和聚烯烃热塑弹性体（TPE）输液器以 1.0ml/min 速度滴注约 50 分钟，输液器对丁苯酞吸附率分别约为 0.47%、32.48% 和 9.62%。表明 PVC 对丁苯酞有明显吸附作用，故本品静脉滴注时仅允许使用 PE 和 PP 弹性体输液器。

盐酸关附甲素
Acehytisine Hydrochloride

【适应证】用于阵发性室上性心动过速。

【制剂与规格】盐酸关附甲素注射液：2ml：100mg。本品为无色的澄明液体，主要成分为盐酸关附甲素，系从毛茛科植物黄花乌头 *Aconitum coreanum*（Lévl.）Rapaics 块根（关白附）中提取的一种生物碱盐酸盐，辅料为氯化钠和注射用水。本品 pH 为 3.0~4.5。

【用法与用量】

用法：静脉注射，每次注射不少于 5 分钟。

用量：按体重一次 4mg/kg，稀释后缓慢静脉注射，注射过程中如心动过速终止应立即停止注射；如第 1 剂无效，可在 15 分钟后重复 1 剂，总量不超过 8mg/kg。

【调配】一次用量的药物，用 5% 葡萄糖注射液或 0.9% 氯化钠注射液稀释至 20ml 作静脉注射液。

【稳定性】本品未启封于阴凉处（不超过 20℃）保存；调配的溶液立即使用。本品及调配的溶液如出现变色、浑浊、沉淀或结晶等物理性状改变，不得使用。

【药物相容性】

与静脉输液相容性：本品与 0.9% 氯化钠注射液或 5% 葡萄糖注射液相容。

注射器加药相容性：本品不得与其他药物混合于同一容器内使用。

氢溴酸樟柳碱
Anisodine Hydrobromide

【适应证】

氢溴酸樟柳碱注射液：用于血管性头痛、视网膜血管痉挛、缺血性视神经病变、急性瘫痪、帕金森病等；亦用于有机磷农药中毒的解毒。

复方樟柳碱注射液：用于缺血性视神经、视网膜、脉络膜病变。

【制剂与规格】

氢溴酸樟柳碱注射液：1ml：0.5mg；1ml：1mg；1ml：2mg；1ml：5mg。本品为无色的澄明液体，主要成分为氢溴酸樟柳碱，为茄科植物山莨菪 *Anisodus tanguticus*（Maxim.）Pascher 根提取的樟柳碱的氢溴酸盐，辅料为注射用水。本品 pH 为 3.5～5.5。

复方樟柳碱注射液：2ml：氢溴酸樟柳碱 0.2mg 与盐酸普鲁卡因 20mg。本品为无色的澄明液体，主要成分为氢溴酸樟柳碱和盐酸普鲁卡因，辅料为氯化钠和注射用水。本品 pH 为 3.5～5.5。

【用法与用量】

氢溴酸樟柳碱注射液：肌内注射或静脉注射，一次 2～5mg，一日 1～2 次；儿童与老年患者用量酌减。

复方樟柳碱注射液：患侧颞浅动脉旁皮下注射，每次 2ml（急重症者可加球旁注射，一日 1 次），一日 1 次，14 次为 1 个疗程，据病情需要可注射 2～4 个疗程。

【调配】肌内注射、皮下注射或静脉注射不必稀释。

【稳定性】本品未启封于 30℃以下、遮光保存。

【药物相容性】本品不得与其他药物混合使用。

山莨菪碱
Anisodamine

【适应证】用于平滑肌痉挛、胃肠绞痛、胆道痉挛、急性微循环障碍、有机磷中毒、感染中毒性休克与眩晕症。

【制剂与规格】

盐酸消旋山莨菪碱注射液：1ml：2mg；1ml：5mg；1ml：10mg；1ml：20mg；2ml：10mg。本品为无色的澄明液体，主要成分为盐酸消旋山莨菪碱，系从茄科植物山莨菪 *Anisodus tanguticus*（Maxim.）Pascher 根中提取的一种生物碱盐酸盐，辅料为氯化钠、氢氧化钠、盐酸和注射用水。本品 pH 为 4.0~6.0。

氢溴酸山莨菪碱注射液：1ml：10mg；1ml：20mg。本品为无色的澄明液体，主要成分为氢溴酸山莨菪碱，系从茄科植物山莨菪 Scopolia tangntica Maxim. 根中提取的山莨菪碱氢溴酸盐，辅料为注射用水。本品 pH 为 3.5~5.5。

【用法与用量】

肌内注射：成人一次 5~10mg，小儿按体重一次 0.1~0.2mg/kg，一日 1~2 次；治疗腹痛，一次 5~10mg；严重三叉神经痛，一次 5~10mg，必要时可增加至 20mg。

静脉注射或静脉滴注：抗休克与有机磷中毒，成人一次 10~40mg，儿童按体重一次 0.3~2mg/kg，必要时每隔 10~30 分钟重复给药，也可增加剂量，病情好转后应逐渐延长给药间隔至停药。

【调配】

盐酸消旋山莨菪碱注射液：肌内注射或静脉注射可以不稀释；或每 10~40mg 药物，稀释于 0.9% 氯化钠注射液 100~200ml 中作静脉滴注液。

氢溴酸山莨菪碱注射液：肌内注射或静脉注射可以不稀释；或每 5~40mg 药物，稀释于 5% 葡萄糖注射液或 0.9% 氯化钠注射液 100~200ml 中作静脉滴注液。

【稳定性】本品未启封于遮光、室温处保存；调配的溶液立即使用。盐酸消旋山莨菪碱在 pH 为 2.5~4.0 溶液中稳定。

【药物相容性】

与静脉输液相容性：本品与 5% 葡萄糖注射液或 0.9% 氯化钠注射液相容。用 0.9% 氯化钠注射液调配的氢溴酸山莨菪碱 0.04mg/ml、0.8mg/ml 与 4mg/ml 溶液于室温保存 30 小时，其性状、pH 与药物含量稳定，不溶性微粒符合规定。

静脉输液加药相容性：本品不得与其他药物混合于同一容器内使用。盐酸消旋山莨菪碱注射液调配的溶液加入其他药物，药物相容性见表 7-100。

表 7-100　静脉输液中盐酸消旋山莨菪碱与其他药物相容性

加入药物	药物浓度/(mg/ml)	盐酸消旋山莨菪碱浓度/(mg/ml)	静脉输液	溶液保存条件与结果	相容性
阿奇霉素枸橼酸二氢钠	1	0.04	0.9%氯化钠注射液	27℃ 6 小时性状与 pH 稳定，两药物损失小于 10%	相容
头孢噻肟钠	2	0.1	0.9%氯化钠注射液	25℃ 6 小时性状、pH 与头孢噻肟含量稳定	相容

续表

加入药物	药物浓度/(mg/ml)	盐酸消旋山莨菪碱浓度/(mg/ml)	静脉输液	溶液保存条件与结果	相容性
头孢西丁钠	8	0.04	0.9%氯化钠注射液	25℃ 6小时性状、pH与头孢西丁含量稳定	相容
头孢拉定	7.68	0.02	0.9%氯化钠注射液	5℃、25℃、37℃ 8小时头孢拉定含量稳定	相容
乳酸环丙沙星	未明确	未明确	0.9%氯化钠注射液	5℃、25℃、37℃ 8小时性状、pH与两药物含量稳定	相容
盐酸左氧氟沙星	0.8	0.04	5%葡萄糖注射液	室温6小时性状、pH与左氧氟沙星稳定	相容
甲硝唑磷酸二钠	9.15	0.1	0.9%氯化钠注射液	室温6小时性状、pH与甲硝唑磷酸二钠稳定	相容

注射器加药相容性：盐酸消旋山莨菪碱注射液及调配的溶液与其他药物混合于注射器中，药物相容性见表7-101。

表7-101 注射器中盐酸消旋山莨菪碱与其他药物相容性

注射器中药物	药物量	盐酸消旋山莨菪碱量	溶液保存条件与结果	相容性
硫酸阿米卡星	100mg/1ml	10mg/1ml	用5%葡萄糖注射液稀释至10ml，30℃ 1小时阿米卡星损失大于10%	不相容
头孢噻肟钠	200mg/2ml①	0.08mg/2ml②	用5%葡萄糖注射液稀释至50ml，室温5小时性状、pH与紫外光谱无明显变化	相容
磷霉素钠	100mg/2ml②	10mg/1ml	用5%葡萄糖注射液稀释至10ml，10℃ 2小时性状、pH与紫外光谱无明显变化	相容
硫酸庆大霉素	40mg/1ml	10mg/1ml	用5%葡萄糖注射液稀释至10ml，30℃ 6小时性状与pH稳定，庆大霉素损失小于5%	相容
硫酸小诺霉素	30mg/1ml	10mg/1ml	用5%葡萄糖注射液稀释至10ml，30℃ 2小时小诺霉素损失大于10%	不相容
硫酸奈替米星	5mg/10ml②	5mg/10ml②	30℃ 6小时性状、pH与奈替米星含量稳定	相容

续表

注射器中药物	药物量	盐酸消旋山莨菪碱量	溶液保存条件与结果	相容性
多烯磷脂酰胆碱	9.3mg/5ml②	0.8mg/5ml②	立即产生浑浊和白色沉淀	不相容
硫酸妥布霉素	40mg/1ml	10mg/1ml	用5%葡萄糖注射液稀释至10ml，30℃ 6小时性状与pH稳定，妥布霉素损失小于10%	相容

注：①用灭菌注射用水溶解；②用5%葡萄糖注射液稀释。

丁溴东莨菪碱
Scopolamine Butylbromide

【适应证】

（1）用于胃、十二指肠、结肠内镜检查的术前准备；内镜逆行胰胆管造影；胃、十二指肠、结肠的气钡低张造影或腹部计算机断层扫描（CT）的术前准备，可减少或抑制胃肠道蠕动。

（2）用于各种病因引起的胃肠道痉挛、胆绞痛、肾绞痛或胃肠道蠕动亢进等。

【制剂与规格】

丁溴东莨菪碱注射液：1ml：20mg。本品为无色的澄明液体，主要成分为丁溴东莨菪碱，系从茄科植物颠茄 *Atropa belladonna* L. 全草、白花曼陀罗 *Datura metel* L. 花、毛曼陀罗 *Datura innoxia* Mill. 花与莨菪 *Hyoscyamus niger* L. 种子中提取的东莨菪碱丁溴酸盐，辅料为氯化钠和注射用水。本品pH为3.7～5.5，与0.9%氯化钠注射液渗透压比约为1。

注射用丁溴东莨菪碱：20mg。本品为白色或类白色的疏松块状物或粉末，主要成分为丁溴东莨菪碱，辅料为甘露醇。

【用法与用量】

用法：肌内注射、静脉注射；或静脉滴注，每次滴注30分钟。

用量：成人一次20～40mg；或一次20mg，间隔20～30分钟后再给药20mg。

【调配】

丁溴东莨菪碱注射液：肌内注射或静脉注射可以不稀释；或每10～20mg药物，用5%葡萄糖注射液或0.9%氯化钠注射液9～18ml稀释，药物浓度为1mg/ml作静脉注射液；或每10～20mg药物，稀释于5%葡萄糖注射液或0.9%氯化钠注射液50～100ml中作静脉滴注液。

注射用丁溴东莨菪碱：每瓶20mg药物，加入0.9%氯化钠注射液1～2ml使药物溶解作肌内注射液或静脉注射液；或每瓶 20mg 药物，加入 5% 葡萄糖注射液或 0.9% 氯化钠注射液 1～2ml 使药物溶解，溶解液用相对应静脉输液 9～18ml 稀释作静脉注射液；或每瓶 20mg 药物，加入 5% 葡萄糖注射液或 0.9% 氯化钠注射液 1～2ml 使药物溶解，溶解液稀释于相对应静脉输液 50～100ml 中作静脉滴注液。

【稳定性】本品未启封于遮光、室温处保存；调配的溶液立即使用。丁溴东莨菪碱在 pH 为 2.0～5.6 溶液中稳定。

【药物相容性】

与静脉输液相容性：本品与 0.9% 氯化钠注射液或 5% 葡萄糖注射液相容。用 10% 木糖醇注射液或 10% 果糖注射液调配的丁溴东莨菪碱 0.08mg/ml 溶液于室温保存 6 小时，其性状、pH 与丁溴东莨菪碱含量稳定，不溶性微粒符合规定。

静脉输液加药相容性：本品禁止与碱性药物混合使用。本品调配的溶液加入其他药物，药物相容性见表 7-102。

表 7-102 静脉输液中丁溴东莨菪碱与其他药物相容性

加入药物	药物浓度/（mg/ml）	丁溴东莨菪碱浓度/（mg/ml）	静脉输液	溶液保存条件与结果	相容性
氟氯西林钠	20	2	灭菌注射用水	15℃、30℃ 24 小时物理性状相容；30℃ 48 小时产生沉淀，15℃ 48 小时物理性状无变化	相容
呋塞米	1	2	灭菌注射用水	15℃、30℃ 72 小时物理性状相容	相容
盐酸左氧氟沙星	1	0.2	0.9% 氯化钠注射液	25℃ 8 小时物理性状相容，两药物几乎未损失	相容
盐酸羟考酮	1	1	0.9% 氯化钠注射液、灭菌注射用水	25℃ 24 小时物理性状相容，药物浓度变化小于 4%	相容
盐酸曲马多	11.18	1.68	0.9% 氯化钠注射液	25℃避光 7 日物理性状相容	相容
	5	5	0.9% 氯化钠注射液	25℃避光 7 日物理性状相容	

注射器加药相容性：本品及调配的溶液与其他药物混合于注射器中，药物相容性见表 7-103。

表 7-103 注射器中丁溴东莨菪碱与其他药物相容性

注射器中药物	药物量或浓度	丁溴东莨菪碱量或浓度	溶液保存条件与结果	相容性
盐酸海洛因	50mg/1ml，150mg/1ml	20mg/1ml	室温 7 日物理性状相容，东莨菪碱未损失，海洛因损失 4%	相容
乳酸氟哌啶醇	0.312 5mg/ml	2.5mg/ml，5mg/ml，10mg/ml	物理性状相容；4℃、25℃ 15 日两药物损失小于 10%	相容
	0.625mg/ml	2.5mg/ml，5mg/ml，10mg/ml	物理性状相容；4℃、25℃ 7 日两药物损失小于 10%，15 日东莨菪碱损失大于 10%	相容
	1.25mg/ml	2.5mg/ml，5mg/ml，10mg/ml	物理性状不相容；25℃ 15 日、4℃ 7 日氟哌啶醇产生沉淀	不相容
盐酸羟考酮	200mg/20ml	60mg/3ml	25℃ 24 小时物理性状相容，药物浓度变化小于 4%	相容
盐酸曲马多	8.33mg/ml[①]，16.67mg/ml[①]，33.33mg/ml[①]	3.33mg/ml[①]，4.99mg/ml[①]，6.67mg/ml[①]	物理性状相容；4℃、25℃避光 15 日曲马多未损失，东莨菪碱损失 5%～6%	相容

注：①用 0.9% 氯化钠注射液稀释。

氢溴酸东莨菪碱

Scopolamine Hydrobromide

【**适应证**】用于麻醉前给药、帕金森病、晕动病、躁狂性精神病、胃肠胆肾平滑肌痉挛、胃酸分泌过多、感染性休克与有机磷农药中毒。

【**制剂与规格**】氢溴酸东莨菪碱注射液：1ml：0.3mg；1ml：0.5mg；1ml：0.4mg；1ml：1mg。本品为无色的澄明液体，主要成分为氢溴酸东莨菪碱，系从茄科植物颠茄 *Atropa belladonna* L. 全草、白花曼陀罗 *Datura metel* L. 花、毛曼陀罗 *Datura innoxia* Mill. 花与莨菪 *Hyoscyamus niger* L. 种子中提取的东莨菪碱氢溴酸盐，辅料为对羟基苯甲酸甲酯、对羟基苯甲酸丙酯、氢溴酸和注射用水。本品 pH 为 3.0～5.0；氢溴酸东莨菪碱 0.5mg/ml 注射液渗透压摩尔浓度为 303mOsmol/kg。

【用法与用量】

成人： 皮下注射、肌内注射或静脉注射，一次 0.3～0.5mg；极量一次 0.5mg，一日 1.5mg。

儿童： 皮下注射或肌内注射，每次按体重 6μg/kg，必要时 6～8 小时 1 次，每次最大剂量 0.3mg。

【调配】 皮下注射、肌内注射或静脉注射可以不稀释；或氢溴酸东莨菪碱 0.4mg/ml、1mg/ml 注射液加入无菌注射用水适量稀释作静脉注射液。

【稳定性】 本品未启封于遮光、室温处保存。氢溴酸东莨菪碱分解主要是由于 pH<3 发生水解和 pH≥3 发生水解和手性碳构型改变；氢溴酸东莨菪碱在 pH 为 3.5 溶液中稳定。

【药物相容性】

与静脉输液相容性： 本品与 5% 或 10% 葡萄糖注射液相容。

静脉输液加药相容性： 本品及调配的溶液加入其他药物，药物相容性见表 7-104。

表 7-104　静脉输液中氢溴酸东莨菪碱与其他药物相容性

加入药物	药物浓度/(mg/ml)	氢溴酸东莨菪碱浓度/(μg/ml)	静脉输液	溶液保存条件与结果	相容性
盐酸哌替啶	0.1	0.43	—	物理性状相容	相容
盐酸羟考酮	1	30	0.9%氯化钠注射液、灭菌注射用水	25℃ 24 小时物理性状相容，药物浓度变化小于 4%	相容
氯化琥珀胆碱	2	0.43	—	物理性状相容	相容

输液器加药相容性： 本品及调配的溶液与其他药物通过 Y 型输液器按 1∶1 比例混合，药物相容性见表 7-105。

表 7-105　输液器中氢溴酸东莨菪碱与其他药物相容性

加入药物	药物浓度	氢溴酸东莨菪碱浓度/(mg/ml)	溶液保存条件与结果	相容性
枸橼酸芬太尼	0.025mg/ml[①]	0.05[①]	22℃ 48 小时物理性状相容	相容
肝素钠	1 000U/ml[②]	0.86	室温 4 小时物理性状相容	相容
氢化可的松琥珀酸钠	10mg/ml[②]	0.86	室温 4 小时物理性状相容	相容
盐酸氢吗啡酮	0.5mg/ml[①]	0.05[①]	22℃ 48 小时物理性状相容	相容

续表

加入药物	药物浓度	氢溴酸东莨菪碱浓度/(mg/ml)	溶液保存条件与结果	相容性
盐酸美沙酮	1mg/ml[①]	0.05[①]	22℃ 48 小时物理性状相容	相容
硫酸吗啡	1mg/ml[①]	0.05[①]	22℃ 48 小时物理性状相容	相容
氯化钾	0.04mEq/ml[②]	0.86	室温 4 小时物理性状相容	相容
丙泊酚	10mg/ml	0.4	23℃ 1 小时物理性状相容	相容

注：①用 5% 葡萄糖注射液稀释；②用 5% 葡萄糖注射液、0.9% 氯化钠注射液、乳酸钠林格注射液、5% 葡萄糖林格注射液和复方乳酸钠葡萄糖注射液稀释。

注射器中加药相容性：本品及调配的溶液与其他药物混合于注射器中，药物相容性见表 7-106。

表 7-106　注射器中氢溴酸东莨菪碱与其他药物相容性

注射器中药物	药物量	氢溴酸东莨菪碱量	溶液保存条件与结果	相容性
硫酸阿托品	0.4mg/1ml	0.4mg/1ml	物理性状相容至少 15 分钟	相容
盐酸丁丙诺啡	—	—	物理性状和化学性质相容	相容
酒石酸布托啡诺	4mg/2ml	0.4mg/1ml	室温 30 分钟物理性状相容	相容
盐酸氯丙嗪	50mg/2ml	0.6mg/1.5ml	物理性状相容至少 15 分钟	相容
	50mg/2ml	0.4mg/1ml	物理性状相容至少 15 分钟	
盐酸海洛因	10mg/1ml, 25mg/1ml, 50mg/1ml	60μg/1ml[①]	室温 24 小时物理性状相容，海洛因稳定	相容
	50mg/1ml, 150mg/1ml	0.4mg/1ml	室温 7 日物理性状相容，海洛因损失 7%	
茶苯海明	50mg/1ml	0.4mg/1ml	物理性状相容至少 15 分钟	相容
盐酸苯海拉明	50mg/1ml	0.4mg/1ml	物理性状相容至少 15 分钟	相容
氟哌利多	2.5mg/1ml	0.4mg/1ml	物理性状相容至少 15 分钟	相容
枸橼酸芬太尼	100μg/1ml	0.6mg/1.5ml	物理性状相容至少 15 分钟	相容
	50μg/1ml	0.4mg/1ml	物理性状相容至少 15 分钟	
格隆溴铵	0.2mg/1ml	0.4mg/1ml	物理性状相容；25℃ 48 小时 pH 在格隆溴铵稳定范围	相容
	0.2mg/1ml	0.8mg/2ml	物理性状相容；25℃ 48 小时 pH 在格隆溴铵稳定范围	
	0.4mg/2ml	0.4mg/1ml	物理性状相容；25℃ 48 小时 pH 在格隆溴铵稳定范围	

续表

注射器中药物	药物量	氢溴酸东莨菪碱量	溶液保存条件与结果	相容性
盐酸氢吗啡酮	4mg/2ml	0.43mg/0.5ml	30分钟物理性状相容	相容
盐酸羟嗪	100mg/4ml	0.6mg/1.5ml	物理性状相容至少15分钟	相容
	50mg/1ml	0.4mg/1ml	物理性状相容至少15分钟	
	100mg/2ml	0.6mg/1.5ml	物理性状相容	
	50mg/1ml	0.6mg/1.5ml	物理性状相容	
盐酸哌替啶	100mg/1ml	0.6mg/1.5ml	物理性状相容至少15分钟	相容
	50mg/1ml	0.4mg/1ml	物理性状相容至少15分钟	
美索比妥钠	—	—	1小时出现浑浊	不相容
盐酸甲氧氯普胺	10mg/2ml	0.4mg/1ml	室温15分钟物理性状相容	相容
咪达唑仑	5mg/1ml	0.43mg/0.5ml	25℃ 4小时物理性状相容	相容
硫酸吗啡	15mg/1ml	0.6mg/1.5ml	物理性状相容至少15分钟	相容
	15mg/1ml	0.4mg/1ml	物理性状相容至少15分钟	
	500mg/5ml	5mg/5ml	室温、37℃ 14日东莨菪碱几乎未损失,吗啡未检测	
盐酸纳布啡	10mg/1ml	0.86mg/1ml	27℃ 36小时物理性状相容	相容
	5mg/0.5ml	0.86mg/1ml	27℃ 36小时物理性状相容	
	10mg/1ml	0.43mg/0.5ml	27℃ 36小时物理性状相容	
	10mg/1ml	0.4mg	48小时物理性状相容	
	20mg/1ml	0.4mg	48小时物理性状相容	
盐酸羟考酮	200mg/20ml	2.4mg/6ml	25℃ 24小时物理性状相容,药物浓度变化小于4%	相容
乳酸喷他佐辛	30mg/1ml	0.6mg/1.5ml	物理性状相容至少15分钟	相容
	30mg/1ml	0.4mg/1ml	物理性状相容至少15分钟	
戊巴比妥钠	500mg/10ml	0.13mg/0.26ml	物理性状相容	相容
	100mg/2ml	0.6mg/1.5ml	物理性状相容至少15分钟	
	50mg/1ml	0.4mg/1ml	物理性状相容至少15分钟	
乙二磺酸丙氯拉嗪	5mg/1ml	0.4mg/1ml	物理性状相容至少15分钟	相容
盐酸异丙嗪	50mg/1ml	0.6mg/1.5ml	物理性状相容至少15分钟	相容
	50mg/2ml	0.4mg/1ml	物理性状相容至少15分钟	
盐酸雷尼替丁	50mg/2ml	0.4mg/1ml	25℃ 1小时物理性状相容	相容
	50mg/2ml	0.5mg	温度荧光4小时物理性状相容	

注:①用灭菌注射用水稀释。

硫酸阿托品
Atropine Sulfate

【适应证】

(1) 各种内脏绞痛,如胃肠绞痛及膀胱刺激症状;对胆绞痛、肾绞痛的疗效较差。

(2) 全身麻醉前给药、严重盗汗和流涎症。

(3) 迷走神经过度兴奋所致的窦房传导阻滞、房室传导阻滞等缓慢型心律失常,也可用于继发于窦房结功能低下而出现的室性异位节律。

(4) 抗休克。

(5) 解救有机磷酸酯类中毒。

【制剂与规格】

硫酸阿托品注射液:1ml:0.4mg;1ml:0.5mg;1ml:1mg;1ml:2mg;1ml:5mg;2ml:1mg;2ml:5mg;2ml:10mg;5ml:25mg。本品为无色的澄明液体,主要成分为硫酸阿托品,系从茄科植物颠茄 *Atropa belladonna* L. 全草、白花曼陀罗 *Datura metel* L. 花、毛曼陀罗 *Datura innoxia* Mill. 花与莨菪 *Hyoscyamus niger* L. 种子中提取的阿托品硫酸盐,辅料为氯化钠和注射用水。本品 pH 为 3.5～5.5,与 0.9% 氯化钠注射液渗透压比为 0.9～1.1。

注射用硫酸阿托品:0.5mg。本品为白色的疏松块状物或无定形固体,主要成分为硫酸阿托品,辅料为甘露醇。硫酸阿托品 0.5mg/ml 水溶液 pH 为 4.5～6.5。

【用法与用量】

用法:皮下注射、肌内注射、静脉注射或静脉滴注。本品半衰期短,必须反复静脉注射或连续静脉滴注给药。

用量:成人常用量,一次 0.3～0.5mg,一日 0.5～3mg,极量一次 2mg。儿童,皮下注射,按体重每次 0.01～0.02mg/kg,每日 2～3 次。

抗心律失常,成人,静脉注射 0.5～1mg,按需每 1～2 小时 1 次,最大量为 2mg。

解毒,①用于锑剂引起的阿-斯综合征,静脉注射 1～2mg 或按体重 0.03～0.05mg/kg,15～30 分钟后再注射 1mg,直至面色潮红、循环好转、血压回升、延长间隔时间至血压稳定,如患者无发作,按需每 3～4 小时皮下注射或肌内注射 1mg。②用于有机磷中毒时,肌内注射或静脉注射 1～2mg(严重有机磷中毒时可加大 5～10 倍),每 10～20 分钟重复,直到青紫消失,继续用药至病情稳定,然后用维持量,有时需 2～3 天。

抗休克改善循环,成人,一般按体重 0.02～0.05mg/kg,用 50% 葡萄糖注射液稀释后静脉注射或用5%葡萄糖注射液稀释后静脉滴注。

麻醉前用药，成人，术前0.5~1小时肌内注射0.5mg；儿童，皮下注射，体重<5kg婴儿剂量为0.02mg/kg，体重≥5kg婴儿和儿童剂量0.01~0.02mg/kg，最大剂量不超过0.4mg，最小剂量为0.1mg，可以每4~6小时重复给药。

【调配】

硫酸阿托品注射液：肌内注射不必稀释；静脉注射可以不稀释；或一次用量药物，用灭菌注射用水或50%葡萄糖注射液至少10ml稀释作静脉注射液；或一次用量药物，稀释于5%或10%葡萄糖注射液至少50ml中作静脉滴注液。

注射用硫酸阿托品：每瓶0.5mg药物，加入0.9%氯化钠注射液1~2ml使药物溶解作皮下注射液、肌内注射液或静脉注射液；或每瓶0.5mg药物，加入灭菌注射用水1ml使药物溶解，一次用量药物的溶解液稀释于5%或10%葡萄糖注射液至少50ml中作静脉滴注液。

【稳定性】本品未启封于室温处保存，避免冷冻；调配的溶液立即使用。硫酸阿托品在pH为3.5水溶液中性质最稳定，遇碱性药物可分解。硫酸阿托品0.1mg/ml溶液于注射器6.5~52℃、高湿环境保存45日，其物理性状没有明显变化，药物几乎未损失。模拟夏季环境，硫酸阿托品注射液于26~38℃保存4周，药物未损失。

【药物相容性】

与静脉输液相容性：本品与0.9%氯化钠注射液、5%葡萄糖注射液或10%葡萄糖注射液相容。

静脉输液加药相容性：本品及调配的溶液加入其他药物，药物相容性见表7-107。

表7-107　静脉输液中硫酸阿托品与其他药物相容性

加入药物	药物浓度	硫酸阿托品浓度	静脉输液	溶液保存条件与结果	相容性
盐酸多巴酚丁胺	0.167mg/ml	16.7μg/ml	0.9%氯化钠注射液	24小时物理性状相容	相容
	1mg/ml	50μg/ml	5%葡萄糖注射液、0.9%氯化钠注射液	21℃ 24小时物理性状相容	
依替巴肽	0.75mg/ml	0.4mg/ml	—	25℃ 24小时物理性状和化学性质稳定	相容
氟氯西林钠	20mg/ml	60μg/ml	灭菌注射用水	30℃ 24小时出现浑浊、48小时产生沉淀；15℃无变化	不相容

续表

加入药物	药物浓度	硫酸阿托品浓度	静脉输液	溶液保存条件与结果	相容性
呋塞米	1mg/ml	60μg/ml	灭菌注射用水	15℃、30℃ 72小时物理性状相容	相容
美罗培南	1mg/ml, 20mg/ml	40μg/ml	0.9%氯化钠注射液	室温4小时物理性状相容	相容
碳酸氢钠	2.4mEq/L	0.4μg/ml	5%葡萄糖注射液	24小时物理性状相容	相容
盐酸维拉帕米	0.080mg/ml	0.8μg/ml	5%葡萄糖注射液、0.9%氯化钠注射液	24小时物理性状相容	相容

输液器加药相容性：本品及调配的溶液与其他药物通过Y型输液器按1∶1比例混合，药物相容性见表7-108。

表7-108　输液器中硫酸阿托品与其他药物相容性

加入药物	药物浓度	硫酸阿托品浓度/（mg/ml）	溶液保存条件与结果	相容性
阿昔单抗	36μg/ml[1]	0.4	23℃ 12小时物理性状相容	相容
盐酸胺碘酮	6mg/ml[1]	0.4	22℃ 24小时物理性状相容	相容
阿加曲班	1mg/ml[2]	0.4	23℃ 24小时物理性状相容	相容
比伐芦定	5mg/ml[1,2]	0.4	23℃ 6小时物理性状相容	相容
坎格瑞洛	1mg/ml[2]	0.4, 1	4小时物理性状相容	相容
氯唑西林钠	100mg/ml	0.4	室温4小时物理性状相容	相容
盐酸右美托咪定	4μg/ml[2]	未明确	陈述相容	相容
多尼培南	5mg/ml[1,2]	0.4	23℃ 4小时物理性状相容	相容
依托咪酯	2mg/ml	0.4	25℃ 7日物理性状相容	相容
法莫替丁	0.2mg/ml	0.1[1]	25℃ 4小时物理性状相容	相容
甲磺酸非诺多泮	80μg/ml[2]	0.1[1]	23℃ 4小时物理性状相容	相容
枸橼酸芬太尼	25μg/ml[1]	0.4	22℃ 48小时物理性状相容	相容
肝素钠	1U/ml[3]	0.5	室温4小时物理性状相容	相容
氢化可的松琥珀酸钠	0.01mg/ml[3]	0.5	室温4小时物理性状相容	相容

续表

加入药物	药物浓度	硫酸阿托品浓度/（mg/ml）	溶液保存条件与结果	相容性
盐酸氢吗啡酮	0.5mg/ml①	0.4	22℃ 48 小时物理性状相容	相容
美罗培南	1mg/ml, 50mg/ml②	0.4	室温 4 小时物理性状相容	相容
盐酸美沙酮	1mg/ml①	0.4	22℃ 48 小时物理性状相容	相容
硫酸吗啡	1mg/ml①	0.4	22℃ 48 小时物理性状相容	相容
萘夫西林钠	33mg/ml②	0.4	未产生沉淀	相容
盐酸帕洛诺司琼	50μg/ml	0.4	室温 4 小时物理性状相容，两药物未损失	相容
氯化钾	0.04mEq/ml③	0.5	室温 4 小时物理性状相容	相容
丙泊酚	2mg/ml	0.4	25℃ 24 小时物理性状相容，7 日油滴析出	不确定
	10mg/ml	0.1①	23℃ 1 小时物理性状相容	相容
盐酸替罗非班	50μg/ml①,②	0.4, 1	23℃ 4 小时物理性状相容，两药物未损失	相容

注：①用 5% 葡萄糖注射液稀释；②用 0.9% 氯化钠注射液稀释；③用 5% 葡萄糖注射液、0.9% 氯化钠注射液、乳酸钠林格注射液和复方乳酸钠葡萄糖注射液稀释。

注射器加药相容性：本品与其他药物混合于注射器中，药物相容性见表 7-109。

表 7-109　注射器中硫酸阿托品与其他药物相容性

注射器中药物	药物量	硫酸阿托品量	溶液保存条件与结果	相容性
盐酸丁丙诺啡	未明确	未明确	物理性状和化学性质相容	相容
酒石酸布托啡诺	4mg/2ml	0.4mg/1ml	室温 30 分钟物理性状相容	相容
盐酸氯丙嗪	50mg/2ml	0.6mg/1.5ml	物理性状相容至少 15 分钟	相容
茶苯海明	50mg/1ml	0.4mg/1ml	物理性状相容至少 15 分钟	相容
盐酸苯海拉明	50mg/1ml	0.4mg/1ml	物理性状相容至少 15 分钟	相容
氟哌利多	2.5mg/1ml	0.4mg/1ml	物理性状相容至少 15 分钟	相容
枸橼酸芬太尼	0.1mg/1ml	0.6mg/1.5ml	物理性状相容至少 15 分钟	相容
	0.05mg/1ml	0.4mg/1ml	物理性状相容至少 15 分钟	
格隆溴铵	0.2mg/1ml	0.4mg/1ml	物理性状相容；25℃ 48 小时溶液 pH 在格隆溴铵稳定范围	相容
	0.2mg/1ml	0.8mg/2ml	物理性状相容；25℃ 48 小时溶液 pH 在格隆溴铵稳定范围	
	0.4mg/2ml	0.4mg/1ml	物理性状相容；25℃ 48 小时溶液 pH 在格隆溴铵稳定范围	

续表

注射器中药物	药物量	硫酸阿托品量	溶液保存条件与结果	相容性
肝素钠	2 500U/1ml	0.5mg/1ml	物理性状相容至少5分钟	相容
盐酸氢吗啡酮	4mg/2ml	0.4mg/0.5ml	物理性状相容30分钟	相容
盐酸羟嗪	100mg/4ml	0.6mg/1.5ml	15分钟内物理性状相容	相容
	50mg/1ml	0.4mg/0.4ml	3℃、25℃盐酸羟嗪稳定至少10日	
	100mg/2ml	0.4mg/1ml	物理性状相容	
盐酸哌替啶	100mg/1ml	0.6mg/1.5ml	物理性状相容至少15分钟	相容
	50mg/1ml	0.4mg/1ml	物理性状相容至少15分钟	
盐酸甲氧氯普胺	10mg/2ml	0.4mg/1ml	室温物理性状相容15分钟	相容
咪达唑仑	5mg/1ml	0.4mg/1ml	25℃ 4小时物理性状相容	相容
米力农	5.25mg/5.25ml	2mg/2ml	物理性状相容；23℃ 20分钟两药物未损失	相容
硫酸吗啡	15mg/1ml	0.6mg/1.5ml	物理性状相容至少15分钟	相容
	15mg/1ml	0.4mg/1ml	物理性状相容至少15分钟	
盐酸纳布啡	10mg/1ml	0.2mg	27℃ 36小时物理性状相容	相容
	20mg/1ml	0.4mg，1mg	48小时物理性状相容	
盐酸昂丹司琼	1.33mg/1ml①	0.133mg/1ml①	物理性状相容；4℃、23℃ 24小时两药物损失小于10%	相容
泮托拉唑钠	4mg/1ml	0.4mg/1ml	4小时后不相容	不相容
乳酸喷他佐辛	30mg/1ml	0.6mg/1.5ml	物理性状相容至少15分钟	相容
戊巴比妥钠	100mg/2ml	0.6mg/1.5ml	物理性状相容至少15分钟	相容
	50mg/1ml	0.4mg/1ml	物理性状相容至少15分钟	相容
	100mg/2ml	0.6mg/1.5ml	室温24小时产生沉淀	不相容
乙二磺酸丙氯拉嗪	5mg/1ml	0.4mg/1ml	物理性状相容至少15分钟	相容
盐酸异丙嗪	50mg/2ml	0.6mg/1.5ml	物理性状相容至少15分钟	相容
盐酸雷尼替丁	50mg/2ml	0.4mg/1ml	25℃物理性状相容1小时	相容
氢溴酸东莨菪碱	0.4mg/1ml	0.4mg/1ml	物理性状相容至少15分钟	相容

注：①用0.9%氯化钠注射液稀释。

与容器具相容性：本品与聚氯乙烯（PVC）、聚丙烯（PP）容器相容。用0.9%氯化钠注射液调配的硫酸阿托品1mg/ml溶液于PVC容器6℃、23℃或34℃保存72小时，其物理性状相容，药物未损失。硫酸阿托品1mg/ml注射液于PP注射器室温、不直接光照保存4周，药物浓度几乎未变化。临时用0.9%氯化钠注射液混合的用于恐怖分子神经毒气袭击的硫酸阿托品2mg/ml注射液，用硫酸调节pH为3.5，注射液包装于PP注射器5℃避光保存364日、23℃曝光364日或35℃曝光28日，其物理性状没有变化，药物未损失。

去乙酰毛花苷
Deslanoside

【适应证】

（1）主要用于心力衰竭。由于其作用较快，适用于急性心功能不全或慢性心功能不全急性加重的患者。

（2）亦可用于控制伴快速心室率的心房颤动、心房扑动患者的心室率。

（3）终止室上性心动过速起效慢，已少用。

【制剂与规格】去乙酰毛花苷注射液：2ml：0.4mg。本品为无色的澄明液体，主要成分为去乙酰毛花苷，系从玄参科植物毛花毛地黄 *Digitalis lanata* Ehrh. 叶中提取、分离的强心苷（提取过程中，其可经水解失去葡萄糖和乙酸而成地高辛），辅料为乙醇、甘油和注射用水。本品pH为5.0～7.0。

【用法与用量】

成人：静脉注射，首剂量0.4～0.6mg，以后每2～4小时可再给0.2～0.4mg，总量1～1.6mg。

儿童：肌内注射或静脉注射，早产儿、足月新生儿或肾功能减退、心肌炎患儿，按体重0.022mg/kg，分2～3次间隔3～4小时给药；2周～3岁，按体重0.025mg/kg，分2～3次间隔3～4小时给药。

【调配】肌内注射不必稀释；或每0.2～0.6mg药物，稀释于5%葡萄糖注射液至10ml作静脉注射液。

【稳定性】本品未启封于避光、室温处保存；调配的溶液立即使用。

【药物相容性】

与静脉输液相容性：本品与5%葡萄糖注射液相容。

输液器加药相容性：本品不得与其他药物混合使用。用0.9%氯化钠注射液调配的盐酸万古霉素5mg/ml溶液通过Y型输液器加入去乙酰毛花苷0.2mg，莫菲管立即产生白色沉淀，两药物不相容。

注射器加药相容性：本品不得与其他药物混合于同一容器内使用。

地高辛
Digoxin

【适应证】
(1) 用于急性和慢性心功能不全。
(2) 控制伴有快速心室率的心房颤动、心房扑动患者的心室率及室上性心动过速。

【制剂与规格】地高辛注射液：1ml：0.1mg；2ml：0.5mg。本品为无色或几乎无色的澄明液体，主要成分为地高辛，系从玄参科植物毛花毛地黄 Digitalis lanata Ehrh. 叶中提取的强心苷，辅料为乙醇、丙二醇、枸橼酸、磷酸氢二钠和注射用水。本品 pH 为 6.5～7.5；地高辛 0.25mg/ml 注射液渗透压摩尔浓度约 9 105mOsmol/kg。

【用法与用量】
用法：静脉注射，一次缓慢注射 5 分钟以上。避免弹丸式静脉注射以防止出现全身血管和冠状动脉的收缩。

用量：成人，常用量 0.25～0.5mg，以后 0.25mg 每 4～6 小时按需注射，但每日总量不超过 1mg；维持量 0.125～0.5mg，一日 1 次。

儿童，常用量按下列剂量分 3 次或每 6～8 小时给予。早产儿按体重 15～25μg/kg；足月新生儿按体重 20～30μg/kg；1～24 个月婴幼儿按体重 40～50μg/kg；2～5 岁儿童按体重 25～35μg/kg；5～10 岁儿童按体重 15～30μg/kg；10 岁及以上儿童同成人常用量。维持量洋地黄化后 24 小时内开始，早产儿为洋地黄化总量的 20%～30%，分 2～3 次等份给予；足月新生儿、婴儿和 10 岁以下小儿为洋地黄化总量的 25%～35%，分 2～3 次等份给予；10 岁及以上儿童为洋地黄化总量的 25%～35%，每日 1 次。婴幼儿（尤其早产儿）需仔细滴定剂量和密切监测血药浓度和心电图。

【调配】静脉注射可以不稀释；或每 0.25～0.5mg 药物，用灭菌注射用水、5% 葡萄糖注射液或 0.9% 氯化钠注射液 4 倍及以上体积稀释至 5～10ml 作静脉注射液。

【稳定性】本品未启封于室温、避光处保存；调配的溶液立即使用。地高辛在 pH<3.0 的酸性溶液中发生水解作用，在 pH 为 5.0～8.0 的水溶液中稳定。

【药物相容性】
与静脉输液相容性：本品与静脉输液相容性见表 7-110。
静脉输液加药相容性：本品不宜与酸性或碱性药物混合使用。本品调配的溶液加入其他药物，药物相容性见表 7-111。

表 7-110　地高辛与静脉输液相容性

静脉输液	地高辛浓度/(μg/ml)	溶液保存条件与结果	相容性
0.9%氯化钠注射液	2.5	4℃或23℃ 48小时物理性状相容,地高辛未损失	相容
5%葡萄糖注射液	2.5	4℃或23℃ 48小时物理性状相容,地高辛未损失	相容
5%葡萄糖0.45%氯化钠注射液	2.5	23℃ 6小时研究期间物理性状相容,地高辛未损失	相容
乳酸钠林格注射液	2.5	23℃ 6小时研究期间物理性状相容,地高辛未损失	相容

表 7-111　静脉输液中地高辛与其他药物相容性

加入药物	药物浓度/(mg/ml)	地高辛浓度/(μg/ml)	静脉输液	溶液保存条件与结果	相容性
盐酸多巴酚丁胺	1	4	5%葡萄糖注射液、0.9%氯化钠注射液	25℃ 24小时呈淡粉红色	不相容
氟氯西林钠	20	25	0.9%氯化钠注射液	15℃、30℃ 72小时物理性状相容	相容
呋塞米	1	25	0.9%氯化钠注射液	15℃、30℃ 72小时物理性状相容	相容
盐酸利多卡因	2	1	0.9%氯化钠注射液、5%葡萄糖注射液、乳酸钠林格注射液	25℃ 24小时物理性状相容	相容
盐酸雷尼替丁	0.05,2	2.5	5%葡萄糖注射液	25℃ 24小时物理性状相容,雷尼替丁稳定,地高辛未检测	相容
盐酸维拉帕米	0.08	2	5%葡萄糖注射液、0.9%氯化钠注射液	48小时物理性状相容	相容

输液器加药相容性：本品不推荐与其他药物通过同一静脉通路混合用药。本品与其他药物通过 Y 型输液器按 1:1 比例混合,药物相容性见表 7-112。

表 7-112　输液器中地高辛与其他药物相容性

加入药物	药物浓度	地高辛浓度/（mg/ml）	溶液保存条件与结果	相容性
盐酸胺碘酮	6mg/ml[①]	0.25	立即产生白色沉淀	不相容
两性霉素B胆固醇硫酸酯复合物	0.83mg/ml[①]	0.25	23℃ 4小时产生微小沉淀	不相容
阿尼芬净	0.5mg/ml[①]	0.25	23℃ 4小时物理性状相容	相容
比伐芦定	5mg/ml[①]	0.25	23℃ 4小时物理性状相容	相容
坎格瑞洛	1mg/ml[②]	0.25	物理性状相容4小时	相容
头孢罗膦	2.22mg/ml[③]	0.25	23℃ 4小时物理性状相容	相容
头孢洛扎他唑巴坦钠	10mg/ml[④]	0.25	室温2小时物理性状相容	相容
环丙沙星	2mg/ml[④]	0.25	24℃ 24小时物理性状相容	相容
	2mg/ml[②]	0.25	物理性状相容；15分钟环丙沙星未损失，地高辛未检测	
苯磺顺阿曲库铵	0.1mg/ml[①]，2mg/ml[①]，5mg/ml[①]	0.25	23℃ 4小时物理性状相容	相容
氯唑西林钠	100mg/ml	0.05	室温4小时物理性状相容	相容
盐酸右美托咪定	4μg/ml[②]	0.25	23℃ 4小时物理性状相容	相容
盐酸地尔硫䓬	1mg/ml[②]，5mg/ml	0.5	物理性状相容	相容
多尼培南	5mg/ml[①,②]	0.25	23℃ 4小时物理性状相容	相容
法莫替丁	0.2mg/ml[①]	0.25	物理性状相容14小时	相容
甲磺酸非诺多泮	80μg/ml[②]	0.25	23℃ 4小时物理性状相容	相容
氟康唑	2mg/ml	0.25	产生气体	不相容
膦甲酸钠	24mg/ml	0.25	产生气体	不相容
肝素钠	1U/ml[③]	0.25	室温4小时物理性状相容	相容
羟乙基淀粉乳酸电解质	6%	0.25	23℃ 4小时物理性状相容	相容
氢化可的松琥珀酸钠	0.1mg/ml[③]	0.25	室温4小时物理性状相容	相容
胰岛素（普通）	1U/ml[②]	0.005[②]	物理性状相容3小时	相容
	1U/ml[①]	0.005[①]	1小时出现轻度浑浊	不相容
硫酸艾沙康唑	1.5mg/ml[④]	0.25	室温2小时物理性状相容	相容
利奈唑胺	2mg/ml	0.25	23℃ 4小时物理性状相容	相容
盐酸哌替啶	10mg/ml	0.25	25℃ 4小时物理性状相容	相容

续表

加入药物	药物浓度	地高辛浓度/(mg/ml)	溶液保存条件与结果	相容性
美罗培南	1mg/ml[②], 50mg/ml[②]	0.25	室温 4 小时物理性状相容	相容
美罗培南法硼巴坦	8mg/ml[②]	0.25	20～25℃ 3 小时物理性状相容	相容
咪达唑仑	1mg/ml[①]	0.1	23℃ 4 小时物理性状相容	相容
米力农	200μg/ml[①]	0.25	23℃ 4 小时物理性状相容，两药物未损失	相容
硫酸吗啡	1mg/ml	0.25	25℃ 4 小时物理性状相容	相容
人脑利钠肽	50μg/ml[①,②]	0.25	物理性状相容 4 小时	相容
氯化钾	0.04mEq/ml[③]	0.25	室温 4 小时物理性状相容	相容
奎奴普丁达福普汀	2mg/ml[①]	0.25	陈述不相容	不相容
盐酸瑞芬太尼	0.025mg/ml[②], 0.25mg/ml[②]	0.25	23℃ 4 小时物理性状相容	相容
他克莫司	1mg/ml[②]	0.25	25℃ 4 小时物理性状相容	相容
磷酸特地唑胺	0.8mg/ml[②]	0.25	物理性状相容 3 小时	相容
盐酸替拉凡星	7.5mg/ml[③]	0.25	出现浑浊	不相容

注：①用 5% 葡萄糖注射液稀释；②用 0.9% 氯化钠注射液稀释；③用 5% 葡萄糖注射液、0.9% 氯化钠注射液和乳酸钠林格注射液稀释；④用 5% 葡萄糖注射液和 0.9% 氯化钠注射液稀释。

注射器加药相容性： 本品不推荐与其他药物混合于同一注射器给药。本品及调配的溶液与其他药物混合于注射器中，药物相容性见表 7-113。

表 7-113　注射器中地高辛与其他药物相容性

注射器中药物	药物量	地高辛量	溶液保存条件与结果	相容性
茶苯海明	10mg/1ml	0.05mg/1ml	溶液澄明	相容
盐酸多沙普仑	400mg/20ml	0.25mg/1ml	9 小时与 24 小时多沙普仑分别损失 10% 与 17%	不相容
肝素钠	2 500U/1ml	0.25mg/1ml	物理性状相容至少 5 分钟	相容
米力农	3.5mg/3.5ml	0.5mg/2ml	用 5% 葡萄糖注射液稀释至 10ml，23℃ 4 小时物理性状相容，两药物未损失	相容
泮托拉唑钠	4mg/1ml	0.05mg/1ml	4 小时内产生沉淀	不相容

与容器具相容性：本品与玻璃和聚氯乙烯（PVC）容器相容。用 5% 葡萄糖注射液调配的地高辛 40μg/ml 溶液于 PVC 容器室温保存 24 小时，没有浸提出塑化剂邻苯二甲酸二(2-乙基己基)酯（DEHP）。用 0.9% 氯化钠注射液、5% 葡萄糖注射液或乳酸钠林格注射液调配的地高辛 1μg/ml 溶液通过 5μm 微孔不锈钢过滤器、0.22μm 微孔纤维素酯膜过滤器、0.22μm 聚碳酸酯膜过滤器超过 12 小时，药物没有由于滤膜黏附作用而明显损失。用 0.9% 氯化钠注射液或 5% 葡萄糖注射液调配的地高辛 3μg/ml 溶液通过 0.45μm 微孔纤维素酯膜过滤器模拟静脉滴注 8 小时，滤膜对药物没有明显黏附作用。但用 0.9% 氯化钠注射液或 5% 葡萄糖注射液调配的地高辛 1μg/ml 溶液通过 4 种 0.2μm 微孔静脉输液过滤器（sterifix，Pall ELD-96LL，Ivex-HP 和 Pall FAE-020LL）最初 20 分钟，地高辛分别损失 10%～23%、24%～32%、63%～73% 和 63%～73%，随后滤膜黏附量饱和，地高辛恢复至原来浓度。

毒毛花苷 K

Strophanthin K

【适应证】 用于急性充血性心力衰竭，特别适用于洋地黄无效的患者；亦可用于心率正常或心率缓慢的心房颤动的急性心力衰竭。

【制剂与规格】 毒毛花苷 K 注射液：1ml：0.25mg。本品为无色或微黄色的澄明液体，主要成分为毒毛花苷 K，系从夹竹桃科植物绿毒毛旋花 *Strophanthus kombe* Oliv. 种子中提取的各种苷的混合物，辅料为注射用水。

【用法与用量】

用法：仅用于静脉注射，每次注射不少于 5 分钟。皮下注射或肌内注射可引起局部炎症反应。

用量：成人，首剂量 0.125～0.25mg，2 小时后按需要重复给药 1 次，总量一日 0.25～0.5mg；极量，静脉注射一次 0.5mg，一日 1mg。病情好转后，可改用洋地黄口服制剂。

儿童，按体重 0.007～0.01mg/kg 或按体表面积 0.3mg/m^2，首剂给予 1/2 剂量，其余分成几个等份间隔 0.5～2 小时给药。

【调配】 每 0.125～0.25mg 药物，稀释于 0.5% 葡萄糖注射液或 0.9% 氯化钠注射液至 20～40ml 作静脉注射液。

【稳定性】 本品未启封于避光、室温处保存；调配的溶液立即使用。本品在碱性溶液中易分解。

【药物相容性】

与静脉输液相容性：本品与 0.5% 葡萄糖注射液或 0.9% 氯化钠注射液相容。

注射器加药相容性： 本品不得与其他药物混合于同一容器内使用。

麻黄碱
Ephedrine

【适应证】用于蛛网膜下腔麻醉或硬膜外麻醉引起的低血压症及慢性低血压症。

【制剂与规格】

盐酸麻黄碱注射液： 1ml：30mg；1ml：40mg。本品为无色澄明液体，主要成分为盐酸麻黄碱，系从麻黄科植物草麻黄 *Ephedra sinica* Stapf、中麻黄 *Ephedra intermedia* Schrenk et C. A. Mey. 或木贼麻黄 *Ephedra equisetina* Bge. 草质茎中提取的麻黄碱盐酸盐，可人工合成，辅料为注射用水。盐酸麻黄碱 40mg/ml 注射液 pH 为 4.5～6.5，与 0.9% 氯化钠注射液渗透压比约为 1.3。

硫酸麻黄碱注射液： 1ml：50mg；5ml：25mg。本品为无色澄明液体，主要成分为硫酸麻黄碱，系从麻黄科植物草麻黄 *Ephedra sinica* Stapf、中麻黄 *Ephedra intermedia* Schrenk et C.A.Mey. 或木贼麻黄 *Ephedra equisetina* Bge. 草质茎中提取的麻黄碱硫酸盐，可人工合成，辅料 pH 调节剂和注射用水。硫酸麻黄碱 50mg/ml 注射液 pH 为 4.5～7.0，硫酸麻黄碱 5mg/ml 注射液 pH 为 4.5～6.5。

【用法与用量】

盐酸麻黄碱注射液： 皮下注射或肌内注射，一次 15～30mg，一日 3 次，极量一次 60mg，一日 150mg；静脉注射，成人一次 4～8mg，根据年龄、症状适当增减。

硫酸麻黄碱注射液： 静脉注射，首剂量一次 5～10mg，必要时可重复，总剂量不超过 50mg。

【调配】

盐酸麻黄碱注射液： 皮下注射或肌内注射不必稀释；或盐酸麻黄碱 40mg/ml 注射液 1ml，用 5% 葡萄糖注射液或 0.9% 氯化钠注射液 9ml 稀释作静脉注射液。

硫酸麻黄碱注射液： 硫酸麻黄碱 5mg/ml 注射液不必稀释；或硫酸麻黄碱 50mg/ml 注射液 1ml，用 5% 葡萄糖注射液或 0.9% 氯化钠注射液 9ml 稀释作静脉注射液。

【稳定性】本品未启封于室温、遮光密闭保存；调配的溶液 24 小时内使用。

【药物相容性】

与静脉输液相容性： 硫酸麻黄碱注射液与静脉输液相容性见表 7-114。

静脉输液加药相容性： 硫酸麻黄碱注射液及调配的溶液加入其他药物，药物相容性见表 7-115。

表 7-114 硫酸麻黄碱与静脉输液相容性

静脉输液	硫酸麻黄碱浓度/(mg/ml)	溶液保存条件与结果	相容性
0.9%氯化钠注射液	0.05	物理性状相容	相容
	5	物理性状相容	
5%葡萄糖注射液	0.05	物理性状相容	相容
	5	物理性状相容	
10%葡萄糖注射液	0.05	物理性状相容	相容
葡萄糖氯化钠注射液	0.05	物理性状相容	相容
复方氯化钠注射液	0.05	物理性状相容	相容
乳酸钠注射液	0.05	物理性状相容	相容
乳酸钠林格注射液	0.05	物理性状相容	相容
复方乳酸钠葡萄糖注射液	0.05	物理性状相容	相容

表 7-115 静脉输液中硫酸麻黄碱与其他药物相容性

加入药物	药物浓度	硫酸麻黄碱浓度/(mg/ml)	静脉输液	溶液保存条件与结果	相容性
琥珀酸钠氯霉素	1mg/ml	0.05	未明确	物理性状相容	相容
盐酸利多卡因	2mg/ml	0.05	未明确	物理性状相容	相容
萘夫西林钠	0.5mg/ml	0.05	未明确	物理性状相容	相容
青霉素钾	1 000U/ml,5 000U/ml	0.05	未明确	物理性状相容	相容
戊巴比妥钠	1mg/ml	0.25	5%葡萄糖注射液	物理性状不相容	不相容
苯巴比妥钠	0.2mg/ml	0.25	5%葡萄糖注射液	物理性状不相容	不相容

输液器加药相容性：硫酸麻黄碱注射液及调配的溶液与其他药物通过 Y 型输液器按 1:1 比例混合，药物相容性见表 7-116。

表 7-116 输液器中硫酸麻黄碱与其他药物相容性

加入药物	药物浓度	硫酸麻黄碱浓度/(mg/ml)	溶液保存条件与结果	相容性
比伐芦定	5mg/ml[①]	5[①]	23℃ 4小时物理性状相容	相容
坎格瑞洛	1mg/ml[②]	5[②]	4小时物理性状相容	相容

续表

加入药物	药物浓度	硫酸麻黄碱浓度/(mg/ml)	溶液保存条件与结果	相容性
丁酸氯维地平	0.5mg/ml	50	24小时pH变化超出氯维地平规定范围	不明确
盐酸右美托咪定	4μg/ml[②]	5[②]	23℃ 4小时物理性状相容	相容
依托咪酯	2mg/ml	50	25℃ 7日物理性状相容	相容
甲磺酸非诺多泮	80μg/ml[②]	5[②]	23℃ 4小时物理性状相容	相容
羟乙基淀粉乳酸电解质	6%	5[①]	23℃ 4小时物理性状相容	相容
丙泊酚	10mg/ml	5[①]	23℃ 1小时物理性状相容	相容

注：①用5%葡萄糖注射液稀释；②用0.9%氯化钠注射液稀释。

注射器加药相容性：硫酸麻黄碱50mg/1ml注射液与戊巴比妥钠500mg/10ml注射液混合于注射器中，溶液物理性状相容。

与容器具相容性：本品与玻璃和聚丙烯（PP）容器相容。用0.9%氯化钠注射液调配的硫酸麻黄碱5mg/ml溶液于PP注射器25℃、荧光或4℃保存60日，药物损失小于3%。

环轮宁

Cycleanine Dimethobromide

【**适应证**】麻醉期间控制性抗高血压药。如动脉导管未闭结扎术、脑膜瘤切除术的控制性降血压，小儿麻醉期间控制性降血压等。

【**制剂与规格**】环轮宁注射液：2ml：10mg。本品为无色至淡黄色的澄明液体，主要成分为溴化二甲基轮环藤宁（通用名称即环轮宁），系从防己科植物云南地不容 Stephania yunnanensis H. S. Lo、广西地不容 Stephania kwangsiensis H. S. Lo 块根中提取的轮环藤宁经季铵化所得的二甲基溴化物，辅料为注射用水。本品pH为5.0~7.0。

【**用法与用量**】

单次静脉注射：成人按体重0.4~1.2mg/kg，小儿0.8~1.2mg/kg。注射后1~4分钟血压开始下降，2~5分钟降至坪值，有效降血压时间为8~20分钟，停药后约5分钟血压自行回升，8~20分钟恢复至原水平。如果静脉注射后血压下降不理想或降血压作用消失，可重复静脉注射，用量为开始时的1/2~2/3。

连续静脉滴注：静脉滴注0.05%~0.2%浓度的等渗溶液，开始滴注速度一般为 30 滴 /min，逐渐增加为 100 滴 /min，最快为 150 滴 /min。根据降血压情况调节用药剂量和滴注速度。

静脉注射与静脉滴注：按体重单次静脉注射 0.5mg/kg，继以 0.05%～0.1% 溶液连续静脉滴注维持；也可在连续静脉滴注基础上，酌量补充单次静脉注射剂量。

【调配】静脉注射不必稀释；或按照无菌操作技术，一次用量的药物，用 0.9% 氯化钠注射液或 5% 葡萄糖注射液适量稀释，药物浓度为 0.05%～0.2% 作静脉滴注液。

【稳定性】本品未启封于室温、避光处保存；调配的溶液立即使用。

【药物相容性】

与静脉输液相容性：本品与 0.9% 氯化钠注射液或 5% 葡萄糖注射液相容。

静脉输液加药相容性：本品不得与其他药物混合于同一容器内使用。

输液器加药相容性：本品不得与其他药物混合使用，如通过输液器序贯输液，须用相容性静脉输液适量冲洗静脉通路。

石杉碱甲
Huperzine A

【适应证】用于良性记忆障碍，可提高患者指向记忆、联想学习、图像回忆、无意义图形再认及人像回忆等能力。对痴呆患者和脑器质性病变引起的记忆障碍亦有改善作用；亦用于重症肌无力的治疗。

【制剂与规格】

石杉碱甲注射液：1ml：0.2mg。本品为无色的澄明液体，主要成分为石杉碱甲，系从石松科植物蛇足石杉 *Huperzia serrata*（Thunb.）Trev.［*Lycopodium serratum* Thunb.］全草（又名蛇足石松）中提取的生物碱，辅料为盐酸、氯化钠和注射用水。本品 pH 为 3.5～6.5。

注射用石杉碱甲：0.2mg；0.4mg。本品为白色冻干块状物或粉末，主要成分为石杉碱甲，辅料为聚山梨酯 80 和甘露醇。

【用法与用量】肌内注射，治疗良性记忆障碍，一次 0.2mg，一日 1 次或遵医嘱；治疗重症肌无力，一次 0.2～0.4mg，一日 1 次或遵医嘱。

【调配】

石杉碱甲注射液：不必稀释。

注射用石杉碱甲：每瓶药物，沿瓶内壁加入灭菌注射用水 2ml 使药物溶解作肌内注射液。

【稳定性】本品未启封于室温、遮光处保存。

【药物相容性】本品不得与其他药物混合使用。

硝酸士的宁
Strychnine Nitrate

【适应证】主用于神经衰弱、脏器平滑肌紧张力过低及巴比妥类药物中毒等。本品因安全范围小，现已少用。

【制剂与规格】硝酸士的宁注射液 1ml：2mg。本品为无色的澄明液体，主要成分为硝酸士的宁，系从马钱科植物马钱子 *Strychnos nux-vomica* L. 种子中提取的一种生物碱硝酸盐，辅料为注射用水。本品 pH 为 3.0～4.5。

【用法与用量】皮下注射，一次 1～3mg，极量一次 5mg。

【调配】不必稀释。

【稳定性】本品未启封于室温、遮光处保存。

【药物相容性】本品不得与其他药物混合使用。

硫酸罗通定
Rotundine Sulfate

【适应证】用于消化系统疾病引起的内脏痛（如胃溃疡及十二指肠溃疡的疼痛）、一般性头痛、月经痛、分娩后宫缩痛；用于紧张性疼痛或因疼痛所致的失眠。

【制剂与规格】硫酸罗通定注射液：2ml：60mg。本品为淡黄色至黄色的澄明液体，主要成分为左旋四氢帕马丁，系从防己科植物汝兰 *Stephania sinica* Diels（又名华千金藤或金不换）块根中提取的生物碱，辅料为稀硫酸、山梨醇、丙二醇、苯甲醇、烟酸、甲硫氨酸和注射用水。本品 pH 为 2.5～4.0。

【用法与用量】肌内注射，成人一次 60～90mg。

【调配】不必稀释。

【稳定性】本品未启封于室温、遮光处保存。本品遇光、受热颜色加深。

【药物相容性】本品不得与其他药物混合使用。

硫酸四氢帕马丁
Tetrahydropalmatine Sulfate

【适应证】用于镇静、催眠及内科疼痛，如产后宫缩痛、术后伤口痛、切口痛，对外伤等剧痛效果差，对胃肠、肝胆系统疾病引起的钝痛止痛效果好。

【制剂与规格】硫酸四氢帕马丁注射液：2ml：60mg；2ml：100mg。本品为淡黄绿色或黄绿色的澄明液体，主要成分为硫酸四氢帕马丁（别名：硫酸延胡索乙素,为消旋体),系从罂粟科植物延胡索 Corydalis yanhusuo W. T. Wang 块茎中提取的四氢帕马丁硫酸盐,辅料为硫酸、山梨醇和注射用水。本品 pH 为 2.0~4.0。

【用法与用量】肌内注射,成人一次 60~120mg。

【调配】不必稀释。

【稳定性】本品未启封于室温、遮光处保存。

【药物相容性】本品不得与其他药物混合使用。

汉防己甲素
Tetrandrine

【适应证】用于关节痛、神经痛;与小剂量放射治疗合并用于肿瘤、肺癌;亦可用于单纯硅肺Ⅰ期、Ⅱ期、Ⅲ期及各期煤硅肺病。

【制剂与规格】汉防己甲素注射液:2ml:30mg。本品为无色的澄明液体,主要成分为汉防己甲素,系从防己科植物粉防己 Stephania tetrandra S. Moore 根中提取的一种生物碱,辅料为焦亚硫酸钠、氯化钠、盐酸、依地酸二钠和注射用水。本品 pH 为 3.0~5.0。

【用法与用量】

抗风湿及镇痛:肌内注射,一次 30mg,一日 1 次。

用于肿瘤、肺癌及抗硅肺:静脉缓慢注射或静脉滴注,一日 200~300mg,用药 6 日,停药 1 日,疗程为 3 个月。

【调配】肌内注射不必稀释;或按照无菌操作技术,每 200~300mg 药物,稀释于 5% 葡萄糖注射液或 0.9% 氯化钠注射液 40ml 中作静脉注射液或 500ml 中作静脉滴注液。

【稳定性】本品未启封于遮光、室温处保存;本品及调配的溶液物理性状发生改变,不得使用。

【药物相容性】

与静脉输液相容性:本品与 0.9% 氯化钠注射液或 5% 葡萄糖注射液相容。

输液器加药相容性:本品调配的溶液与其他药物通过输液器序贯输液,药物相容性见表 7-117。

表 7-117 输液器中汉防己甲素与其他药物相容性

加入药物	药物浓度/(mg/ml)	汉防己甲素浓度/(mg/ml)	溶液保存条件与结果	相容性
利福霉素	3①	0.24①	产生橙色浑浊和絮状沉淀	不相容
泮托拉唑钠	0.4①	0.6①	产生乳白色浑浊和絮状沉淀	不相容

注:①用 5% 葡萄糖注射液稀释。

氢溴酸高乌甲素
Lappaconitine Hydrobromide

【适应证】用于中度以上疼痛。

【制剂与规格】

氢溴酸高乌甲素注射液：2ml：4mg；2ml：8mg。本品为无色的澄明液体，主要成分为氢溴酸高乌甲素，系从毛茛科植物高乌头 *Aconitum sinomontanum* Nakai 根中提取的拉巴乌头碱氢溴酸盐，辅料为氯化钠、磷酸盐缓冲液和注射用水。本品 pH 为 5.0～7.0。

注射用氢溴酸高乌甲素：4mg；8mg。本品为白色的疏松块状物或粉末，主要成分为氢溴酸高乌甲素，辅料为甘露醇。氢溴酸高乌甲素 2mg/ml 水溶液 pH 为 5.0～7.0。

【用法与用量】肌内注射，一次 4mg，一日 1～2 次或遵医嘱；静脉滴注，一日 4～8mg。

【调配】

氢溴酸高乌甲素注射液：肌内注射不必稀释；或按照无菌操作技术，每 4～8mg 药物，稀释于 5% 葡萄糖注射液或 0.9% 氯化钠注射液 500ml 中作静脉滴注液。

注射用氢溴酸高乌甲素：按照无菌操作技术，每 4mg 药物，沿瓶内壁加入灭菌注射用水、0.9% 氯化钠注射液或 5% 葡萄糖注射液 2ml 使药物溶解，药物浓度不超过 2mg/ml 作肌内注射液；或每瓶 4mg、8mg 药物，分别沿瓶内壁加入灭菌注射用水 2ml、4ml 使药物溶解，溶解液稀释于 5% 葡萄糖注射液或 0.9% 氯化钠注射液 500ml 中作静脉滴注液。

【稳定性】本品未启封于遮光、室温处保存；调配的溶液立即使用。本品及调配的溶液如出现变色、浑浊、沉淀或结晶等物理性状改变，不得使用。高温对本品无明显影响，光照氢溴酸高乌甲素含量明显降低。

【药物相容性】

与静脉输液相容性：氢溴酸高乌甲素注射液与静脉输液相容性见表 7-118。

表 7-118　氢溴酸高乌甲素与静脉输液相容性

静脉输液	氢溴酸高乌甲素浓度/（mg/ml）	溶液保存条件与结果	相容性
0.9% 氯化钠注射液	0.016	25℃ 8 小时性状、pH、紫外光谱与药物含量稳定	相容

续表

静脉输液	氢溴酸高乌甲素浓度/(mg/ml)	溶液保存条件与结果	相容性
5%葡萄糖注射液	0.016	25℃ 8 小时性状、pH、紫外光谱与药物含量稳定	相容
10%葡萄糖注射液	0.016	25℃ 8 小时性状、pH、紫外光谱与药物含量稳定	相容
葡萄糖氯化钠注射液	0.016	25℃ 8 小时性状、pH、紫外光谱与药物含量稳定	相容

静脉输液加药相容性：本品不得与其他药物混合于同一容器内使用。

输液器加药相容性：本品不得与其他药物混合使用，如确需要联合使用其他药物，须用相容性静脉输液适量冲洗静脉通路。

草乌甲素
Bulleyaconitine A

【适应证】用于风湿性关节炎、类风湿关节炎、腰肌劳损、肩周炎、四肢扭伤、挫伤等。

【制剂与规格】

草乌甲素注射液：2ml:0.2mg。本品为无色澄明液体，主要成分为草乌甲素，系从毛茛科植物滇西乌头 *Aconitum bulleyanum* Diels（又名滇西嘟拉）块根中提取的二萜双酯型生物碱，辅料为盐酸、活性炭和注射用水。本品 pH 为 $4.0 \sim 6.5$。

注射用草乌甲素：0.2mg。本品为白色的疏松块状物或粉末，主要成分为草乌甲素。

【用法与用量】肌内注射，一次 0.2mg，一日 1~2 次，两次用药间隔不宜小于 6 小时。儿童、年老体弱者用量酌减。

【调配】

草乌甲素注射液：不必稀释。

注射用草乌甲素：按照无菌操作技术，每 0.2mg 药物，沿瓶内壁加入灭菌注射用水 2ml 使药物溶解作肌内注射液。

【稳定性】本品未启封于避光、阴凉处（不超过 20℃）保存。

【药物相容性】本品不得与其他药物混合使用。

曲克芦丁
Troxerutin

【适应证】用于缺血性脑血管病(如脑血栓形成、脑栓塞)、血栓性静脉炎、中心性视网膜炎、血管通透性增高所致水肿等。

【制剂与规格】

曲克芦丁注射液：2ml：0.06g；2ml：0.1g；5ml：0.15g；5ml：0.25g；10ml：0.24g；10ml：0.3g；10ml：0.48g。本品为黄色或浅棕黄色的澄明液体，主要成分为曲克芦丁，系从豆科植物槐 *Sophora japonica* L. 花及花蕾中提取的芦丁经羟乙基化制备的半合成黄酮类化合物，以三羟乙基芦丁为主(不得少于88.0%)，辅料为磷酸氢二钠、磷酸二氢钠和注射用水。本品pH为5.5~7.0。

注射用曲克芦丁：0.06g；0.1g；0.12g；0.15g；0.24g；0.32g；0.4g；0.48g。本品为浅黄色的疏松块状物或粉末，主要成分为曲克芦丁，辅料为甘露醇。曲克芦丁50mg/ml水溶液pH为5.0~7.0。

【用法与用量】

静脉滴注：一次0.24~0.48g，一日1次，20日为1个疗程或遵医嘱。

肌内注射：一次0.06~0.15g，一日2次，20日为1个疗程，可用1~3个疗程，每个疗程间隔3~7日。

【调配】

曲克芦丁注射液：肌内注射不必稀释；或按照无菌操作技术，每0.24~0.48g药物，稀释于5%葡萄糖注射液、10%葡萄糖注射液、右旋糖酐40葡萄糖注射液或右旋糖酐40氯化钠注射液100~250ml中作静脉滴注液。

注射用曲克芦丁：按照无菌操作技术，每瓶0.06~0.15g药物，沿瓶内壁加入灭菌注射用水2~5ml使药物溶解作肌内注射液；或每0.24~0.48g药物的溶解液稀释于5%葡萄糖注射液、10%葡萄糖注射液、右旋糖酐40葡萄糖注射液、右旋糖酐40氯化钠注射液或0.9%氯化钠注射液100~250ml中作静脉滴注液。

【稳定性】本品未启封于遮光、阴凉处(不超过20℃)保存；调配的溶液于室温24小时内使用。温度和光照对曲克芦丁无明显影响，曲克芦丁注射液于60℃或光照10日，其性状、pH和药物含量无明显变化。

【药物相容性】

与静脉输液相容性：本品与静脉输液相容性见表7-119。

静脉输液加药相容性：本品不得与其他药物混合于同一容器内使用。

输液器加药相容性：本品不得与其他药物混合使用，如确需要联合使用其他药物，须用相容性静脉输液适量冲洗静脉通路。

表 7-119 曲克芦丁与静脉输液相容性

静脉输液	曲克芦丁浓度/(mg/ml)	溶液保存条件与结果	相容性
0.9%氯化钠注射液	0.2	室温24小时性状、pH与药物含量稳定,不溶性微粒符合规定	相容
	1.2	室温24小时性状、pH与药物含量稳定,不溶性微粒符合规定,薄层层析无新物质生成	
	1.6①	室温24小时性状、pH与药物含量稳定	
5%葡萄糖注射液	0.2	室温24小时性状、pH与药物含量稳定,不溶性微粒符合规定	相容
	1.6①	室温24小时性状、pH与药物含量稳定	
葡萄糖氯化钠注射液	0.2	室温24小时性状、pH与药物含量稳定,不溶性微粒符合规定	相容
	1.2	室温24小时性状、pH与药物含量稳定,不溶性微粒符合规定,薄层层析无新物质生成	
复方氯化钠注射液	1.92	室温6小时性状、pH与药物含量稳定	相容
右旋糖酐40氯化钠注射液	—	药品说明书推荐	相容
右旋糖酐40葡萄糖注射液	—	药品说明书推荐	相容

注:①在玻璃和非聚氯乙烯(non-PVC)容器中检测。

与容器具相容性: 本品与玻璃、non-PVC 容器相容。本品与聚维酮碘接触立即变为红色,调配过程中避免药物及容器具与聚维酮碘接触。

利血平

Reserpine

【适应证】用于高血压危象(不推荐为一线用药)。

【制剂与规格】利血平注射液:1ml:1mg;1ml:2.5mg。本品为微黄绿色带荧光的澄明液体,主要成分为利血平,系从夹竹桃科植物萝芙木 *Rauvolfia verticillata* (Lour.) Baill. 根中提取的生物碱,辅料为枸橼酸、苯甲醇、丙二醇、依地酸二钠、硫脲、甲硫氨酸和注射用水。本品 pH 为 2.5～3.5。

【用法与用量】肌内注射,初始 0.5～1mg,以后按需要每 4～6 小时 0.4～0.6mg。

【调配】不必稀释。
【稳定性】本品未启封于室温、遮光处保存。
【药物相容性】本品不得与其他药物混合使用。

黄体酮
Progesterone

【适应证】用于月经失调,如闭经和功能性子宫出血、黄体功能不足、先兆流产和习惯性流产(因黄体不足引起者)、经前期综合征的治疗。

【制剂与规格】

黄体酮注射液:1:10mg;1:20mg;1:50mg。本品为无色至淡黄色的澄明油状液体,主要成分为黄体酮,系从薯蓣科植物盾叶薯蓣 *Dioscorea zingiberensis* C.H.Wright(火头根)、穿龙薯蓣 *Dioscorea nipponica* Makino(穿山龙)根茎中提取的薯蓣皂苷,经水解得到薯蓣皂苷元,再合成制得的甾体激素,辅料为大豆油。

复方黄体酮注射液:1ml。本品为淡黄色的澄明油状液体,主要成分为黄体酮和苯甲酸雌二醇,辅料为大豆油。

【用法与用量】

黄体酮注射液:肌内注射。先兆流产,一般10~20mg,用至疼痛及出血停止。习惯性流产史者,自妊娠开始,一次10~20mg,每周2~3次。功能性子宫出血,用于撤退性出血血色素低于7mg时,一日10mg,连用5日;或一日20mg,连用3~4日。闭经,在预计月经前8~10日,一日10mg,连用5日,或一日20mg,连用3~4日。经前期紧张综合征,在预计月经前12日,一日10~20mg,连用10日。

复方黄体酮注射液:肌内注射。一次1ml,一日1次,连用2~4日。

【调配】不必稀释。
【稳定性】本品未启封于室温、遮光处保存。
【药物相容性】本品不得与其他药物混合使用。

胎盘多肽
Placenta Polypeptide

【适应证】用于细胞免疫功能降低或失调引起的疾病、术后愈合、病毒性感染引起的疾病与各种原因所致的白细胞减少症。

【制剂与规格】胎盘多肽注射液:4ml。本品为无色至淡黄色的澄明液体,主要成分为胎盘多肽,系健康产妇的胎盘(紫河车 *Placenta Hominis*)提取物,辅料为氯化钠、pH 调节剂和注射用水。本品 pH 为 5.5~7.0。

【用法与用量】肌内注射或静脉滴注,一次 4~8ml,一日 1 次,10 日为 1 个疗程;或遵医嘱。

【调配】肌内注射不必稀释;或按照无菌操作技术,每 4~8ml 药物,稀释于 0.9% 氯化钠注射液或 5% 葡萄糖注射液 100~250ml 中作静脉滴注液。

【稳定性】本品未启封于凉暗处(避光、不超过 20℃)保存;调配的溶液立即使用。本品及调配的溶液如出现变色、浑浊、沉淀或结晶等物理性状改变,不得使用。

【药物相容性】

与静脉输液相容性:本品与 0.9% 氯化钠注射液或 5% 葡萄糖注射液相容。

静脉输液加药相容性:本品不得与其他药物混合于同一容器内使用。

输液器加药相容性:本品不得与其他药物混合使用,如确需要联合使用其他药物,须用相容性静脉输液适量冲洗静脉通路。

乌司他丁
Ulinastatin

【适应证】用于急性胰腺炎、慢性复发性胰腺炎的急性恶化期;作为急性循环衰竭的抢救辅助用药。

【制剂与规格】

乌司他丁注射液:1ml:5 万 U;2ml:10 万 U。本品为无色至淡黄色的澄明液体,主要成分为乌司他丁,系从健康人新鲜尿中提取的一种能抑制多种蛋白水解酶活力的糖蛋白,辅料为氯化钠、醋酸钠、冰醋酸和注射用水。本品 pH 为 4.8~5.8,与 0.9% 氯化钠注射液渗透压比约为 1。

注射用乌司他丁:2.5 万 U;5 万 U;10 万 U。本品为白色或微黄色的冻干块状物或粉末,成分为乌司他丁,辅料为甘露醇、氯化钠与磷酸缓冲溶液。乌司他丁 1 万 U/ml 水溶液 pH 为 6.0~7.5。

【用法与用量】

急性胰腺炎、慢性复发性胰腺炎:初期每次 10 万 U,静脉滴注 1~2 小时,一日 1~3 次,以后随症状消退而减量。

急性循环衰竭:每次 10 万 U,静脉滴注 1~2 小时,一日 1~3 次;或每次 10 万 U,缓慢静脉注射,一日 1~3 次。可根据年龄、症状适当增减。

【调配】

乌司他丁注射液:按照无菌操作技术,每 10 万 U 药物,用 0.9% 氯化钠注射液 5~10ml 稀释作静脉注射液;或每 10 万 U 药物,稀释于 5% 葡萄糖注射液或

0.9%氯化钠注射液 500ml 中作静脉滴注液。

注射用乌司他丁：按照无菌操作技术，每瓶药物，沿瓶内壁加入 0.9%氯化钠注射液 1～2ml 使药物溶解，每 10 万 U 药物的溶解液用 0.9%氯化钠注射液 5～10ml 稀释作静脉注射液；或每瓶药物，加入 5%葡萄糖注射液或 0.9%氯化钠注射液 1～2ml 使药物溶解，每 10 万 U 药物的溶解液稀释于相对应的静脉输液 500ml 中作静脉滴注液。

【稳定性】本品未启封于阴凉处（不超过 20℃）保存；调配的溶液立即使用。

【药物相容性】

与静脉输液相容性：本品与 0.9%氯化钠注射液或 5%葡萄糖注射液相容。注射用乌司他丁与静脉输液相容性见表 7-120。

表 7-120　乌司他丁与静脉输液相容性

静脉输液	乌司他丁浓度/(U/ml)	溶液保存条件与结果	相容性
0.9%氯化钠注射液	200	室温 12 小时性状与 pH 无明显变化，乌司他丁含量稳定，不溶性微粒符合规定	相容
	10 000	25℃、37℃ 24 小时性状与 pH 无明显变化，乌司他丁含量稳定，不溶性微粒符合规定	
5%葡萄糖注射液	200	室温 12 小时性状与 pH 无明显变化，乌司他丁含量稳定，不溶性微粒符合规定	相容
	10 000	25℃、37℃ 24 小时性状与 pH 无明显变化，乌司他丁含量稳定，不溶性微粒符合规定	
复方氨基酸注射液	400①	立即出现白色浑浊，4 小时产生絮状物	不相容

注：①用 0.9%氯化钠注射液溶解后稀释于复方氨基酸注射液中。

输液器加药相容性：本品不得与其他药物混合使用，如通过输液器序贯输液，须用相容性静脉输液适量冲洗静脉通路。

尿激酶
Urokinase

【适应证】用于血栓栓塞性疾病的溶栓治疗，包括急性广泛性肺栓塞、胸痛 6～12 小时内的冠状动脉栓塞和心肌梗死、症状短于 3～6 小时的急性期脑血管栓塞、视网膜动脉栓塞和其他外周动脉栓塞症状严重的髂-股静脉血栓形成；也用于人工心脏瓣膜替换手术后预防血栓形成，保持血管插管和胸腔及心包腔引流管的通畅等。溶栓的疗效均需后继的肝素抗凝加以维持。

【制剂与规格】 注射用尿激酶：1万U；2万U；5万U；10万U；20万U；25万U；50万U；100万U；150万U。本品为白色或类白色的冻干块状物或粉末，主要成分为尿激酶，系从健康人新鲜尿中提取的一种能激活纤维蛋白溶酶原的酶，辅料为人血白蛋白、磷酸氢二钠、磷酸二氢钠。本品加入灭菌注射用水2ml溶解液pH为6.0～7.5。

【用法与用量】

肺栓塞： 初次剂量按体重4 400U/kg，静脉滴注，以90ml/h速度在10分钟内滴完，此后以4 400U/h速度连续静脉滴注2小时或12小时。肺栓塞时，也可按体重15 000U/kg用0.9%氯化钠注射液调配后肺动脉内注入；必要时，可根据情况调整剂量，间隔24小时重复1次，最多使用3次。

心肌梗死： 建议用0.9%氯化钠注射液调配后以6 000U/min速度冠状动脉内连续滴注2小时，滴注前应先静脉给予肝素2 500～10 000U；也可200万～300万U静脉滴注，45～90分钟滴完。

外周动脉血栓： 用0.9%氯化钠注射液调配后以4 000U/min（药物浓度2 500U/ml）速度经导管注入血凝块，每2小时夹闭导管1次；可调整滴入速度为1 000U/min，直至血块溶解。

防治心脏瓣膜替换术后的血栓形成： 按体重4 400U/kg于10～15分钟静脉滴注，然后以4 400U/(kg·h)速度静脉滴注维持，当瓣膜功能正常后即停止用药。如用药24小时仍无效或发生严重出血倾向应停药。

脓胸或心包积脓： 常用抗生素和脓液引流术治疗。引流管常因纤维蛋白形成凝块而阻塞引流管，此时可胸腔或心包腔内注入灭菌注射用水调配（5 000U/ml）的本品10 000～250 000U。既可保持引流管通畅，又可防止胸膜或心包粘连或形成心包缩窄。

眼科应用： 用于溶解眼内出血引起的前房血凝块，使血块崩解，有利于手术取出。常用量为5 000U，用0.9%氯化钠注射液2ml调配后冲洗前房。

【调配】 按照无菌操作技术，每瓶10万U药物，加入灭菌注射用水2～5ml使药物溶解（不可用其他溶剂），一次用量药物的溶解液稀释于0.9%氯化钠注射液或5%葡萄糖注射液50～500ml中作静脉滴注液。

【稳定性】 本品未启封于遮光、10℃以下保存；调配的溶液于室温8小时或2～5℃ 48小时内保存使用。

【药物相容性】

与静脉输液相容性： 本品建议用5%葡萄糖注射液调配。本品与静脉输液相容性见表7-121。

表 7-121　尿激酶与静脉输液相容性

静脉输液	尿激酶浓度/（U/ml）	溶液保存条件与结果	相容性
0.9%氯化钠注射液	60	4小时性状无明显变化,不溶性微粒明显增加	不相容
5%葡萄糖注射液	60	4小时性状无明显变化,不溶性微粒符合规定	相容
葡萄糖氯化钠注射液	60	4小时性状无明显变化,不溶性微粒明显增加	不相容

静脉输液加药相容性：用 5% 葡萄糖注射液调配的尿激酶 60U/ml 与肝素钠 25U/ml 溶液不溶性微粒符合规定，但用 0.9% 氯化钠注射液和葡萄糖氯化钠注射液调配的相同浓度的两药物混合溶液不溶性微粒明显增加。

注射器加药相容性：尿激酶 10 万 U/3ml 水溶液与盐酸万古霉素 50mg/ml 水溶液混合于注射器中，立即出现乳白色浑浊，但静置数分钟后溶液澄明，其物理性状相容性不确定。

与容器具相容性：本品用 0.9% 氯化钠注射液调配的溶液与玻璃、聚氯乙烯（PVC）和聚丙烯（PP）容器或输液装置相容；本品用 5% 葡萄糖注射液调配的溶液与玻璃和 PP 容器相容，用 5% 葡萄糖注射液调配的尿激酶 1 500U/ml 溶液于 PVC 容器中，溶栓活性立即损失 15%～20%，但尿激酶 5 000U/ml 溶液溶栓活性没有明显损失。

尿促性素
Menotrophins

【**适应证**】与绒促性素合用，用于促性腺激素分泌不足所致的原发性或继发性闭经、无排卵所致的不孕症等。

【**制剂与规格**】注射用尿促性素：75U；150U（以卵泡刺激素效价计）。本品为白色或类白色的冻干块状物或粉末，主要成分为卵泡刺激素和黄体生成素（两者比值约为 1），系从健康绝经期妇女尿中提取的促性腺激素，辅料为右旋糖酐 40、甘露醇、磷酸氢二钠和磷酸二氢钠。每瓶药物加入灭菌注射用水 3ml 的溶解液 pH 为 6.0～8.0。

【**用法与用量**】肌内注射，起始（或周期第 5 日起）一次 75～150U，一日 1 次。7 日后根据患者雌激素水平和卵泡发育情况调整剂量，如卵巢无反应，自第 2 周起每隔 7 日增加 75U 至每日 150～225U。卵泡成熟后肌内注射绒促性素 10 000U，诱导排卵。对注射 3 周后卵巢无反应者，则停止用药。

【**调配**】每瓶 75U、150U 药物，沿瓶内壁加入 0.9% 氯化钠注射液或灭菌注射用水 1～2ml 使药物溶解作肌内注射液。

【稳定性】本品未启封于遮光、阴凉处（不超过 20℃）保存；调配的溶液立即使用。

【药物相容性】本品不得与其他药物混合使用。

绒促性素
Chorionic Gonadotrophin

【适应证】

（1）青春期前隐睾症的诊断和治疗。

（2）垂体功能低下所致的男性不育，可与尿促性素合用。长期促性腺激素功能低下者，还应辅以睾酮治疗。

（3）垂体促性腺激素不足所致的女性无排卵性不孕症，常在氯米芬治疗无效后，联合应用本品与尿促性素以促进排卵。

（4）用于体外受精，以获取多个卵母细胞，需与尿促性素联合应用。

（5）女性黄体功能不全的治疗。

（6）功能性子宫出血、妊娠早期先兆流产、习惯性流产。

【制剂与规格】注射用绒促性素：500U；1 000U；2 000U；3 000U；5 000U（附 0.9% 氯化钠注射液、0.6% 氯化钠注射液或含 0.9% 苯甲醇 0.56% 氯化钠注射液 1～10ml）。本品为白色的冻干块状物或粉末，主要成分为绒促性素，系从健康孕妇尿中提取的人绒毛膜促性腺激素，辅料为右旋糖酐 40、甘露醇、磷酸氢二钠和磷酸二氢钠。每瓶药物加入 0.6% 氯化钠注射液 1～2ml 的溶解液 pH 为 5.0～7.0，与 0.9% 氯化钠注射液渗透压比为 0.7～1。

【用法与用量】

成人：①男性促性腺激素功能不足所致性腺功能低下，肌内注射 1 000～4 000U，每周 2～3 次，持续数周至数月。为促发精子生成，治疗需持续 6 个月或更长，如精子计数低于 500 万 /ml，合并应用尿促性素 12 个月左右。②促排卵，为女性无排卵性不孕或体外受精，于绝经后促性腺激素末次给药后 1 日或氯米芬末次给药后 5～7 日，肌内注射一次 5 000～10 000U，连续治疗 3～6 周期，如无效应停药。③黄体功能不全，于经期 15～17 日排卵之日起隔日注射一次 1 500U，连用 5 次，可根据患者反应调整。妊娠后，须维持原剂量直到 7～10 孕周。④功能性子宫出血，1 000～3 000U 肌内注射；习惯性流产、妊娠先兆流产 1 000～5 000U 肌内注射。

儿童：①发育迟缓者睾丸功能测定，肌内注射 2 000U，一日 1 次，连续 3 日。②青春期前隐睾症，肌内注射 1 000～5 000U，每周 2～3 次，出现良好效应后即停用。总注射次数不多于 10 次。

【调配】每瓶药物,加入 0.9% 氯化钠注射液、0.6% 氯化钠注射液或含 0.9% 苯甲醇 0.56% 氯化钠注射液 2ml 使药物溶解作肌内注射液。

【稳定性】本品未启封于遮光、阴凉处(不超过 20℃)保存;调配的溶液立即使用。

【药物相容性】本品不得与其他药物混合使用。

尿促卵泡素
Urofollitropin

【适应证】用于不排卵(包括多囊卵巢综合征)且对枸橼酸氯米芬治疗无效者;用于辅助生殖技术超促排卵者。

【制剂与规格】注射用尿促卵泡素:75U。本品为白色或类白色的冻干块状物或粉末,主要成分系从绝经期妇女尿中提取、纯化的尿促卵泡素,辅料为甘露醇、右旋糖酐 40、磷酸氢二钠、磷酸二氢钠。

【用法与用量】

用于不排卵(包括多囊卵巢综合征)且对枸橼酸氯米芬治疗无效者:本品治疗目的是产生单个成熟的格拉夫卵泡,然后使用绒促性素促使卵子释放。本品可在 1 个疗程内每日肌内注射,有月经患者,治疗应在月经周期的头 7 日内开始。根据患者反应来调节治疗方案,通常开始时每日肌内注射本品 75~150U,如有必要,间隔 7 日或 14 日,每日增加或减少 75U,以获得适度(而非过度)的反应,如果 4 周后治疗反应仍不佳,本周期治疗就应停止。如果反应适度,最后一次注射本品后 24~48 小时,单次肌内注射绒促性素 10 000U,并建议患者使用绒促性素当日或第 2 日过性生活。如果反应过度,就应停止治疗并不再使用绒促性素,在下一周期应用较前一周期剂量为低的治疗方案。

用于辅助生育技术超促排卵者:超促排卵女性的治疗方案包括在月经周期的第 2 日或第 3 日开始每日肌内注射本品 150~225U,根据患者反应调整剂量(每日最大剂量不超过 450U),继续治疗,直至获得足够的卵泡发育。最后一次注射本品后 24~48 小时,单次肌内注射绒促性素 10 000U 以诱导卵泡的最终成熟。现在已广泛应用促性腺激素释放激素(GnRH)激动剂的下调节(down-regulation)来抑制内源性的黄体生成素(LH)峰并控制 LH 的水平,在通常的用药方案中,一般在激动剂治疗近 2 周后开始使用本品,继续应用这 2 种药物,直至获得足够的卵泡发育。

【调配】每 75U 药物,沿瓶内壁加入 0.9% 氯化钠注射液 1ml 作肌内注射液;为避免注射溶液量过大,可将 5 瓶药物溶解于 0.9% 氯化钠注射液 1ml 中作肌内注射液。

【稳定性】本品未启封于遮光、阴凉处（不超过20℃）保存；调配的溶液立即使用。

【药物相容性】本品不得与其他药物混合使用。

尿多酸肽
Uroacitides

【适应证】联合化疗用于晚期乳腺癌、非小细胞肺癌患者的治疗。

【制剂与规格】尿多酸肽注射液：100ml。本品为深棕色的澄明液体，具特殊臭味，系从健康人尿液中提取和纯化的含多种有机酸和多肽，主要成分为马尿酸、苯乙酰谷酰胺和多肽，辅料为注射用水等。本品pH为6.0~8.0，与0.9%氯化钠注射液渗透压比为0.8~1.2。

【用法与用量】

用法：建议稀释后采用锁骨下静脉滴注（或使用PICC管），滴注速度以原药100ml/h为宜。

用量：与化疗联合应用，一次300ml，一日1次，于化疗前3~7日开始给药，再与化疗联合治疗2~3个周期，化疗药使用的当日停用本品。

【调配】按照无菌操作技术，一次用量药物，按1:1的体积比用0.9%氯化钠注射液或5%葡萄糖注射液稀释作静脉滴注液。

【稳定性】本品未启封于2~8℃保存；调配的溶液立即使用。

【药物相容性】

与静脉输液相容性：本品与0.9%氯化钠注射液或5%葡萄糖注射液相容。

输液器加药相容性：本品不得与其他药物混合使用，如确需要联合使用其他药物，须用相容性静脉输液适量冲洗静脉通路。

鹿瓜多肽
Cervus and Cucumis Polypeptide

【适应证】用于风湿性关节炎、类风湿关节炎、强直性脊柱炎、各种类型骨折、创伤修复及腰腿疼痛等。

【制剂与规格】

鹿瓜多肽注射液：2ml:4mg；4ml:8mg。本品为浅黄色的澄明液体，主要成分系鹿科动物梅花鹿 Cervus nippon Temminck 骨骼和葫芦科植物甜瓜 Cucumis melo L. 种子，经分别提取后制成的，辅料为注射用水。本品pH为5.5~7.0。

注射用鹿瓜多肽：4mg；8mg；16mg；24mg。本品为白色或浅黄色的疏松块状物或粉末,主要成分系鹿科动物梅花鹿骨骼和葫芦科植物甜瓜种子,经分别提取后制成的,辅料为右旋糖酐40。

【用法与用量】

肌内注射：一次4～8mg,一日8～16mg。

静脉滴注：一日16～24mg,滴注速度控制在30滴/min,一般10～15日为1个疗程,小儿酌减或遵医嘱。

【调配】

鹿瓜多肽注射液：肌内注射不必稀释；或按照无菌操作技术,每16～24mg药物,缓慢稀释于5%葡萄糖注射液或0.9%氯化钠注射液250～500ml中作静脉滴注液。

注射用鹿瓜多肽：按照无菌操作技术,每瓶药物,沿瓶内壁加入灭菌注射用水2～4ml使药物溶解作肌内注射液；或每瓶药物,沿瓶内壁加入5%葡萄糖注射液或0.9%氯化钠注射液5～10ml使药物溶解,每16～24mg药物的溶解液缓慢稀释于相对应的静脉输液250～500ml中作静脉滴注液。

【稳定性】本品未启封于凉暗处(避光、不超过20℃)保存；调配的溶液立即使用,如出现浑浊等物理性状改变,不得使用。

【药物相容性】

与静脉输液相容性：鹿瓜多肽注射液与静脉输液相容性见表7-122。

表7-122 鹿瓜多肽与静脉输液相容性

静脉输液	鹿瓜多肽浓度/(mg/ml)	溶液保存条件与结果	相容性
0.9%氯化钠注射液	0.032, 0.064	室温6小时性状与pH稳定,不溶性微粒符合规定	相容
5%葡萄糖注射液	0.032, 0.064	室温6小时性状与pH稳定,不溶性微粒符合规定	相容
10%葡萄糖注射液	0.032, 0.064	室温6小时性状与pH稳定,不溶性微粒符合规定	相容
葡萄糖氯化钠注射液	0.032, 0.064	室温6小时性状与pH稳定,不溶性微粒符合规定	相容

静脉输液加药相容性：本品不得与其他药物混合于同一容器内使用。

输液器加药相容性：本品不得与其他药物混合使用,如确需要联合使用其他药物,须用相容性静脉输液适量冲洗静脉通路。

骨瓜提取物
Bone Melon Extract

【适应证】用于风湿性关节炎、类风湿关节炎、骨关节炎、腰腿疼痛与骨折创伤修复。

【制剂与规格】

骨瓜提取物注射液：2ml：10mg；5ml：25mg；10ml：50mg。本品为微黄色至淡黄色的澄明液体，主要成分系猪科动物新鲜或冷冻的猪 *Sus scrofa domestica* Brisson 四肢骨和葫芦科植物甜瓜 *Cucumis melo* L. 种子，经分别提取后制成的，辅料为注射用水。本品 pH 为 5.5～7.0。

注射用骨瓜提取物：25mg（以多肽类物质计）。本品为微黄色至淡黄色的块状物或无定型粉末，主要成分系猪科动物新鲜或冷冻的猪四肢骨和葫芦科植物甜瓜种子，经分别提取后制成的，辅料为右旋糖酐40。

【用法与用量】

肌内注射：一次 10～25mg，一日 2 次。

静脉滴注：一次 25～100mg，一日 1 次，一般 20～30 日为 1 个疗程，小儿酌减或遵医嘱。

【调配】

骨瓜提取物注射液：肌内注射不必稀释；或按照无菌操作技术，每 50～100mg 药物，缓慢稀释于 5% 葡萄糖注射液或 0.9% 氯化钠注射液 250ml 中作静脉滴注液。

注射用骨瓜提取物：按照无菌操作技术，每瓶 25mg 药物，沿瓶内壁加入灭菌注射用水 2～5ml 使药物溶解作肌内注射液；或每 25～100mg 药物的溶解液缓慢稀释于 5% 葡萄糖注射液或 0.9% 氯化钠注射液 250～500ml 中作静脉滴注液。

【稳定性】本品未启封于 25℃以下保存；调配的溶液立即使用，如出现浑浊等物理性状改变，不得使用。

【药物相容性】

与静脉输液相容性：本品建议用 0.9% 氯化钠注射液调配。注射用骨瓜提取物与静脉输液相容性见表 7-123。

静脉输液加药相容性：本品不得与其他药物混合于同一容器内使用。用 5% 葡萄糖注射液、0.9% 氯化钠注射液调配的骨瓜提取物 0.2mg/ml 与血栓通 1mg/ml 混合溶液于 37℃水浴、避光保存 7 小时，其性状与 pH 稳定，但不溶性微粒增加。

表 7-123　骨瓜提取物与静脉输液相容性

静脉输液	骨瓜提取物浓度/（mg/ml）	溶液保存条件与结果	相容性
0.9%氯化钠注射液	0.4	室温 8 小时性状与 pH 稳定,不溶性微粒符合规定	相容
5%葡萄糖注射液	0.4	室温 8 小时性状与 pH 稳定,不溶性微粒符合规定	相容
10%葡萄糖注射液	0.4	室温 8 小时性状与 pH 稳定,不溶性微粒增加	不相容
葡萄糖氯化钠注射液	0.4	室温 8 小时性状与 pH 稳定,不溶性微粒符合规定	相容

输液器加药相容性：本品不得与其他药物混合使用,如确需要联合使用其他药物,须用相容性静脉输液适量冲洗静脉通路。

注射器加药相容性：骨瓜提取物注射液调配的溶液与其他药物混合于注射器中,药物相容性见表 7-124。

表 7-124　输液器中骨瓜提取物与其他药物相容性

加入药物	药物浓度	骨瓜提取物量	溶液保存条件与结果	相容性
兰索拉唑	2mg/5ml[①]	2mg/5ml[①]	室温 4 小时颜色由淡黄色变为黄色	不相容
奥美拉唑钠	2mg/5ml[①]	2mg/5ml[①]	室温 4 小时颜色由淡黄色变为黄色	不相容

注：①用 0.9%氯化钠注射液稀释。

骨肽
Ossotide

【适应证】 用于促进骨折愈合；也可用于增生性骨关节疾病及风湿、类风湿关节炎等症状改善。

【制剂与规格】

骨肽注射液：2ml：10mg；5ml：25mg；5ml：50mg。本品为微黄色至淡黄色的澄明液体,主要成分为有机钙、磷、无机钙、无机盐、微量元素、氨基酸等,系猪科动物新鲜或冷冻的猪 *Sus scrofa domestica* Brisson 四肢骨提取物,辅料为注射用水。本品 pH 为 6.5～7.5。

注射用骨肽：10mg；25mg（以多肽类物质计）。本品为白色或类白色的冻干块状物或粉末,主要成分系猪科动物新鲜或冷冻的猪四肢骨提取物,辅料为甘露醇。

注射用骨肽(Ⅰ): 10mg;25mg;50mg。本品为白色或类白色的冻干块状物或粉末,主要成分为多肽类骨代谢因子,系牛科动物黄牛 *Bos taurus domesticus* Gmelin 或水牛 *Bubalus bubalis* Linnaeus 的胎牛四肢骨提取物,辅料为甘露醇。

【用法与用量】

静脉滴注:一次 50~100mg,一日 1 次,15~30 日为 1 个疗程。

肌内注射:一次 10mg,一日 1 次,15~30 日为 1 个疗程;亦可痛点注射和穴位注射。

【调配】

骨肽注射液:肌内注射不必稀释;或按照无菌操作技术,每 50~100mg 药物,缓慢稀释于 0.9% 氯化钠注射液 250ml 中作静脉滴注液。

注射用骨肽与注射用骨肽(Ⅰ):按照无菌操作技术,每瓶药物,沿瓶内壁加入 0.9% 氯化钠注射液 2ml 使药物溶解作肌内注射液;或每瓶药物,沿瓶内壁加入 0.9% 氯化钠注射液约 5ml 使药物溶解,每 50~100mg 药物的溶解液缓慢稀释于 0.9% 氯化钠注射液 200~250ml 中作静脉滴注液。

【稳定性】本品未启封于阴凉处(不超过 20℃)保存;调配的溶液立即使用,如出现浑浊等物理性状改变,不得使用。

【药物相容性】

与静脉输液相容性:本品建议用 0.9% 氯化钠注射液调配。骨肽注射液、注射用骨肽与静脉输液相容性见表 7-125。

表 7-125　骨肽与静脉输液相容性

静脉输液	骨肽浓度/(mg/ml)	溶液保存条件与结果	相容性
0.9% 氯化钠注射液	0.2	室温 6 小时性状、pH 与紫外光谱无明显变化,不溶性微粒符合规定	相容
5% 葡萄糖注射液	0.2	室温 6 小时性状、pH 与紫外光谱无明显变化,不溶性微粒符合规定	相容
葡萄糖氯化钠注射液	0.2	室温 6 小时性状、pH 与紫外光谱无明显变化,不溶性微粒符合规定	相容
10% 果糖注射液	0.15	出现浑浊	不相容

静脉输液加药相容性:本品不得与其他药物混合于同一容器内使用。

输液器加药相容性:本品不得与其他药物混合使用,如确需要联合使用其他药物,须用相容性静脉输液适量冲洗静脉通路。

复方骨肽
Compound Ossotide

【适应证】用于风湿、类风湿关节炎,骨质疏松,颈椎病等疾病的症状改善;用于骨折及骨科手术后骨愈合,可促进骨愈合和骨新生。

【制剂与规格】

复方骨肽注射液:2ml:30mg;5ml:75mg。本品为淡黄褐色至黄褐色的澄明液体,主要成分为有机钙、磷、无机钙、无机盐、微量元素、氨基酸等,系猪科动物健康猪 *Sus scrofa domestica* Brisson 四肢骨与钳蝎科动物东亚钳蝎 *Buthus martensii* Karsch 干燥体(全蝎)提取物,辅料为注射用水。本品 pH 为 6.5~7.5。

注射用复方骨肽:30mg。本品为淡黄色的冻干块状物,主要成分系健康猪四肢骨与全蝎提取物,辅料为右旋糖酐 40。

【用法与用量】

静脉滴注:一次 60~150mg,一日 1 次,15~30 日为 1 个疗程。

肌内注射:一次 30~60mg,一日 1 次,15~30 日为 1 个疗程;亦可痛点注射和穴位注射。

【调配】

复方骨肽注射液:肌内注射不必稀释;或按照无菌操作技术,每 50~100mg 药物,缓慢稀释于 0.9% 氯化钠注射液 250ml 中作静脉滴注液。

注射用复方骨肽:按照无菌操作技术,每瓶药物,沿瓶内壁加入 0.9% 氯化钠注射液 2ml 使药物溶解作肌内注射液;或每瓶药物,沿瓶内壁加入 0.9% 氯化钠注射液约 5ml 使药物溶解,每 50~100mg 药物的溶解液缓慢稀释于 0.9% 氯化钠注射液 250ml 中作静脉滴注液。

【稳定性】本品未启封于遮光、阴凉处(不超过 20℃)保存;调配的溶液立即使用,如出现浑浊等物理性状改变,不得使用。

【药物相容性】

与静脉输液相容性:本品建议用 0.9% 氯化钠注射液调配。

静脉输液加药相容性:本品不得与其他药物混合于同一容器内使用。但用灭菌注射用水调配的复方骨肽 0.6mg/ml 与头孢地嗪钠 20mg/ml 混合溶液于室温保存 8 小时,其性状、pH 与头孢地嗪含量无明显变化。

输液器加药相容性:本品不得与其他药物混合使用,如确需要联合使用其他药物,须用相容性静脉输液适量冲洗静脉通路。本品调配的溶液与其他药物通过输液器序贯输液,药物相容性见表 7-126。

表 7-126　输液器中复方骨肽与其他药物相容性

加入药物	药物浓度/（mg/ml）	复方骨肽浓度/（mg/ml）	溶液保存条件与结果	相容性
甲泼尼龙琥珀酸钠	0.8①	0.6①	颜色立即由淡黄色变为黄色	不相容
泮托拉唑钠	4①	0.36②	出现乳白色浑浊	不相容

注：①用 0.9%氯化钠注射液稀释；②用 5%转化糖电解质注射液稀释。

脑蛋白水解物
Cerebroprotein Hydrolysate

【适应证】用于颅脑外伤、脑血管病后遗症伴有记忆减退及注意力集中障碍的症状改善。对脑功能不全有辅助改善作用，也用于蛋白质缺乏、神经衰弱患者及对一般蛋白质消化吸收障碍的病例。

【制剂与规格】

脑蛋白水解物注射液：2ml；5ml；10ml。本品为淡黄色的澄明液体，主要成分系猪科动物健康猪 *Sus scrofa domestica* Brisson 脑组织经酶水解物，内含 16 种游离氨基酸，并含少量肽；辅料为注射用水，本品 pH 为 5.0～7.0。

注射用脑蛋白水解物（Ⅰ）：30mg；60mg（以总氮计）。本品为白色至淡黄色的疏松块状物或粉末，主要成分系猪科动物健康猪脑组织经酶水解物，内含 16 种游离氨基酸，并含少量肽；辅料为甘露醇。

注射用脑蛋白水解物（Ⅱ）：30.50mg（以总氮计）。本品为白色至淡黄色的疏松块状物或粉末，主要成分系猪科动物健康猪脑组织经酶水解物，内含 16 种游离氨基酸，并含少量肽；辅料为甘露醇。

注射用脑蛋白水解物（Ⅲ）：12mg；30mg；60mg（以总氮计）。本品为白色至淡黄色的疏松块状物或粉末，主要成分系猪科动物健康猪脑组织经酶水解物，内含 16 种游离氨基酸，并含少量肽；辅料为亚硫酸氢钠。

【用法与用量】

脑蛋白水解物注射液：皮下注射，一次不超过 2ml；肌内注射，一次不超过 5ml；静脉滴注，一日 1 次，一般使用 10ml，稀释后缓慢滴注 60～120 分钟，连续使用 10～14 日，为 1 个疗程。每个疗程最好连续注射，参考患者年龄、病情决定疗程长短及剂量。

注射用脑蛋白水解物（Ⅰ、Ⅱ、Ⅲ）：肌内注射，一次不超过 30mg（总氮），注射速度不超过 12mg/ml；静脉滴注，一般一次 60～180mg（总氮），一日 1 次，缓慢静脉滴注 60～120 分钟，连续使用 10～14 日，为 1 个疗程。每个疗程最好连续注射,参考患者年龄、病情决定疗程长短及剂量。

【调配】

脑蛋白水解物注射液:皮下注射或肌内注射不必稀释;或按照无菌操作技术,每10～30ml药物,缓慢稀释于0.9%氯化钠注射液250ml中作静脉滴注液。

注射用脑蛋白水解物(Ⅰ、Ⅱ、Ⅲ):按照无菌操作技术,每瓶30mg药物,沿瓶内壁加入灭菌注射用水约5ml使药物溶解作肌内注射液;或每60～180mg(总氮)药物的溶解液缓慢稀释于0.9%氯化钠注射液250ml中作静脉滴注液。

【稳定性】本品未启封于凉暗处(避光、不超过20℃)保存;调配的溶液立即使用。

【药物相容性】

与静脉输液相容性:本品建议用0.9%氯化钠注射液调配,用0.9%氯化钠注射液调配的溶液于室温6小时性状与pH无明显变化,不溶性微粒符合规定。

静脉输液加药相容性:本品不得与其他药物混合于同一容器内使用。用0.9%氯化钠注射液调配的注射用脑蛋白水解物(Ⅲ)0.24mg/ml与注射用血栓通1mg/ml混合溶液于37℃水浴、避光保存7小时,其性状与pH稳定,但其不溶性微粒明显增加。

输液器加药相容性:本品不得与其他药物混合使用,如确需要联合使用其他药物,须用相容性静脉输液适量冲洗静脉通路。脑蛋白水解物注射液调配的溶液与其他药物通过输液器序贯输液,药物相容性见表7-127。

表7-127 输液器中脑蛋白水解物与其他药物相容性

加入药物	药物浓度/(mg/ml)	脑蛋白水解物浓度/(ml/ml)	溶液保存条件与结果	相容性
灯盏花素	0.08[①]	0.08[①]	立即产生白色絮状物	不相容
双嘧达莫	0.08[①]	0.08[①]	颜色立即由黄色变为草绿色	不相容

注:①用5%葡萄糖注射液稀释。

注射器加药相容性:本品调配的溶液与其他药物混合于注射器中,药物相容性见表7-128。

表7-128 输液器中脑蛋白水解物与其他药物相容性

加入药物	药物浓度	脑蛋白水解物量	溶液保存条件与结果	相容性
双嘧达莫	10mg/2ml	2ml	颜色立即由黄色变为草绿色	不相容
	0.08mg/2ml[①], 0.16mg/2ml[①]	0.08ml/2ml[①], 0.16ml/2ml[①]	颜色立即由黄色变为草绿色	
	0.08mg/2ml[②], 0.16mg/2ml[②]	0.08ml/2ml[②], 0.16ml/2ml[②]	颜色立即由黄色变为草绿色	

续表

加入药物	药物浓度	脑蛋白水解物量	溶液保存条件与结果	相容性
果糖二磷酸钠	2.5g/25ml	1.25ml/25ml[②]	室温 4 小时性状、pH 与紫外光谱无明显变化	相容
长春西汀	0.36mg/3ml[②]	0.72mg/3ml[②]	立即产生白色絮状物	不相容

注：①用 5% 葡萄糖注射液稀释；②用 0.9% 氯化钠注射液稀释。

与容器具相容性：用 0.9% 氯化钠注射液和 5% 葡萄糖注射液调配的脑蛋白水解物 0.24mg/ml 溶液于玻璃、塑料容器中室温保存 24 小时，其紫外吸光度相对于 0 时下降小于 5% 和 10%，玻璃、塑料容器对本品无明显吸附作用，但用 0.9% 氯化钠注射液调配的本品溶液可能更稳定。

单唾液酸四己糖神经节苷脂钠
Monosialotetrahexosylganglioside Sodium

【**适应证**】用于治疗血管性或外伤性中枢神经系统损伤；帕金森病。

【**制剂与规格**】

单唾液酸四己糖神经节苷脂钠注射液：2ml：20mg；2ml：40mg；5ml：100mg。本品为无色的澄明液体，主要成分为单唾液酸四己糖神经节苷脂钠，系猪科动物健康猪 Sus scrofa domestica Brisson 脑提取物，辅料为磷酸二氢钠、磷酸氢二钠、氯化钠和注射用水。本品 pH 为 7.0～8.0。

注射用单唾液酸四己糖神经节苷脂钠：20mg；40mg；100mg。本品为白色或类白色的疏松块状物，主要成分为单唾液酸四己糖神经节苷脂钠，辅料为磷酸二氢钠、磷酸氢二钠和氯化钠。

【**用法与用量**】

用法：皮下注射、肌内注射或静脉滴注。

用量：病变急性期（尤其急性创伤），一日 100mg，静脉滴注，2～3 周后维持一日 20～40mg，一次或分次肌内注射或缓慢静脉滴注，一般 6 周。

帕金森病，首剂 500～1 000mg，静脉滴注；第 2 日起一日 200mg，皮下注射、肌内注射或静脉滴注，一般用至 18 周。

【**调配**】

单唾液酸四己糖神经节苷脂钠注射液：皮下注射或肌内注射不必稀释；或按照无菌操作技术，一次用量药物，缓慢稀释于 0.9% 氯化钠注射液或 5% 葡萄糖注射液 100～500ml 中作静脉滴注液。

注射用单唾液酸四己糖神经节苷脂钠：按照无菌操作技术，每瓶 20mg、40mg

药物,沿瓶内壁分别加入灭菌注射用水 2ml、4ml 使药物溶解,药物浓度为 10mg/ml 作皮下注射液或肌内注射液;或每瓶药物,加入 0.9% 氯化钠注射液或 5% 葡萄糖注射液 2～5ml 使药物溶解,一次用量药物的溶解液缓慢稀释于相对应的静脉输液 100～500ml 中作静脉滴注液。

【稳定性】本品未启封于遮光、室温处保存;调配的溶液立即使用。

【药物相容性】

与静脉输液相容性:用 5% 葡萄糖注射液调配的单唾液酸四己糖神经节苷脂钠 1mg/ml 溶液 8 小时性状、pH 与药物含量无明显变化,不溶性微粒符合规定;用 0.9% 氯化钠注射液调配的单唾液酸四己糖神经节苷脂钠 1mg/ml 溶液 8 小时性状与 pH 无明显变化,不溶性微粒符合规定,但药物含量立即降低大于 10%,杂质双唾液酸神经节苷脂含量大于 10%。建议本品用 5% 葡萄糖注射液调配。

静脉输液加药相容性:本品不得与其他药物混合于同一容器内使用。

输液器加药相容性:本品不得与其他药物混合使用,如确需要联合使用其他药物,须用相容性静脉输液适量冲洗静脉通路。

复方曲肽

Compound Troxerutin and Poreine Cerebroprotein

【适应证】用于治疗脑血栓、脑出血、脑痉挛等急慢性脑血管疾病与颅脑外伤及脑血管疾病(脑供血不全、脑梗死、脑出血)所引起的脑功能障碍等后遗症;闭塞性周围血管疾病、血栓性静脉炎、毛细血管出血及血管通透性升高引起的水肿。

【制剂与规格】

曲克芦丁脑蛋白水解物注射液:2ml;5ml;10ml。本品为黄色或浅棕黄色的澄明液体,主要成分为曲克芦丁和猪科动物健康猪 *Sus scrofa domestica* Brisson 脑提取物,辅料聚山梨酯 80 和注射用水。本品 pH 为 5.5～7.5。

复方曲肽注射液:2ml:曲克芦丁 80mg、总氮 1.0mg 与单唾液酸四己糖神经节苷脂 0.6mg;5ml:曲克芦丁 200mg、总氮 2.5mg 与单唾液酸四己糖神经节苷脂 1.5mg;10ml:曲克芦丁 400mg、总氮 5.0mg 与单唾液酸四己糖神经节苷脂 3.0mg,主要成分为曲克芦丁和猪科动物健康猪脑提取物,辅料为注射用水。本品 pH 为 5.5～7.5。

【用法与用量】

静脉滴注:一次 10ml,一日 1 次,20 日为 1 个疗程,可用 1～3 个疗程,每疗程间隔 3～7 日。

肌内注射：一次 2~4ml，一日 2 次。

【调配】肌内注射不必稀释；或按照无菌操作技术，每 10ml 药物，缓慢稀释于 0.9% 氯化钠注射液或 5% 葡萄糖注射液 250~500ml 中作静脉滴注液。

【稳定性】本品未启封于遮光、阴凉处（不超过 20℃）保存；调配的溶液立即使用。

【药物相容性】

与静脉输液相容性：本品与 0.9% 氯化钠注射液或 5% 葡萄糖注射液相容，不得用含氨基酸的注射液稀释。

静脉输液加药相容性：本品不得与其他药物混合于同一容器内使用。

输液器加药相容性：本品不得与其他药物混合使用，如确需要联合使用其他药物，须用相容性静脉输液适量冲洗静脉通路。

复方脑肽节苷脂
Compound Porcine Cerebroside and Ganglioside

【适应证】用于治疗脑卒中、阿尔茨海默病、颅脑损伤、脊髓损伤及创伤性周围神经损伤；用于治疗脑部疾病引起的功能障碍。

【制剂与规格】复方脑肽节苷脂注射液：2ml。本品为无色或微黄澄明液体，主要成分为多肽、多种神经节苷脂、次黄嘌呤等，系兔科动物健康家兔 *Oryctolagus cuniculus domesticus*（Gmelin）肌肉和猪科动物猪 *Sus scrofa domestica* Brisson 脑提取物，辅料为注射用水。本品 pH 为 6.0~8.0。

【用法与用量】

成人：肌内注射，一次 2~4ml，一日 2 次或遵医嘱；静脉滴注，一次 10~20ml，稀释后缓慢滴注 2 小时，一日 1 次，2 周为 1 个疗程或遵医嘱。

儿童：肌内注射或静脉滴注，剂量酌减或遵医嘱。

【调配】肌内注射不必稀释；或按照无菌操作技术，一次 10~20ml 药物，稀释于 0.9% 氯化钠注射液或 5% 葡萄糖注射液 250ml 中作静脉滴注液。

【稳定性】本品未启封于凉暗处（避光、不超过 20℃）保存；调配的溶液立即使用。

【药物相容性】

与静脉输液相容性：本品与 0.9% 氯化钠注射液或 5% 葡萄糖注射液相容。

输液器加药相容性：本品不得与其他药物混合使用，如确需要联合使用其他药物，须用相容性静脉输液适量冲洗静脉通路。

肌氨肽苷

Muscular Amino Acids and Peptides and Nucleosides

【适应证】用于脑功能紊乱；脑卒中、脑供血不足所致脑功能减退；周围神经疾病。

【制剂与规格】

肌氨肽苷注射液：2ml：多肽 3.5mg 与次黄嘌呤 0.5mg；5ml：多肽 8.75mg 与次黄嘌呤 1.25mg；10ml：多肽 17.5mg 与次黄嘌呤 2.5mg。本品为无色或微黄澄明液体，主要成分为多肽、氨基酸、核苷及核苷酸等混合物，系兔科动物健康家兔 Oryctolagus cuniculus domesticus（Gmelin）肌肉和心肌提取物，辅料为注射用水。本品 pH 为 6.5～8.5。

注射用肌氨肽苷：多肽 3.5mg 与次黄嘌呤 0.5mg；多肽 7.0mg 与次黄嘌呤 1.0mg；多肽 8.75mg 与次黄嘌呤 1.25mg；多肽 17.5mg 与次黄嘌呤 2.5mg。本品为白色或类白色冻干块状物，主要成分为多肽、氨基酸、核苷及核苷酸等混合物，辅料为甘露醇。

【用法与用量】

肌氨肽苷注射液：肌内注射，一次 2～4ml，一日 1～2 次或遵医嘱；静脉滴注，一次 4～10ml，一日 1 次，2 周为 1 个疗程。

注射用肌氨肽苷：肌内注射，一次 3.5～7.0mg（以多肽计），一日 1～2 次或遵医嘱；静脉滴注，一次 7.0～17.5mg（以多肽计），一日 1 次，2 周为 1 个疗程。

【调配】

肌氨肽苷注射液：肌内注射不必稀释；或按照无菌操作技术，一次 4～10ml 药物，稀释于 0.9% 氯化钠注射液或 5% 葡萄糖注射液 500ml 中作静脉滴注液。

注射用肌氨肽苷：按照无菌操作技术，每瓶药物，沿瓶内壁加入灭菌注射用水适量使药物溶解作肌内注射液；或每瓶药物，沿瓶内壁加入灭菌注射用水、0.9% 氯化钠注射液或 5% 葡萄糖注射液使药物溶解，一次用量药物的溶解液稀释于 0.9% 氯化钠注射液、5% 葡萄糖注射液或 10% 葡萄糖注射液 500ml 中作静脉滴注液。

【稳定性】本品未启封于凉暗处（避光、不超过 20℃保存）；调配的溶液立即使用。

【药物相容性】

与静脉输液相容性：注射用肌氨肽苷与静脉输液相容性见表 7-129。

静脉输液加药相容性：本品不得与其他药物混合使用，如通过输液器序贯输液，须用相容性静脉输液适量冲洗静脉通路。

表 7-129　肌氨肽苷与静脉输液相容性

静脉输液	肌氨肽苷浓度(以多肽计)/(mg/ml)	溶液保存条件与结果	相容性
0.9%氯化钠注射液	0.035	8小时物理性状相容,多肽含量稳定,次黄嘌呤损失小于10%	相容
5%葡萄糖注射液	0.035	8小时物理性状相容,多肽含量稳定,次黄嘌呤损失小于10%	相容
10%葡萄糖注射液	0.035	8小时物理性状相容,多肽含量稳定,次黄嘌呤损失小于10%	相容
葡萄糖氯化钠注射液	0.035	8小时物理性状相容,多肽含量稳定,次黄嘌呤损失小于10%	相容

脑苷肌肽

Cattle Encephalon Glycoside and Ignotin

【适应证】用于治疗脑卒中、阿尔茨海默病、新生儿缺氧缺血性脑病、颅脑损伤、脊髓损伤及其他原因引起的中枢神经损伤;用于治疗创伤性周围神经损伤、糖尿病周围神经病变、压迫性神经病变等周围神经损伤。

【制剂与规格】脑苷肌肽注射液:2ml;5ml;10ml。本品为无色或微黄色的澄明液体,系兔科动物健康家兔 Oryctolagus cuniculus domesticus (Gmelin)肌肉提取物与牛科动物黄牛 Bos taurus domesticus Gmelin 或水牛 Bubalus bubalis Linnaeus 脑神经节苷脂提取物,主要成分为多肽、单唾液酸四己糖神经节苷脂、游离氨基酸与次黄嘌呤等,辅料为注射用水。本品 pH 为 6.5～8.0。

【用法与用量】

静脉滴注:成人一次 5～20ml,一日 1 次,2 周为 1 个疗程;儿童按体重一次 0.1～0.4ml/kg,一日 1 次,2 周为 1 个疗程;或遵医嘱。

肌内注射:成人一次 2～4ml,一日 2 次;儿童按体重一次 0.04～0.08ml/kg,一日 2 次;或遵医嘱。

【调配】肌内注射不必稀释;或按照无菌操作技术,一次用量药物,缓慢稀释于 0.9%氯化钠注射液或 5%葡萄糖注射液 250ml 中作静脉滴注液。

【稳定性】本品未启封于凉暗处(避光、不超过 20℃)保存。

【药物相容性】

与静脉输液相容性:本品与 0.9%氯化钠注射液或 5%葡萄糖注射液相容,不得用氨基酸注射液稀释。

静脉输液加药相容性：本品不得与其他药物混合于同一容器内使用。

输液器加药相容性：本品不得与其他药物混合使用，如确需要联合使用其他药物，须用相容性静脉输液适量冲洗静脉通路。

心肌肽
Cardiomyopeptide

【适应证】可作为心脏外科手术围手术期心肌保护的辅助药物。

【制剂与规格】注射用心肌肽：20mg（以多肽计）。本品为类白色或微黄色疏松块状物或粉末，主要成分系从猪科动物健康幼龄猪 Sus scrofa domestica Brisson 心肌中提取的多肽类活性物质，辅料为甘露醇。本品含多肽 5mg/ml 水溶液 pH 为 5.5~7.0。

【用法与用量】

冠状动脉旁路移植术：体外循环手术，麻醉后，本品按体重 1mg/kg 缓慢静脉滴注（滴注时间约 30 分钟）；第一次灌注时在心脏停搏液中一次性按体重 2mg/kg 加入本品；术后 3 日每日静脉滴注本品 3mg/kg，稀释后滴注速度为 1~2ml/min；或遵医嘱。非体外循环手术，麻醉后，本品按体重 3mg/kg 缓慢静脉滴注，至手术结束；术后 3 日每日静脉滴注本品 3mg/kg，稀释后滴注速度为 1~2ml/min；或遵医嘱。

慢性瓣膜性心脏病瓣膜置换术：麻醉后，本品按体重 1mg/kg 缓慢静脉滴注（滴注时间约 30 分钟）；第一次灌注时在心脏停搏液中一次性按体重 2mg/kg 加入本品；术后 3 日每日静脉滴注本品 3mg/kg，稀释后滴注速度为 1~2ml/min；或遵医嘱。

其他心脏手术：用法及用量参考上述内容。灌注或静脉滴注，本品按体重每日总剂量为 3mg/kg。

【调配】按照无菌操作技术，每瓶 20mg 药物，沿瓶内壁加入灭菌注射用水适量使药物溶解，一次用量药物的溶解液稀释于 0.9% 氯化钠注射液或 5% 葡萄糖注射液 250~500ml 中作静脉滴注液；或一次用量药物的溶解液加入心脏停搏液中。

【稳定性】本品未启封于 2~10℃、遮光处保存；调配的溶液立即使用，如出现变色、浑浊、沉淀或结晶等物理性状改变，不得使用。

【药物相容性】

与静脉输液相容性：本品与 0.9% 氯化钠注射液或 5% 葡萄糖注射液相容。

输液器加药相容性：本品不得与其他药物混合使用，如通过输液器序贯输液，须用相容性静脉输液适量冲洗静脉通路。

胰岛素
Insulin

【适应证】

（1）1型糖尿病。

（2）2型糖尿病发生严重感染、外伤、大手术等严重应激情况，以及合并心脑血管并发症、肾脏或视网膜病变等。

（3）糖尿病酮症酸中毒、糖尿病非酮症高渗性昏迷。

（4）长病程2型糖尿病血浆胰岛素水平确实较低，经合理饮食、体力活动和口服降血糖药治疗控制不满意患者，2型糖尿病具有口服降血糖药禁忌时，如妊娠、哺乳等。

（5）成年或老年糖尿病患者发病急、体重显著减轻伴明显消瘦。

（6）妊娠糖尿病。

（7）继发于严重胰腺疾病的糖尿病。

（8）对严重营养不良、消瘦、顽固性妊娠呕吐、肝硬化初期可同时静脉滴注葡萄糖和小剂量胰岛素，以促进组织利用葡萄糖。

【制剂与规格】 胰岛素注射液：3ml：300U；10ml：400U；10ml：800U。本品为无色或几乎无色的澄明液体，主要成分为胰岛素，系从猪科动物猪 *Sus scrofa domestica* Brisson 胰中提取的由51个氨基酸残基组成的蛋白质，辅料为甘油、苯酚、磷酸氢二钠和注射用水。本品pH为6.6~8.0。

【用法与用量】

皮下注射：一般每日3次，餐前15~30分钟注射，必要时睡前加注小剂量1次。剂量根据病情、血糖、尿糖由小剂量（视体重等因素每次2~4U）开始，逐步调整。1型糖尿病患者每日胰岛素需用总量多介于按体重0.5~1U/kg，根据血糖监测结果调整。2型糖尿病患者每日需用总量变化较大，在无急性并发症情况下，敏感者每日仅需5~10U，一般约20U，肥胖、对胰岛素敏感性较差者需要量可明显增加。在有急性并发症（感染、创伤、手术等）情况下，对1型及2型糖尿病患者，应每4~6小时注射1次，剂量根据病情变化及血糖监测结果调整。

静脉注射或静脉滴注：主要用于糖尿病酮症酸中毒、糖尿病高渗性昏迷的治疗，剂量需个体化，成人可持续静脉滴注4~6U/h，小儿按体重0.1U/(kg•h)，根据血糖变化调整剂量；也可首次静脉注射10U加肌内注射4~6U，根据血糖变化调整。病情较重者，可先静脉注射10U，继之以静脉滴注。当血糖下降到13.9mmol/L（250mg/ml）以下时，胰岛素剂量及注射频率随之减少。在使用胰岛素的同时，还应补液纠正电解质紊乱及酸中毒并注意机体对热量的需要。不能进食的糖尿病患者,在静脉滴注含葡萄糖溶液的同时应滴注胰岛素。

剂量调整：患者伴有肝功能损害、甲状腺功能减退、恶心、呕吐时,胰岛素需要量减少。患者肾功能损害,肾小球滤过率（GFR）为 10~50ml/（min·1.73m^2）时,胰岛素剂量减少至原剂量的 75%~95%；GFR<10ml/（min·1.73m^2）尿毒症患者,出现胰岛素抵抗时,胰岛素剂量减少至原剂量的 50%。患者伴有高热、甲状腺功能亢进、肢端肥大症、糖尿病酮症酸中毒、严重感染或外伤与重大手术等,胰岛素剂量需要增加。当患者从一种胰岛素制剂换用其他胰岛素制剂时,剂量可能需要调整。

【调配】 皮下注射、静脉注射可以不稀释；或按照无菌操作技术,每 100U 药物,稀释于 0.9% 氯化钠注射液 100ml 中,药物浓度为 1U/ml 作静脉滴注液。

【稳定性】 本品未启封于冷处（2~8℃）、避光保存,避免冷冻。本品未启封可以于室温、避光保存 28~30 日。冷冻将改变胰岛素结构,降低药物浓度。本品使用过程中无须冷处保存,于室温（不超过 25℃）最长可保存 4 周,避免光照和受热。本品静脉给药通常稀释于 0.9% 氯化钠注射液中,也可以用 5% 或 10% 葡萄糖注射液或氨基酸注射液调配,调配的静脉滴注液于聚丙烯（PP）或聚烯烃（PO）输液袋室温 24 小时或冷处保存 48 小时,其物理性状稳定。但胰岛素加入血浆代用品溶液中,可导致分层,胰岛素悬浮在上层,反复倒置和振动容器可以完全消除这种分层,形成均匀溶液。

【药物相容性】

与静脉输液相容性：本品与 0.9% 氯化钠注射液或 5% 葡萄糖注射液相容,与含钙离子静脉输液不相容。

静脉输液加药相容性：本品加入含巯基或亚硫酸盐的药物可导致胰岛素降解。本品调配的溶液加入其他药物,药物相容性见表 7-130。

输液器加药相容性：本品及调配的溶液与其他药物通过 Y 型输液器按 1:1 比例混合,药物相容性见表 7-131。

表 7-130　静脉输液中胰岛素与其他药物相容性

加入药物	药物浓度	胰岛素浓度/（U/ml）	静脉输液	溶液保存条件与结果	相容性
阿糖胞苷	0.1mg/ml,0.5mg/ml	0.04	5% 葡萄糖注射液	产生微量沉淀	不相容
美罗培南	1mg/ml,20mg/ml	1	0.9% 氯化钠注射液	室温 4 小时物理性状相容	相容
醋酸奥曲肽	0.05μg/ml	0.005	肠外营养液（TPN）	胰岛素大量损失	不相容

续表

加入药物	药物浓度	胰岛素浓度/(U/ml)	静脉输液	溶液保存条件与结果	相容性
盐酸雷尼替丁	0.6mg/ml	1	0.9%氯化钠注射液①	室温24小时物理性状相容;雷尼替丁未损失;由于吸附作用,胰岛素4小时损失9%,24小时损失14%	不相容

注:①在聚氯乙烯(PVC)容器中检测。

表7-131 输液器中胰岛素与其他药物相容性

加入药物	药物浓度	胰岛素浓度/(U/ml)	溶液保存条件与结果	相容性
盐酸胺碘酮	4.8mg/ml①	1①	23℃ 24小时物理性状相容	相容
氨苄西林钠	20mg/ml②	0.2②	25℃ 2小时物理性状相容	相容
氨苄西林钠舒巴坦	20mg/ml②	0.2②	25℃ 2小时物理性状相容	相容
氨曲南	20mg/ml	0.2②	25℃ 2小时物理性状相容	相容
醋酸卡泊芬净	0.7mg/ml②	1②	室温4小时物理性状相容	相容
	0.5mg/ml②	1②	物理性状相容超过60分钟	
头孢唑林钠	20mg/ml①	0.2②	25℃ 2小时物理性状相容	相容
盐酸头孢吡肟	120mg/ml③,④	100	物理性状相容,头孢吡肟损失小于10%,胰岛素未检测	相容
头孢替坦二钠	20mg/ml①,40mg/ml①	0.2②	25℃ 2小时物理性状相容	相容
头孢罗膦	2.22mg/ml⑤	1⑤	23℃ 4小时物理性状相容	相容
头孢他啶	120mg/ml④	100	物理性状相容,头孢他啶损失小于10%,胰岛素未检测	相容
头孢洛扎他唑巴坦钠	10mg/ml⑥	1⑥	2小时物理性状相容	相容
克拉霉素	4mg/ml①	4①	30℃、17℃ 72小时物理性状相容	相容
地高辛	0.005mg/ml①	1①	1小时出现轻度浑浊	不相容
盐酸地尔硫䓬	—	100	物理性状不相容	不相容
盐酸多巴酚丁胺	4mg/ml⑥	1⑥	3小时物理性状相容	相容
盐酸多巴胺	3.2mg/ml①	1①	23℃立即产生沉淀,沉淀快速溶解,24小时再产生沉淀	不相容

续表

加入药物	药物浓度	胰岛素浓度/(U/ml)	溶液保存条件与结果	相容性
多利培南	5mg/ml[①,②]	1[①,②]	23℃ 4小时物理性状相容	相容
盐酸多沙普仑	2mg/ml[①]	1[⑦]	23℃ 4小时物理性状相容	相容
盐酸艾司洛尔	40mg/ml[①]	1[①]	23℃ 24小时物理性状相容	相容
法莫替丁	0.2mg/ml[①]	0.03[①]	25℃ 4小时物理性状相容	相容
硫酸庆大霉素	1.2mg/ml[②]	0.2[②]	25℃ 2小时物理性状相容	相容
肝素钠	60U/ml[①]	0.2[②]	25℃ 2小时物理性状相容	相容
羟乙基淀粉130/0.4氯化钠	6%	5[①], 27.5[①], 50[①]	室温24小时物理性状相容	相容
亚胺培南西司他丁钠	4mg/ml[②], 5mg/ml[②]	0.2[②]	25℃ 2小时物理性状相容	相容
吲哚美辛钠	1mg/ml[②]	1[②]	28℃ 24小时物理性状相容	相容
盐酸拉贝洛尔	5mg/ml	1[②]	4小时物理性状相容，23℃ 24小时产生白色沉淀	不相容
左氧氟沙星	5mg/ml[①]	100	产生沉淀	不相容
	5mg/ml[①]	1	24℃ 4小时物理性状相容	相容
硫酸镁	40mg/ml[⑧]	0.2[②]	25℃ 2小时物理性状相容	相容
盐酸哌替啶	10mg/ml[②]	0.2[②]	25℃ 1小时物理性状相容	相容
	50mg/ml[①]	0.2[②]	25℃ 2小时物理性状相容	相容
美罗培南	1mg/ml, 50mg/ml	0.2[②]	室温24小时物理性状相容	相容
美罗培南法硼巴坦	8mg/ml[②]	1[②]	20~25℃ 3小时物理性状相容	相容
米卡芬净钠	1.5mg/ml[②]	1[②]	4小时出现浑浊和细小颗粒	不相容
咪达唑仑	1mg/ml[①]	1[①]	23℃ 24小时物理性状相容	相容
米力农	0.4mg/ml[①]	1[①]	23℃ 4小时物理性状相容，两药物未损失	相容
硫酸吗啡	1mg/ml[②]	0.2[②]	25℃ 1小时物理性状相容	相容
	5mg/ml[①]	0.2[②]	25℃ 2小时物理性状相容	相容
	1mg/ml[①]	1[①]	23℃ 24小时物理性状相容	相容

续表

加入药物	药物浓度	胰岛素浓度/(U/ml)	溶液保存条件与结果	相容性
萘夫西林钠	20mg/ml,40mg/ml	0.2[②]	立即产生沉淀	不相容
人脑利钠肽	50μg/L[①,②]	≥100	物理性状不相容	不相容
硝酸甘油	0.2mg/ml[①]	1[①]	23℃ 4小时物理性状相容	相容
重酒石酸去甲肾上腺素	0.064mg/ml[①]	1[①]	立即产生白色沉淀	不相容
缩宫素	0.02U/ml[⑨]	0.2[②]	25℃ 2小时物理性状相容	相容
泮托拉唑钠	0.16~0.8mg/ml[②]	5~50[①]	23℃ 12小时物理性状相容	相容
戊巴比妥钠	2mg/ml[⑥]	1[⑥]	4小时物理性状相容	相容
丙泊酚	10mg/ml	1[⑥]	23℃ 1小时物理性状相容	相容
奎奴普丁达福普汀	2mg/ml[①]	100	药品说明书陈述不相容	不相容
盐酸雷尼替丁	1mg/ml[②]	1[①]	物理性状相容；雷尼替丁4小时未损失；可能由于吸附作用胰岛素1小时损失9%，4小时损失20%	不相容
碳酸氢钠	1mEq/ml[②]	1	3小时物理性状相容	相容
硝普钠	0.2mg/ml[①]	1[①]	23℃ 24小时物理性状相容	相容
	1.2mg/ml[①],3mg/ml[①]	1[②],2[②]	24℃避光48小时物理性状相容	
他克莫司	1mg/ml[②]	0.1[①]	25℃ 24小时物理性状相容	相容
磷酸特地唑胺	0.8mg/ml[②]	1	2小时物理性状相容	相容
硫酸特布他林	0.02mg/ml[①]	0.2[②]	25℃ 2小时物理性状相容	相容
替卡西林钠克拉维酸钾	31mg/ml[②]	0.2[②]	25℃ 2小时物理性状相容	相容
硫酸妥布霉素	1.6mg/ml,2mg/ml	0.2[②]	25℃ 2小时物理性状相容	相容
盐酸万古霉素	4mg/ml[①]	0.2[②]	25℃ 2小时物理性状相容	相容
加压素	0.2U/ml[②]	1[②]	物理性状相容	相容

注：①用 5% 葡萄糖注射液稀释；②用 0.9% 氯化钠注射液稀释；③制剂不含依地酸二钠；④用灭菌注射用水溶解；⑤用 5% 葡萄糖注射液、乳酸钠林格注射液和 0.9% 氯化钠注射液稀释；⑥用 5% 葡萄糖注射液和 0.9% 氯化钠注射液稀释；⑦用 0.45% 氯化钠注射液稀释；⑧用乳酸钠林格注射液稀释；⑨用复方乳酸钠葡萄糖注射液稀释。

注射器加药相容性：胰岛素 100U/1ml 注射液与泮托拉唑钠 4mg/1ml 溶液混合于注射器中，1 小时内产生沉淀，溶液物理性状不相容。

与容器具相容性：本品与玻璃、PVC、乙烯醋酸乙烯酯（EVA）、聚乙烯（PE）和聚烯烃（PO）容器不相容。通常玻璃、塑料输液袋/管、过滤器对胰岛素的吸附性在 20%～30%，吸附量与胰岛素浓度成反比，其中玻璃容器吸附量比一些塑料容器更多，但这种吸附作用的临床意义不明显，与治疗作用没有相关性。输液袋/管对胰岛素吸附性与个体控制血糖和尿糖的胰岛素剂量相比是一个非决定性的因素，简单增加胰岛素剂量可以饱和吸附装置且产生一个理想的效果。因此，监测患者对治疗的反应，调整胰岛素剂量十分重要。

垂体后叶
Posterior Pituitary

【**适应证**】
（1）用于肺、支气管出血（如咯血）和消化道出血（呕血、便血）。
（2）用于产科催产、产后收缩子宫、止血等。
（3）对于腹腔手术后肠道麻痹等亦有效。
（4）对尿崩症有减少排尿量的作用。

【**制剂与规格**】垂体后叶注射液：0.5ml：3U；1ml：6U；2ml：3U；2ml：6U。本品为无色或几乎无色的澄明液体，主要成分为垂体后叶，系猪科动物猪 *Sus scrofa domestica* Brisson 脑垂体后叶经脱水、干燥、研细制成粉，再经冰醋酸溶液提取、滤过制得的，辅料为醋酸、三氯叔丁醇和注射用水。本品 pH 为 3.0～4.0。

【**用法与用量**】
用法：肌内注射、皮下注射、静脉注射或静脉滴注。

用量：引产或催产，一次 2.5～5U 静脉滴注，滴注速度开始时不超过 0.001～0.002U/min，每 15～30 分钟增加 0.001～0.002U 至达到宫缩与正常分娩期相似，最快不超过 0.02U/min，通常 0.002～0.005U/min。

控制产后出血，一次 3～6U 静脉滴注，滴注速度 0.02～0.04U/min，胎盘排出后可肌内注射 5～10U。

产后子宫出血，一次 3～6U。

呼吸道或消化道出血，一次 6～12U 静脉滴注，滴注速度 0.1～0.5U/min。

【**调配**】肌内注射或皮下注射不必稀释；或按照无菌操作技术，每 5～10U 药物，稀释于 5% 葡萄糖注射液 20ml 中作静脉注射液；或每 2.5～10U 药物，稀释于 0.9% 氯化钠注射液或 5% 葡萄糖注射液 250～1 000ml 中，药物浓度为 0.01U/ml 作静脉滴注液。

【稳定性】本品未启封于遮光、2～10℃保存。

【药物相容性】

与静脉输液相容性： 本品与 0.9% 氯化钠注射液或 5% 葡萄糖注射液相容。

静脉输液加药相容性： 用 0.9% 氯化钠注射液调配的垂体后叶 0.072U/ml 与甲磺酸酚妥拉明 0.04mg/ml 混合溶液于室温保存 5 小时，其物理性状相容，甲磺酸酚妥拉明稳定。

注射器加药相容性： 垂体后叶 6U/2ml 注射液与用专用溶剂溶解的奥美拉唑钠 8mg/2ml 溶液混合于注射器中，立即出现浑浊，2 小时呈黑色，溶液物理性状不相容。

缩宫素
Oxytocin

【适应证】

（1）用于引产、催产、产后及流产后因宫缩无力或缩复不良而引起的子宫出血。

（2）了解胎盘储备功能（缩宫素激惹试验）。

（3）不完全流产或难免流产的辅助治疗。

【制剂与规格】缩宫素注射液：0.5ml∶2.5U；1ml∶5U；1ml∶10U。本品为无色或几乎澄明的液体，主要成分为缩宫素，系从猪科动物猪 *Sus scrofa domestica* Brisson 脑垂体后叶中提取含二硫键的 9 个氨基酸组成的肽链或化学合成物（注射用缩宫素为化学合成的缩宫素），辅料为醋酸、三氯叔丁醇和注射用水。本品 pH 为 3.0～4.5，与 0.9% 氯化钠注射液渗透压比约为 0.1。

【用法与用量】

引产或催产： 静脉滴注，一次 2.5～5U，滴注速度开始时不超过 0.001～0.002U/min，每 15～30 分钟增加 0.001～0.002U 至达到宫缩与正常分娩期相似，最快不超过 0.02U/min，通常为 0.002～0.005U/min。

控制产后出血： 静脉滴注，滴注速度 0.02～0.04U/min；胎盘排出后可肌内注射 5～10U。

不完全流产或难免流产： 吸宫或刮宫后总剂量 10U 稀释于 0.9% 氯化钠注射液或 5% 葡萄糖注射液 500ml 中，以 10～20mU/min（20～40 滴/min）速度静脉滴注可缩短流产时间。

【调配】肌内注射不必稀释；或按照无菌操作技术，每 2.5～5U 药物，稀释于 0.9% 氯化钠注射液或 5% 葡萄糖注射液 500ml 中，药物浓度为 0.005～0.01U/ml 作静脉滴注液；或每 10U 药物，稀释于 0.9% 氯化钠注射液或 5% 葡萄糖注射液

500ml 中作静脉滴注液。

【稳定性】本品未启封于遮光、阴凉处（不超过 20℃）保存，避免冷冻；用相容性静脉输液调配的溶液物理性状稳定。缩宫素似乎在亚硫酸氢钠存在时会快速分解。

【药物相容性】

与静脉输液相容性： 本品与静脉输液相容性见表 7-132。

表 7-132　缩宫素与静脉输液相容性

静脉输液	缩宫素浓度/(U/ml)	溶液保存条件与结果	相容性
0.9%氯化钠注射液	0.005	物理性状相容	相容
	0.08[①]	23℃避光 90 日物理性状相容，药物几乎未损失	
5%葡萄糖注射液	0.005	物理性状相容	相容
	0.010 4	室温至少 6 小时稳定	
	0.08[①]	23℃避光 90 日物理性状相容，药物几乎未损失	
10%葡萄糖注射液	0.005	物理性状相容	相容
葡萄糖氯化钠注射液	0.005	物理性状相容	相容
复方氯化钠注射液	0.005	物理性状相容	相容
乳酸钠注射液	0.005	物理性状相容	相容
乳酸钠林格注射液	0.005	物理性状相容	相容
	0.08[①]	23℃避光 90 日物理性状相容，药物几乎未损失	
	0.02[①]	4℃、25℃ 31 日缩宫素含量变化小于 10%，物理稳定性没有评价	
	0.06[①]	4℃、25℃ 31 日缩宫素含量变化小于 10%，物理稳定性没有评价	
复方乳酸钠葡萄糖注射液	0.005	物理性状相容	相容

注：①在聚氯乙烯（PVC）容器中检测。

静脉输液加药相容性： 本品及调配的溶液加入其他药物，药物相容性见表 7-133。

输液器加药相容性： 本品及调配的溶液与其他药物通过 Y 型输液器按 1:1 比例混合，药物相容性见表 7-134。

表 7-133　静脉输液中缩宫素与其他药物相容性

加入药物	药物浓度	缩宫素浓度/（U/ml）	静脉输液	溶液保存条件与结果	相容性
头孢西丁钠	8mg/ml	0.04	0.9%氯化钠注射液	25℃ 6小时物理性状相容，头孢西丁几乎未损失	相容
头孢拉定	3mg/ml	0.2	0.9%氯化钠注射液	20℃ 8小时物理性状相容，头孢拉定含量和缩宫素峰面积无明显变化	相容
琥珀酸钠氯霉素	1mg/ml	0.005	未明确	物理性状相容	相容
碳酸氢钠	0.002 4mEq/ml	0.005	5%葡萄糖注射液	24小时物理性状相容	相容
盐酸维拉帕米	0.08mg/ml	0.04	5%葡萄糖注射液、0.9%氯化钠注射液	24小时物理性状相容	相容

表 7-134　输液器中缩宫素与其他药物相容性

加入药物	药物浓度	缩宫素浓度/（U/ml）	溶液保存条件与结果	相容性
肝素钠	1U/ml①	1	室温4小时物理性状相容	相容
氢化可的松琥珀酸钠	0.01mg/ml①	1	室温4小时物理性状相容	相容
胰岛素（普通）	0.2U/ml②	0.02③	25℃ 2小时物理性状相容	相容
盐酸哌替啶	10mg/ml②	0.02③	25℃ 1小时物理性状相容	相容
硫酸吗啡	1mg/ml②	0.02③	25℃ 1小时物理性状相容	相容
奥硝唑	5mg/ml②	0.04④	溶液立即变为褐色	不相容
氯化钾	0.04mEq/ml①	1②④	室温4小时物理性状相容	相容
华法林钠	0.1mg/ml②④，2mg/ml⑤	1②④	23℃ 24小时物理性状相容	相容

注：①用0.9%氯化钠注射液、5%葡萄糖注射液、复方氯化钠注射液、乳酸钠注射液、乳酸钠林格注射液和复方乳酸钠葡萄糖注射液稀释；②用0.9%氯化钠注射液稀释；③用复方乳酸钠葡萄糖注射液稀释；④用5%葡萄糖注射液稀释；⑤用灭菌注射用水溶解。

注射器加药相容性：缩宫素10U/1ml注射液与苯海明10mg/1ml或泮托拉唑钠4mg/1ml溶液混合于注射器中，产生沉淀，溶液物理性状不相容。

与容器具相容性：本品与 PVC 容器相容。用 0.9% 氯化钠注射液、5% 葡萄糖注射液调配的缩宫素 25U/100ml 溶液以 3ml/min 速度通过 0.22μm 纤维素酯膜过滤器，滤膜可能对药物没有明显的黏附作用。

促皮质素
Adrenocorticotropine

【适应证】
（1）用于肾上腺皮质功能减退的辅助诊断。
（2）用于治疗活动性风湿病、类风湿关节炎、红斑性狼疮等胶原性疾患；用于严重的支气管哮喘、严重皮炎等过敏性疾病；用于急性白血病、霍奇金淋巴瘤。

【制剂与规格】注射用促皮质素：25U。本品为白色或淡黄色粉末，主要成分为促皮质素，系猪科动物猪 *Sus scrofa domestica* Brisson、牛科动物黄牛 *Bos taurus domesticus* Gmelin 或水牛 *Bubalus bubalis* Linnaeus、牛科动物山羊 *Capra hircus* Linnaeus 或绵羊 *Ovis aries* Linnaeus 脑垂体前叶磨成细粉制成的，无辅料。促皮质素 10U/ml 水溶液 pH 为 4.0～6.0。

【用法与用量】
促皮质素兴奋试验：一次 25U 本品溶解并稀释于 5% 葡萄糖注射液 500ml 中，持续静脉滴注 8 小时，滴注前、后采血测血浆皮质醇，观察其变化，或收集 24 小时尿液测尿游离皮质醇或 17- 羟皮质类固醇，与前一日对照值相比较。

促皮质素治疗：肌内注射，一次 25U，一日 2 次；或静脉注射，每次注射不少于 2 分钟；或静脉滴注，每次滴注不少于 6 小时，一次 12.5～25U，一日 25～50U。

【调配】按照无菌操作技术，每瓶 25U 药物，加入灭菌注射用水 1ml 使药物溶解作肌内注射液；或溶解液用 5% 葡萄糖注射液 2～5ml 稀释作静脉注射液；或每瓶 25U 药物，加入灭菌注射用水或 5% 葡萄糖注射液 2ml 使药物溶解，溶解液稀释于 5% 葡萄糖注射液 500ml 中作静脉滴注液。

【稳定性】
保存：本品未启封于遮光、阴凉处（不超过 20℃）保存。用 5% 葡萄糖注射液或 0.9% 氯化钠注射液调配的促皮质素 0.5U/ml 溶液，其物理性状稳定。

pH 的影响：本品在 pH 为 4.6～4.8（等电点）时，可析出部分沉淀。

【药物相容性】
与静脉输液相容性：本品与 5% 葡萄糖注射液相容，不可用 0.9% 氯化钠注射液溶解，也不宜用 0.9% 氯化钠注射液稀释，以免产生沉淀。

输液器加药相容性：本品静脉滴注时与碱性药物混合，溶液出现浑浊，药物失效。

小牛血去蛋白提取物
Deproteinized Calf Blood Extractives

【适应证】用于脑缺血、脑痴呆、脑外伤及大脑功能不全等脑细胞代谢障碍性疾病的治疗。

【制剂与规格】

小牛血去蛋白提取物注射液：2ml：80mg（总固体）；5ml：0.2g（总固体）；10ml：0.4g（总固体）；20ml：0.8g（总固体）。本品为淡黄色的澄明液体，主要成分系牛科动物黄牛 *Bos taurus domesticus* Gmelin 或水牛 *Bubalus bubalis* Linnaeus 的新鲜小牛血或血清经去蛋白、浓缩、超滤式透析等工艺制得的含无机物及小分子有机物，辅料为氯化钠、聚山梨酯 80 和注射用水。本品 pH 为 6.5～7.5。

注射用小牛血去蛋白提取物：200mg（总固体）；0.4g（总固体）；0.8g（总固体）。本品为类白色或淡黄色的块状物或无定形粉末，主要成分系从新鲜小牛血或血清中提取的含无机物及小分子有机物，辅料为甘露醇和氯化钠。

【用法与用量】

用法：静脉滴注，调配的溶液滴注速度小于 2ml/min。

用量：脑卒中及脑外伤，一次 0.8～1.2g，一日 1 次，缓慢静脉滴注，2 周为 1 个疗程。

大脑功能不全及痴呆，一次 1.2g，一日 1 次，缓慢静脉滴注，2 周为 1 个疗程。

【调配】

小牛血去蛋白提取物注射液：按照无菌操作技术，每 20～30ml 药物，缓慢稀释于 5% 葡萄糖注射液或 0.9% 氯化钠注射液 250ml 中作静脉滴注液。

注射用小牛血去蛋白提取物：按照无菌操作技术，每 0.4g、0.8g 药物，分别沿瓶内壁加入灭菌注射用水 5ml、10ml 使药物溶解，每 0.8～1.2g 药物的溶解液缓慢稀释于 5% 葡萄糖注射液或 0.9% 氯化钠注射液 250ml 中作静脉滴注液。

【稳定性】本品未启封于凉暗处（避光、不超过 20℃）保存；调配的溶液立即使用。

【药物相容性】

与静脉输液相容性：本品与 0.9% 氯化钠注射液或 5% 葡萄糖注射液相容。

静脉输液加药相容性：小牛血去蛋白提取物注射液及调配的溶液加入其他药物，药物相容性见表 7-135。

输液器加药相容性：本品不得与其他药物混合使用，如确需要联合使用其他药物，须用相容性静脉输液适量冲洗静脉通路。

表 7-135　静脉输液中小牛血去蛋白提取物与其他药物相容性

加入药物	药物浓度	小牛血去蛋白提取物浓度/(mg/ml)	静脉输液	溶液保存条件与结果	相容性
丹参注射液	0.08ml/ml	1.6	0.9%氯化钠注射液	20℃ 6小时性状与pH无明显变化，不溶性微粒增加	不相容
注射用血栓通	1mg/ml	1.6	5%葡萄糖注射液、0.9%氯化钠注射液	37℃、避光水浴7小时性状与pH稳定，不溶性微粒增加	不相容

注射器加药相容性：小牛血去蛋白提取物溶解液与维生素C注射液混合于注射器中，立即出现黑色浑浊，溶液物理性状不相容。

小牛脾提取物
Calf Spleen Extractive

【适应证】用于提高机体免疫力。可在治疗再生障碍性贫血、原发性血小板减少症、放射线引起的白细胞减少症、各种恶性肿瘤、改善肿瘤患者恶病质时配合使用。

【制剂与规格】小牛脾提取物注射液：2ml：5mg 多肽与 380μg 核糖。本品为淡黄色的澄明液体，主要成分系牛科动物黄牛 Bos taurus domesticus Gmelin 或水牛 Bubalus bubalis Linnaeus 的健康乳牛（出生 24 小时内）脾脏提取物，辅料为注射用水。本品 pH 为 5.0～7.0。

【用法与用量】
肌内注射：一次 2～8ml，一日 1 次或遵医嘱。
静脉滴注：一次 10ml，一日 1 次或遵医嘱。
【调配】肌内注射不必稀释；或按照无菌操作技术，一次 10ml 药物，缓慢稀释于 0.9%氯化钠注射液、5% 或 10% 的葡萄糖注射液 500ml 中作静脉滴注液。
【稳定性】本品未启封于凉暗处（避光、不超过 20℃）保存；调配的溶液立即使用。
【药物相容性】
与静脉输液相容性：本品与 0.9%氯化钠注射液、5% 葡萄糖注射液或 10% 葡萄糖注射液相容。
静脉输液加药相容性：本品不得与其他药物混合于同一容器内使用。

输液器加药相容性： 本品不得与其他药物混合使用，如确需要联合使用其他药物，须用相容性静脉输液适量冲洗静脉通路。

脾多肽
Lienal Polypeptide

【适应证】 用于原发性和继发性细胞免疫缺陷病（如湿疹、血小板减少、多次感染综合征等）、呼吸道及肺部感染、放化疗引起的白细胞减少症、白血病、再生障碍性贫血、淋巴瘤及其他恶性肿瘤与肿瘤患者恶病质；术后或重症患者身体虚弱时辅助用药。

【制剂与规格】 脾多肽注射液：2ml；5ml；10ml。本品为淡黄色的澄明液体，主要成分为多肽，系牛科动物黄牛 *Bos taurus domesticus* Gmelin 或水牛 *Bubalus bubalis* Linnaeus 的健康小牛脾脏提取物，辅料为注射用水。本品pH为6.0～7.5。

【用法与用量】
成人：肌内注射，一次2～8ml，一日1次或遵医嘱；静脉滴注，一次10ml药物，一日1次或遵医嘱。
儿童：肌内注射或静脉滴注，剂量酌减或遵医嘱。

【调配】 肌内注射不必稀释；或按照无菌操作技术，一次10ml药物，稀释于0.9%氯化钠注射液、5%葡萄糖注射液或10%葡萄糖注射液500ml中作静脉滴注液。

【稳定性】 本品未启封于凉暗处（避光、不超过20℃）保存；调配的溶液立即使用。

【药物相容性】
与静脉输液相容性： 本品与0.9%氯化钠注射液、5%葡萄糖注射液或10%葡萄糖注射液相容。
输液器加药相容性： 本品不得与其他药物混合使用，如确需要联合使用其他药物，须用相容性静脉输液适量冲洗静脉通路。

转移因子
Transfer Factor

【适应证】 用于治疗病毒性或真菌性细胞内感染（如带状疱疹、流行性乙型脑炎、白念珠菌感染与病毒性心肌炎等）；恶性肿瘤（主要用于肺癌、鼻咽癌、乳腺癌与骨肉瘤等）辅助用药；用于湿疹、血小板减少、多次感染综合征与慢性皮肤黏膜真菌病等免疫缺陷疾病。

【制剂与规格】

转移因子注射液：2ml：多肽 3mg 与核糖 100μg；2ml：多肽 6mg 与核糖 200μg。本品为无色或微黄色的澄明液体，主要成分系从猪科动物健康猪 *Sus scrofa domestica* Brisson 脾中提取的多肽、氨基酸和多核苷酸，辅料为氯化钠和注射用水。本品 pH 为 6.0～7.5。

注射用转移因子：多肽 3mg 与核糖 100μg；多肽 6mg 与核糖 200μg。本品为白色或微黄色疏松体，主要成分为多肽、氨基酸和多核苷酸，辅料为甘露醇、右旋糖酐 40 和亚硫酸氢钠。本品含 1mg/ml 多肽水溶液 pH 为 6.0～7.5。

【用法与用量】皮下注射（在淋巴回流较丰富的上臂内侧或大腿内侧腹股沟下端注射为宜，也可于上臂三角肌处注射），一次 3～6mg（以多肽计），1 周或 2 周 1 次，或遵医嘱。

【调配】

转移因子注射液：不必稀释。

注射用转移因子：每瓶药物，沿瓶内壁加入灭菌注射用水适量使药物溶解作皮下注射液。

【稳定性】本品未启封于凉暗处（避光、不超过 20℃）保存；调配的溶液立即使用。

【药物相容性】本品不得与其他药物混合使用。

胸腺肽

Thymopolypeptides

【适应证】用于治疗各种原发性或继发性 T 细胞缺陷病、某些自身免疫性疾病、各种细胞免疫功能低下的疾病与肿瘤的辅助治疗。

【制剂与规格】

胸腺肽注射液：2ml：5mg；2ml：10mg；2ml：20mg；5ml：40mg；5ml：50mg；10ml：60mg；10ml：80mg。本品为无色或微黄色的澄明液体，主要成分为胸腺 α_1 及小分子多肽，系猪科动物健康猪 *Sus scrofa domestica* Brisson 或牛科动物黄牛 *Bos taurus domesticus* Gmelin 或水牛 *Bubalus bubalis* Linnaeus 的健康小牛胸腺提取物，辅料为注射用水。本品 pH 为 6.0～7.5。

注射用胸腺肽：5mg；10mg；20mg；30mg；40mg；50mg；60mg；80mg。本品为类白色或微黄色的冻干品，主要成分为胸腺 α_1 及小分子多肽，辅料为甘露醇和亚硫酸氢钠。

【用法与用量】

成人：皮下注射或肌内注射，一次 10～20mg，一日 1 次或遵医嘱；静脉滴注，一次20～100mg，一日1次或遵医嘱。

儿童：常肌内注射，剂量视儿童年龄、体重和病情而定。胸腺发育不全的患儿，每日按体重1mg/kg，症状改善后，改维持剂量为每周1mg/kg，可长期应用作替代性治疗；治疗8个月至12岁小儿反复呼吸道感染，隔日1次，每次5mg，1个月后改为1周2次，一次5mg；治疗期间如遇发热、呼吸道感染，在抗菌、抗病毒治疗的同时疗程继续，3个月为1个疗程或遵医嘱。

皮肤过敏试验：对于过敏体质者，注射前或治疗终止后再用药时需做皮肤过敏试验。本品调配成25μg/ml溶液，皮内注射0.1ml，阳性反应者禁用。

【调配】

胸腺肽注射液：皮下注射或肌内注射不必稀释；或按照无菌操作技术，一次20～80mg药物，稀释于0.9%氯化钠注射液或5%葡萄糖注射液500ml中作静脉滴注液。

注射用胸腺肽：每瓶10mg、20mg药物，沿瓶内壁加入灭菌注射用水2ml使药物溶解作皮下注射液或肌内注射液；或按照无菌操作技术，一次20～100mg药物的溶解液稀释于0.9%氯化钠注射液或5%葡萄糖注射液500ml中作静脉滴注液。

【稳定性】本品未启封于凉暗处（避光、不超过20℃）保存；调配的溶液立即使用。

【药物相容性】

与静脉输液相容性：本品与0.9%氯化钠注射液或5%葡萄糖注射液相容。

输液器加药相容性：本品不得与其他药物混合使用，如确需要联合使用其他药物，须用相容性静脉输液适量冲洗静脉通路。本品调配的溶液与清开灵注射液、丹参注射液、盐酸氨溴索或泮托拉唑钠通过Y型输液器或输液器序贯输液，立即产生白色浑浊和/或沉淀，溶液物理性状不相容。

胰激肽原酶

Pancreatic Kininogenase

【适应证】用于微循环障碍性疾病，如糖尿病引起的肾病、周围神经病、视网膜病变、眼底病与缺血性脑血管病；也可用于高血压的辅助治疗。

【制剂与规格】注射用胰激肽原酶：40U。本品为白色或类白色冻干块状物，主要成分为胰激肽原酶，系从猪科动物猪 Sus scrofa domestica Brisson 胰中提取的蛋白酶，辅料为乳糖、苯甲醇。

【用法与用量】肌内注射，一日10～40U，一日1次或隔日1次。儿童禁用。

【调配】每瓶40U药物，沿瓶内壁加入灭菌注射用水或0.9%氯化钠注射液1.5ml使药物溶解作肌内注射液。

【稳定性】本品未启封于阴凉处（不超过20℃）保存；调配的溶液立即使用。
【药物相容性】本品不得与其他药物混合使用。

糜蛋白酶
Chymotrypsin

【适应证】
（1）用于眼科手术以松弛睫状韧带，减轻创伤性虹膜睫状体炎。
（2）用于创口或局部炎症，以减少局部分泌和水肿。
【制剂与规格】注射用糜蛋白酶：800U；4 000U。本品为白色冻干块状物，主要成分为糜蛋白酶，系从猪科动物猪 Sus scrofa domestica Brisson 或牛科动物黄牛 Bos taurus domesticus Gmelin 或水牛 Bubalus bubalis Linnaeus 胰中提取的一种蛋白分解酶，辅料为右旋糖酐20和甘露醇。糜蛋白酶400U/ml 或 2 000U/ml 水溶液 pH 为 5.5～6.5。
【用法与用量】
肌内注射：一次4 000U。
眼科注入后房：一次800U，3分钟后用0.9%氯化钠注射液冲洗前后房中遗留的药物。
【调配】每瓶800U、4 000U 药物，加入0.9%氯化钠注射液适量使药物溶解作肌内注射液或眼科用药。
【稳定性】本品未启封于阴凉处（不超过20℃）保存。本品溶解后不稳定，调配的溶液立即使用。
【药物相容性】本品不得与其他药物混合使用。

肝水解肽
Heparolysate

【适应证】用于慢性肝炎、肝硬化等疾病的辅助治疗。
【制剂与规格】
肝水解肽注射液：2ml：20mg；5ml：50mg；10ml：100mg。本品为淡黄色的澄明液体，主要成分系猪科动物健康猪 Sus scrofa domestica Brisson 或牛科动物健康黄牛 Bos taurus domesticus Gmelin 或水牛 Bubalus bubalis Linnaeus 肝脏经胰酶或胃蛋白酶水解，再提取的含多肽类、核酸类、氨基酸类物质，辅料为氯化钠、碳酸钠和注射用水。本品 pH 为 5.5～7.5。
注射用肝水解肽：20mg；50mg。本品为白色或类白色的疏松冻干块状物，主要成分系猪科动物健康猪或牛科动物健康黄牛或水牛肝脏经胰酶或胃蛋白酶水解,再提取的含多肽类、核酸类、氨基酸类物质,辅料为甘露醇。

【用法与用量】

肌内注射：一次20～40mg,一日1次。

静脉滴注：一次100mg,一日1次,用5%或10%葡萄糖注射液250ml稀释后缓慢滴注。

【调配】

肝水解肽注射液：肌内注射不必稀释;或按照无菌操作技术,一次100mg药物,稀释于5%或10%葡萄糖注射液250ml中作静脉滴注液。

注射用肝水解肽：每瓶20mg、50mg药物,沿瓶内壁加入灭菌注射用水2ml使药物溶解作肌内注射液;或按照无菌操作技术,一次100mg药物的溶解液稀释于5%或10%葡萄糖注射液500ml中作静脉滴注液。

【稳定性】本品未启封于凉暗处(避光、不超过20℃)保存;调配的溶液立即使用。本品及调配的溶液如出现变色、浑浊、沉淀或结晶等物理性状改变,不得使用。

【药物相容性】

与静脉输液相容性：本品与5%或10%葡萄糖注射液相容。

输液器加药相容性：本品不得与其他药物混合使用,如确需要联合使用其他药物,须用相容性静脉输液适量冲洗静脉通路。肝水解肽注射液与地塞米松磷酸钠混合,立即产生白色絮状沉淀;用10%葡萄糖注射液调配的注射用肝水解肽与对氨基水杨酸钠溶液混合,溶液立即由无色的澄明液体变为褐色的澄明液体,其物理性状不相容。

促肝细胞生长素

Hepatocyte Growth-promoting Factor

【适应证】用于各种重型病毒性肝炎(急性、亚急性、慢性重型肝炎的早期或中期)的辅助治疗。

【制剂与规格】

注射用促肝细胞生长素：20mg;40mg;60mg;80mg;100mg。本品为乳白色或微黄色冻干品,主要成分系从猪科动物健康猪 *Sus scrofa domestica* Brisson 或牛科动物未哺乳新生黄牛 *Bos taurus domesticus* Gmelin 或水牛 *Bubalus bubalis* Linnaeus 新鲜肝脏中提取、纯化的小分子多肽类活性物质,辅料为甘露醇或右旋糖酐40。本品含多肽2.5mg/ml的水溶液pH为6.0～7.0。

促肝细胞生长素注射液：2ml:30μg。本品为无色澄明液体,主要成分系从健康乳猪新鲜肝脏中提取、纯化的小分子多肽类活性物质,辅料为注射用水。本品 pH 为 6.0～8.0。

【用法与用量】

注射用促肝细胞生长素:缓慢静脉滴注,一次 80～100mg,一日 1 次,极量一次 160mg,一日 1 次,疗程视病情而定,一般为 4～6 周,慢性重型肝炎,疗程为 8～12 周。

促肝细胞生长素注射液:亚急性重型肝炎,一日 120μg,一日 1 次或分 2 次静脉滴注,疗程 4～8 周。

【调配】

注射用促肝细胞生长素:按照无菌操作技术,每瓶药物,沿瓶内壁加入灭菌注射用水 2～4ml 使药物溶解,一次 80～100mg 药物的溶解液稀释于 10% 葡萄糖注射液 250ml 中作静脉滴注液。

促肝细胞生长素注射液:一次 120μg 药物,稀释于 10% 葡萄糖注射液 250ml 中作静脉滴注液。

【稳定性】 本品未启封于避光、10℃以下保存;调配的溶液立即使用。

【药物相容性】

与静脉输液相容性:本品与静脉输液相容性见表 7-136。

表 7-136　促肝细胞生长素与静脉输液相容性

静脉输液	促肝细胞生长素浓度/(mg/ml)	溶液保存条件与结果	相容性
0.9% 氯化钠注射液	0.48	6 小时物理性状相容,药物损失约 25%	不相容
5% 葡萄糖注射液	0.48	6 小时物理性状相容,药物损失小于 5%	相容
10% 葡萄糖注射液	0.48	6 小时物理性状相容,药物含量稳定	相容
葡萄糖氯化钠注射液	0.48	6 小时物理性状相容,药物损失约 5%	相容

静脉输液加药相容性:本品不得与其他药物混合使用,如通过输液器序贯输液,须用相容性静脉输液适量冲洗静脉通路。

注射器加药相容性:促肝细胞生长素注射液及调配的溶液与其他药物混合于注射器中,药物相容性见表 7-137。

表 7-137　注射器中促肝细胞生长素与其他药物相容性

注射器中药物	药物量	促肝细胞生长素量	溶液保存条件与结果	相容性
前列地尔	5μg/5ml[①]	15μg/5ml[①]	立即出现白色浑浊	不相容
奥美拉唑钠	8mg/2ml[②]	30μg/2ml	4 小时物理性状相容	相容

注:①用 10% 葡萄糖注射液稀释;②用灭菌注射用水溶解。

硫酸软骨素
Chondroitin Sulfate

【适应证】

注射用硫酸软骨素与硫酸软骨素注射液：用于神经性头痛、神经痛、关节痛、动脉硬化等疾病的辅助治疗。

硫酸软骨素A钠注射液：用于动脉粥样硬化疾病、心绞痛、高脂血症等。

【制剂与规格】

注射用硫酸软骨素：40mg。本品为白色或类白色疏松冻干块状物或粉末，主要成分系从猪科动物健康猪 Sus scrofa domestica Brisson 喉骨、鼻中骨、气管等软骨组织中提取的酸性黏多糖，辅料为甘露醇。

硫酸软骨素注射液：2ml：40mg；2ml：80mg。本品为无色或微黄色的澄明液体，主要成分为硫酸软骨素，辅料为注射用水。本品pH为5.0～7.0。

硫酸软骨素A钠注射液：2ml：80mg。本品为无色或微黄色的澄明液体，主要成分为从猪喉骨、鼻中骨等软骨组织中提取、精制的硫酸软骨素A钠，辅料为对羟基苯甲酸甲酯、对羟基苯甲酸丙酯、氯化钠、氢氧化钠和注射用水。本品pH为4.0～7.0。

【用法与用量】

注射用硫酸软骨素：肌内注射或静脉滴注，一次40mg，一日1～2次。

硫酸软骨素注射液：肌内注射或静脉滴注，一次40～80mg，一日1～2次。

硫酸软骨素A钠注射液：肌内注射，一日1～2次，一次1～2ml或遵医嘱。

【调配】

注射用硫酸软骨素：按照无菌操作技术，每瓶40mg药物，沿瓶内壁加入灭菌注射用水2ml使药物溶解作肌内注射液；或一次40mg药物的溶解液稀释于0.9%氯化钠注射液或5%葡萄糖注射液500ml中作静脉滴注液。

硫酸软骨素注射液：肌内注射不必稀释；或按照无菌操作技术，一次40～80mg药物稀释于0.9%氯化钠注射液或5%葡萄糖注射液500ml中作静脉滴注液。

硫酸软骨素A钠注射液：不必稀释。

【稳定性】本品未启封于阴凉处（不超过20℃）保存；调配的溶液立即使用。

【药物相容性】

与静脉输液相容性：硫酸软骨素与0.9%氯化钠注射液或5%葡萄糖注射液相容。

输液器加药相容性：用5%葡萄糖注射液调配的硫酸软骨素0.48mg/ml溶液与葡萄糖酸依诺沙星注射液2mg/ml通过Y型输液器输液，混合溶液立即出现白色浑浊，其物理性状不相容。用 0.9% 氯化钠注射液调配的硫酸软骨素 0.48mg/ml 溶液与甲磺酸培氟沙星葡萄糖注射液 4mg/ml 通过输液器序贯输液，混合溶液立即出现白色浑浊，其物理性状不相容。

肝素钠
Heparin Sodium

【适应证】用于防治血栓形成或栓塞性疾病（如心肌梗死、血栓性静脉炎、肺栓塞等）；各种原因引起的弥散性血管内凝血（DIC）；也用于血液透析、体外循环、导管术、微血管手术等操作中及某些血液标本或器械的抗凝处理。

【制剂与规格】肝素钠注射液：2ml：1 000U；2ml：5 000U；2ml：12 500U。本品为无色至淡黄色的澄明液体，主要成分为肝素钠，系从猪科动物猪 *Sus scrofa domestica* Brisson 肠黏膜中提取的硫酸氨基葡聚糖的钠盐，是由不同分子量的糖链组成的混合物，辅料为氯化钠和注射用水。本品 pH 为 5.5~8.0，肝素钠 1 000U/ml 注射液与 0.9% 氯化钠注射液渗透压比约为 1。

【用法与用量】
深部皮下注射：首次给药 5 000~10 000U，以后每 8 小时 8 000~10 000U 或每 12 小时 15 000~20 000U，每 24 小时总量 30 000~40 000U。

静脉注射：首次给药 5 000~10 000U，以后按体重每 4 小时 100U/kg 用 0.9% 氯化钠注射液稀释后静脉注射；儿童按体重一次静脉注射 50U/kg，以后每 4 小时 50~100U，单剂量静脉注射不少于 1 分钟。

静脉滴注：每日 20 000~40 000U，加至 0.9% 氯化钠注射液 1 000ml 中持续静脉滴注，滴注前可先静脉注射 5 000U 作为初始剂量；儿童按体重静脉滴注 50U/kg，以后按体表面积每 24 小时 20 000U/m^2，单剂量静脉滴注时间为 4~24 小时。

预防性治疗：高危血栓形成患者，大多是用于腹部手术之后，以防止深部静脉血栓。在外科手术前 2 小时先皮下注射 5 000U，但麻醉方式应避免硬膜外麻醉，然后每隔 8~12 小时给予 5 000U，共约 7 日。

【调配】皮下注射可以不稀释；或按照无菌操作技术，每 5 000~10 000U 药物，稀释于 0.9% 氯化钠注射液 50~100ml 中作静脉注射液或静脉滴注液；或每 20 000~40 000U 药物，稀释于 0.9% 氯化钠注射液 1 000ml 中作静脉滴注液。

【稳定性】
保存：本品未启封于遮光、阴凉处（不超过 20℃）保存；用 0.9% 氯化钠注射液调配的肝素钠 1~40U/ml 溶液于室温或冷处保存 24 小时物理性状与肝素钠活性稳定。

pH 的影响：用 5% 葡萄糖注射液调配的肝素钠 20U/ml 溶液 pH 为 3.8～7.6，24 小时药物未损失；用 0.9% 氯化钠注射液调配的肝素钠溶液 pH 为 3.2（用盐酸调节 pH）与 9.2（用氢氧化钠调节 pH），24 小时药物未损失。

【药物相容性】

与静脉输液相容性：本品与静脉输液相容性见表 7-138。

表 7-138　肝素钠与静脉输液相容性

静脉输液	肝素钠浓度/(U/ml)	溶液保存条件与结果	相容性
0.9% 氯化钠注射液	1, 4	物理性状相容	相容
	10[①]	5℃ 24 小时稳定	
	20[②], 40[②]	27℃ 48 小时稳定	
	35	25℃ 24 小时随后 4℃ 14 日肝素活性稳定	
	7[②]	22℃ 24 小时物理性状相容，药物损失 5%	
	7[③]	4℃、22℃ 24 小时物理性状相容，药物几乎没有损失	
5% 葡萄糖注射液	1, 4, 12, 40	物理性状相容	相容
	10	室温 6 小时药物活性损失 30%～50%	不相容
	20	23℃ 1 小时药物损失 50%	不相容
10% 葡萄糖注射液	1, 4	物理性状相容	相容
	10	室温 6 小时药物活性损失 40%	不相容
葡萄糖氯化钠注射液	1, 4, 12	物理性状相容	相容
	30	15℃、25℃、35℃ 5 小时药物损失 40%	不相容
复方氯化钠注射液	1, 4	物理性状相容	相容
乳酸钠注射液	20	23℃ 1 小时药物损失 50%	不相容

续表

静脉输液	肝素钠浓度/(U/ml)	溶液保存条件与结果	相容性
乳酸钠林格注射液	1,4,12	物理性状相容	相容
	10	室温6小时药物活性损失50%~60%	不相容
	20	23℃ 1小时药物损失50%	不相容
复方乳酸钠葡萄糖注射液	1,4	物理性状相容	相容

注：①在玻璃和聚氯乙烯（PVC）容器中检测；②在PVC容器中检测；③在玻璃和聚乙烯（PE）容器中检测。

静脉输液加药相容性：本品及调配的溶液加入其他药物，药物相容性见表7-139。

表7-139　静脉输液中肝素钠与其他药物相容性

加入药物	药物浓度	肝素钠浓度/(U/ml)	静脉输液	溶液保存条件与结果	相容性
阿替普酶	0.5mg/ml	40	0.9%氯化钠注射液	肝素与阿替普酶相互作用，25℃ 5分钟内出现乳白色浑浊	不相容
硫酸阿米卡星	5mg/ml	30	0.9%氯化钠注射液、5%葡萄糖注射液、10%葡萄糖注射液、葡萄糖氯化钠注射液、复方氯化钠注射液、乳酸钠注射液、乳酸钠林格注射液、复方乳酸钠葡萄糖注射液	立即产生沉淀	不相容
氨茶碱	0.25mg/ml	12	5%葡萄糖注射液	物理性状相容	相容
	1mg/ml	4	5%葡萄糖注射液	物理性状相容	
两性霉素B	0.1mg/ml	4	5%葡萄糖注射液	物理性状相容	相容
	0.07mg/ml,0.1mg/ml	2	5%葡萄糖注射液	25℃ 24小时生物活性未变化	

续表

加入药物	药物浓度	肝素钠浓度/(U/ml)	静脉输液	溶液保存条件与结果	相容性
氨苄西林钠	2mg/ml	32	0.9%氯化钠注射液	24小时物理性状相容,肝素活性稳定	相容
	10mg/ml	20	0.9%氯化钠注射液	25℃ 24小时两药物稳定	相容
	1mg/ml	12	10%葡萄糖注射液	4℃ 24小时氨苄西林稳定	相容
	1mg/ml	12	10%葡萄糖注射液、葡萄糖氯化钠注射液、乳酸钠林格注射液	25℃ 24小时氨苄西林损失20%～25%；4℃ 24小时氨苄西林损失15%	不相容
兔抗胸腺细胞球蛋白	0.2mg/ml,0.3mg/ml	2	5%葡萄糖注射液	立即产生浑浊或沉淀	不相容
	0.2mg/ml,0.3mg/ml	2	0.9%氯化钠注射液	23℃ 24小时物理性状相容	相容
维生素C	0.5mg/ml	4	5%葡萄糖注射液	物理性状相容	相容
苯磺酸阿曲库铵	0.5mg/ml	40	5%葡萄糖注射液	5℃、30℃产生颗粒	不相容
硫酸博来霉素	0.02U/ml,0.03U/ml	10～200	0.9%氯化钠注射液	4℃ 1周物理性状相容,博来霉素活性未变化,肝素未检测	相容
葡萄糖酸钙	1mg/ml	4,12,20	5%葡萄糖注射液	物理性状相容	相容
盐酸头孢吡肟	4mg/ml	10,50	5%葡萄糖注射液、0.9%氯化钠注射液	物理性状相容；室温24小时、5℃ 7日头孢吡肟损失4%,肝素未检测	相容
头孢他啶	4mg/ml	10,50	5%葡萄糖注射液、0.9%氯化钠注射液	室温24小时、冷藏7日头孢他啶稳定	相容
琥珀酸钠氯霉素	0.5mg/ml	12	5%葡萄糖注射液	物理性状相容	相容
	10mg/ml	4	5%葡萄糖注射液	物理性状相容	

续表

加入药物	药物浓度	肝素钠浓度/(U/ml)	静脉输液	溶液保存条件与结果	相容性
环丙沙星	2mg/ml	10, 100, 1 000	0.9% 氯化钠注射液	立即产生白色沉淀	不相容
	2mg/ml	4.1, 8.3	0.9% 氯化钠注射液	物理性状不相容	
克林霉素磷酸酯	9mg/ml	100	5% 葡萄糖注射液	24小时克林霉素稳定	相容
氯唑西林钠	2mg/ml	32	0.9% 氯化钠注射液	24小时物理性状相容，肝素稳定	相容
多黏菌素E甲磺酸钠	0.5mg/ml	4, 20	5% 葡萄糖注射液	物理性状相容	相容
阿糖胞苷	0.1mg/ml	20	5% 葡萄糖注射液	出现浑浊	不相容
	0.5mg/ml	10	0.9% 氯化钠注射液	出现浑浊	
盐酸柔红霉素	0.2mg/ml	4	5% 葡萄糖注射液	物理性状不相容	不相容
茶苯海明	0.05mg/ml	12	5% 葡萄糖注射液	物理性状相容	相容
	0.5mg/ml	4	5% 葡萄糖注射液	物理性状相容	
盐酸多巴酚丁胺	0.9mg/ml	50	5% 葡萄糖注射液、灭菌注射用水	4小时物理性状相容，产生反应热	不相容
	1mg/ml	50	5% 葡萄糖注射液	3分钟产生沉淀	
	1mg/ml	5 000	5% 葡萄糖注射液、0.9% 氯化钠注射液	21℃ 6小时内变为粉红色	
	1.5mg/ml	50	5% 葡萄糖注射液、0.9% 氯化钠注射液	产生沉淀	
盐酸多巴胺	0.8mg/ml	200	5% 葡萄糖注射液	25℃ 24小时两药物未损失	相容
依那普利拉	0.012mg/ml	50	5% 葡萄糖注射液[①]	室温荧光24小时物理性状相容，依那普利拉未损失，肝素未检测	相容
盐酸表柔比星	—	—	—	可能产生沉淀	不相容

续表

加入药物	药物浓度	肝素钠浓度/(U/ml)	静脉输液	溶液保存条件与结果	相容性
依替巴肽	0.75mg/ml	24	—	25℃ 24 小时物理性状相容，化学性质稳定	相容
乳糖酸红霉素	1.5mg/ml	20	5% 葡萄糖注射液、0.9% 氯化钠注射液	产生沉淀	不相容
	5mg/ml	40	5% 葡萄糖注射液	物理性状不相容	
盐酸艾司洛尔	6mg/ml	50	5% 葡萄糖注射液	室温荧光 24 小时物理性状相容，艾司洛尔未损失，肝素未检测	相容
氟氯西林钠	20mg/ml	20	0.9% 氯化钠注射液	15℃、30℃ 24 小时物理性状相容，但 30℃ 48 小时出现浑浊	相容
氟康唑	1mg/ml	50	5% 葡萄糖注射液	25℃ 荧光 24 小时物理性状相容，氟康唑未损失，肝素未检测	相容
氟马西尼	0.02mg/ml	50	5% 葡萄糖注射液①	23℃ 荧光 24 小时物理性状相容，氟马西尼损失 4%，肝素未检测	相容
呋塞米	1mg/ml	20	0.9% 氯化钠注射液	15℃、30℃ 72 小时物理性状相容	相容
硫酸庆大霉素	0.088mg/ml	1～6	10% 葡萄糖注射液、0.9% 氯化钠注射液	两药物活性降低	不相容
	0.32mg/ml, 1mg/ml	20	5% 葡萄糖注射液、0.9% 氯化钠注射液	浑浊或产生沉淀	
氢化可的松琥珀酸钠	0.1mg/ml	12	5% 葡萄糖注射液	物理性状不相容	不相容
	0.5mg/ml	4	5% 葡萄糖注射液	物理性状不相容	不相容
	0.8mg/ml	32	0.9% 氯化钠注射液	24 小时物理性状相容，肝素活性未变化	相容
盐酸氢吗啡酮	5mg/ml	0.5, 8	5% 葡萄糖注射液①	4℃、23℃ 18 日物理性状相容，氢吗啡酮未损失	相容
	20mg/ml	1	5% 葡萄糖注射液①	4℃、23℃ 18 日物理性状相容，氢吗啡酮未损失	

续表

加入药物	药物浓度	肝素钠浓度/(U/ml)	静脉输液	溶液保存条件与结果	相容性
人免疫球蛋白	—	—	—	不相容	不相容
盐酸异丙肾上腺素	2μg/ml	32	0.9%氯化钠注射液	物理性状相容,肝素活性未变化	相容
	4μg/ml	20	0.9%氯化钠注射液	物理性状相容	
盐酸利多卡因	4mg/ml	32	0.9%氯化钠注射液	物理性状相容,肝素活性未变化	相容
	2mg/ml	20	0.9%氯化钠注射液	物理性状相容	
盐酸林可霉素	0.6mg/ml	20	—	物理性状相容	相容
硫酸镁	0.13mEq/ml	50	0.9%氯化钠注射液②	24℃荧光14日物理性状相容,肝素活性未变化	相容
美罗培南	1mg/ml,20mg/ml	20	0.9%氯化钠注射液	室温4小时物理性状相容	相容
盐酸甲基多巴乙酯	1mg/ml	20	5%葡萄糖注射液、0.9%氯化钠注射液、葡萄糖氯化钠注射液	物理性状相容	相容
甲泼尼龙琥珀酸钠	0.04mg/ml	10	葡萄糖氯化钠注射液	24小时物理性状相容	相容
	0.125mg/ml	5	5%葡萄糖注射液、葡萄糖氯化钠注射液、乳酸钠林格注射液	24小时物理性状相容	
	25mg/ml	40	0.9%氯化钠注射液	24小时物理性状相容	
丝裂霉素	0.167mg/ml	33.3	0.9%氯化钠注射液①②	室温24小时物理性状相容,丝裂霉素损失10%,肝素生物活性降低或未降低	不相容
	0.5mg/ml	33.3	0.9%氯化钠注射液①②	25℃ 42小时物理性状相容,丝裂霉素损失10%,肝素生物活性未降低	相容
萘夫西林钠	0.5mg/ml	20	—	物理性状相容	相容

续表

加入药物	药物浓度	肝素钠浓度/(U/ml)	静脉输液	溶液保存条件与结果	相容性
酒石酸去甲肾上腺素	8μg/ml	12	5%葡萄糖注射液	物理性状相容	相容
青霉素钾	1 000U/ml	20	5%葡萄糖注射液	25℃ 24 小时物理性状相容	相容
	2 000U/ml	4	5%葡萄糖注射液	物理性状不相容	不相容
青霉素钠	2 000U/ml	20	0.9%氯化钠注射液	25℃ 24 小时两药物稳定	相容
	2 000U/ml	4	5%葡萄糖注射液	物理性状不相容	不相容
硫酸多黏菌素B	0.02mg/ml	20	5%葡萄糖注射液、0.9%氯化钠注射液	3 小时内浑浊或立即产生沉淀	不相容
氯化钾	3mg/ml	12	5%葡萄糖注射液	物理性状相容	相容
	0.08mEq/ml	32	0.9%氯化钠注射液	24 小时物理性状相容,肝素活性未变化	
盐酸异丙嗪	0.25mg/ml	4	5%葡萄糖注射液	物理性状不相容	不相容
盐酸雷尼替丁	0.05mg/ml	10,40	5%葡萄糖注射液①	室温光照 24 小时物理性状相容,雷尼替丁损失 7%,肝素未检测	相容
	0.05mg/ml	10,40	0.9%氯化钠注射液①	室温光照 48 小时物理性状相容,雷尼替丁未损失,肝素未检测	
	2mg/ml	10,40	5%葡萄糖注射液、0.9%氯化钠注射液①	室温光照 48 小时物理性状相容,雷尼替丁损失 2%,肝素未检测	
碳酸氢钠	0.002 4mEq/ml	20	5%葡萄糖注射液	24 小时物理性状相容	相容
硫酸链霉素	4mg/ml	20	5%葡萄糖注射液、0.9%氯化钠注射液	立即产生沉淀	不相容
替考拉宁	2mg/ml	20,40	5%葡萄糖注射液、0.9%氯化钠注射液	25℃ 24 小时物理性状相容,两药物未损失	相容

续表

加入药物	药物浓度	肝素钠浓度/（U/ml）	静脉输液	溶液保存条件与结果	相容性
盐酸万古霉素	1mg/ml	12	5%葡萄糖注射液	立即产生沉淀	不相容
	0.025mg/ml	100	0.9%氯化钠注射液	28℃ 30日物理性状相容，万古霉素损失小于10%，肝素未损失	相容
盐酸维拉帕米	0.08mg/ml	20	5%葡萄糖注射液、0.9%氯化钠注射液	24小时物理性状相容	相容

注：①在PVC容器中检测；②在玻璃容器中检测。

输液器加药相容性：本品及调配的溶液与其他药物通过Y型输液器按1:1比例混合，药物相容性见表7-140。

表7-140 输液器中肝素钠与其他药物相容性

加入药物	药物浓度	肝素钠浓度/（U/ml）	溶液保存条件与结果	相容性
对乙酰氨基酚	10mg/ml	100	室温4小时物理性状相容，对乙酰氨基酚损失小于10%	相容
阿昔洛韦	5mg/ml[①]	50[①]	25℃ 4小时物理性状相容	相容
	5mg/ml[②]	100	物理性状相容	
阿地白介素	33 800U/ml[①]	100	物理性状相容，阿地白介素活性几乎未损失	相容
别嘌醇钠	3mg/ml[②]	100[②]	22℃ 4小时物理性状相容	相容
阿替普酶	1mg/ml	100[①]	24小时出现浑浊	不相容
氨磷汀	10mg/ml[①]	100[①]	22℃ 4小时物理性状相容	相容
氨茶碱	25mg/ml	1[③]	室温4小时物理性状相容	相容
盐酸胺碘酮	未明确	300[②]	产生白色沉淀	不相容
两性霉素B	0.1mg/ml[①]	100[②]	45分钟出现浑浊	不相容
两性霉素B胆固醇硫酸酯复合物	0.83mg/ml[①]	1 000[①]	产生大量沉淀	不相容
氨苄西林钠	25mg/ml, 50mg/ml, 100mg/ml, 125mg/ml	1[③]	室温4小时物理性状相容	相容
	20mg/ml[②]	50	25℃ 4小时物理性状相容	

续表

加入药物	药物浓度	肝素钠浓度/（U/ml）	溶液保存条件与结果	相容性
氨苄西林钠舒巴坦钠	20mg/ml②	50	25℃ 4小时物理性状相容	相容
安吖啶	1mg/ml①	40①	立即产生黄色沉淀	不相容
阿尼芬净	0.5mg/ml①	100	23℃ 4小时物理性状相容	相容
兔抗胸腺细胞球蛋白	0.2mg/ml①，0.3mg/ml①	2①	立即产生浑浊或沉淀	不相容
	0.2mg/ml②，0.3mg/ml②	2②	23℃ 4小时物理性状相容	相容
	0.2mg/ml①,②，0.3mg/ml①,②	100	23℃ 4小时物理性状相容	相容
苯磺酸阿曲库铵	0.5mg/ml①	40①	28℃ 24小时物理性状相容	相容
硫酸阿托品	0.5mg/ml	1 000④	室温 4小时物理性状相容	相容
氨曲南	40mg/ml	100①	23℃ 4小时物理性状相容	相容
	20mg/ml①	50	25℃ 4小时物理性状相容	
比伐芦定	5mg/ml①	100	23℃ 4小时物理性状相容	相容
硫酸博来霉素	3U/ml	1 000	没有冲洗管路，Y型管部位连续注射药物，未见沉淀	相容
贝林妥欧单抗	0.375μg/ml②	192.3②	持续产生颗粒	不相容
枸橼酸咖啡因	20mg/ml	1①	室温 24小时物理性状相容	相容
葡萄糖酸钙	100mg/ml	1③	室温 4小时物理性状相容	相容
坎格瑞洛	1mg/ml②	100	室温 4小时物理性状相容	相容
醋酸卡泊芬净	0.5mg/ml②，0.7mg/ml②	100	立即产生沉淀	不相容
头孢唑林钠	20mg/ml	50	25℃ 4小时物理性状相容	相容
头孢替坦二钠	40mg/ml①	50	25℃ 4小时物理性状相容	相容
头孢罗膦	2.22mg/ml①,②,⑤	100	23℃ 4小时物理性状相容	相容
头孢他啶	20mg/ml	50	25℃ 4小时物理性状相容	相容
头孢洛扎他唑巴坦钠	10mg/ml⑥	1 000	2小时物理性状相容	相容
头孢曲松钠	20mg/ml	50	25℃ 4小时物理性状相容	相容

续表

加入药物	药物浓度	肝素钠浓度/（U/ml）	溶液保存条件与结果	相容性
盐酸氯丙嗪	10mg/ml	1[④]	室温4小时物理性状相容	相容
	0.13mg/ml[①]	29.2[①]	150分钟物理性状相容	
环丙沙星	2mg/ml[⑥]	100	立即形成结晶	不相容
	2mg/ml[②]	10, 100, 1 000	立即产生白色沉淀	
苯磺顺阿曲库铵	0.1mg/ml[①], 2mg/ml[①]	100	23℃4小时物理性状相容	相容
	5mg/ml[①]	100	立即出现白色浑浊	不相容
顺铂	1mg/ml	1 000	没有冲洗管路，Y型管部位连续注射药物，未见沉淀	相容
克拉屈滨	0.015mg/ml[②], 0.5mg/ml[⑦]	100[②]	23℃4小时物理性状相容	相容
克拉霉素	4mg/ml[①]	1 000[①]	立即出现白色浑浊	不相容
丁酸氯维地平	0.5mg/ml	100[②]	23℃4小时物理性状相容	相容
磷酸克林霉素	12mg/ml[①]	50	25℃4小时物理性状相容	相容
氯唑西林钠	100mg/ml	100	室温4小时物理性状相容	相容
维生素 B_{12}	0.1mg/ml	1[④]	室温4小时物理性状相容	相容
环磷酰胺	20mg/ml	1 000	没有冲洗管路，Y型管部位连续注射药物，未见沉淀	相容
阿糖胞苷	50mg/ml	40[①]	室温4小时物理性状相容	相容
达卡巴嗪	25mg/ml[②]	100	立即产生白色沉淀	不相容
	10mg/ml[②]	100	未产生沉淀	相容
达托霉素	19.6mg/ml[②]	98[②]	25℃2小时物理性状相容，两药物未损失	相容
地塞米松磷酸钠	4mg/ml	1[③]	室温4小时物理性状相容	相容
	0.08mg/ml[①]	50	25℃4小时物理性状相容	
盐酸右美托咪定	4μg/ml[②]	100	23℃4小时物理性状相容	相容
地西泮	5mg/ml	1[③]	立即产生浑浊和颗粒	不相容
地高辛	0.25mg/ml	1[③]	室温4小时物理性状相容	相容

续表

加入药物	药物浓度	肝素钠浓度/（U/ml）	溶液保存条件与结果	相容性
盐酸地尔硫䓬	5mg/ml	20 000	产生沉淀	不相容
	1mg/ml[2]	20 000	目测性状相容	相容
	1mg/ml[2],5mg/ml	5 000,10 000	目测性状相容	相容
	5mg/ml	80[6]	目测性状相容	相容
	1mg/ml	100[1]	27℃ 4小时物理性状相容	相容
盐酸苯海拉明	50mg/ml	1[4]	室温4小时物理性状相容	相容
盐酸多巴酚丁胺	4mg/ml[2]	50[2]	3小时物理性状相容	相容
	4mg/ml[1]	50[1]	立即产生大量沉淀	不相容
	1mg/ml[1]	50	25℃ 4小时物理性状相容	相容
	4mg/ml[1]	100[1]	产生浑浊或沉淀	不相容
多西他赛	0.9mg/ml[1]	100	23℃ 4小时物理性状相容	相容
盐酸多巴胺	40mg/ml	1[4]	室温4小时物理性状相容	相容
	3.2mg/ml[1]	100[1]	27℃ 4小时物理性状相容	
多尼培南	5mg/ml[1,2]	100	23℃ 4小时物理性状相容	相容
盐酸多沙普仑	2mg/ml[1]	1[4]	23℃ 4小时物理性状相容	
盐酸多柔比星	2mg/ml	1 000	立即产生沉淀	不相容
盐酸多柔比星脂质体	0.4mg/ml[1]	1 000[1]	23℃ 4小时物理性状相容	相容
盐酸多西环素	1mg/ml[1]	50	25℃ 4小时物理性状不相容	不相容
氟哌利多	2.5mg/ml	1 000	立即产生沉淀	不相容
	1.25mg/ml	1[4]	室温4小时物理性状相容	相容
依酚氯铵	10mg/ml	1[4]	室温4小时物理性状相容	相容
依那普利拉	0.05mg/ml[1,2,5]	40[1]	室温荧光 24 小时物理性状相容	相容
盐酸肾上腺素	0.1mg/ml	1[4]	室温4小时物理性状相容	相容
	0.02mg/ml[1]	100[1]	27℃ 4小时物理性状相容	
厄他培南钠	10mg/ml[2]	40[1],100[1]	4小时物理性状相容，厄他培南损失约4%	相容
	10mg/ml[2]	40[2],100[2]	4小时物理性状相容，厄他培南损失约3%	

续表

加入药物	药物浓度	肝素钠浓度/(U/ml)	溶液保存条件与结果	相容性
乳糖酸红霉素	3.3mg/ml[2]	50	25℃ 4小时物理性状相容	相容
盐酸艾司洛尔	10mg/ml[1]	40[1]	22℃ 4小时物理性状相容	相容
结合雌激素	5mg/ml	1[3]	室温4小时物理性状相容	相容
依他尼酸钠	1mg/ml	1[3]	室温4小时物理性状相容	相容
磷酸依托泊苷	5mg/ml[1]	100[1]	23℃ 4小时物理性状相容	相容
法莫替丁	0.2mg/ml[1]	40[2]	14小时物理性状相容	相容
	0.2mg/ml	50[1]	25℃ 4小时物理性状相容	
	2mg/ml[2]	40[1]	22℃ 4小时物理性状相容	
甲磺酸非诺多泮	80μg/ml[2]	100	23℃ 4小时物理性状相容	相容
枸橼酸芬太尼	0.05mg/ml	1[4]	室温4小时物理性状相容	相容
	0.05mg/ml	100[1]	27℃ 4小时物理性状相容	
人粒细胞刺激因子	30μg/ml[1]	100[1]	立即产生颗粒和絮状物	不相容
氟康唑	2mg/ml	50, 1 000	25℃ 4小时物理性状相容	相容
磷酸氟达拉滨	1mg/ml[1]	40[1], 100, 1 000	22℃ 4小时物理性状相容	相容
氟尿嘧啶	50mg/ml	1[4]	室温4小时物理性状相容	相容
	50mg/ml	1 000	没有冲洗管路，Y型管部位连续注射药物，未见沉淀	
膦甲酸钠	24mg/ml	100[5], 1 000	室温荧光24小时物理性状相容	相容
呋塞米	10mg/ml	1[4], 100	室温4小时物理性状相容	相容
	10mg/ml	1 000	没有冲洗管路，Y型管部位连续注射药物，未见沉淀	
	2.6mg/ml[1]	29.2[1]	150分钟目测性状相容	
硝酸镓	1mg/ml[2]	40[2]	25℃ 24小时物理性状相容	相容
盐酸吉西他滨	10mg/ml[2]	100[2]	23℃ 4小时物理性状相容	相容
硫酸庆大霉素	3.2mg/ml[5]	50[5]	立即出现浑浊	不相容
	2mg/ml	50	25℃ 4小时目测性状不相容	
盐酸格拉司琼	0.05mg/ml[1]	100[1]	23℃ 4小时物理性状相容	相容

续表

加入药物	药物浓度	肝素钠浓度/（U/ml）	溶液保存条件与结果	相容性
乳酸氟哌啶醇	5mg/ml	100,200	立即产生白色沉淀	不相容
羟乙基淀粉乳酸电解质	6%	100	23℃ 4小时物理性状相容	相容
盐酸肼屈嗪	20mg/ml	1[④]	室温4小时物理性状相容	相容
氢化可的松琥珀酸钠	2mg/ml[①]	50	25℃ 4小时物理性状相容	相容
	125mg/ml	100[⑥]	室温24小时物理性状相容，滤液未见沉淀	
盐酸氢吗啡酮	1mg/ml	100[①]	27℃ 4小时物理性状相容	相容
羟乙基淀粉130/0.4氯化钠	6%	10,100,1 000	室温24小时物理性状相容	相容
盐酸伊达比星	1mg/ml[②]	100,1 000	立即出现浑浊，12~20分钟产生沉淀	不相容
胰岛素（普通）	0.2U/ml[②]	60[①]	25℃ 2小时物理性状相容	相容
硫酸艾沙康唑	1.5mg/ml[⑥]	1 000[⑥]	立即出现浑浊	不相容
盐酸异丙肾上腺素	0.2mg/ml	1[④]	室温4小时物理性状相容	相容
硝酸异山梨酯	10mg/ml	300[①]	通过PVC输液器两药活性损失	不相容
盐酸拉贝洛尔	1mg/ml[①]	40[①]	18℃ 24小时物理性状相容	相容
	2mg/ml[①]	100[①]	27℃ 4小时物理性状相容	相容
	5mg/ml	100[①]	立即产生浑浊和颗粒	不相容
亚叶酸钙	10mg/ml	1 000	没有冲洗管路，Y型管部位连续注射药物，未见沉淀	相容
左氧氟沙星	5mg/ml[①]	10	产生浑浊性沉淀	不相容
盐酸利多卡因	20mg/ml	1[③]	室温4小时物理性状相容	相容
	4mg/ml	50	25℃ 4小时物理性状相容	
利奈唑胺	2mg/ml	1 000[①]	23℃ 4小时物理性状相容	相容
劳拉西泮	0.33mg/ml[②]	417	22℃ 24小时物理性状相容	相容
	0.5mg/ml[①]	100[①]	27℃ 4小时物理性状相容	
硫酸镁	500mg/ml	1	室温4小时物理性状相容	相容

续表

加入药物	药物浓度	肝素钠浓度/（U/ml）	溶液保存条件与结果	相容性
盐酸美法仑	0.1mg/ml[2]	100[2]	22℃ 3小时物理性状相容	相容
盐酸哌替啶	10mg/ml[2]	60[1]	25℃ 1小时物理性状相容	相容
美罗培南	1mg/ml[2], 50mg/ml[2]	1	室温4小时物理性状相容	相容
美罗培南法硼巴坦	8mg/ml[2]	1 000[2]	20~25℃ 3小时物理性状相容	相容
甲氨蝶呤	25mg/ml	1 000	没有冲洗管路，Y型管部位连续注射药物，未见沉淀	相容
盐酸甲基多巴乙酯	5mg/ml[1]	50	25℃ 4小时物理性状相容	相容
马来酸甲麦角新碱	0.2mg/ml	1[4]	室温4小时物理性状相容	相容
甲泼尼龙琥珀酸钠	2.5mg/ml[1]	50	25℃ 4小时物理性状相容	相容
	5mg/ml[2]	100[6]	室温24小时物理性状相容，滤液未见沉淀	
盐酸甲氧氯普胺	5mg/ml	1 000	没有冲洗管路，Y型管部位连续注射药物，未见沉淀	相容
酒石酸美托洛尔	1mg/ml	1 000[1]	19℃ 24小时物理性状相容	相容
甲硝唑	5mg/ml	50	25℃ 4小时物理性状相容	相容
米卡芬净钠	1.5mg/ml[2]	100	23℃ 4小时物理性状相容	相容
咪达唑仑	5mg/ml	417	22℃ 24小时物理性状相容	相容
	2mg/ml[1]	100[1]	27℃ 4小时物理性状相容	
米力农	0.2mg/ml[1]	100[1]	27℃ 4小时物理性状相容	相容
	0.4mg/ml[1]	100[1]	23℃ 4小时物理性状相容，两药物未损失	
丝裂霉素	0.5mg/ml	1 000	没有冲洗管路，Y型管部位连续注射药物，未见沉淀	相容
硫酸吗啡	15mg/ml	1[4]	室温4小时物理性状相容	相容
	0.2mg/ml[6]	50[6]	3小时物理性状相容	
	1mg/ml[2]	60[1]	25℃ 1小时物理性状相容	
	2mg/ml[1]	100[1]	27℃ 4小时物理性状相容	

续表

加入药物	药物浓度	肝素钠浓度/(U/ml)	溶液保存条件与结果	相容性
萘夫西林钠	20mg/ml①	50	25℃ 4小时物理性状相容	相容
甲硫酸新斯的明	0.5mg/ml	1④	室温4小时物理性状相容	相容
人脑利钠肽	50μg/ml①,②	0.1,1,10	物理性状不相容	不相容
盐酸尼卡地平	1mg/ml①	100①	立即产生沉淀	不相容
	0.1mg/ml①	40①	室温24小时物理性状相容	
硝酸甘油	0.2mg/ml①, 0.4mg/ml①	100①	室温4小时物理性状相容	相容
重酒石酸去甲肾上腺素	1mg/ml	1④	室温4小时物理性状相容	相容
	0.128mg/ml①	100①	27℃ 4小时物理性状相容	
盐酸昂丹司琼	1mg/ml②	40①	22℃ 4小时物理性状相容	相容
磷酸奥利凡星	0.8mg/ml①, 1.2mg/ml①, 2mg/ml①	100①	立即出现浑浊，1小时产生沉淀	不相容
苯唑西林钠	100mg/ml	1④	室温4小时物理性状相容	相容
奥沙利铂	0.5mg/ml①	100	23℃ 4小时物理性状相容	相容
缩宫素	1U/ml	1④	室温4小时物理性状相容	相容
紫杉醇	1.2mg/ml①	100①	22℃ 4小时物理性状相容	相容
盐酸帕洛诺司琼	50μg/ml	100	室温4小时物理性状相容，两药物未损失	相容
泮库溴铵	0.05mg/ml①	40①	28℃ 24小时物理性状相容	相容
青霉素钾	200 000U/ml①	1③	室温4小时物理性状相容	相容
	400 000U/ml①	50	25℃ 4小时物理性状相容	
乳酸喷他佐辛	30mg/ml	1④	室温4小时物理性状相容	相容
苯妥英钠	50mg/ml	1③	立即形成结晶	不相容
	2mg/ml②	50	25℃立即出现浑浊，4小时产生白色沉淀	
维生素 K_1	10mg/ml	1④	室温4小时物理性状相容	相容

续表

加入药物	药物浓度	肝素钠浓度/（U/ml）	溶液保存条件与结果	相容性
哌拉西林钠他唑巴坦钠	40mg/ml[①]	100[①]	22℃ 4小时物理性状相容	相容
氯化钾	0.2mEq/ml[①]	50	22℃ 4小时物理性状相容	相容
	0.625mEq/ml[①]	29.2[①]	150分钟物理性状相容	
盐酸普鲁卡因胺	100mg/ml	1[④]	室温4小时物理性状相容	相容
乙二磺酸丙氯拉嗪	5mg/ml	1[④]	室温4小时物理性状相容	相容
盐酸异丙嗪	50mg/ml	1[①,②]	室温4小时物理性状相容	相容
	50mg/ml	1[⑧]	室温4小时出现浑浊	不相容
丙泊酚	10mg/ml	100[①]	23℃ 1小时物理性状相容	相容
盐酸普萘洛尔	1mg/ml	1[④]	室温4小时物理性状相容	相容
葡萄糖酸奎尼丁	6mg/ml[②]	50[②]	3小时物理性状相容	相容
	6mg/ml[①]	50[①]	立即出现浑浊	不相容
盐酸雷尼替丁	0.5mg/ml	50[①]	24小时物理性状相容	相容
	1mg/ml[①]	100[①]	27℃ 4小时物理性状相容	
盐酸瑞芬太尼	0.025mg/ml[②], 25mg/ml[②]	100	23℃ 4小时物理性状相容	相容
人粒细胞巨噬细胞刺激因子	10μg/ml[②]	100	22℃ 4小时物理性状相容	相容
氢溴酸东莨菪碱	0.86mg/ml	1[④]	室温4小时物理性状相容	相容
碳酸氢钠	75mg/ml	1[③]	室温4小时物理性状相容	相容
	1.4%	500[②]	室温4小时物理性状相容	
硝普钠	0.2mg/ml[①]	100[①]	23℃ 24小时物理性状相容	相容
	1.2mg/ml[①]	48[⑨], 200[⑨], 480[⑨]	24℃避光48小时物理性状相容	
氯化琥珀胆碱	20mg/ml	1[③]	室温4小时物理性状相容	相容
他克莫司	1mg/ml[②]	10[①]	25℃ 4小时物理性状相容	相容
磷酸特地唑胺	0.8mg/ml[②]	1 000[②]	2小时物理性状相容	相容
盐酸替拉凡星	7.5mg/ml[①,②]	1 000	浊度增加	不相容

续表

加入药物	药物浓度	肝素钠浓度/(U/ml)	溶液保存条件与结果	相容性
茶碱	4mg/ml	50	25℃ 4小时物理性状相容	相容
塞替派	1mg/ml①	100①	23℃ 4小时物理性状相容	相容
替卡西林钠克拉维酸钾	30mg/ml①	50	25℃ 4小时物理性状相容	相容
替加环素	1mg/ml②	100②	4小时物理性状相容	相容
盐酸替罗非班	0.05mg/ml①,②	100①,②	室温 4小时物理性状相容,两药物活性未损失	相容
硫酸妥布霉素	3.2mg/ml⑥	50⑥	立即出现浑浊	不相容
	0.8mg/ml①	50	25℃ 4小时物理性状不相容	
氨甲环酸	—	—	药品说明书陈述相容	相容
盐酸曲美苄胺	100mg/ml	1④	室温 4小时物理性状相容	相容
盐酸万古霉素	6.6mg/ml①	50	25℃ 4小时物理性状不相容	不相容
	10mg/ml②	100⑤	产生沉淀	不相容
	2.5mg/ml②	10②,5 000②	4℃、37℃ 14日物理性状相容,肝素活性几乎未变化	相容
加压素	2U/ml②,4U/ml②	100①	通过Y型管注射加压素超过5秒物理性状相容	相容
维库溴铵	0.1mg/ml①	40①	28℃ 24小时物理性状相容	相容
	1mg/ml	100①	27℃ 4小时物理性状相容	
硫酸长春碱	1mg/ml	1 000	没有冲洗管路,Y型管部位连续注射药物,未见沉淀	相容
硫酸长春新碱	1mg/ml	1 000	没有冲洗管路,Y型管部位连续注射药物,未见沉淀	相容
酒石酸长春瑞滨	1mg/ml②	100②	22℃ 4小时物理性状相容	相容
	3mg/ml②	100②	15分钟内出现浑浊	不相容
齐多夫定	4mg/ml①	100①	25℃ 4小时物理性状相容	相容

注:①用 5% 葡萄糖注射液稀释;②用 0.9% 氯化钠注射液稀释;③含 100mg/L 氢化可的松琥珀酸钠的 5% 葡萄糖注射液、0.9% 氯化钠注射液和乳酸钠林格注射液稀释;④用 0.9% 氯化钠注射液、乳酸钠林格注射液和复方乳酸钠葡萄糖注射液稀释;⑤用乳酸钠林格注射液稀释;⑥用 5% 葡萄糖注射液和 0.9% 氯化钠注射液稀释;⑦用含 0.9% 苯甲醇的 0.9% 氯化钠注射液稀释;⑧用复方乳酸钠葡萄糖注射液稀释;⑨用 5% 葡萄糖 0.225% 氯化钠注射液稀释。

注射器加药相容性: 本品及调配的溶液与其他药物混合于注射器中,药物相容性见表 7-141。

表 7-141　注射器中肝素钠与其他药物相容性

注射器中药物	药物量	肝素钠量	溶液保存条件与结果	相容性
硫酸阿米卡星	100mg	2 500U/1ml	5分钟内浑浊或产生沉淀	不相容
氨茶碱	240mg/10ml	2 500U/1ml	物理性状相容至少5分钟	相容
盐酸胺碘酮	150mg/3ml	2 500U/1ml	5分钟内溶液出现浑浊或产生沉淀	不相容
两性霉素B	50mg	2 500U/1ml	物理性状相容至少5分钟	相容
氨苄西林钠	2g	2 500U/1ml	物理性状相容至少5分钟	相容
硫酸阿托品	0.5mg/ml	2 500U/1ml	物理性状相容至少5分钟	相容
硫酸博来霉素	1.5U/0.5ml	500U/0.5ml	室温5分钟后离心8分钟物理性状相容	相容
盐酸丁丙诺啡	300mg/1ml	2 500U/1ml	物理性状相容至少5分钟	相容
枸橼酸咖啡因	20mg/1ml	10U/1ml	物理性状相容至少5分钟	相容
头孢唑林钠	2g	2 500U/1ml	物理性状相容至少5分钟	相容
头孢噻肟钠	2g	2 500U/1ml	物理性状相容至少5分钟	相容
头孢西丁钠	2g	2 500U1/ml	物理性状相容至少5分钟	相容
琥珀酸钠氯霉素	1g	20 000U/1ml	物理性状相容至少30分钟	相容
	1g	2 500U/1ml	物理性状相容至少5分钟	
盐酸氯丙嗪	50mg/2ml	2 500U/1ml	5分钟产生浑浊或沉淀	不相容
顺铂	0.5mg/0.5ml	500U/0.5ml	室温5分钟后离心8分钟物理性状相容	相容
克林霉素磷酸酯	300mg	2 500U/1ml	物理性状相容至少5分钟	相容
氯硝西泮	1mg/2ml	2 500U/1ml	物理性状相容至少5分钟	相容
盐酸可乐定	0.15mg/1ml	2 500U/1ml	物理性状相容至少5分钟	相容
环磷酰胺	10mg/0.5ml	500U/0.5ml	室温5分钟后离心8分钟物理性状相容	相容
地西泮	10mg/2ml	2 500U/1ml	5分钟内浑浊或产生沉淀	不相容
地高辛	0.25mg/1ml	2 500U/1ml	物理性状相容至少5分钟	相容
茶苯海明	65mg/10ml	2 500U/1ml	物理性状相容至少5分钟	相容
	10mg/1ml	2 500U1/ml	产生沉淀	不相容
盐酸多巴酚丁胺	250mg/10ml	2 500U/1ml	物理性状相容至少5分钟	相容
盐酸多巴胺	50mg/5ml	2 000U/1ml	物理性状相容至少5分钟	相容

续表

注射器中药物	药物量	肝素钠量	溶液保存条件与结果	相容性
盐酸多柔比星	1mg/0.5ml	500U/0.5ml	立即产生沉淀	不相容
盐酸地尔硫䓬	75mg/15ml	1 500U/15ml[①]	19~21℃ 24小时物理性状相容	相容
	15mg/15ml[①]	1 500U/15ml[①]	19~21℃立即出现浑浊	不相容
氟哌利多	1.25mg/0.5ml	500U/0.5ml	立即产生沉淀	不相容
	5mg/2ml	2 500U/1ml	5分钟内浑浊或产生沉淀	
盐酸肾上腺素	1mg/ml	2 500U/1ml	物理性状相容至少5分钟	相容
乳糖酸红霉素	1g	20 000U/1ml	物理性状不相容	不相容
依托咪酯	20mg/10ml	2 500U/1ml	物理性状相容至少5分钟	相容
枸橼酸芬太尼	0.1mg/2ml	2 500U/1ml	物理性状相容至少5分钟	相容
氟氯西林钠	1g	2 500U/1ml	物理性状相容至少5分钟	相容
氟尿嘧啶	25mg/0.5ml	500U/0.5ml	室温5分钟后离心8分钟物理性状相容	相容
	500mg/20ml	20 000U/1ml	25℃暗处7日物理性状相容，两药物未损失	
呋塞米	5mg/0.5ml	500U/0.5ml	室温5分钟后离心8分钟物理性状相容	相容
	20mg/2ml	2 500U/1ml	物理性状相容至少5分钟	
硫酸庆大霉素	40mg	2 500U/1ml	5分钟内浑浊或产生沉淀	不相容
乳酸氟哌啶醇	5mg/1ml	2 500U/1ml	5分钟内浑浊或产生沉淀	不相容
盐酸氢吗啡酮	50mg/1ml	10U/1ml, 100U/1ml	产生白色沉淀	不相容
	50mg/1ml	25 000U/1ml	产生白色沉淀	
碘海醇	64.7%, 5ml	5 000U/0.5ml	物理性状相容至少2小时	相容
碘帕醇	61%, 5ml	5 000U/0.5ml	物理性状相容至少2小时	相容
碘他拉葡胺	60%, 5ml	5 000U/0.5ml	物理性状相容至少2小时	相容
碘克沙酸葡胺钠	5ml	5 000U/0.5ml	物理性状相容至少2小时	相容
亚叶酸钙	5mg/0.5ml	500U/0.5ml	室温5分钟后离心8分钟物理性状相容	相容
盐酸利多卡因	100mg/5ml	2 500U/1ml	物理性状相容至少5分钟	相容
盐酸林可霉素	600mg	20 000U/1ml	物理性状相容至少30分钟	相容
盐酸哌替啶	100mg/2ml	2 500U/1ml	5分钟内浑浊或产生沉淀	不相容
甲氨蝶呤	12.5mg/0.5ml	500U/0.5ml	室温5分钟后离心8分钟物理性状相容	相容

续表

注射器中药物	药物量	肝素钠量	溶液保存条件与结果	相容性
盐酸左美丙嗪	25mg/1ml	2 500U/1ml	5分钟内浑浊或产生沉淀	不相容
盐酸甲氧氯普胺	2.5mg/0.5ml	500U/0.5ml	室温5分钟后离心8分钟物理性状相容	相容
	10mg/2ml	4 000U/4ml	25℃ 48小时物理性状相容	
	160mg/32ml	16 000U/16ml	25℃ 48小时物理性状相容	
盐酸美西律	250mg/10ml	2 500U/1ml	5分钟内浑浊或产生沉淀	不相容
咪达唑仑	15mg/3ml	2 500U/1ml	5分钟内浑浊或产生沉淀	不相容
丝裂霉素	0.25mg/0.5ml	500U/0.5ml	室温5分钟后离心8分钟物理性状相容	相容
硫酸吗啡	1mg, 2mg, 5mg, 10mg	100U, 200U	用0.9%氯化钠注射液稀释至5ml, 23℃ 24小时物理性状相容, 吗啡未损失	相容
	1mg, 2mg, 5mg	100U, 200U	用灭菌注射用水稀释至5ml, 23℃ 24小时物理性状相容, 吗啡未损失	相容
	10mg	100U, 200U	用灭菌注射用水稀释至5ml, 溶液立即浑浊并产生白色沉淀, 吗啡损失5%~7%	不相容
萘夫西林钠	500mg	20 000U/1ml	物理性状相容至少30分钟	相容
盐酸纳洛酮	0.4mg/1ml	2 500U/1ml	物理性状相容至少5分钟	相容
甲硫酸新斯的明	0.5mg/1ml	2 500U/1ml	物理性状相容至少5分钟	相容
硝酸甘油	25mg/25ml	2 500U/1ml	物理性状相容至少5分钟	相容
泮库溴铵	4mg/2ml	2 500U/1ml	物理性状相容至少5分钟	相容
泮托拉唑钠	4mg/1ml	2 500U/1ml	1分钟内产生沉淀	不相容
乳酸喷他佐辛	30mg/1ml	2 500U/1ml	5分钟内浑浊或产生沉淀	不相容
苯巴比妥钠	200mg/1ml	2 500U/1ml	物理性状相容至少5分钟	相容
盐酸异丙嗪	50mg/2ml	2 500U/1ml	5分钟内浑浊或产生沉淀	不相容
盐酸雷尼替丁	50mg/5ml	2 500U/1ml	物理性状相容至少5分钟	相容
硝普钠	60mg/5ml	2 500U/1ml	物理性状相容至少5分钟	相容
硫酸链霉素	1g	20 000U/1ml	物理性状不相容	不相容

续表

注射器中药物	药物量	肝素钠量	溶液保存条件与结果	相容性
氯化琥珀胆碱	100mg/5ml	2 500U/1ml	物理性状相容至少5分钟	相容
硫酸妥布霉素	80mg/2ml	10U/1ml	形成不溶性盐出现浑浊并产生白色沉淀	不相容
	40mg	2 500U/1ml	5分钟内浑浊或产生沉淀	
盐酸曲马多	100mg/2ml	2 500U/1ml	物理性状相容至少5分钟	相容
复方磺胺甲噁唑	80mg/5ml	2 500U/1ml	物理性状相容至少5分钟	相容
盐酸万古霉素	500mg	2 500U/1ml	5分钟内浑浊或产生沉淀	不相容
盐酸维拉帕米	5mg/2ml	2 500U/1ml	物理性状相容至少5分钟	相容
硫酸长春碱	0.5mg/0.5ml	500U/0.5ml	室温5分钟后离心8分钟物理性状相容	相容
	1mg/1ml	200U/1ml①	2～3分钟出现浑浊	不相容
硫酸长春新碱	0.5mg/0.5ml	500U/0.5ml	室温5分钟后离心8分钟物理性状相容	相容
酒石酸长春瑞滨	8mg/4ml①	100U/1ml①	产生沉淀	不相容
	12mg/4ml①	100U/1ml①	产生沉淀	
华法林钠	2mg/1ml②	5 000U/1ml	室温立即出现轻度浑浊,1小时浊度增加	不相容

注:①用0.9%氯化钠注射液稀释;②用灭菌注射用水溶解。

与容器具相容性: 本品与玻璃和聚乙烯(PE)、聚丙烯(PP)容器和中心静脉导管相容;PVC可能对本品有吸附作用。用0.9%氯化钠注射液调配的肝素钠1～40U/ml溶液于玻璃、PVC和PE容器室温或冷处保存24小时,其物理性状与肝素钠活性稳定。用5%葡萄糖注射液或灭菌注射用水调配的肝素钠300U/ml溶液于室温以4ml/h速度通过PE内层的PVC输液管输液12小时药物未损失,但通过PVC输液管输液12小时药物损失15%～25%,特别是输液前15分钟损失率高。用0.9%氯化钠注射液或5%葡萄糖注射液调配的肝素钠10U/ml溶液以120ml/h速度通过0.22μm纤维素酯膜过滤6小时,药物没有由于黏附作用而明显损失。

肝素钙
Heparin Calcium

【适应证】 用于预防血栓形成。

【制剂与规格】

肝素钙注射液：1ml：5 000U；1ml：7 500U；1ml：10 000U；2ml：10 000U。本品为无色或淡黄色的澄明液体，主要成分为肝素钙，系从猪科动物猪 *Sus scrofa domestica* Brisson 肠黏膜中提取的硫酸氨基葡聚糖的钙盐，是由不同分子量的糖链组成的混合物，辅料为氢氧化钙和注射用水。本品 pH 为 5.5～7.5，与 0.9% 氯化钠注射液渗透压比约为 1。

注射用肝素钙：5 000U；10 000U。本品为白色或类白色的冻干块状物或粉末，主要成分为肝素钙，辅料为甘露醇。

【用法与用量】

成人：①深部皮下注射，首次给药 5 000～10 000U，以后每 8 小时 5 000～10 000U，或每 12 小时 10 000～20 000U，或根据凝血试验结果调整剂量。②静脉注射，首次给药 5 000～10 000U，以后每 4 小时按体重 50～100U/kg 或根据凝血试验结果调整剂量。③静脉滴注，每日 20 000～40 000U 稀释后 24 小时持续滴注，之前常先以 5 000U 静脉注射作为初始剂量。④预防性应用，术前 2 小时深部皮下注射 5 000U，之后每 8～12 小时重复用药，持续 7 日。

儿童：①静脉注射，首次按体重 50U/kg 给药，之后每 4 小时 50～100U/kg 或根据凝血试验结果调整剂量。②静脉滴注，首次按体重 50U/kg 给药，之后每 4 小时 50～100U/kg 或按体表面积 10 000～20 000U/m^2，24 小时持续滴注，亦可根据活化部分凝血活酶时间（APTT）试验结果调整剂量。③对于心血管外科手术，首次剂量及持续 60 分钟以内的手术用量同成人常用量；对于弥散性血管内凝血（DIC），每 4 小时按体重 25～50U/kg 持续静脉滴注；若 4～8 小时后病情无好转应停药。

【调配】

肝素钙注射液：皮下注射可以不稀释；或每 5 000～10 000U 药物，稀释于 0.9% 氯化钠注射液 50～100ml 中作静脉注射液；或每 20 000～40 000U 药物，稀释于 0.9% 氯化钠注射液 1 000ml 中作静脉滴注液。

注射用肝素钙：每瓶药物，加入灭菌注射用水 1～2ml 使药物溶解作皮下注射液；或每 5 000～10 000U 药物的溶解液稀释于 0.9% 氯化钠注射液 50～100ml 中作静脉注射液；或每 20 000～40 000U 药物的溶解液稀释于 0.9% 氯化钠注射液 1 000ml 中作静脉滴注液。

【稳定性】本品未启封于遮光、阴凉处（不超过 20℃）保存。

【药物相容性】

与静脉输液相容性：本品与 0.9% 氯化钠注射液相容。

静脉输液加药相容性：本品与硫酸卡那霉素、硫酸阿米卡星、盐酸柔红霉素、乳糖酸红霉素、硫酸庆大霉素、氢化可的松琥珀酸钠、多黏菌素 B、盐酸多柔比星、硫酸妥布霉素、盐酸万古霉素、头孢孟多酯钠、头孢哌酮钠、头孢噻吩钠、磷酸氯喹、盐酸氯丙嗪、盐酸异丙嗪或麻醉性镇痛药等存在配伍禁忌，不得混合使用。

注射器加药相容性：本品与苯海拉明、茶苯海明、异丙嗪、马来酸氯苯那敏等抗组胺药混合于注射器中，产生沉淀，不得混合使用。

玻璃酸酶
Hyaluronidase

【适应证】
(1) 用于促使眼局部积贮的药液、渗出液或血液的扩散，促使玻璃体浑浊的吸收、预防结膜化学烧伤后睑球粘连，并消除有关的炎症反应。
(2) 用于骨关节炎的治疗。

【制剂与规格】注射用玻璃酸酶：150U；1 500U。本品为白色或类白色的冻干块状物或粉末，主要成分为玻璃酸酶，系从牛科动物黄牛 *Bos taurus domesticus* Gmelin 或水牛 *Bubalus bubalis* Linnaeus 阴茎和睾丸（牛鞭）或牛科动物山羊 *Capra hircus* Linnaeus、绵羊 *Ovis aries* Linnaeus 睾丸（羊外肾）中提取的一种能水解玻璃酸类黏多糖的酶，辅料为右旋糖酐20和甘露醇。

【用法与用量】
促进局部组织中药液、渗出液或血液的扩散：调配的溶液注射于肿胀或其周围部位，用量视需要而定，一次用量不超过 1 500U。

促进皮下输液的扩散：皮下输液，每 1 000ml 中添加本品 150U，可根据输液品种的不同（黏度和刺激性等）适当增加。

促进玻璃体浑浊及出血的吸收：球后注射，一次 100～300U，一日 1 次。

促使结膜下出血或球后血肿的吸收：结膜下注射，一次 50～150U，一日或隔日 1 次。

预防结膜化学烧伤后睑球粘连，治疗外伤性眼眶出血、外伤性视网膜水肿等：药物浓度为 150U/ml 溶液，每 2 小时滴眼 1 次。

关节腔内注射：一次 2ml，每周 1 次，连续 3～5 周。

皮肤过敏试验：用药前用 0.9% 氯化钠注射液调配的 150U/ml 或适宜浓度溶液皮内注射约 0.02ml，如 5 分钟内出现具有伪足的疹块，持续 20～30 分钟，并有瘙痒感，为阳性反应，但局部出现一过性红斑，是血管扩张所引起的，为非阳性反应。

【调配】按照无菌操作技术，每 150U 药物，沿瓶内壁加入 0.9% 氯化钠注射液 1ml 使药物溶解作皮试液；或每 150U、1 500U 药物，沿瓶内壁加入 0.9% 氯化钠注射液适量使药物溶解，药物浓度为 100～300U/ml 作皮下注射液、球后注射液、结膜下注射液或滴眼液。

【稳定性】 本品未启封于阴凉处（不超过20℃）保存；调配的溶液立即使用，剩余溶液可以于30℃以下保存2周，但如果变色或产生沉淀，不得使用。用枸橼酸或枸橼酸钠缓冲液调配的玻璃酸酶75U/ml（pH为4.5）于4℃、23℃保存24小时，玻璃酸酶活性损失7%～8%，48小时活性降低25%～33%。

【药物相容性】

与静脉输液相容性： 本品与静脉输液相容性见表7-142。

表7-142　玻璃酸酶与静脉输液相容性

静脉输液	玻璃酸酶浓度/（U/ml）	溶液保存条件与结果	相容性
0.9%氯化钠注射液	0.15	物理性状相容	相容
5%葡萄糖注射液	0.15	物理性状相容	相容
10%葡萄糖注射液	0.15	物理性状相容	相容
葡萄糖氯化钠注射液	0.15	物理性状相容	相容
复方氯化钠注射液	0.15	物理性状相容	相容
乳酸钠注射液	0.15	物理性状相容	相容
乳酸钠林格注射液	0.15	物理性状相容	相容
复方乳酸钠葡萄糖注射液	0.15	物理性状相容	相容

静脉输液加药相容性： 本品调配的溶液加入其他药物，药物相容性见表7-143。

表7-143　静脉输液中玻璃酸酶与其他药物相容性

加入药物	药物浓度	玻璃酸酶浓度/（U/ml）	静脉输液	溶液保存条件与结果	相容性
硫酸阿米卡星	5mg/ml	0.15	0.9%氯化钠注射液、5%葡萄糖注射液、10%葡萄糖注射液、葡萄糖氯化钠注射液、复方氯化钠注射液、乳酸钠注射液、乳酸钠林格注射液、复方乳酸钠葡萄糖注射液	25℃24小时物理性状相容，阿米卡星稳定，玻璃酸酶未分析	相容
碳酸氢钠	0.002 4mEq/ml	0.15	5%葡萄糖注射液	24小时物理性状相容	相容

注射器加药相容性：本品与其他药物混合于注射器中，药物相容性见表7-144。

表7-144　注射器中玻璃酸酶与其他药物相容性

注射器中药物	药物量或浓度	玻璃酸酶量或浓度	溶液保存条件与结果	相容性
盐酸氢吗啡酮	2mg/ml①	150U/ml①	4℃、23℃ 24小时氢吗啡酮分别损失43%、56%	不相容
	10mg/ml①，40mg/ml①	150U/ml①	4℃、23℃ 24小时氢吗啡酮损失70%～82%	
胆影葡甲胺	52%，2～40ml	150U/1ml	48小时物理性状相容	相容
	52%，1ml	150U/1ml	物理性状相容至少1小时，但48小时内产生沉淀	不相容
碘他拉葡胺	60%，1～40ml	150U/1ml	48小时物理性状相容	相容
戊巴比妥钠	500mg/10ml	150U	物理性状相容	相容

注：①两药物等体积量混合。

细胞色素C
Cytochrome C

【适应证】用于各种组织缺氧急救的辅助治疗，如一氧化碳中毒、催眠药中毒、氰化物中毒、新生儿窒息、严重休克期缺氧、脑血管意外、脑震荡后综合征、麻醉及肺部疾病等引起的呼吸困难，各种心脏疾患引起的心肌缺氧的治疗。

【制剂与规格】

细胞色素C注射液：2ml：15mg。本品为橙红色的澄明液体，主要成分系从猪科动物猪 *Sus scrofa domestica* Brisson、牛科动物黄牛 *Bos taurus domesticus* Gmelin 或水牛 *Bubalus bubalis* Linnaeus 的心脏中提取的细胞色素C，辅料为双苷氨肽、亚硫酸氢钠、亚硫酸钠和注射用水。本品pH为6.0～7.5。

注射用细胞色素C：15mg。本品为桃红色的冻干块状物，成分为细胞色素C，辅料为适量赋形剂和抗氧剂。细胞色素C 3mg/ml水溶液pH为6.0～7.5。

【用法与用量】

细胞色素C注射液：①成人，静脉注射或静脉滴注，一次15～30mg，一日30～60mg。②儿童，肌内注射，一日1次，<1岁，一次1.5～7.5mg，1～8岁，一次15mg，≥9岁，一次15～30mg；静脉注射，一日1次，<1岁，一次7.5mg，1～8

岁，一次 7.5～15mg，≥9 岁，一次 15～30mg；静脉滴注，一日 1 次，<8 岁，一次 15mg，≥9 岁，一次 15～30mg。

注射用细胞色素 C：静脉注射或静脉滴注，一次 15～30mg，视病情轻重一日 1～2 次，一日 30～60mg。

皮肤过敏试验：患者用药前或中止用药后再继续用药前均需做皮肤过敏试验，皮试阳性者禁用。皮肤过敏试验系用 0.03% 本品溶液 1 滴，滴于前臂屈面皮肤上，用针在其上刺扎一下（单刺）或多下（多刺）至少量出血程度；皮内注射法系用 0.03mg/ml 溶液 0.03～0.05ml 皮内注射。均观察 15～20 分钟，单刺者局部红晕直径 1cm 以上或丘疹直径 0.7cm 以上，多刺和皮内注射者红晕直径 1.5cm 以上或丘疹直径 1cm 以上为阳性。

【调配】
细胞色素 C 注射液：儿童肌内注射或静脉注射可以不稀释；或按照无菌操作技术，成人每 15～30mg 药物，用 25% 葡萄糖注射液稀释至 20ml 作静脉注射液；或每 15～30mg 药物，稀释于 5% 葡萄糖注射液或 0.9% 氯化钠注射液 100～250ml 中作静脉滴注液。

注射用细胞色素 C：按照无菌操作技术，每瓶 15mg 药物，加入灭菌注射用水 2ml 使药物溶解，每 15～30mg 药物的溶解液用 25% 葡萄糖注射液稀释至 20ml 作静脉注射液；或每 15～30mg 药物的溶解液稀释于 5% 葡萄糖注射液或 0.9% 氯化钠注射液 100～250ml 中作静脉滴注液。

【稳定性】本品未启封于凉暗处（避光、不超过 20℃）保存；调配的溶液立即使用。

【药物相容性】
与静脉输液相容性：本品与 0.9% 氯化钠注射液、5% 葡萄糖注射液或 10% 葡萄糖注射液相容。

静脉输液加药相容性：细胞色素 C 7.5mg 与丹参注射液 4ml、细胞色素 C 22.5mg 与丹参注射液 6ml、细胞色素 C 30mg 与丹参注射液 12ml 稀释于 10% 葡萄糖注射液 500ml 中，混合溶液于 15℃ 保存 12 小时均产生红色沉淀，其物理性状不相容。

抑肽酶
Aprotinin

【适应证】用于预防和减少行冠状动脉旁路移植术体外循环患者术中的出血，并相应减少输血需求。

【制剂与规格】注射用抑肽酶：28U；56U；112U；278U。本品为白色或类白色的冻干块状物或粉末,主要成分为抑肽酶,系从牛科动物黄牛 *Bos taurus domesticus* Gmelin 或水牛 *Bubalus bubalis* Linnaeus 胰或肺中提取、纯化的具有抑制蛋白水解酶活性的多肽。抑肽酶水溶液pH为5.0~7.0。

【用法与用量】

用法: 静脉滴注或静脉注射。临用前,将本品1瓶(278U)溶于5%葡萄糖注射液10ml中,抽取1ml,再用5%葡萄糖注射液稀释成抑肽酶5.56U/ml(相当于1.4mg/ml),经缓慢静脉注射1ml,严密观察15分钟,如果发生过敏反应,不得使用。

用量: 推荐采用A与B两种方案。在低危患者中使用方案A和B的疗效没有不同,两种方案剂量选择仅取决于医生的判断习惯。通过中心静脉给药,两种方案均包括1ml测试剂量、负荷剂量、加入体外循环预充液剂量和维持剂量。方案A、B(包括1ml测试量)推荐剂量见表7-145。1ml测试量应在负荷剂量前10分钟静脉注射,观察无过敏反应后再进行下一步治疗。在胸骨切开术前麻醉诱导,使患者仰卧,负荷剂量缓慢静脉注射20~30分钟,然后连续静脉滴注维持剂量直到手术结束。预充液剂量指在预充液中加入的剂量。

表7-145 抑肽酶推荐方案及剂量

推荐剂量	方案A	方案B
测试剂量	1ml(1.4mg 或 5.56U)	1ml(1.4mg 或 5.56U)
负荷剂量	200ml(280mg 或 1 111.1U)	100ml(140mg 或 555.6U)
预充液剂量	200ml(280mg 或 1 111.1U)	100ml(140mg 或 555.6U)
维持剂量	50ml/h(70mg/h 或 227.8U/h)	25ml/h(35mg/h 或 138.9U/h)

【调配】按照无菌操作技术,每瓶278U药物,加入5%葡萄糖注射液或0.9%氯化钠注射液10ml使药物溶解作静脉注射液;或一次用量药物溶解液用5%葡萄糖注射液或0.9%氯化钠注射液稀释,药物浓度为5.56U/ml作静脉滴注液。本品加入体外循环预充液中时,为了避免与肝素间的物理不相容性,本品必须用5%葡萄糖注射液稀释后在体外循环前全量一次性加入预充液中,肝素也必须充分稀释后加入预充液中。

【稳定性】本品未启封于遮光、阴凉处(不超过20℃)保存;调配的溶液立即使用。

【药物相容性】

与静脉输液相容性: 本品与0.9%氯化钠注射液或5%葡萄糖注射液相容。

输液器加药相容性: 本品不得与其他药物混合使用。

斑蝥酸钠
Disodium Cantharidinate

【适应证】用于原发性肝癌、肺癌及白细胞减少症;亦可用于肝炎、肝硬化及乙型肝炎病毒携带者。

【制剂与规格】

斑蝥酸钠注射液:2ml:0.1mg;5ml:0.25mg;10ml:0.5mg。本品为无色的澄明液体,主要成分为斑蝥酸钠,系从芫青科动物南方大斑蝥 *Mylabris phalerata* Pallas 或黄黑小斑蝥 *Mylabris cichorii* Linnaeus 全虫中提取的斑蝥素经氢氧化钠水解的内酯环化合物,辅料为盐酸和注射用水。本品 pH 为 6.0~8.0。

斑蝥酸钠维生素 B_6 注射液:5ml:0.05mg(斑蝥酸钠):1.25mg(维生素 B_6);10ml:0.1mg(斑蝥酸钠):2.5mg(维生素 B_6)。本品为无色的澄明液体,主要成分为斑蝥酸钠和维生素 B_6,辅料为氢氧化钠和注射用水。本品 pH 为 3.5~5.5。

【用法与用量】

斑蝥酸钠注射液:静脉滴注,一次 0.1~0.5mg,一日 1 次,14 日为 1 个疗程。

斑蝥酸钠维生素 B_6 注射液:静脉滴注,一次 10~50ml,一日 1 次,稀释液滴注速度小于 40 滴/min。

【调配】

斑蝥酸钠注射液:按照无菌操作技术,每 0.1~0.5mg 药物,稀释于 0.9% 氯化钠注射液、5% 葡萄糖注射液或 10% 葡萄糖注射液 250~500ml 中作静脉滴注液。

斑蝥酸钠维生素 B_6 注射液:按照无菌操作技术,每 10~50ml,稀释于 5~10 倍 0.9% 氯化钠注射液、5% 葡萄糖注射液或 10% 葡萄糖注射液 50~500ml 中作静脉滴注液。

【稳定性】本品未启封于遮光、室温处保存;调配的溶液立即使用。

【药物相容性】

与静脉输液相容性:本品与 0.9% 氯化钠注射液、5% 葡萄糖注射液或 10% 葡萄糖注射液相容。

静脉输液加药相容性:本品不得与其他药物混合于同一容器内使用。

输液器加药相容性:本品不得与其他药物混合使用,如通过输液器序贯输液,须用相容性静脉输液适量冲洗静脉通路。

去甲斑蝥酸钠
Sodium Demethylcantharidate

【适应证】用于肝癌、食管癌、胃和贲门癌、肺癌等及白细胞减少症；亦可作为癌症术前用药，或用于联合化疗中。

【制剂与规格】

去甲斑蝥酸钠注射液：2ml：10mg。本品为无色的澄明液体，主要成分为去甲斑蝥酸钠，系从芫青科动物南方大斑蝥 *Mylabris phalerata* Pallas 或黄黑小斑蝥 *Mylabris cichorii* Linnaeus 全虫中提取的去甲斑蝥素经氢氧化钠水解的内酯环化合物，辅料为氢氧化钠和注射用水。本品 pH 为 8.0～10.0。

注射用去甲斑蝥酸钠：10mg；20mg（以去甲斑蝥素计）。本品为白色或类白色的疏松块状物或粉末，主要成分为去甲斑蝥酸钠，辅料为氢氧化钠和甘露醇。

【用法与用量】

静脉注射或静脉滴注：缓慢静脉注射或静脉滴注，一次 10～30mg 或遵医嘱。

肝动脉插管：一次 10～30mg，一日 2 次，1 个月为 1 个疗程，一般持续 2～3 个疗程。

瘤内注射：一次 10～30mg，一周 1 次，4 次为 1 个疗程，可持续 4 个疗程。

【调配】

去甲斑蝥酸钠注射液：按照无菌操作技术，一次 10～30mg 药物，用 5% 葡萄糖注射液约 5ml 稀释作静脉注射液；或每 10～30mg 药物，稀释于 5% 葡萄糖注射液 250～500ml 中作静脉滴注液。

注射用去甲斑蝥酸钠：按照无菌操作技术，每瓶 10mg 药物，沿瓶内壁加入 5% 葡萄糖注射液约 5ml 使药物溶解作静脉注射液；或一次用量药物的溶解液稀释于 5% 葡萄糖注射液 250～500ml 中作静脉滴注液；或每瓶 10mg 药物，沿瓶内壁加入 5% 葡萄糖注射液或灭菌注射用水 2ml 使药物溶解，药物浓度为 5mg/ml 作肝动脉插管液或瘤内注射液。

【稳定性】本品未启封于室温处保存；调配的溶液立即使用。

【药物相容性】

与静脉输液相容性：本品与 5% 葡萄糖注射液相容。

静脉输液加药相容性：本品不得与其他药物混合于同一容器内使用。

输液器加药相容性：本品不得与其他药物混合使用，如通过输液器序贯输液，须用相容性静脉输液适量冲洗静脉通路。

蜂毒
Apistoxin

【适应证】用于风湿性关节炎、类风湿关节炎、强直性脊椎炎等风湿类疾病,周围神经炎及神经痛等的辅助治疗。

【制剂与规格】

蜂毒注射液:2ml:0.5mg;2ml:1mg。本品为无色或微黄色澄明液体,主要成分为蜂毒,系蜜蜂科昆虫中华蜜蜂 *Apis cerana* Fabricius 等工蜂尾部毒腺和副腺分泌的一种微黄色透明液体,由多肽类、酶类、生物胺等物质组成,辅料为注射用水。本品 pH 为 4.5~5.5。

注射用蜂毒:0.5mg;1mg。本品为白色或类白色的冻干块状物或粉末,主要成分为蜂毒,辅料为甘露醇和磷酸盐。蜂毒 0.25~0.5mg/ml 水溶液 pH 为 4.0~7.0。

【用法与用量】

皮下注射或肌内注射:首次用量 0.05mg,如无不良反应,隔日递增 0.1~0.2mg 至一次 0.25~0.5mg,一日或隔日 1 次,总剂量 10mg 为 1 个疗程。儿童用量减半。

注射部位:四肢轮替注射,在四肢部位皮下轮替注射;痛点注射,在不同患部痛点周围注射;穴位注射,参照中医经穴原则,在某些特定穴位经穴注射。

【调配】

蜂毒注射液:不必稀释。

注射用蜂毒:每瓶 0.5mg;1mg 药物,加入灭菌注射用水约 2ml 使药物溶解作皮下注射液或肌内注射液。

【稳定性】本品未启封于凉暗处(避光不超过 20℃)保存;调配的溶液立即使用。

【药物相容性】本品不得与其他药物混合使用。

血凝酶
Hemocoagulase

【适应证】

蛇毒血凝酶注射液、注射用矛头蝮蛇血凝酶与注射用白眉蛇毒血凝酶:用于需减少流血或止血的各种医疗情况,如外科、内科、妇产科、眼科、耳鼻喉科、口腔科等临床科室的出血及出血性疾病;也可用于预防出血,如手术前用药可避免或减少手术部位及手术后出血。

注射用尖吻蝮蛇血凝酶：用于外科手术浅表创面渗血的止血。

【制剂与规格】

蛇毒血凝酶注射液：1ml：1U。本品为无色的澄明液体，主要成分为蛇毒血凝酶（含巴曲酶与磷脂依赖性凝血X因子激活物），系蝰科动物长白山白眉蝮蛇 *Agkistrodon halys*（Pallas）毒腺分泌的毒液经干燥后结晶，从中提取的一种酶，辅料为明胶、甘氨酸、氯化钙、氯化钠、三氯叔丁醇和注射用水。

注射用矛头蝮蛇血凝酶：0.5U；1U；2U。本品为白色或类白色的块状物或粉末，主要成分系从蝰科动物巴西矛头蝮蛇 *Bothrops atrox* 的蛇毒中提取、纯化的血凝酶，不含神经毒素及其他毒素，辅料为甘露醇、明胶和氯化钙。矛头蝮蛇血凝酶 0.25～1U/ml 水溶液 pH 为 5.5～7.0。

注射用白眉蛇毒血凝酶：0.5U；1U；2U。本品为白色或类白色的块状物或粉末，主要成分系从蝰科动物长白山白眉蝮蛇 *Agkistrodon halys*（Pallas）冻干蛇毒中提取、纯化的血凝酶，辅料为甘氨酸、明胶和氯化钠。

注射用尖吻蝮蛇血凝酶：1U。本品为白色的冻干块状物，主要成分系从蝰科动物尖吻蝮蛇 *Agkistrodon acutus* 蛇毒中提取、纯化的血凝酶，辅料为右旋糖酐20。用 0.9% 氯化钠注射液调配的尖吻蝮蛇血凝酶 0.2U/ml 溶液 pH 为 6.0～6.5。

【用法与用量】

蛇毒血凝酶注射液、注射用矛头蝮蛇血凝酶与注射用白眉蛇毒血凝酶：静脉注射、肌内注射或皮下注射；一般出血，成人 1～2U，儿童 0.3～0.5U；紧急出血，立即静脉注射 0.25～0.5U，同时肌内注射 1U；各类外科手术，术前 1 日晚肌内注射 1U，术前 1 小时肌内注射 1U，术前 15 分钟静脉注射 1U，术后 3 日，每日肌内注射 1U；咯血，每 12 小时皮下注射 1U，必要时，开始时再加静脉注射 1U，最好加入 0.9% 氯化钠注射液 10ml 混合静脉注射；异常出血，剂量加倍，间隔 6 小时肌内注射 1U 直至出血完全停止。

注射用尖吻蝮蛇血凝酶：单次静脉注射，一次 2U，注射时间不少于 1 分钟，用于手术预防性止血，术前 15～20 分钟给药。临床实践表明静脉滴注可能更有益，推荐静脉滴注。

【调配】

蛇毒血凝酶注射液：肌内注射或皮下注射不必稀释；或按照无菌操作技术，每 1U 药物，用 0.9% 氯化钠注射液稀释至 10ml 作静脉注射液。

注射用矛头蝮蛇血凝酶：按照无菌操作技术，每瓶 0.5～2U 药物，沿瓶内壁加入灭菌注射用水 2ml 使药物溶解作静脉注射液、肌内注射液或皮下注射液；或溶解液用 0.9% 氯化钠注射液稀释至 10ml 作静脉注射液。

注射用白眉蛇毒血凝酶： 按照无菌操作技术，每 1U 药物，沿瓶内壁加入灭菌注射用水 2ml 使药物溶解作静脉注射液、肌内注射液或皮下注射液；或溶解液用 0.9% 氯化钠注射液稀释至 10ml 作静脉注射液。

注射用尖吻蝮蛇血凝酶： 按照无菌操作技术，每瓶 1U 药物，沿瓶内壁加入灭菌注射用水 1ml 使药物溶解作静脉注射液；或每 2U 药物的溶解液稀释于 0.9% 氯化钠注射液 50ml 或 100ml 中作静脉滴注液。

【**稳定性**】本品未启封于凉暗处（避光、不超过 20℃）保存；蛇毒血凝酶注射液、注射用矛头蝮蛇血凝酶与注射用白眉蛇毒血凝酶调配溶液立即使用；注射用尖吻蝮蛇血凝酶用 0.9% 氯化钠注射液调配的溶液室温 6 小时内使用。20℃时，血凝酶在 pH 为 2.5～9.0 的水溶液中稳定。

【**药物相容性**】

与静脉输液相容性： 注射用尖吻蝮蛇血凝酶与静脉输液相容性见表 7-146。

表 7-146　尖吻蝮蛇血凝酶与静脉输液相容性

静脉输液	尖吻蝮蛇血凝酶浓度/(U/ml)	溶液保存条件与结果	相容性
0.9% 氯化钠注射液	0.02	室温 12 小时性状与 pH 稳定，不产生丁达尔效应，浊度与 0 时比较变化小于 0.5 浊度单位（NTU），不溶性微粒符合规定	相容
	4	室温 12 小时 280nm 吸光度无明显变化	
5% 葡萄糖注射液	0.02	室温 6 小时性状与 pH 稳定，不产生丁达尔效应，浊度与 0 时比较变化小于 0.5NTU，不溶性微粒符合规定	相容
	4	室温 12 小时 280nm 吸光度无明显变化	
葡萄糖氯化钠注射液	0.02	室温 6 小时性状与 pH 稳定，不产生丁达尔效应，浊度与 0 时比较变化小于 0.5NTU，不溶性微粒符合规定	相容
	4	室温 12 小时 280nm 吸光度变化小于 10%	
乳酸钠林格注射液	0.02	室温 6 小时性状与 pH 稳定，不产生丁达尔效应，浊度与 0 时比较变化小于 0.5NTU，不溶性微粒符合规定	相容
	4	室温 12 小时 280nm 吸光度变化小于 10%	
灭菌注射用水	0.02	室温 6 小时性状与 pH 稳定，不产生丁达尔效应，浊度与 0 时比较变化小于 0.5NTU，不溶性微粒符合规定	相容
	4	室温 12 小时 280nm 吸光度无明显变化	

输液器加药相容性：本品不得与其他药物混合使用，如确需联合使用其他药物，须用 0.9% 氯化钠注射液适量冲洗静脉通路。用 0.9% 氯化钠注射液调配矛头蝮蛇血凝酶 0.02U/ml 与兰索拉唑 0.3mg/ml 溶液通过 Y 型输液器混合给药，溶液立即出现淡黄色浑浊，其物理性状不相容。用 0.9% 氯化钠注射液调配尖吻蝮蛇血凝酶 0.4U/ml 与头孢米诺钠 20mg/ml 溶液通过 Y 型输液器混合给药，溶液立即出现浑浊，其物理性状不相容。用灭菌注射用水调配的白眉蛇毒血凝酶 1U/ml 溶液与用 0.9% 氯化钠注射液调配的艾司奥美拉唑钠 0.4mg/ml 溶液通过输液器序贯输液，混合溶液立即出现白色浑浊，其物理性状不相容。用 0.9% 氯化钠注射液调配的矛头蝮蛇血凝酶 0.33U/ml 溶液与乳酸左氧氟沙星 1mg/ml 注射液通过输液器序贯输液，混合溶液产生金黄色絮状沉淀，其物理性状不相容。

注射器加药相容性：用 0.9% 氯化钠注射液调配的白眉蛇毒血凝酶 0.25U/5ml 与奥美拉唑钠 20mg/5ml 溶液混合于注射器中，立即产生白色颗粒，溶液物理性状不相容。

蕲蛇酶
Acutobin

【适应证】 用于急性脑梗死的治疗。

【制剂与规格】 蕲蛇酶注射液：1ml：0.75U。本品为无色的澄明液体，主要成分为蕲蛇酶，系从蝰科动物五步蛇 *Agkistrodon acutus* (Guenther) 蛇毒中提取的凝血酶样酶，辅料为三羟甲基氨基甲烷、氯化钠和注射用水。本品 pH 为 6.0～8.0。

【用法与用量】 一次 0.75U，静脉滴注不少于 3 小时，一日 1 次，连用 7～14 日为 1 个疗程。根据病情需要可重复 1 个疗程。本品用药前需做皮肤过敏试验，本品 0.1ml，加 0.9% 氯化钠注射液至 1ml，皮内注射 0.1ml，30 分钟后观察，丘疹直径超过 1.5cm 者判为阳性。

【调配】 按照无菌操作技术，每 1U 药物，稀释于 0.9% 氯化钠注射液 250ml 或 500ml 中作静脉滴注液。

【稳定性】 本品未启封于 2～10℃ 保存；调配的溶液立即使用。

【药物相容性】

与静脉输液相容性：本品与 0.9% 氯化钠注射液相容。

静脉输液加药相容性：本品不得与其他药物混合于同一容器内使用。

输液器加药相容性：本品不得与其他药物混合使用，如确需要联合使用其他药物，须用相容性静脉输液适量冲洗静脉通路。

巴曲酶
Batroxobin

【适应证】

（1）急性脑梗死。

（2）改善各种闭塞性血管病（如血栓闭塞性脉管炎、深部静脉炎、肺栓塞等）引起的缺血性症状。

（3）改善末梢及微循环障碍（如突发性聋、振动病）。

【制剂与规格】 巴曲酶注射液：0.5ml：5BU；1ml：10BU。本品为无色的澄明液体，主要成分为巴曲酶，系从蝰科动物巴西矛头蝮蛇 *Bothrops atrox* 的蛇毒中提取的单一成分类凝血酶，辅料为氯化钠、三氯叔丁醇、盐酸和注射用水。本品 pH 为 4.8～6.0。

【用法与用量】

用法： 静脉滴注，每次滴注 1 小时以上。

用量： 成人首次剂量通常为 10BU，维持量可视患者情况酌情给予，一般为 5BU，隔日 1 次，药物使用前用 0.9% 氯化钠注射液至少 100ml 稀释。给药前血纤维蛋白原浓度为 4g/L 以上、突发性聋的重症患者，首次使用量应为 20BU，以后维持量可减为 5BU；急性脑梗死患者，首次剂量为 10BU，另 2 次各为 5BU，隔日 1 次，共 3 次，药物使用前用 0.9% 氯化钠注射液 250ml 稀释，此后应与其他治疗脑梗死药物继续治疗。通常疗程为 1 周，必要时可增至 3 周；慢性治疗可增至 6 周，但在延长期间内每次用量减至 5BU 隔日静脉滴注。

【调配】 按照无菌操作技术，每 5～20BU 药物，稀释于 0.9% 氯化钠注射液 100～250ml 中作静脉滴注液。

【稳定性】 本品未开封于遮光、在 5℃ 下保存（避免冻结）；调配的溶液立即使用。

【药物相容性】

与静脉输液相容性： 本品与 0.9% 氯化钠注射液相容。

静脉输液加药相容性： 本品不得与其他药物混合于同一容器内使用。

输液器加药相容性： 本品不得与其他药物混合使用，如确需要联合使用其他药物，须用相容性静脉输液适量冲洗静脉通路。

降纤酶
Defibrase

【适应证】
（1）用于急性脑梗死，包括脑血栓、脑栓塞、短暂性脑缺血发作以及脑梗死再复发的预防。
（2）心肌梗死、不稳定型心绞痛以及心肌梗死再复发的预防。
（3）四肢血管病，包括股动脉栓塞、血栓闭塞性脉管炎、雷诺病。
（4）血液呈高黏状态、高凝状态、血栓前状态。
（5）突发性聋。
（6）肺栓塞。

【制剂与规格】
注射用降纤酶：5U；10U。本品为白色或类白色的冻干块状物或粉末，主要成分为降纤酶，系从蝰科动物白眉蝮蛇 *Agkistrodon halys*（Pallas）或尖吻蝮蛇 *Agkistrodon acutus* 蛇毒中提取的蛋白水解酶，辅料为右旋糖酐40。降纤酶2.5～5U/ml 水溶液 pH 为5.5～7.0。

降纤酶注射液：1ml：5U。本品为无色的澄明液体，主要成分为降纤酶，辅料为氯化钠和注射用水。

【用法与用量】
用法：静脉滴注，一次滴注不少于1小时。
用量：急性发作期，一次10U，一日1次，连用3～4日；非急性发作期，首次10U，维持量5～10U，一日或隔日1次，2周为1个疗程。

【调配】
注射用降纤酶：按照无菌操作技术，每瓶药物，沿瓶内壁加入灭菌注射用水或0.9%氯化钠注射液1～5ml使药物溶解，溶解液稀释于0.9%氯化钠注射液100～250ml中作静脉滴注液。

降纤酶注射液：每5～10U药物，稀释于0.9%氯化钠注射液100～250ml中作静脉滴注液。

【稳定性】本品未启封于遮光、10℃以下保存；调配的溶液立即使用。本品在 pH 约7.4时较稳定。

【药物相容性】
与静脉输液相容性：本品与0.9%氯化钠注射液相容。
静脉输液加药相容性：本品不得与其他药物混合于同一容器内使用。
输液器加药相容性：本品不得与其他药物混合使用，如确需要联合使用其他药物,须用相容性静脉输液适量冲洗静脉通路。

科博肽
Cobratide

【适应证】用于晚期癌症疼痛、慢性关节痛、坐骨神经痛、神经性头痛、三叉神经痛、麻风反应神经痛等慢性疼痛的治疗,尤其用于慢性、顽固性、持续性疼痛的治疗。

【制剂与规格】

科博肽注射液:2ml:70μg。本品为无色的澄明液体,主要成分系从眼镜蛇科动物眼镜蛇 *Naja naja*(Linnaecus)毒腺分泌的毒液中提取的眼镜蛇毒神经毒素,辅料为氯化钠和注射用水。

注射用科博肽:70μg;140μg。本品为白色或类白色的疏松冻干块状物或粉末,主要成分系眼镜蛇毒神经毒素,辅料为右旋糖酐40。科博肽35μg/ml、70μg/ml水溶液pH为5.5~7.0。

【用法与用量】

用法:肌内注射,一日1~2次,用药间隔应大于6小时,连续用药10日应停药1~2日。

用量:癌症疼痛,首次注射140μg,一日140~280μg,10日为1个疗程,隔1~2日再进行第2个疗程治疗。治疗初期若效果不显著可与原治疗剂量的镇痛药物合用,逐日减少镇痛药物的用量,至第3或第4日完全停用原镇痛药物单用本品维持疗效。

各种慢性、顽固性和持续性疼痛,一次140μg,一日1~2次,10日为1个疗程,隔1~2日再进行第2个疗程治疗。治疗初期若效果不显著可与解热镇痛药合用,在第1个疗程的第3~4日停用合用药物,以后单用本品维持疗效,疼痛控制后可改为维持量,每2~3日注射140μg以巩固疗效,维持适当时间后可考虑停药。

急性疼痛,本品与阿片类药物或非甾体抗炎药合用可增强其镇痛作用,延长镇痛作用时间,一次140μg,一日1~2次。由于本品起效较慢,一般不宜单独用于急性疼痛的治疗。

内脏疼痛与肝、肾或胃肠引起的疼痛,一次140μg,一日1~2次,与非甾体抗炎药或阿片类药物合用可提高疗效。

【调配】

科博肽注射液:不必稀释。

注射用科博肽:每瓶70μg、140μg药物,沿瓶内壁加入灭菌注射用水2ml使药物溶解作肌内注射液。

【稳定性】本品未启封于冷暗处（避光、2～10℃）保存。

【药物相容性】本品不得与其他药物混合使用。

鱼肝油酸钠
Sodium Morrhuate

【适应证】用于血管瘤、静脉曲张、内痔、颞下颌关节疾病（颞下颌关节脱位）；也用于妇科、外科等创面渗血和出血。

【制剂与规格】鱼肝油酸钠注射液：2ml：0.1g。本品为黄色或棕黄色的澄明液体，主要成分为鱼肝油酸钠，为鱼肝油中各种脂肪酸钠盐，鱼肝油系从鲛类动物 Squalidae 等无毒海鱼肝脏中提取的一种脂肪油，辅料为苯甲醇和注射用水。

【用法与用量】常用量，局部注射一次 0.5～5ml；极量，局部注射一次 5ml。第一次注射本品（内含 2% 苯甲醇作为局部止痛剂）0.5～1ml 于静脉曲张腔内，如无不良反应，24 小时后可继续注射，一次 0.5～2ml（一般为 1ml），一日不超过 5ml，每隔 3～5 日在不同部位注射。治疗内痔时，本品 0.5ml 注射于痔核上部，每周 1 次。

【调配】不必稀释，如遇冷有固体析出，微热即溶解。

【稳定性】本品未启封于室温、遮光处保存。

【药物相容性】本品不得与其他药物混合使用。

硫酸鱼精蛋白
Protamine Sulfate

【适应证】用于因注射肝素过量所引起的出血。

【制剂与规格】硫酸鱼精蛋白注射液：5ml：50mg；10ml：100mg。本品为无色的澄明液体，主要成分为硫酸鱼精蛋白，系从适宜的鱼类新鲜成熟精子中提取的一种碱性蛋白质硫酸盐，辅料为苯酚、氯化钠和注射用水。本品 pH 为 2.5～3.5，与 0.9% 氯化钠注射液渗透压比约为 0.8。

【用法与用量】

抗肝素过量： 静脉注射，用量与最后 1 次肝素使用量相当（1mg 硫酸鱼精蛋白可中和 100U 肝素），成人一次不超过 50mg，一般以 5mg/min 速度缓慢注射，在 10 分钟内注射不超过 50mg。由于本品自身具有抗凝作用，因此 2 小时内（即本品作用有效持续时间内）不宜超过 100mg，除非另有确凿依据，不得加大剂量。儿童一次不超过 25mg，缓慢静脉注射。

抗自发性出血： 静脉滴注，儿童按体重一日 5～8mg/kg，分 2 次，间隔 6 小时给药，3 日后改为半量；一次用量不超过 25mg。

【调配】静脉注射可以不稀释；或成人 25~100mg 或儿童按体重 2.5~4mg/kg 药物，稀释于 0.9% 氯化钠注射液或 5% 葡萄糖注射液 250~500ml 中作静脉滴注液。

【稳定性】本品未启封于避光、不超过 20℃保存，避免冷冻，未启封于室温保存 10~14 日稳定；调配的溶液宜在 3 小时内使用。

【药物相容性】

与静脉输液相容性：本品与 0.9% 氯化钠注射液或 5% 葡萄糖注射液相容。

静脉输液加药相容性：碱性药物可使本品失去活性，其与碱性药物不相容；本品与头孢菌素或青霉素类药物不相容。本品调配的溶液加入其他药物，药物相容性见表 7-147。

表 7-147 静脉输液中硫酸鱼精蛋白与其他药物相容性

加入药物	药物浓度/(g/L)	硫酸鱼精蛋白浓度/(g/L)	静脉输液	溶液保存条件与结果	相容性
盐酸雷尼替丁	0.05, 2	0.5g	5% 葡萄糖注射液	25℃ 24 小时物理性状相容，雷尼替丁稳定，鱼精蛋白未检测	相容
维拉帕米	0.08	0.1g	5% 葡萄糖注射液、0.9% 氯化钠注射液	24 小时物理性状相容	相容

输液器加药相容性：用 0.9% 氯化钠注射液调配的鱼精蛋白 0.5mg/ml 与头孢孟多酯钠 10mg/ml 溶液通过输液器序贯输液，混合溶液产生絮状沉淀，其物理性状不相容。

注射器加药相容性：本品与其他药物混合于注射器中，药物相容性见表 7-148。

表 7-148 注射器中硫酸鱼精蛋白与其他药物相容性

注射器中药物	药物量	硫酸鱼精蛋白量	溶液保存条件与结果	相容性
头孢曲松钠	5mg/1ml[①,②], 10mg/1ml[①,②], 20mg/1ml[①,②]	10mg/1ml	产生沉淀	不相容
碘海醇	64.7%, 5ml	10mg/1ml	物理性状相容至少 2 小时	相容
碘帕醇	61%, 5ml	10mg/1ml	物理性状相容至少 2 小时	相容
碘他拉葡胺	60%, 5ml	10mg/1ml	物理性状相容至少 2 小时	相容
碘克沙酸葡胺钠	5ml	10mg/1ml	立即产生沉淀并持续至少 2 小时	不相容

注：①用 0.9% 氯化钠注射液溶解与稀释；②用灭菌注射用水溶解与稀释。

与容器具相容性：本品与带碱性注射器不相容。用 0.9% 氯化钠注射液或 5% 葡萄糖注射液调配的硫酸鱼精蛋白 0.2mg/ml 溶液通过 0.22μm 纤维素酯膜过滤超过 6 小时，药物没有由于滤膜黏附作用而明显损失。

三氧化二砷
Arsenic Trioxide

【适应证】

(1) 用于急性早幼粒细胞白血病（APL）、原发性肝癌晚期。

(2) 联合维 A 酸用于新诊断的成人低危 APL，APL 特征为 t(15；17) 易位或 *PML-RARA* 基因表达。

(3) 用于维 A 酸和蒽环类化疗后复发性或难治性 APL 的诱导缓解和巩固治疗，APL 特征为 t(15；17) 易位或 *PML-RARA* 基因表达。

【制剂与规格】

三氧化二砷注射液：6ml：12mg；10ml：10mg。本品为无色的澄明液体，主要成分为三氧化二砷，系中药砒石 Arsenicum 经升华制成，辅料为氢氧化钠、pH 调节剂和注射用水。本品 pH 为 7.5～8.5。

注射用三氧化二砷：5mg；10mg。本品为白色疏松块状物或粉末，主要成分为三氧化二砷，辅料为甘露醇、甘油和碳酸氢钠。三氧化二砷 1mg/ml 水溶液 pH 为 6.5～8.5。

亚砷酸氯化钠注射液：5ml：三氧化二砷 5mg 与氯化钠 45mg；10ml：三氧化二砷 10mg 与氯化钠 90mg。本品为无色的澄明液体，主要成分为三氧化二砷，辅料为氯化钠和注射用水。本品 pH 为 4.5～6.5。

【用法与用量】

用法：仅静脉滴注，每次滴注 2～4 小时。

用量：白血病，①单药治疗，成人一日 1 次，每次 10mg 或按体表面积 7mg/m^2，4 周为 1 个疗程，间歇 1～2 周，也可连续用药；儿童按体重一次 0.16mg/kg，一日 1 次，4 周为 1 个疗程，间歇 1～2 周，也可连续用药。②联合维 A 酸，新诊断的低风险 APL，1 个疗程包括 1 个诱导周期和 4 个巩固周期。诱导周期本品推荐按体重一次 0.15mg/kg，一日 1 次，不超过 60 日，联合维 A 酸按体表面积 22.5mg/m^2，一日口服 2 次，不超过 60 日，直至骨髓缓解；巩固周期的第 1～4 周第 1～5 日本品按体重一次 0.15mg/kg，一日 1 次，第 5～8 周停药；巩固周期的第 1 周与第 2 周、第 5 周与第 6 周（可以忽略）第 1～7 日联合维 A 酸按体表面积 22.5mg/m^2，一日口服 2 次；第 3 周与第 4 周、第 7 周与第 8 周停药。

复发性或难治性白血病，1 个疗程包括 1 个诱导周期和 1 个巩固周期。诱导周期推荐按体重一次 0.15mg/kg，一日 1 次，直至骨髓缓解，不超过 60 日；诱导周期完成后 3～6 周开始巩固治疗，巩固周期按体重一次 0.15mg/kg，一日 1 次，共 25 剂，持续 5 周。

肝癌，按体表面积一次 7～8mg/m²，一日 1 次，2 周为 1 个疗程，间歇 1～2 周可进行下一个疗程。

【调配】

三氧化二砷注射液：按照无菌操作技术，一次用量药物，稀释于 0.9% 氯化钠注射液或 5% 葡萄糖注射液 100～250ml 中作静脉滴注液。

注射用三氧化二砷：按照无菌操作技术，每瓶 5mg、10mg 药物，加入 0.9% 氯化钠注射液或 5% 葡萄糖注射液 5ml、10ml 使药物溶解；一次用量药物的溶解液稀释于相对应静脉输液 500ml 中作静脉滴注液。

亚砷酸氯化钠注射液：按照无菌操作技术，每 10mg 三氧化二砷，稀释于 0.9% 氯化钠注射液或 5% 葡萄糖注射液 500ml 中作静脉滴注液。

【稳定性】本品未启封于室温保存；启封后剩余未用完药物应丢弃；调配的溶液于室温 24 小时或冷处 48 小时保存，其物理性状与药物含量稳定。

【药物相容性】

与静脉输液相容性：本品与 0.9% 氯化钠注射液或 5% 葡萄糖注射液相容。

静脉输液加药相容性：本品不得与其他药物混合使用。

灵孢多糖（赤芝孢子多糖）

Polysacharidum of G. Lucidum Karst

【适应证】用于治疗神经症、多发性肌炎、皮肌炎、萎缩性肌强直与进行性肌营养不良及因免疫功能所致的各种疾病。

【制剂与规格】

灵孢多糖注射液：2ml：4.5mg。本品为淡橙黄色或橙黄色澄明液体，主要成分为灵孢多糖，系多孔菌科真菌赤芝 *Ganoderma lucidum*（Leyss. ex Fr.）Karst. 子实体所产生的担孢子提取物，辅料为氯化钠和注射用水。本品 pH 为 3.5～5.5。

注射用赤芝孢子多糖：4.5mg。本品为类白色或淡黄色的冻干块状物或粉末，主要成分为赤芝孢子多糖，系多孔菌科真菌赤芝 *Ganoderma lucidum*（Leyss. ex Fr.）Karst. 子实体所产生的担孢子提取物，辅料为甘露醇。

【用法与用量】

灵孢多糖注射液：肌内注射，一次 2ml，一日 1 次，1～3 个月为 1 个疗程；或遵医嘱。

注射用赤芝孢子多糖： 肌内注射，一次 4.5mg，一日 1 次，1～3 个月为 1 个疗程；或遵医嘱。

【调配】

灵孢多糖注射液： 不必稀释。

注射用赤芝孢子多糖： 按照无菌操作技术，每瓶 4.5mg 药物，沿瓶内壁加入灭菌注射用水 2ml 使药物溶解作肌内注射液。

【稳定性】本品未启封于 10～30℃保存。灵孢多糖注射液如出现浑浊或沉淀，不得使用；注射用赤芝孢子多糖调配的溶液立即使用，如出现浑浊或沉淀等物理性状改变，不得使用。

【药物相容性】本品不得与其他药物混合使用。

薄芝糖肽
Bozhi Glycopeptide

【适应证】用于进行性肌营养不良、萎缩性肌强直及前庭功能障碍、高血压等引起的眩晕和自主神经功能紊乱、癫痫、失眠等症；亦可用于肿瘤、肝炎的辅助治疗。

【制剂与规格】薄芝糖肽注射液：2ml：多糖 5mg 与多肽 1mg。本品为淡黄色至淡棕黄色澄明液体，主要成分系从多孔菌科灵芝属真菌薄树芝 *Ganoderma capense*（Lloyd）Teng 干燥菌丝体粉末中提取的多糖和多肽，辅料为注射用水。本品 pH 为 5.5～7.0。

【用法与用量】

肌内注射：一次 2ml，一日 2 次。

静脉滴注：一日 4ml。

疗程：1～3 个月为 1 个疗程；或遵医嘱。

【调配】肌内注射不必稀释；或按照无菌操作技术，一次 4ml 药物，稀释于 0.9% 氯化钠注射液或 5% 葡萄糖注射液 250ml 中作静脉滴注液。

【稳定性】本品未启封于遮光、阴凉处（不超过 20℃）保存；本品及调配的溶液如出现变色、浑浊、沉淀或结晶等物理性状改变，不得使用。

【药物相容性】

与静脉输液相容性： 本品与 0.9% 氯化钠注射液或 5% 葡萄糖注射液相容。

静脉输液加药相容性： 本品不得与其他药物混合于同一容器内使用。用 0.9% 氯化钠注射液调配的薄芝糖肽注射液 0.016ml/ml 与甘露聚糖肽 0.04mg/ml 溶液于 25℃、37℃保存 2 小时，其性状与 pH 无明显变化，但干扰鞣质含量测定，两药物不相容。

香菇多糖
Lentinan

【适应证】用于恶性肿瘤的辅助治疗。

【制剂与规格】

香菇多糖注射液：2ml：1mg。本品为无色的澄明液体，主要成分为香菇多糖，系从白蘑科香菇属真菌香菇 *Lentinus edodes*（Berk.）sing. 子实体提取、精制的多糖，辅料为氯化钠、苯甲醇和注射用水。本品 pH 为 4.5～7.0。

注射用香菇多糖：1mg。本品为白色的冻干块状物，主要成分为香菇多糖，辅料为山梨醇或甘露醇。香菇多糖 0.5mg/ml 水溶液 pH 为 6.0～8.0。

【用法与用量】静脉滴注或静脉注射，一次 1mg，一周 2 次或遵医嘱。

【调配】

香菇多糖注射液：按照无菌操作技术，每 1mg 药物，稀释于 0.9% 氯化钠注射液或 5% 葡萄糖注射液 250ml 中作静脉滴注液；或每 1mg 药物，稀释于 5% 葡萄糖注射液中至 20ml 作静脉注射液。

注射用香菇多糖：按照无菌操作技术，每瓶 1mg 药物，沿瓶内壁加入灭菌注射用水 2ml，用力振摇使药物完全溶解，溶解液稀释于 0.9% 氯化钠注射液或 5% 葡萄糖注射液 250ml 中作静脉滴注液；或每瓶 1mg 药物，加入 5% 葡萄糖注射液 5～10ml，用力振摇使药物完全溶解作静脉注射液。

【稳定性】本品未启封于遮光、室温处保存；调配的溶液立即使用。

【药物相容性】

与静脉输液相容性：本品与静脉输液相容性见表 7-149。

表 7-149　香菇多糖与静脉输液相容性

静脉输液	香菇多糖浓度 /（mg/ml）	溶液保存条件与结果	相容性
0.9% 氯化钠注射液	0.004	4～8℃ 3 小时性状稳定，不溶性微粒符合规定	相容
5% 葡萄糖注射液	0.004	4～8℃ 3 小时性状稳定，不溶性微粒符合规定	相容

输液器加药相容性：用 5% 葡萄糖注射液调配的香菇多糖 0.02mg/ml 与头孢他啶 20mg/ml 溶液通过输液器序贯输液，混合溶液立即出现白色浑浊，其物理性状不相容。

注射器加药相容性：本品调配的溶液与其他药物混合于注射器中，药物相容性见表 7-150。

表 7-150　注射器中香菇多糖与其他药物相容性

注射器中药物	药物量	香菇多糖量	溶液保存条件与结果	相容性
头孢他啶	100mg/1ml①	0.1mg/1ml①	立即出现白色浑浊	不相容
	2mg/1ml①	0.02mg/1ml①	立即出现白色浑浊	不相容
	8mg/1ml①	0.008mg/1ml①	溶液澄明	相容

注：①用 5% 葡萄糖注射液稀释。

亮菌甲素
Armillarisin A

【适应证】用于急性胆囊炎、慢性胆囊炎发作、其他胆道疾病并发急性感染与慢性浅表性胃炎、慢性浅表性萎缩性胃炎。

【制剂与规格】

亮菌甲素注射液：2ml∶1mg。本品为带有蓝色荧光的黄色澄明液体，主要成分为亮菌甲素，系从白蘑科假密环菌属真菌发光假密环菌 *Armillariella tabescens* （Scop.ex Fr.）Sing.［*Clitocybe tabescens*（Scop.ex Fr.）Bres.］菌丝体中提取的一种香豆素类化合物，亦可人工合成，辅料为丙二醇、聚山梨酯 80、聚乙二醇 400、聚乙二醇 6 000、硫脲、二甲基乙酰胺、聚维酮 K30 和注射用水。本品 pH 为 5.0～8.0。

注射用亮菌甲素：1mg；2.5mg；5mg。本品为黄色或淡黄色的冻干块状物，主要成分为亮菌甲素，辅料为精氨酸和甘露醇。亮菌甲素 2mg/ml 水溶液 pH 为 7.0～8.0。

【用法与用量】

肌内注射：一次 1mg，一日 2～4 次或遵医嘱。急性胆管感染，一次 1～2mg，每 6～8 小时 1 次，急性症状控制后改为一次 1～2mg，一日 2 次。7～10 日为 1 个疗程。

静脉滴注：一次 2.5～5mg，一日 1 次或遵医嘱。

【调配】

亮菌甲素注射液：肌内注射不必稀释；或按照无菌操作技术，每 2.5～5mg 药物，缓慢稀释于 0.9% 氯化钠注射液或 5% 葡萄糖注射液 100～250ml 中作静脉滴注液。

注射用亮菌甲素：按照无菌操作技术，每瓶 1mg、2.5mg 药物，分别加入 0.9% 氯化钠注射液 1ml、2.5ml 使药物溶解作肌内注射液；或每瓶 2.5mg 药物，加入 0.9% 氯化钠注射液 2.5ml 使药物溶解，每 2.5～5mg 药物的溶解液缓慢稀释于 0.9% 氯化钠注射液或 5% 葡萄糖注射液 100～250ml 中作静脉滴注液。

【稳定性】本品未启封于遮光、阴凉处（不超过 20℃）保存。亮菌甲素在 pH 为 2.0～8.0 磷酸盐缓冲溶液目测呈现不同颜色荧光强度，pH 为 5.0～8.0 时呈蓝色荧光；pH 为 4.5～5.0 时呈微弱蓝色荧光；pH 为 2.0～4.0 时呈无色，紫外灯下可见微弱蓝色荧光。

【药物相容性】

与静脉输液相容性： 本品与静脉输液相容性见表 7-151。

表 7-151 亮菌甲素与静脉输液相容性

静脉输液	亮菌甲素浓度/（mg/ml）	溶液保存条件与结果	相容性
0.9% 氯化钠注射液	0.02	室温避光 24 小时为蓝色荧光澄清液体，pH 无明显变化，亮菌甲素含量稳定	相容
5% 葡萄糖注射液	0.02	室温避光 24 小时为蓝色荧光澄清液体，pH 无明显变化，亮菌甲素含量稳定	相容
10% 葡萄糖注射液	0.02	室温避光 24 小时为蓝色透明澄清液体，pH 无明显变化，亮菌甲素含量稳定	相容
葡萄糖氯化钠注射液	0.02	室温避光 24 小时为蓝色透明澄清液体，pH 无明显变化，亮菌甲素含量稳定	相容
5% 木糖醇注射液	0.02	室温避光 24 小时为蓝色荧光澄清液体，pH 无明显变化，亮菌甲素含量稳定	相容
乳酸钠林格注射液	0.02	室温避光 24 小时为蓝色荧光澄清液体，pH 无明显变化，亮菌甲素含量稳定	相容

输液器加药相容性： 本品调配的溶液与奥美拉唑钠、泮托拉钠、硫普罗宁、人血白蛋白或静注人免疫球蛋白溶液通过输液器序贯输液，混合溶液颜色立即发生变化，其物理性状不相容。

谷红注射液

Safflower and Aceglutamide Injection

【适应证】用于治疗脑血管疾病如脑供血不足、脑血栓、脑栓塞及脑出血恢复期；肝病、神经外科手术等引起的意识功能低下；智力减退、记忆力障碍等；还可用于治疗冠心病、脉管炎等。

【制剂与规格】谷红注射液：10ml。本品为黄红色至棕红色的澄明液体，主要成分为乙酰谷酰胺和红花提取液（每 1ml 含乙酰谷酰胺 30mg，含红花相当于生药量 0.5g），辅料为葡甲胺、丙二醇、依地酸二钠、聚山梨酯 80 和注射用水。

【用法与用量】 静脉滴注，一次 10～20ml，一日 1 次，10～15 日为 1 个疗程。

【调配】 按照无菌操作技术，一次 10～20ml，缓慢稀释于 5% 葡萄糖注射液、10% 葡萄糖注射液或 0.9% 氯化钠注射液 250～500ml 中作静脉滴注液。

【稳定性】 本品未启封于室温、避光处保存；调配的溶液 4 小时内使用。

【药物相容性】

与静脉输液相容性： 本品与静脉输液相容性见表 7-152。

表 7-152 谷红注射液与静脉输液相容性

静脉输液	谷红注射液浓度/（ml/ml）	溶液保存条件与结果	相容性
0.9% 氯化钠注射液	0.04	5℃、25℃、35℃荧光 4 小时性状、pH 与药物含量无明显变化	相容
5% 葡萄糖注射液	0.04	5℃、25℃、35℃荧光 4 小时性状、pH 与药物含量无明显变化	相容
10% 葡萄糖注射液	0.04	5℃、25℃、35℃荧光 4 小时性状、pH 与药物含量无明显变化	相容

静脉输液加药相容性： 本品不得与其他药物混合于同一容器内使用。

输液器加药相容性： 本品不得与其他药品混合使用，如确需要联合使用其他药物，须用相容性静脉输液适量冲洗静脉通路。

银杏达莫注射液

Ginkgo Leaf Extract and Dipyridamole Injection

【适应证】 用于预防和治疗冠心病、血栓栓塞性疾病。

【制剂与规格】 银杏达莫注射液：5ml；10ml。本品为黄色至棕黄色的澄明液体，主要成分为银杏总黄酮和双嘧达莫，辅料为甘油或丙二醇、聚山梨酯 80、维生素 C 和注射用水。本品 pH 为 3.5～5.5。

【用法与用量】 静脉滴注，成人一次 10～25ml，一日 2 次。

【调配】 按照无菌操作技术，每 10～25ml 药物，缓慢稀释于 0.9% 氯化钠注射液、5% 葡萄糖注射液或 10% 葡萄糖注射液 500ml 中作静脉滴注液。

【稳定性】 本品未启封于室温、遮光处保存；调配的溶液 3 小时内使用。

【药物相容性】

与静脉输液相容性： 本品与静脉输液相容性见表 7-153。

表 7-153　银杏达莫与静脉输液相容性

静脉输液	银杏达莫浓度/ （ml/ml）	溶液保存条件与结果	相容性
0.9% 氯化钠注射液	0.05	室温 2 小时性状、pH 与药物含量无明显变化	相容
5% 葡萄糖注射液	0.05	室温 2 小时性状、pH 与药物含量无明显变化	相容
10% 葡萄糖注射液	0.05	室温 2 小时性状、pH 与药物含量无明显变化	相容

静脉输液加药相容性：本品调配的溶液加入其他药物，药物相容性见表 7-154。

表 7-154　静脉输液中银杏达莫与其他药物相容性

加入药物	药物浓度/ （mg/ml）	银杏达莫浓度/ （ml/ml）	静脉输液	溶液保存条件与结果	相容性
三磷酸胞苷二钠	0.16	0.08	0.9% 氯化钠注射液	室温 24 小时颜色、药物含量与 HPLC 指纹图谱有明显变化	不相容
多索茶碱	1.6	0.08	0.9% 氯化钠注射液	室温 24 小时颜色、pH、药物含量与 HPLC 指纹图谱无明显变化	相容
硝酸甘油	0.16	0.08	0.9% 氯化钠注射液	室温 24 小时颜色、pH、药物含量与 HPLC 指纹图谱无明显变化	相容
尼莫地平	0.032	0.08	0.9% 氯化钠注射液	室温 24 小时颜色、药物含量与 HPLC 指纹图谱有明显变化	不相容
奥扎格雷钠	0.16	0.08	0.9% 氯化钠注射液	室温 24 小时颜色、药物含量与 HPLC 指纹图谱有明显变化	不相容
吡拉西坦	32	0.08	0.9% 氯化钠注射液	室温 24 小时颜色、pH、药物含量与 HPLC 指纹图谱无明显变化	相容
维生素 B_6	0.8	0.08	0.9% 氯化钠注射液	室温 24 小时颜色、pH、药物含量与 HPLC 指纹图谱无明显变化	相容

输液器加药相容性：本品不得与其他药品混合使用，如确需要联合使用其他药物，须用相容性静脉输液适量冲洗静脉通路。本品调配的溶液与其他药物通过输液器序贯输液，药物相容性见表 7-155。

表 7-155 输液器中银杏达莫与其他药物相容性

加入药物	药物浓度/(mg/ml)	银杏达莫浓度/(ml/ml)	溶液保存条件与结果	相容性
阿昔洛韦	2[①]	0.08[①]	颜色立即由淡黄色变为橘黄色	不相容
氨基酸	未明确	0.08~0.12[①,②]	立即产生白色絮状物	不相容
头孢他啶	12[①]	0.12[①]	颜色立即变为草绿色	不相容
奥硝唑	2.5[①]	0.16[①]	不溶性微粒明显增加	不相容

注：①用 0.9%氯化钠注射液稀释；②用 5%葡萄糖注射液稀释。

注射器加药相容性：本品及调配的溶液与其他药物混合于注射器中，药物相容性见表 7-156。

表 7-156 注射器中银杏达莫与其他药物相容性

注射器中药物	药物量	银杏达莫量	溶液保存条件与结果	相容性
硫酸阿米卡星	200mg/2ml	5ml	室温 2 小时不溶性微粒增加	不相容
辅酶 A	100U	5ml	室温 2 小时不溶性微粒增加	不相容
三磷酸胞苷二钠	20mg/2ml	5ml	颜色立即由淡黄色变为橘黄色	不相容
乳糖酸红霉素	250mg	5ml	颜色立即由淡黄色变为橘黄色	不相容
硫酸庆大霉素	80mg/2ml	5ml	室温 2 小时性状与 pH 稳定，不溶性微粒符合规定	相容
兰索拉唑	1.5mg/5ml[①]	0.4ml/5ml[①]	颜色变为棕黄色，室温 6 小时内产生沉淀	不相容
奥美拉唑钠	2mg/5ml[①]	0.4ml/5ml[①]	颜色变为棕黄色，室温 6 小时内产生沉淀	不相容
泮托拉唑钠	2mg/5ml[①]	0.4ml/5ml[①]	颜色变为棕黄色，室温 6 小时内产生沉淀	不相容
盐酸异丙嗪	25mg/2ml	5ml	室温 2 小时性状与 pH 稳定，不溶性微粒符合规定	相容
氯化钾	1 000mg/10ml	5ml	室温 2 小时性状与 pH 稳定，不溶性微粒符合规定	相容
维生素 B_6	100mg/2ml	5ml	室温 2 小时不溶性微粒增加	不相容
维生素 C	500mg/5ml	5ml	室温 2 小时不溶性微粒增加	不相容

注：①用 0.9%氯化钠注射液稀释。

复方对乙酰氨基酚金银花注射液
Compound Paraceramol and Honeysuckle Injection

【适应证】用于感冒发热、头痛等。

【制剂与规格】复方对乙酰氨基酚金银花注射液：2ml。本品为黄棕色至棕色的澄明液体，主要成分为对乙酰氨基酚、金银花提取物和黄芩苷，辅料为丙二醇和注射用水。本品 pH 为 6.0~8.0。

【用法与用量】肌内注射，一次 2ml。

【调配】不必稀释。

【稳定性】本品未启封于室温处保存。

【药物相容性】本品不得与其他药物混合使用。

复方明矾布比卡因注射液
Compound Bupivacaine Injection

【适应证】用于各期内痔及混合痔的内痔部分。

【制剂与规格】复方明矾布比卡因注射液：1ml。本品为无色或微黄色的澄明液体，主要成分为明矾和盐酸布比卡因，辅料为枸橼酸钠、冰醋酸和注射用水。本品 pH 为 3.8~4.6。

【用法与用量】不得静脉注射、肌内注射及皮下注射。直接注入内痔核黏膜下层，回抽无血后注药，用量可按痔核大小而定，按每 5mm^3 体积内痔注射 0.1ml，以注射药液后痔核呈灰白色为度，一般每个痔核注射 0.3~0.5ml；多个痔核，可一次或多次治疗。每次注射总量不得超过 1ml。

【调配】不必稀释。

【稳定性】本品未启封于室温、遮光处保存。

【药物相容性】本品不得与其他药物混合使用。

（刘　圣）

参考文献

[1] 国家药典委员会. 中华人民共和国药典：2020 年版. 一部 [S]. 北京：中国医药科技出版社, 2020.

[2] 国家药典委员会. 中华人民共和国药典：2020 年版. 二部 [S]. 北京：中国医药科技出版社, 2020.

[3] 南京中医药大学. 中药大辞典 [M]. 2 版. 上海：上海科学技术出版社, 2009.

[4] 国家中医药管理局《中华本草》编委会. 中华本草（上册，下册）[M]. 上海：上海科学技术出版社, 1998.

[5] 刘圣, 沈爱宗, 唐丽琴. 静脉用药物临床应用指导 [M]. 北京：人民卫生出版社, 2021.

[6] 陈新谦, 金有豫, 汤光. 陈新谦新编药物学 [M]. 18 版. 北京：人民卫生出版社, 2018.

[7] MCEVOY G K. Handbook on Injectable Drugs[M]. 20th ed. Bethesda: ASHP, 2018.

[8] 胡海涛, 王桂芝, 郭宪清, 等. 胰岛素与黄芪注射液配伍的稳定性研究 [J]. 中国药物与临床, 2013, 13(5)：679-680.

[9] 刘影刚, 徐静华, 陈雪梅. 黄芪与刺五加注射液在 5%、10% 葡萄糖注射液中配伍使用的稳定性观察 [J]. 中国冶金工业医学杂志, 2008, 25(1)：104-105.

[10] 邹素萍, 旺胜. 甘利欣与黄芪注射液在 5% 葡萄糖注射液中配伍稳定性考察 [J]. 中国药业, 2006, 15(8)：37.

[11] 严海泓, 李泽辉, 章萍, 等. 黄芪注射液在 5 种液体中稳定性考察 [J]. 天津医科大学学报, 2004, 10(2)：277-279.

[12] 陈庆明, 康毅. 黄芪注射液与常规输液配伍应用的实验研究 [J]. 天津医科大学学报, 2001, 7(1)：52-53.

[13] 廖建萍, 欧阳荣, 周绍兴. 刺五加注射液与 4 种输液配伍的稳定性 [J]. 中国医院药学杂志, 2001, 21(9)：569.

[14] 欧阳荣, 廖建萍, 胡铁骊, 等. 刺五加注射液与 5 种药物配伍的稳定性考察 [J]. 中国中医药信息杂志, 2000, 7(12)：48-49.

[15] 徐艳华, 宋艳春, 张丽英, 等. 刺五加注射液在 4 种输液中与 14 种药物配伍理化变化 [J]. 中草药, 1998, 29(4)：239-240.

[16] 叶平平, 王争鸣. 4 种心血管中成药与盐酸培他啶氯化钠注射液配伍稳定性考察 [J]. 中成药, 2001, 23(5)：323-325.

[17] 郭卫,张唐颂,温坚.中药注射剂与3种喹诺酮类注射液的配伍研究[J].广东药学,2003,13(4):51-52.

[18] 陈英,姜平川,卢华.参附注射液与几种输液配伍的稳定性实验[J].华西药学杂志,1999,14(5/6):422-423.

[19] 邓盛齐,陈蜀,陶静,等.参附注射液与12种药物配伍的稳定性考察[J].中国中医急症,2005,14(7):674-675.

[20] 曹宝平,马超,匡秋江,等.参附注射液与复方氨基酸(18AA-Ⅶ)注射液配伍的稳定性[J].医疗装备,2017,30(15):1-2.

[21] 黄莺,童彤,李培芳,等.某院常用中药注射剂与不同溶媒调配后的稳定性研究[J].中国医院药学杂志,2023,43(8):892-896.

[22] 支旭然,白万军,王祁民,等.肾康注射液的配伍稳定性考察[J].中国药师,2016,19(11):2155-2157.

[23] 朱亚宁,张鹏,李巧如,等.肾康注射液与5种溶媒配伍的稳定性考察[J].中国药师,2015,18(8):1420-1423.

[24] 周乐亦.肾康注射液与前列地尔注射液存在配伍禁忌[J].中华现代护理杂志,2014,20(15):1781.

[25] 卢素玉,张婉童.肾康注射液与莫西沙星注射液存在配伍禁忌[J].中国实用护理杂志,2013,29(31):35.

[26] 杨莎莎.肾康注射液与盐酸格拉司琼注射液存在配伍禁忌[J].中国实用护理杂志,2013,29(29):7.

[27] 殷莹,岳发英.肾康注射液与前列地尔注射液存在配伍禁忌[J].中国实用护理杂志,2013,29(17):37.

[28] 屈果荣.肾康注射液与盐酸昂丹司琼注射液存在配伍禁忌[J].山西医药杂志(下半月刊),2012,41(5):527.

[29] 朱建成,肖森生,宋登鹏,等.参麦注射液与5种输液配伍稳定性考察[J].医药导报,2009,28(2):259-260.

[30] 李香玉,许丽.参麦注射液与韦迪存在配伍禁忌[J].山东医药,2010,50(25):46.

[31] 许建芬.注射用帕米膦酸二钠与参麦注射液存在配伍禁忌[J].中国实用护理杂志,2011,27(35):40.

[32] 郝莉.参麦注射液与14种药物配伍的稳定性考察[J].中国中医急症,2007,16(5):588.

[33] 杜红芳,刘圣,耿魁魁,等.5种输液调配的生脉注射液成品输液稳定性考察[J].安徽医药,2015,19(7):1256-1259.

[34] 冯珺,曹佳薇,姚君,等.生脉注射液与常用输液配伍稳定性研究[J].浙江中西医结合杂志,2016,26(1):82-84.

[35] 谈伟,赵晓林,高婕.生脉注射液与纳洛酮注射液存在配伍禁忌[J].中国实用护理杂志,2010,26(31):7.

[36] 郝莉.生脉注射液与14种药物配伍的稳定性考察[J].中国中医急症,2007,16(4):459.

[37] 谭小碧,冯雪梅,金沈锐.甘露聚糖肽注射液与常用中药注射液的配伍稳定性研究[J]. 中国医药导刊,2015,17(4):406-408.

[38] 韩保民,陈筠,严月蕾.盐酸左氧氟沙星注射液与9种中药注射液的配伍稳定性[J]. 东南国防医药,2003,5(3):180-181.

[39] 赵彬琳,乔化民.注射用益气复脉与两种常规输液配伍的稳定性[J]. 医药导报,2011, 30(10):1363-1364.

[40] 苏小琴,周学谦,尚献召,等.注射用益气复脉(冻干)与氯化钠注射液配伍稳定性考察[J]. 药物评价研究,2020,43(8):1554-1558.

[41] 周学谦,苏小琴,李德坤,等.注射用益气复脉(冻干)与胰岛素联合用药的稳定性考察[J]. 药物评价研究,2020,43(8):1541-1547.

[42] 李莉,文旺,张磊,等.注射用益气复脉(冻干)冲管液安全剂量测定[J]. 药物评价研究, 2020,43(8):1575-1580.

[43] 鞠爱春,褚延斌,陈晓宇,等.注射用益气复脉(冻干)与17种常用注射剂的配伍稳定性考察[J]. 药物评价研究,2018,41(3):429-438.

[44] 吕芳,叶正良,兰淑玲,等.注射用益气复脉(冻干)与木糖醇注射液的配伍稳定性研究[J]. 时珍国医国药,2013,24(5):1124-1126.

[45] 吕芳,叶正良,李德坤,等.注射用益气复脉(冻干)与果糖注射液的配伍稳定性考察[J]. 天津中医药,2013,30(3):175-178.

[46] 吴志强,郑雪荣,江兰英,等.二种抗肿瘤药物与参芪扶正注射液配伍稳定性研究[J]. 首都医药,2005(14):46-47.

[47] 吴志强,郑雪荣,余少婷,等.三种抗肿瘤药物与参芪扶正注射液配伍稳定性研究[J]. 首都医药,2004(6):44-46.

[48] 王广,陈振宙,田明,等.参芪扶正注射液与临床常用抗肿瘤药物的配伍禁忌实验研究[J]. 中国医药指南,2015,13(17):36-37.

[49] 马一平,陈庆明,张兰香.清开灵注射液在8种输液中的稳定性考察[J]. 中国医院药学杂志,2002,22(2):119-120.

[50] 刘凤琳,周建军.清开灵注射液与输液配伍的稳定性考察[J]. 中国中药杂志,1998,23(6): 357-358.

[51] 王联芬,徐金茹,赵凤霞.清开灵注射液与常用药液的配伍禁忌[J]. 现代护理,2001,7(1): 40-41.

[52] 肖晓娟,刘海燕.清开灵注射液与常用输液及抗生素配伍的稳定性实验[J]. 云南医药, 2008,29(3):286-287.

[53] 孙莉.清开灵注射液与盐酸精氨酸注射液存在配伍禁忌[J]. 医疗装备,2007,20(1):56.

[54] 刘芳.沐舒坦注射液与清开灵注射液存在配伍禁忌[J]. 实用医技杂志,2008,15(24):3312.

[55] 康春花.头孢噻肟钠与清开灵有配伍禁忌[J]. 护理学杂志,2005,20(7):70.

[56] 张洪峰,陈晨,王乐,等.清开灵注射液配伍注射用头孢西丁钠的稳定性研究[J]. 现代药物与临床,2014,29(2):189-191.

[57] 黄三洲. 清开灵注射液配伍注射用头孢西丁钠的稳定性研究 [J]. 中国处方药, 2015, 13（11）: 20-21.

[58] 张凤霞, 柴爱军, 侯艳宁, 等. 双黄连和清开灵注射液与5种喹诺酮类药物的配伍 [J]. 医药导报, 2002, 21（5）: 313-314.

[59] 王照信. 热毒宁与清开灵存在配伍禁忌 [J]. 医学理论与实践, 2011, 24（15）: 1884.

[60] 赵秀丽, 李敏. 盐酸氯丙嗪注射液与清开灵注射液存在配伍禁忌 [J]. 解放军护理杂志, 2003, 20（2）: 56.

[61] 申艳梅. 清开灵与盐酸川芎嗪注射液配伍禁忌浅析 [J]. 实用中医药杂志, 2004, 20（8）: 461.

[62] 马俊玲, 张先洲, 刘环香, 等. 清开灵注射液与6种药物配伍稳定性考察 [J]. 医药导报, 2007, 26（8）: 956-957.

[63] 刘斌峰, 戴雨婷. 三种抗病毒中药注射剂的配伍禁忌实验研究 [J]. 中国民族民间医药, 2015, 24（12）: 7.

[64] 徐新华, 伦九芹, 王凌娟. 1,6-二磷酸果糖与清开灵注射液存在配伍禁忌 [J]. 护理研究, 2008, 22（32）: 2964.

[65] 卢岳青, 阎积慧. 清开灵与维生素B_6注射液存在配伍禁忌 [J]. 中华护理杂志, 1997, 32（6）: 370.

[66] 李亚莉. 清开灵与维生素B_6的配伍禁忌 [J]. 医学理论与实践, 2005, 18（12）: 1463.

[67] 康伟珍, 陈满波. 清开灵与地塞米松磷酸钠注射液的配伍稳定性考察 [J]. 国际中医中药杂志, 2010, 32（4）: 357-358.

[68] 蔡杨靖, 潘云. 注射用清开灵（冻干）调配方法优化及其在不同溶媒中稳定性的研究 [J]. 食品与药品, 2021, 23（4）: 327-332.

[69] 刘春梅. 清开灵注射液与胸腺肽注射液存在配伍禁忌 [J]. 华北国防医药, 2008, 20（1）: 51.

[70] 关琼婵. 清开灵注射液与小诺新霉素注射液存在配伍禁忌 [J]. 护理学杂志, 2000, 15（5）: 309.

[71] 张丽华. 清开灵注射液与庆大霉素注射液存在配伍禁忌 [J]. 齐齐哈尔医学院学报, 2004, 25（2）: 223.

[72] 黄欢欢. 甲磺酸帕珠沙星与清开灵注射液存在配伍禁忌 [J]. 医疗装备, 2008, 21（5）: 31.

[73] 李晓红, 张伟. 清开灵与硫酸阿米卡星存在配伍禁忌 [J]. 南方护理学报, 2003, 10（2）: 62.

[74] 梁晓红. 氧氟沙星甘露醇注射液与清开灵配伍禁忌 [J]. 中国民康医学（下半月版）, 2008, 20（6）: 598.

[75] 周淑玲, 郑连荣, 杨静, 等. 清开灵与葡萄糖酸钙注射液配伍禁忌 [J]. 淮海医药, 1999, 17（4）: 69.

[76] 王红霞. 环丙沙星与清开灵存在配伍禁忌 [J]. 南方护理学报, 2001, 8（5）: 59.

[77] 金英爱. 清开灵注射液与伊诺舒存在配伍禁忌 [J]. 吉林医学, 2007, 28（10）: 1245.

[78] 沈国萍. 清开灵注射液与4种抗生素配伍前后不溶性微粒的变化 [J]. 临床合理用药杂志, 2009, 2（19）: 37-39.

[79] 曹志萍, 车金岷. 硫酸妥布霉素与清开灵注射液的配伍禁忌 [J]. 海峡药学, 1997, 9（4）: 22.

[80] 张凤彦,刘鸿琴,郜琪臻. 双黄连粉针在 5 种输液中的稳定性考察 [J]. 中国医院药学杂志,1997,17(7):307-308.

[81] 怀斌,郑学燕,陈智,等. 注射用双黄连(冻干)调配方法优化及其成品输液稳定性研究 [J]. 国际中医中药杂志,2021,43(7):674-679.

[82] 陈占梅,赵菊,张颖,等. 酚妥拉明与常见中药制剂在输液管内发生配伍反应的临床观察 [J]. 西南国防医药,2006,16(3):311.

[83] 叶爱菊,章小敏. 磷霉素钠与双黄连注射液配伍的稳定性考察 [J]. 海峡药学,1999,11(3):19-20.

[84] 李永吉,董立财,王艳宏,等. 双黄连粉针与常见注射剂配伍稳定性考察 [J]. 中国实验方剂学杂志,2011,17(6):114-116.

[85] 吕二新. 维生素 B_6 与双黄连不能配伍 [J]. 医学理论与实践,2006,19(6):686.

[86] 周燕文,张鼎奎,凌建国,等. 注射用双黄连与 13 种常用药物配伍稳定性研究 [J]. 西北药学杂志,1997,12(6):257-258.

[87] 石春伟,张艳秋,何心,等. 注射用双黄连与抗生素、激素类及几种常用药物配伍实验研究 [J]. 中国急救医学,1999,19(2):107.

[88] 高金波,侯巍,赵宏,等. 注射用双黄连在常用输液中与 4 种药物配伍稳定性考察 [J]. 中国医院药学杂志,2009,29(7):601-602.

[89] 张丽威,林海萍. 林可霉素与双黄连注射液存在配伍禁忌 [J]. 现代护理,2005,11(8):602.

[90] 马卫成,陶连成. 双黄连粉针不宜与维生素 C 配伍 [J]. 浙江中医学院学报,2000,24(5):67-68.

[91] 姚造极. 双黄连粉针剂输液浑浊事件调查 [J]. 临床合理用药杂志,2013,6(9):27-28.

[92] 章小敏,叶爱菊. 双黄连注射液与哌拉西林、头孢噻肟配伍的稳定性考察 [J]. 广东药学,2000,10(4):34-35.

[93] 朱惠平. 双黄连注射液与硫酸庆大霉素注射液存在配伍禁忌 [J]. 中国民间疗法,2003,11(10):45.

[94] 方焱,陈象青,张善堂. 注射用双黄连与头孢唑林钠配伍稳定性考察 [J]. 中国药师,2009,12(5):601-604.

[95] 林杉,李仲昆,黄惠珍,等. 双黄连注射剂与妥布霉素等四种抗生素配伍的稳定性考察及其临床疗效观察 [J]. 综合临床医学,1996,12(6):47-48.

[96] 熊长华. 双黄连与硫酸阿米卡星存在配伍禁忌 [J]. 护理实践与研究(上半月版),2013,10(3):73.

[97] 芦阿娜. 潘诺与注射用双黄连(冻干)存在配伍禁忌 [J]. 中华现代护理杂志,2007,13(2):176.

[98] 薛华,张淑梅,何心,等. 双黄连粉针剂与抗生素激素类药物配伍的实验研究 [J]. 黑龙江医学,2001(8):577-578.

[99] 张洪峰,霍好利,王乐,等. 注射用头孢西丁钠与茵栀黄注射液的配伍稳定性研究 [J]. 现代药物与临床,2013,28(3):385-388.

[100] 欧阳荣,刘红宇,周新蓓. 茵栀黄注射液与5种输液的配伍稳定性[J]. 中国药房, 2002, 13(10): 622-623.

[101] 窦金凤,方缘源. 茵栀黄注射液与17种药物配伍的稳定性考察[J]. 山东医药工业, 2003, 22(5): 39-40.

[102] 边志卫,吴潜珍. 茵栀黄与葡萄糖酸钙注射液存在配伍禁忌[J]. 现代护理, 2005, 11(23): 2021.

[103] 吴淑荣. 茵栀黄注射液与钙剂配伍出现沉淀一例[J]. 中华护理杂志, 1994, 29(10): 614.

[104] 王艳红. 茵栀黄、门冬氨酸钾镁及氯化钾联合用药配伍禁忌的观察[J]. 齐鲁护理杂志, 1996, 2(6): 1-2.

[105] 张鸣,王育良. 复方丹参分别加苦黄、茵栀黄注射液与葡萄糖注射液配伍的稳定性考察[J]. 江苏药学与临床研究, 2005, 13(2): 63.

[106] 郭晓蔚,薛加林,黄荣富. 复方丹参注射液与其它药物配伍的稳定性观察[J]. 西北药学杂志, 2005, 20(5): 219.

[107] 梁翠霞,吴丽霞. 左氧氟沙星注射液与两种中药注射液配伍的稳定性研究[J]. 中国民族民间医药, 2015, 24(9): 14-15.

[108] 易艳,梁爱华,马珠凤,等. 鱼腥草注射液与15种药物和3种输液的配伍稳定性研究[J]. 中国实验方剂学杂志, 2011, 17(23): 36-39.

[109] 袁海英,罗德福,刘洪伟. 鱼腥草注射液与3种注射液的配伍稳定性考察[J]. 中国中医急症, 2010, 19(11): 1920-1921.

[110] 郝然,梁爱华,刘婷,等. 鱼腥草注射液与常用输液及抗生素的配伍安全性研究[J]. 中国实验方剂学杂志, 2010, 16(13): 219-223.

[111] 冯锁民,杨金玉,王晔. 鱼腥草注射液与5种输液配伍稳定性考察[J]. 辽宁药物与临床, 2001, 4(2): 75-76.

[112] 马俊玲,张先洲,刘环香. 鱼腥草注射液与6种药物配伍的稳定性[J]. 中国药师, 2008, 11(12): 1440-1442.

[113] 李海兰,郑光浩,孙良鹏. 头孢噻肟钠与鱼腥草、鱼金注射液配伍的稳定性考察[J]. 时珍国医国药, 2007, 18(11): 2760.

[114] 黄红瑞,黄继红. 头孢呋辛钠注射液与氨茶碱、鱼腥草两种注射液配伍稳定性研究[J]. 医药产业资讯, 2006, 3(20): 69-70.

[115] 朱孔亭,刘全峰. 常用抗生素注射液与鱼腥草注射液的配伍考察[J]. 中国药业, 2004, 13(7): 44.

[116] 游志红,张亦工,邴雅珺. 鱼腥草注射液与临床常用抗生素针剂配伍禁忌探讨[J]. 兰州医学院学报, 2002, 28(2): 81-82.

[117] 张杨. 乳酸环丙沙星与鱼腥草注射液配伍禁忌[J]. 实用心脑肺血管病杂志, 2001, 9(3): 152.

[118] 覃麟. 氧氟沙星葡萄糖注射液与鱼腥草注射液配伍的稳定性初探[J]. 广西中医学院学报, 2000, 17(3): 87-88.

[119] 黄楚权,谢翠刁.培氟沙星注射液与鱼腥草注射液的配伍稳定性 [J].国际医药卫生导报,2001,7(11):75.

[120] 胡瑜,卢涛.氟罗沙星注射液与两种抗感染中药注射液配伍稳定性研究 [J].中国实用医药,2017,12(13):110-112.

[121] 林文鑫,徐杰远.柴胡注射液和硫酸庆大霉素注射液配伍研究 [J].时珍国医国药,1999,10(7):84-85.

[122] 卢振宇,于长秀.柴胡注射液和硫酸庆大霉素注射液配伍研究 [J].实用医技杂志,2005,12(1B):198-200.

[123] 刘燕,甘柯林,慕容瑞雄.利巴韦林注射液与3种药物的配伍稳定性 [J].广东药学,2003,13(6):22.

[124] 倪祥浚,汤慧.痰热清注射液与5种输液配伍后的澄明度及不溶性微粒考察 [J].现代中药研究与实践,2014,28(1):67-69.

[125] 王海亮,王凯,刘冰.痰热清注射液与维生素C存在配伍禁忌研究 [J].临床医药文献电子杂志,2020,7(25):150-151.

[126] 高莉莉,张月梅,孙云征.痰热清注射液与维生素C及维生素B_6注射液存在配伍禁忌 [J].中国误诊学杂志,2012,12(6):1271.

[127] 范素芬,周璇,王艳霞.1例患儿静脉点滴痰热清与果糖二磷酸钠注射液出现配伍禁忌的报道 [J].现代临床护理,2012,11(2):82.

[128] 康慧群.痰热清注射液与盐酸氨溴索注射液的配伍禁忌分析 [J].中国处方药,2016,14(8):45-46.

[129] 赵春宝,邹清波,宋荣军,等.痰热清注射液配伍头孢呋辛钠对连翘酯苷、绿原酸和咖啡酸含量的影响 [J].中药材,2016,39(6):1350-1353.

[130] 陈蓉.痰热清注射液与儿科常用药物的配伍分析 [J].中国医药指南,2016,14(10):193-194.

[131] 吴丹红,崔秀云,杨晨,等.痰热清注射液与儿科25种药物的配伍观察 [J].临床合理用药杂志,2010,3(7):100-101.

[132] 郑薇,聂红霞,尹乐琴,等.痰热清注射液与汉防己甲素注射液存在配伍禁忌 [J].当代护士(上旬刊),2016,23(3):79.

[133] 陈玉松,董晓娟,汪琪.痰热清与常用药物配伍反应观察 [J].中国药物与临床,2006,6(8):635-636.

[134] 柴红芳.盐酸莫西沙星氯化钠与痰热清注射液存在配伍禁忌 [J].基层医学论坛,2016,20(6):804.

[135] 陈来珍,许萍,金霞云.痰热清与亚叶酸钙注射液之间存在配伍禁忌 [J].医疗装备,2015,28(7):74.

[136] 张茜雯,高艳玲.盐酸托烷司琼注射液与痰热清注射液存在配伍禁忌 [J].中华现代护理杂志,2015,21(13):1532.

[137] 张田华. 痰热清注射液与转化糖电解质存在配伍禁忌 [J]. 大家健康（学术版），2015，9(3)：151.

[138] 王芳. 痰热清注射液与硫酸依替米星注射液存在配伍禁忌 [J]. 解放军护理杂志，2011，28(16)：54.

[139] 赵斐. 痰热清注射液与可乐必妥注射液存在配伍禁忌 [J]. 海峡药学，2009，21(10)：199.

[140] 谭小辉，江宾，廖佳，等. 加替沙星与痰热清之间存在配伍禁忌 [J]. 护理实践与研究（下半月版），2008，5(4)：80.

[141] 杨艳红，周玲，郭向阳. 注射用痰热清与注射用丁胺卡那霉素存在配伍禁忌 [J]. 中国实用护理杂志，2009，25(25)：72.

[142] 许景荣. 头孢米诺钠与痰热清存在配伍禁忌 [J]. 中国实用护理杂志，2012，28(34)：42.

[143] 周立成. 痰热清与10%的葡萄糖酸钙注射液存在配伍禁忌 [J]. 中华现代护理杂志，2009，15(4)：315.

[144] 周全，周静，余之焕. 注射用盐酸丁咯地尔与痰热清注射液存在配伍禁忌 [J]. 中国实用护理杂志，2011，27(增刊)：92.

[145] 巴合藏，姜红，刘超美，等. 奈替米星与痰热清存在配伍禁忌 [J]. 临床误诊误治，2007，20(12)：87.

[146] 乔红青. 硫酸西索米星和痰热清注射液存在配伍禁忌一例 [J]. 包头医学，2010，34(4)：218.

[147] 冯丽梅，万蓉，古丽萍. 痰热清与阿米卡星之间存在配伍禁忌 [J]. 全科护理，2009，7(6)：562.

[148] 玉顺子，刁继红. 痰热清注射液与克林霉素存在配伍禁忌 [J]. 山东医药，2010，50(27)：80.

[149] 李竹，邹玉敏，李洁. 注射用吉他霉素与注射用炎琥宁和痰热清注射液存在配伍禁忌 [J]. 中国误诊学杂志，2011，11(10)：2363.

[150] 郭卫. 痰热清与万迅注射液存在配伍禁忌 [J]. 中国卫生产业，2011，8(28)：57.

[151] 杨卫英，赵树美. 奥硝唑注射液与痰热清注射液存在配伍禁忌 [J]. 齐鲁护理杂志，2011，17(33)：5.

[152] 侯世芳，夏红棉，孟淑静. 胃复安与痰热清存在配伍禁忌 [J]. 中国误诊学杂志，2012，12(3)：518.

[153] 邓明瑞，张树，粟艳. 痰热清注射液与氧氟沙星甘露醇注射液存在配伍禁忌 [J]. 中华现代护理杂志，2011，17(34)：4104.

[154] 王霞云，胡晓岚. 注射用左氧氟沙星水针与痰热清注射液之间存在配伍禁忌 [J]. 护理研究，2009，23(33)：3093.

[155] 王媛媛. 痰热清与乳酸环丙沙星氯化钠注射液存在配伍禁忌 [J]. 护理学报，2008，15(6)：34.

[156] 陈洪亮，胡冬梅. 甲磺酸帕珠沙星氯化钠注射液与痰热清存在配伍禁忌 [J]. 护理学报，2008，15(5)：74.

[157] 杨玲，王香惠，张文. 注射用头孢他啶与痰热清注射液存在配伍禁忌 [J]. 护理实践与研究（下半月版），2012，9(18)：111.

[158] 杨淑霞. 注射用头孢匹胺与痰热清注射液的配伍禁忌 [J]. 中国误诊学杂志, 2008, 8 (26): 6519.

[159] 潘春梅, 刁晓敏. 痰热清与注射用头孢西丁钠存在配伍禁忌 [J]. 护理实践与研究 (下半月版), 2011, 8 (18): 7.

[160] 梁莉丹, 陈翔, 陈玉桃, 等. 头孢哌酮舒巴坦钠与痰热清注射液存在配伍禁忌 [J]. 海峡药学, 2013, 25 (1): 248-249.

[161] 吴丹红, 崔秀云, 魏昕. 痰热清注射液与儿科常用十种抗生素的配伍观察 [J]. 中国基层医药, 2011, 18 (6): 788-790.

[162] 孔青凤. 注射用长春西汀与痰热清注射液存在配伍禁忌 [J]. 当代护士 (中旬刊), 2014, 21 (11): 61.

[163] 石姗姗, 郑璇. 二乙酰氨乙酸乙二胺注射液与痰热清注射液存在配伍禁忌 [J]. 中国实用护理杂志, 2013, 29 (28): 45.

[164] 阎敏. 痰热清注射液与米力农注射液存在配伍禁忌 [J]. 中国实用护理杂志, 2013, 29 (20): 50.

[165] 王雪珍, 武玉娟. 乳糖酸阿奇霉素与痰热清注射液存在配伍禁忌 [J]. 中国实用护理杂志, 2012, 28 (35): 46.

[166] 陈玮, 付立平, 郭娟. 注射用硫普罗宁与痰热清注射液存在配伍禁忌 [J]. 中国实用护理杂志, 2008, 24 (29): 52.

[167] 王永珍, 石雯, 王玉梅. 痰热清注射液与硫酸卷曲霉素、还原型谷胱甘肽存在配伍禁忌 [J]. 中国实用护理杂志, 2012, 28 (33): 94.

[168] 王娟. 痰热清注射液与氟罗沙星葡萄糖注射液存在配伍禁忌 [J]. 中国实用护理杂志, 2010, 26 (1): 58.

[169] 文彦, 董兴菊, 黄美玲. 甲氧苄啶注射液与痰热清注射液存在配伍禁忌 [J]. 中华现代护理杂志, 2011, 17 (29): 3507.

[170] 赵群. 痰热清注射液与氨甲环酸氯化钠注射液存在配伍禁忌 [J]. 中华现代护理杂志, 2011, 17 (29): 3586.

[171] 金燕, 崔英姬, 田宇. 痰热清与千乐安的配伍禁忌 [J]. 中国实用护理杂志, 2006, 22 (16): 8.

[172] 尤照, 齐艳平. 痰热清与葡萄糖酸依诺沙星注射液存在配伍禁忌 [J]. 中国实用护理杂志, 2012, 28 (28): 70.

[173] 顾建华, 孙巍, 杜伟. 注射用门冬氨酸洛美沙星与痰热清注射液存在配伍禁忌 [J]. 中华现代护理杂志, 2008, 14 (19): 2048.

[174] 王秀宝. 盐酸莫西沙星氯化钠注射液与痰热清注射液存在配伍禁忌 [J]. 护理实践与研究 (上半月版), 2012, 9 (11): 131.

[175] 周芬, 史英, 刘莹, 等. 醒脑静注射液与不同输液配伍的稳定性 [J]. 国际医药卫生导报, 2020, 26 (6): 860-862.

[176] 孙为民, 李明, 孙茂丹, 等. 果糖二磷酸钠注射液与 3 种药物注射液配伍稳定性考察 [J]. 中国医院用药评价与分析, 2011, 11 (11): 1011-1013.

[177] 吴琳娜,李芸,刘俐. 洛赛克针剂与醒脑静注射液存在配伍禁忌 [J]. 中国实用护理杂志, 2012, 28(23): 33.

[178] 刘萍,王洪刚,李久旭,等. 苦碟子注射液与5种中西药注射液配伍的体外稳定性考察 [J]. 中国药业, 2009, 18(13): 14-15.

[179] 刘地发,方礼,刘明颖,等. 喜炎平注射液与溶媒及四种注射剂的配伍稳定性考察 [J]. 中国医药科学, 2021, 11(17): 65-69.

[180] 杨小玲,程帆,李志勇,等. 喜炎平注射液与溶媒配伍稳定性研究 [J]. 中华中医药杂志, 2012, 27(5): 1415-1417.

[181] 冯敏. 喜炎平注射液与7种输液配伍稳定性研究 [J]. 中国实用医药, 2011, 6(28): 156-157.

[182] 熊百莉,艾强,江辉. 喜炎平注射液与注射用美洛西林钠配伍的稳定性考察 [J]. 贵阳中医学院学报, 2016, 38(4): 43-46.

[183] 邓欣莲,夏小莉. 喜炎平注射液与注射用盐酸多西环素存在配伍禁忌 [J]. 中国实用护理杂志, 2014, 30(4): 41.

[184] 杨小玲,程帆,刘艳红,等. 喜炎平注射液与15种药物配伍稳定性考察 [J]. 中国新药杂志, 2013, 22(20): 2374-2378.

[185] 程帆,刘艳红,刘地发,等. 喜炎平注射液与10种药物配伍稳定性考察 [J]. 中国新药与临床杂志, 2013, 32(9): 756-760.

[186] 于兰凤. 探究喜炎平注射液与氟罗沙星配伍的稳定性 [J]. 北方药学, 2013, 10(6): 28-29.

[187] 缪淑霞,丛军兹,杨春荣. 考察喜炎平注射液与依诺沙星配伍的稳定性 [J]. 中国保健营养, 2013, 23(6): 1423.

[188] 肖琪. 喜炎平注射液与头孢唑肟注射剂配伍效果研究 [J]. 临床合理用药杂志, 2012, 5(30): 11-12.

[189] 于桂兰,阚淑月,杨建春. 喜炎平注射液与复方氨林巴比妥注射液配伍稳定性考察 [J]. 中国医院药学杂志, 2006, 26(12): 1574-1575.

[190] 杜娆,袁红,虞勋. 热毒宁、痰热清、喜炎平注射剂临床使用稳定性 [J]. 中国医院药学杂志, 2016, 36(13): 1095-1099.

[191] 倪美鑫. 喜炎平注射液与3种注射剂的配伍稳定性研究 [J]. 临床合理用药杂志, 2010, 3(19): 39-41.

[192] 李锦燊. 头孢替唑钠与喜炎平注射液在常用输液中配伍的稳定性 [J]. 抗感染药学, 2010, 7(3): 200-202.

[193] 李宵,支旭然,吴茵,等. 苦黄注射液成品输液稳定性研究 [J]. 医药导报, 2017, 36(11): 1309-1314.

[194] 梁妙玲,林小明,黄敏,等. 舒肝宁注射液与5%葡萄糖注射液配伍稳定性研究 [J]. 海峡药学, 2020, 32(11): 11-14.

[195] 林小明,黄敏,谢培德. 舒肝宁注射液与0.9%氯化钠注射液配伍稳定性研究 [J]. 海峡药学, 2019, 31(9): 104-107.

[196] 林小明,黄敏,谢培德. 舒肝宁注射液与3种注射液配伍稳定性研究 [J]. 中南药学, 2019, 17(5): 734-737.

[197] 支旭然,董占军,宋浩静. 舒肝宁注射液配伍稳定性的考察 [J]. 中国现代应用药学, 2018, 35(11): 1622-1626.

[198] 龙枚飞,龙雄初,赵社海. 硫酸鱼精蛋白注射液与舒肝宁注射液存在配伍禁忌 [J]. 山西医药杂志, 2014, 43(22): 2720.

[199] 刘英,张超. 疏肝宁注射液与碘伏之间存在配伍禁忌 [J]. 护理实践与研究, 2016, 13(20): 76.

[200] 宋发祥. 热毒宁注射液与3种常用输液配伍后溶液中绿原酸与栀子苷的稳定性考察 [J]. 抗感染药学, 2021, 18(4): 472-474.

[201] 王永香,刘涛,王振中,等. 热毒宁注射液与溶媒配伍稳定性研究 [J]. 中国中药杂志, 2010, 35(22): 2990-2993.

[202] 彭燕,张玲莉,陶娟,等. 热毒宁注射液与儿科药物配伍及溶媒选择 [J]. 实用药物与临床, 2015, 18(9): 1097-1100.

[203] 林兰,吴丹. 热毒宁注射液与7种药物3种溶媒配伍后稳定性的考察 [J]. 现代诊断与治疗, 2015, 26(15): 3437-3438.

[204] 胡琰. 热毒宁注射液和地塞米松注射液配伍稳定性研究 [J]. 实用中医内科杂志, 2013, 27(15): 53-54.

[205] 张玉环,郑璇. 热毒宁注射液与注射用泮托拉唑钠存在配伍禁忌 [J]. 中国实用护理杂志, 2013, 29(21): 29.

[206] 刘会茹,卢学军,王艳清. 热毒宁注射液与左氧氟沙星、加替沙星配伍的稳定性研究 [J]. 上海医药, 2012, 33(15): 24-26.

[207] 李玉莲. 注射用氨溴索与热毒宁的配伍禁忌 [J]. 医学理论与实践, 2011, 24(20): 2471.

[208] 王新花. 夫西地酸钠与热毒宁注射液存在配伍禁忌 [J]. 中华现代护理杂志, 2010, 16(1): 19.

[209] 周文娟. 萘普生钠与热毒宁存在配伍禁忌 [J]. 基层医学论坛, 2009, 13(9): 250.

[210] 段广瑾,马淑娟. 热毒宁注射液与盐酸莫西沙星氯化钠注射液存在配伍禁忌 [J]. 中国误诊学杂志, 2011, 11(26): 6382.

[211] 杨晓杰,冯卉. 热毒宁与清开灵配伍禁忌探究分析 [J]. 中国医药指南, 2012, 10(28): 252-253.

[212] 张雪宁,张利敏,高亚玲,等. 注射用埃索美拉唑钠在不同溶媒中及与不同药物配伍的稳定性观察 [J]. 山东医药, 2016, 56(7): 24-26.

[213] 刘会茹,卢学军. 3种常用抗病毒中药注射剂的配伍观察 [J]. 中成药, 2012, 34(4): 771-774.

[214] 徐帆,杨彬,李桂乔,等. 青霉素G钠与板蓝根注射液配伍的稳定性研究 [J]. 西南国防医药, 2004, 14(2): 147-149.

[215] 王晓博, 曹爱兰, 惠选柱, 等. 鱼金注射液的临床配伍研究 [J]. 应用化工, 2014, 43（2）: 248-249.

[216] 皮海菊, 甘春英, 张东云. 鱼金注射液在 5 种溶液中的配伍观察 [J]. 护理研究, 2007, 21（36）: 3354-3355.

[217] 曹爱兰, 王晓博, 王景峰, 等. 鱼金注射液低温冻融稳定性研究 [J]. 中国医药指南, 2013, 11（23）: 260-261.

[218] 徐杰远, 宋祥满. 复方氨林巴妥注射液与复方大青叶注射液配伍考察 [J]. 中国医院药学杂志, 2005, 25（8）: 777-778.

[219] 龙晶洁, 陈慧. 复方大青叶与维生素 C、盐酸利多卡因注射液的配伍考察 [J]. 中国医院药学杂志, 1992, 12（10）: 468-469.

[220] 曹丽, 刘晓妍, 石岩硕, 等. 大株红景天注射液在 PIVAS 集中配置后合理使用时间的研究 [J]. 中国现代应用药学, 2020, 37（19）: 2366-2370.

[221] 支旭然, 刘洪涛, 白万军, 等. 大株红景天注射液配伍稳定性考察 [J]. 中国现代应用药学, 2019, 36（19）: 2422-2425.

[222] 周芬, 高声传, 史英, 等. 大株红景天注射液与不同溶媒配伍的不溶性微粒考察 [J]. 中国药师, 2016, 19（3）: 599-601.

[223] 孙立丽, 任晓亮, 张慧杰, 等. 血必净注射液与不同溶媒和药物配伍后 5 种活性成分的稳定性考察 [J]. 中南药学, 2016, 14（11）: 1163-1167.

[224] 高声传, 王童超. 血必净注射液与多种溶媒配伍的稳定性研究 [J]. 中国药物警戒, 2016, 13（3）: 180-182.

[225] 于洋, 蒋春亮, 黎先军, 等. 血必净注射液与转化糖电解质注射液的配伍稳定性 [J]. 中成药, 2018, 40（5）: 1206-1208.

[226] 于洋, 蒋春亮, 黎先军, 等. 血必净注射液与注射用七叶皂苷钠、注射用血塞通配伍稳定性研究 [J]. 天津药学, 2017, 29（6）: 6-10.

[227] 洪远, 叶建林, 殷建忠, 等. 转化糖电解质注射液与 7 种临床常用药配伍禁忌分析 [J]. 药学与临床研究, 2013, 21（5）: 570-571.

[228] 穆殿平, 王春革, 任晓文, 等. 血必净注射液与不同溶媒配伍的稳定性研究 [J]. 现代药物与临床, 2013, 28（6）: 995-999.

[229] 张民, 李秀娟, 徐思羽, 等. 血塞通注射液与常用抗菌药物配伍的稳定性考察 [J]. 西部中医药, 2018, 31（8）: 7-10.

[230] 耿魁魁, 汝婷婷, 唐祺, 等. 注射用血塞通调配技术正交优化及其在不同溶媒中稳定性考察 [J]. 中国医院药学杂志, 2014, 34（8）: 660-664.

[231] 王乙鸿, 普俊学, 王子幼, 等. 注射用血塞通（冻干）与临床常用输液配伍稳定性研究 [J]. 中医药导报, 2015, 21（9）: 51-55.

[232] 马规划. 血塞通和胞磷胆碱钠注射液在两种输液中的配伍稳定性研究 [J]. 中国药物与临床, 2004, 4（8）: 641-642.

[233] 朱立勤,高仲阳,徐彦贵,等.灯盏花与血塞通注射液在氯化钠注射液中的配伍稳定性[J].中国医院药学杂志,1999,19(6):370.

[234] 赵玉娥.血塞通注射液与4种抗生素配伍的稳定性考察[J].中国药事,2004,18(1):62-63.

[235] 田敏,王安静,慕长利,等.注射用血塞通(冻干)与丹参酮ⅡA磺酸钠注射液存在配伍禁忌[J].中国实用护理杂志,2012,28(34):68.

[236] 何心,石春伟,张秀丽.血塞通与胞二磷胆碱在10%葡萄糖注射液中配伍实验[J].中国药学杂志,1994,29(5):307.

[237] 梁武英,韩勇.血栓通与3种溶媒配伍的稳定性观察[J].临床合理用药杂志,2013,6(19):44-45.

[238] 张萍,黄容.注射用血栓通与临床常用输液溶媒的配伍稳定性考察[J].天津中医药,2018,35(4):307-309.

[239] 李娜,王萌,任晓亮.注射用血栓通(冻干)与24种常用注射剂的配伍稳定性研究[J].中华中医药杂志,2022,37(5):2608-2615.

[240] 孔艳,邢雪,李娜,等.注射用血栓通(冻干)与3种生物化学注射剂配伍稳定性研究[J].药物评价研究,2020,43(10):1988-1996.

[241] 吕竟夷,杜洁珊,梁丽玲.氨甲苯酸注射液与临床常用注射剂的配伍稳定性研究[J].中国药物滥用防治杂志,2017,23(5):278-281.

[242] 彭雯,王耀华,孙志强,等.葡萄糖注射液中注射用血栓通与胰岛素配伍稳定性考察[J].中国药业,2018,27(11):17-20.

[243] 邢雪,刘志东,王萌.头孢菌素类注射剂与注射用血栓通(冻干)粉针联合用药配伍稳定性研究[J].中国新药杂志,2020,29(12):1412-1418.

[244] 蒋腾川,招丽君,兰星,等.注射用血栓通(冻干)与注射用七叶皂苷钠的配伍稳定性研究[J].大众科技,2021,23(7):25-28.

[245] 陈志坚,黄罕妮,秦晓.注射用血栓通与4种注射剂配伍稳定性考察[J].轻工科技,2014,30(3):103-104.

[246] 徐琤光,陈志航,刘丽霞,等.3种中药注射剂与2种代糖溶媒配伍稳定性研究[J].中国药物评价,2022,39(2):157-162.

[247] 吴凤芝,唐祺,吴妍,等.注射用丹参(冻干)调配技术正交优化及其成品输液质量稳定性[J].中成药,2016,38(5):1159-1163.

[248] 陈虹,郭昌贵,合雄,等.丹参注射液与临床常用输液配伍的稳定性研究[J].中外医疗,2021,40(22):1-5.

[249] 袁海英,胡敏,沈萍.丹参注射液与3种注射液的配伍稳定性考察[J].中国中医急症,2012,21(5):740.

[250] 汤姝,温强,朱振峰,等.丹参注射液与多巴胺注射液的配伍稳定性考察[J].中国生化药物杂志,2015,35(7):145-147.

[251] 叶刚,杨锐.丹参注射液与维生素C注射液的配伍稳定性考察[J].中药材,2014,37(5):893-895.

[252] 郝爱菊. 观察多烯磷脂酰胆碱与丹参注射液、氨甲环酸、消旋山莨菪碱注射液、复方氨基酸配伍的稳定性[J]. 中国现代药物应用, 2015, 9(8): 109-110.

[253] 贺立明, 韩二英. 注射用苦参素粉剂与注射用丹参(冻干)粉剂存在配伍禁忌[J]. 中国误诊学杂志, 2011, 11(9): 2121.

[254] 吴华, 董一曼, 吴国翠. 盐酸莫西沙星氯化钠注射液与注射用丹参配伍的稳定性考察[J]. 现代中西医结合杂志, 2012, 21(6): 644-645.

[255] 管细红. 盐酸莫西沙星氯化钠注射液与注射用丹参(冻干)存在配伍禁忌[J]. 当代护士(中旬刊), 2011, 18(11): 47.

[256] 陈迪, 赖慧娟. 注射用丹参(冻干)注射剂分别与依诺沙星注射液、盐酸溴己新葡萄糖注射液配伍禁忌[J]. 大家健康(学术版), 2014, 8(24): 195-196.

[257] 苏南南. 注射用丹参(冻干)与脂肪乳注射液存在配伍禁忌[J]. 实用医药杂志, 2013, 30(12): 1102.

[258] 仇晓梅, 张璿. 注射用兰索拉唑与注射用丹参(冻干)存在配伍禁忌[J]. 中国实用护理杂志, 2013, 29(22): 4.

[259] 杜春伟, 刘俊. 注射用丹参粉针与昂丹司琼注射液存在配伍禁忌[J]. 中国实用护理杂志, 2013, 29(17): 62.

[260] 聂淑萍, 高峰. 注射用丹参(冻干)与盐酸左氧氟沙星氯化钠注射液存在配伍禁忌[J]. 中国实用护理杂志, 2013, 29(2): 57.

[261] 庄娥, 李芹, 徐妮, 等. 来福乐欣与注射用丹参存在配伍禁忌[J]. 中国实用护理杂志, 2006, 22(36): 58.

[262] 冯德君, 张银萍. 注射用丹参与乳酸左氧氟沙星存在配伍禁忌[J]. 中国实用护理杂志, 2006, 22(23): 75.

[263] 宋艳丽, 邵光荣, 赵娜, 等. 注射用夫西地酸钠与注射用丹参(冻干)粉针的配伍禁忌探讨[J]. 滨州医学院学报, 2012, 35(4): 313.

[264] 宋美珍, 侯颖, 吕欣, 等. 5种丹参类注射剂临床配伍禁忌文献研究[J]. 药物评价研究, 2021, 44(11): 2343-2349.

[265] 陈健苗, 吴明东. 丹参注射液与多种药物的配伍情况[J]. 中国药业, 2006, 15(4): 61.

[266] 吴妍, 耿魁魁, 史天陆, 等. 注射用丹参多酚酸盐成品输液的稳定性[J]. 安徽医药, 2018, 22(6): 1203-1206.

[267] 王忠壮. 注射用丹参多酚酸盐与12种溶剂的配伍稳定性考察[J]. 中国药师, 2009, 12(6): 774-776.

[268] 高飞, 吕烁. 甲磺酸帕珠沙星注射液与注射用丹参多酚酸盐存在配伍禁忌[J]. 天津护理, 2021, 29(1): 77-78.

[269] 侯园园. 注射用更昔洛韦钠与注射用丹参多酚酸盐存在配伍禁忌[J]. 当代护士(下旬刊), 2018, 25(9): 187-188.

[270] 虞濛濛. 注射用丹参多酚酸盐与注射用阿莫西林钠氟氯西林钠存在配伍禁忌[J]. 中华现代护理杂志, 2011, 17(22): 2712.

[271] 雍苑, 姬伟. 托拉塞米注射液与注射用丹参多酚酸盐存在配伍禁忌 [J]. 中华现代护理杂志, 2016, 22(15): 2121.

[272] 魏娜, 孙艳艳. 硫酸依替米星注射液与注射用丹参多酚酸盐存在配伍禁忌 [J]. 中国实用护理杂志, 2013, 29(33): 19.

[273] 李芩, 吴婷婷. 注射用丹参多酚酸盐与长春西汀注射液存在配伍禁忌 [J]. 中国实用护理杂志, 2013, 29(24): 41.

[274] 万通. 注射用丹参多酚酸盐与注射用醋酸卡泊芬净及注射用替加环素存在配伍禁忌 [J]. 中国实用护理杂志, 2012, 28(35): 52.

[275] 吴青佩. 注射用奥美拉唑钠与注射用丹参多酚酸盐存在配伍禁忌 [J]. 护理实践与研究 (下半月版), 2012, 9(10): 11.

[276] 周晓红. 注射用丹参多酚酸盐与乳酸环丙沙星氯化钠注射液存在配伍禁忌 [J]. 中国实用护理杂志, 2013, 29(15): 14.

[277] 袁春华, 曲进, 王桂新. 盐酸莫西沙星氯化钠注射液与注射用丹参多酚酸盐存在配伍禁忌 [J]. 中国实用护理杂志, 2012, 28(33): 36.

[278] 吴青佩. 注射用丹参多酚酸盐与注射用奥美拉唑钠、盐酸左氧氟沙星注射液存在配伍禁忌 [J]. 中国实用护理杂志, 2012, 28(29): 33.

[279] 陈俊芬, 赵保军. 注射用丹参多酚酸盐与肌苷注射液存在配伍禁忌 [J]. 内蒙古中医药, 2016, 35(4): 85.

[280] 黄玲玲. 注射用丹参多酚酸盐与盐酸罂粟碱存在配伍禁忌 [J]. 当代护士 (上旬刊), 2016, 23(3): 117.

[281] 张庆莉, 胡如波, 孔飞, 等. 注射用丹参多酚酸盐与4种常见注射液的配伍禁忌 [J]. 实用医药杂志, 2015, 32(5): 451-452.

[282] 王春香, 张阳英. 盐酸莫西沙星氯化钠注射液与注射用丹参多酚酸盐存在配伍禁忌 [J]. 护理实践与研究, 2015, 12(4): 100.

[283] 梁丽. 丹参多酚酸盐与氨茶碱注射液存在的配伍禁忌 [J]. 内蒙古中医药, 2014, 33(34): 91-92.

[284] 杨丽. 氨茶碱注射液与注射用丹参多酚酸盐存在配伍禁忌 [J]. 临床医药文献电子杂志, 2014, 1(5): 744.

[285] 孙妮, 杨海侠, 王晔, 等. 盐酸左氧氟沙星氯化钠注射液和注射用丹参多酚酸盐存在配伍禁忌 [J]. 内蒙古中医药, 2014, 33(12): 96-97.

[286] 李爽, 梁莉, 刘俊, 等. 注射用丹参多酚酸盐与盐酸法舒地尔注射液存在配伍禁忌 [J]. 中华肺部疾病杂志 (电子版), 2013, 6(5): 415.

[287] 王艳霞. 注射用兰索拉唑与注射用丹参多酚酸盐存在配伍禁忌 [J]. 中国现代药物应用, 2013, 7(19): 216.

[288] 陈影. 注射用丹参多酚酸盐与注射用兰索拉唑存在配伍禁忌 [J]. 中国误诊学杂志, 2011, 11(15): 3728.

[289] 张红柳. 注射用丹参多酚酸盐与马来酸桂哌齐特注射液存在配伍禁忌 [J]. 华北国防医药, 2010, 22（4）: 138.

[290] 邓玲, 张俊红, 刘雪. 长春西汀注射液与注射用丹参多酚酸盐存在配伍禁忌 [J]. 临床合理用药杂志, 2013, 6（26）: 90.

[291] 李玉真, 魏福玲. 注射用丹参多酚酸盐与盐酸昂丹司琼存在配伍禁忌 [J]. 临床合理用药杂志, 2012, 5（3）: 64.

[292] 任贤, 谢楠, 徐向阳, 等. 注射用丹参多酚酸盐与21种临床常用药品配伍稳定性研究 [J]. 中国药业, 2012, 21（2）: 22-25.

[293] 罗利雄, 刘大平, 夏凤群. 注射用丹参多酚酸盐与门冬氨酸钾镁注射液存在配伍禁忌 [J]. 西南国防医药, 2011, 21（12）: 1362.

[294] 许金花, 杨春红, 赵林芳. 注射用丹参多酚酸盐与盐酸普罗帕酮注射液存在配伍禁忌 [J]. 解放军护理杂志, 2011, 28（12）: 8.

[295] 路中先, 仲月霞, 班菲, 等. 注射用泮托拉唑钠与注射用丹参多酚酸盐存在配伍禁忌 [J]. 齐鲁护理杂志, 2011, 17（12）: 20.

[296] 周岩, 李德坤, 周大铮, 等. 注射用丹参多酚酸与8种常用溶剂的配伍稳定性考察 [J]. 中国药房, 2017, 28（17）: 2350-2356.

[297] 曹雪晓, 王蕾, 任晓亮, 等. 注射用丹参多酚酸稳定性研究及其稳定性指示性分析方法的建立 [J]. 中国实验方剂学杂志, 2020, 26（2）: 129-134.

[298] 周岩, 李德坤, 周大铮, 等. 注射用丹参多酚酸与12种常用注射剂的配伍稳定性 [J]. 中成药, 2018, 40（2）: 494-498.

[299] 陈虹, 杨礼聪, 赖芸, 等. 温度对注射用红花黄色素与6种溶剂配伍稳定性的影响 [J]. 中国药业, 2022, 31（8）: 61-64.

[300] 陈欢, 邓芳, 陈小勇, 等. 注射用红花黄色素与7种输液的配伍稳定性考察 [J]. 中国药师, 2018, 21（2）: 371-373.

[301] 杜红芳, 耿魁魁, 李冬梅, 等. 注射用红花黄色素与6种输液配伍的稳定性 [J]. 中成药, 2014, 36（8）: 1635-1640.

[302] 黄华, 陶静楠. 注射用红花黄色素与注射用泮托拉唑钠存在配伍禁忌 [J]. 当代护士（下旬刊）, 2016, 23（4）: 188.

[303] 李亚妹, 甘云静, 金春霞. 注射用亚胺培南西司他丁钠与注射用红花黄色素存在配伍禁忌 [J]. 护理实践与研究, 2015, 12（12）: 93.

[304] 胡玉芬, 李亚妹, 温娜. 注射用红花黄色素与托拉塞米注射液存在配伍禁忌 [J]. 中国实用护理杂志, 2013, 29（34）: 40.

[305] 李晓红, 王学花, 卞秀梅, 等. 奥美拉唑钠注射剂与红花黄色素注射剂存在配伍禁忌 [J]. 中华现代护理杂志, 2012, 18（18）: 2112.

[306] 卞秀梅, 李晓红, 王学花, 等. 阿莫西林舒巴坦钠注射剂与红花黄色素注射剂存在配伍禁忌 [J]. 中华现代护理杂志, 2011, 17（29）: 3475.

[307] 闫玉枫,宗爱华,安丹.甲磺酸帕珠沙星与红花黄色素存在配伍禁忌 [J].医学理论与实践,2008,21(10):1141.

[308] 甄淑贤.注射用红花黄色素与氨茶碱注射液存在配伍禁忌 [J].中国民康医学(下半月版),2008,20(16):1935.

[309] 李雪峰,李峰,刘莉莉,等.银杏二萜内酯葡胺注射液与中性硼硅玻璃安瓿的药物相容性试验研究 [J].世界科学技术—中医药现代化,2014,16(12):2676-2680.

[310] 胡军华,钱频非,于桂芳,等.银杏二萜内酯葡胺注射液与一次性输液器的相容性考察 [J].中国医药工业杂志,2020,51(6):778-783.

[311] 昝珂,周颖,李文庭,等.香丹注射液与3种输液配伍后丹参素钠等6种有效成分的稳定性研究 [J].中国药物警戒,2021,18(12):1134-1137.

[312] 昝珂,陆静娴,祝清岚,等.香丹注射液与乳酸钠林格注射液的配伍稳定性研究 [J].中国现代应用药学,2021,38(20):2564-2567.

[313] 杜士明,黄良永,陈芳,等.香丹注射液与葡萄糖注射液配伍的稳定性 [J].中国医院药学杂志,2007,27(6):831-832.

[314] 彭六保,黎银波,张郁葱,等.丹参系列注射液与葡萄糖注射液配伍的稳定性考察 [J].中国中药杂志,2006,31(20):1733-1735.

[315] 陈慧琴,危丽华.丹香冠心注射液与维生素 B_1 注射液存在配伍禁忌 [J].中国误诊学杂志,2007,7(17):4190.

[316] 纪春霞.硫酸奈替米星与丹香冠心注射液存在配伍禁忌 [J].中国误诊学杂志,2010,10(1):243.

[317] 阎飞,董春雷.左氧氟沙星与冠香丹参注射液输液管内发生沉淀致过敏反应 1 例处方分析 [J].中国民康医学(下半月版),2010,22(22):2958.

[318] 贺荟允,柴淑英.注射用盐酸吡硫醇与丹香冠心注射液存在配伍禁忌 [J].护理实践与研究(下半月版),2012,9(4):6.

[319] 余丽芳,温雪珍,王秀丽,等.香丹注射液与注射用头孢匹胺钠存在配伍禁忌 [J].中国实用护理杂志,2007,23(30):76.

[320] 赵秀丽,张雷.香丹注射液与盐酸氨溴索注射液存在配伍禁忌 [J].中华现代护理杂志,2007,13(27):2573.

[321] 梁斌.盐酸苯海拉明注射液与香丹注射液存在配伍禁忌 [J].中国实用护理杂志,2013,29(16):35.

[322] 刘桂花.典沙与香丹注射液存在配伍禁忌 [J].中国实用护理杂志,2006,22(20):58.

[323] 张丽征,杨晓静.香丹注射液与氧氟沙星、左氧氟沙星、环丙沙星注射液存在配伍禁忌 [J].解放军护理杂志,2005,22(6):41.

[324] 黄国整.氟罗沙星注射液与香丹注射液的配伍禁忌一例报告 [J].临床合理用药杂志,2012,5(6):161.

[325] 刘云芳,黄蓉,胡德凤.利福霉素钠注射液与香丹注射液存在配伍禁忌 [J].齐鲁护理杂志,2011,17(24):11.

[326] 陈妍洁. 盐酸莫西沙星氯化钠注射液与香丹注射液存在配伍禁忌 [J]. 齐鲁护理杂志, 2010, 16(22): 42.

[327] 张丽征, 赵霞. 香丹注射液与盐酸川芎嗪注射液存在配伍禁忌 [J]. 解放军护理杂志, 2003, 20(12): 35.

[328] 汤伟栋, 刘霞. 悉复欢与香丹注射液存在配伍禁忌 [J]. 现代医药卫生, 2005, 21(5): 612-613.

[329] 于忆波. 培复新与香丹注射液存在配伍禁忌 [J]. 医学理论与实践, 2004, 17(10): 1148.

[330] 马丽萍, 康艳萍. 丹香冠心注射液与注射用阿奇霉素存在配伍禁忌 [J]. 解放军护理杂志, 2005, 22(1): 73.

[331] 徐小薇, 杜小莉, 李大魁, 等. 3种不同材质输液容器对15种药物的吸着性实验 [J]. 中国药学杂志, 2004, 39(3): 205-208.

[332] 张睿智, 丁艳谱, 李响明, 等. 冠心宁注射液配伍稳定性研究 [J]. 亚太传统医药, 2020, 16(4): 63-66.

[333] 董伟凤. 甘草酸二铵注射液与冠心宁注射液存在配伍禁忌 [J]. 中国民康医学(下半月版), 2008, 20(10): 1088.

[334] 周苹, 李梅云. 冠心宁与甲磺酸培氟沙星可能存在配伍禁忌 [J]. 新疆中医药, 2006, 24(6): 38-39.

[335] 李运超. 冠心宁与盐酸罂粟碱存在配伍禁忌 [J]. 中国民康医学(下半月版), 2008, 20(8): 840.

[336] 李希玲. 冠心宁注射液与盐酸左氧氟沙星存在配伍禁忌 [J]. 齐鲁护理杂志, 2010, 16(21): 15.

[337] 王莉霞. 冠心宁注射液与左氧氟沙星注射液存在配伍禁忌 [J]. 中国药物与临床, 2011, 11(12): 1390.

[338] 高静丽. 环丙沙星与冠心宁存在配伍禁忌 [J]. 中国民康医学(下半月版), 2008, 20(14): 1663.

[339] 唐朝焕, 万小超, 孙冬雪. 甲磺酸加替沙星与冠心宁存在配伍禁忌 [J]. 医疗装备, 2008, 21(4): 40.

[340] 饶春浓, 温素玲. 丹红注射液与常用大输液配伍的稳定性研究 [J]. 中国实用医药, 2015, 10(19): 21-22.

[341] 熊伟, 李晓霞, 张启祥. 盐酸莫西沙星氯化钠注射液与丹红注射液配伍产生沉淀1例及相关机制探讨 [J]. 临床合理用药杂志, 2017, 10(15): 105.

[342] 李伟霞, 赵娅, 唐进法, 等. 丹红注射液与奥拉西坦注射液配伍稳定性研究 [J]. 河南中医, 2018, 38(7): 1113-1117.

[343] 李学林, 李伟霞, 赵娅, 等. 丹红注射液与胞磷胆碱钠注射液在2种常用溶媒中的配伍稳定性 [J]. 中国实验方剂学杂志, 2017, 23(3): 6-9.

[344] 赵娅, 唐进法, 张辉, 等. 丹红注射液与维生素B_6注射液的配伍稳定性研究 [J]. 中国新药杂志, 2016, 25(14): 1647-1651.

[345] 许彩霞. 丹红注射液与胃复安注射液存在配伍禁忌 [J]. 中国民间疗法, 2014, 22(2): 75.

[346] 沈克芬. 左氧氟沙星氯化钠注射液与丹红注射液存在配伍禁忌 [J]. 当代护士（中旬刊）, 2016, 23(3): 100.

[347] 张涛, 刘胜利, 李小琼, 等. 注射用长春西汀与丹红注射液存在配伍禁忌 [J]. 当代护士（中旬刊）, 2014, 21(8): 86.

[348] 郭淑辉. 甲磺酸酚妥拉明注射液与丹红注射液存在配伍禁忌 [J]. 护理实践与研究（上半月版）, 2013, 10(17): 132.

[349] 张奇芳, 张海东. 丹红注射液与盐酸罂粟碱注射液存在配伍禁忌 [J]. 中国误诊学杂志, 2009, 9(30): 7310.

[350] 刘向荣, 赵宝玲. 丹红注射液静脉配置稳定性考察 [J]. 中国药师, 2010, 13(11): 1623-1624.

[351] 杜秀芳, 刘伟娜, 吴海燕, 等. 高效液相色谱法考察丹红注射液与10%氯化钾注射液配伍的稳定性 [J]. 时珍国医国药, 2008, 19(6): 1342-1343.

[352] 周建日. 丹红注射液与盐酸氨溴索注射液存在配伍禁忌 [J]. 中华现代护理杂志, 2015, 21(24): 2862.

[353] 李凤欣. 丹红注射液与盐酸氨溴索注射液存在配伍禁忌 [J]. 中华现代护理杂志, 2015, 21(33): 4089.

[354] 张涛. 乳酸环丙沙星氯化钠注射液与丹红注射液存在配伍禁忌 [J]. 中国实用护理杂志, 2013, 29(31): 39.

[355] 李白云, 陈燕红. 丹红注射液与氟罗沙星甘露醇注射液存在配伍禁忌 [J]. 中国实用护理杂志, 2013, 29(28): 74.

[356] 聂爱萍, 肖云兰. 盐酸莫西沙星氯化钠注射液与丹红注射液存在配伍禁忌 [J]. 中国实用护理杂志, 2010, 26(14): 25.

[357] 马青. 丹红注射液与维生素B_1注射液存在配伍禁忌 [J]. 中国实用护理杂志, 2013, 29(26): 34.

[358] 黎元元, 郭蓉娟, 谢雁鸣, 等. 注射用灯盏花素临床应用专家共识 [J]. 中国中药杂志, 2020, 45(10): 2296-2299.

[359] 安莉萍, 马向东, 钟晓凤. 注射用灯盏花素与3种溶媒配伍后稳定性分析 [J]. 实用中医药杂志, 2022, 38(3): 507-508.

[360] 陈虹, 郭昌贵, 唐燕, 等. 注射用灯盏花素与7种临床常用输液配伍稳定性研究 [J]. 中外医疗, 2021(14): 7-12.

[361] 陆静金. 注射用灯盏花素与盐酸消旋山莨菪碱注射液配伍稳定性及其联用对大鼠体内野黄芩苷药动学影响 [D]. 合肥: 安徽中医药大学, 2013.

[362] 夏小莉. 注射用灯盏花素与注射用泮托拉唑钠存在配伍禁忌 [J]. 中国实用护理杂志, 2012, 28(34): 57.

[363] 陈玉杰, 秦桂芳. 注射用更昔洛韦钠与注射用灯盏花素存在配伍禁忌 [J]. 中国实用护理杂志, 2012, 28(33): 52.

[364] 冷玲丽,邹玉芬,李小花. 灯盏花素与阿昔洛韦存在配伍禁忌 [J]. 中国实用护理杂志, 2012, 28(29): 74.

[365] 高翠霞. 注射用灯盏花素与10%果糖注射液存在配伍禁忌 [J]. 中国实用护理杂志, 2012, 28(27): 90.

[366] 明单平. 灯盏花素与氨茶碱注射液存在配伍禁忌 [J]. 中国实用护理杂志, 2010, 26(23): 24.

[367] 张洪侠,高淑琴,陈翠莲. 灯盏花素与阿莫西林、头孢噻肟钠配伍出现浑浊变色现象的报告 [J]. 宁夏医学杂志, 2008, 30(11): 1010.

[368] 姚素芬. 川芎嗪与灯盏花素注射液有配伍禁忌 [J]. 河北医药, 2004, 26(5): 429.

[369] 高丹,朱传华. 灯盏花素与吡拉西坦配伍稳定性的探讨 [J]. 黑龙江医学, 2005, 29(7): 504.

[370] 姚琳琳,李静. 灯盏花素注射液与硫普罗宁注射液存在配伍禁忌 [J]. 中国误诊学杂志, 2011, 11(17): 4046.

[371] 唐爱当,黄桂英. 灯盏花素注射液与碳酸氢钠存在配伍禁忌 [J]. 护理学报, 2009, 16(10): 79.

[372] 王康康,刘杰,阎珊珊. 注射用奥硝唑与灯盏花素、炎琥宁存在配伍禁忌 [J]. 山东医药, 2010, 50(35): 16.

[373] 肖霞. 注射用灯盏花素与肌苷注射液存在配伍禁忌 [J]. 护理实践与研究, 2015, 12(5): 30.

[374] 刘肖. 注射用灯盏花素与速尿注射液存在配伍禁忌 [J]. 医学理论与实践, 2011, 24(16): 1996.

[375] 肖霞. 注射用兰索拉唑与灯盏花素存在配伍禁忌 [J]. 当代护士(下旬刊), 2015, 22(6): 160.

[376] 张士敏,张淑惠,赫立恩. 注射用灯盏花素与赖氨酸注射液配伍稳定性考察 [J]. 河北医药, 2012, 34(2): 275-276.

[377] 蒋琼华. 注射用灯盏花素与脑蛋白水解物存在配伍禁忌 [J]. 中国误诊学杂志, 2010, 10(1): 12.

[378] 张隽,胡俊平,施建舫. 盐酸左氧氟沙星注射液与灯盏花素配伍的稳定性 [J]. 医药导报, 2008, 27(1): 103-104.

[379] 沈惠贤,赵智慧,王桂荣. 正交试验法优选灯盏细辛注射液配伍条件及配伍液的稳定性考察 [J]. 中国药师, 2015, 18(12): 2187-2189.

[380] 车淑华. 盐酸川芎嗪与灯盏细辛存在配伍禁忌 [J]. 护理实践与研究(下半月版), 2008, 5(7): 78.

[381] 刘丽华. 开顺与灯盏细辛存在配伍禁忌 [J]. 中华现代护理杂志, 2007, 13(30): 2944.

[382] 李梅云,周苹,李素云,等. 灯盏细辛与氨茶碱存在配伍禁忌 [J]. 中国中医急症, 2006, 15(9): 1058.

[383] 雷莉,李鑫,王晋,等. 灯盏细辛注射液在4种输液中的微粒观察 [J]. 中国医院药学杂志, 2005, 25(4): 372-373.

[384] 吴晓萍,公丕欣,王立兰,等.灯盏花注射液与酚妥拉明存在配伍禁忌[J].山东医药,2003,43(29):58.

[385] 贾红莉.灯盏细辛与盐酸莫西沙星存在配伍禁忌[J].中国误诊学杂志,2009,9(22):5508.

[386] 丁艳谱,李响明,杨琴,等.红花注射液配伍稳定性研究[J].亚太传统医药,2020,16(7):61-64.

[387] 田彩锁,殷立新,王淑梅,等.红花注射液与常用输液的配伍实验[J].中国药学杂志,2002,37(7):549.

[388] 王桂芝,胡海涛,董大伟,等.胰岛素注射液与红花注射液的配伍稳定性研究[J].中国药物与临床,2016,16(9):1295-1296.

[389] 张洪峰,陈晨,刘燕娟,等.红花注射液与头孢西丁钠的配伍稳定性研究[J].现代中西医结合杂志,2013,22(6):657-659.

[390] 殷慧香,董瑞馨,冯忠谓,等.加替沙星葡萄糖与红花注射液存在配伍禁忌[J].中国误诊学杂志,2010,10(32):7960.

[391] 谢军,刘圣,朱文君,等.苦碟子注射液与5种常用输液及注射用盐酸川芎嗪配伍后的稳定性考察[J].中成药,2013,35(8):1788-1792.

[392] 孙英芬,严洁琼,唐幸丰.注射用兰索拉唑和苦碟子注射液存在配伍禁忌[J].中华现代护理杂志,2016,22(8):1070.

[393] 刘佳.注射用长春西汀与苦碟子注射液存在配伍禁忌[J].中华现代护理杂志,2013,19(21):2582.

[394] 湛又菁,涂静秋,李祥芸.长春西汀注射液与苦碟子注射液存在配伍禁忌[J].中国实用护理杂志,2013,29(13):42.

[395] 何慧领.注射用甲磺酸左氧氟沙星与苦碟子存在配伍禁忌[J].中国实用护理杂志,2013,29(26):10.

[396] 徐玉珍,熊伟,崔玉萍,等.苦碟子与阿莫西林钠克拉维酸钾配伍禁忌[J].实用医技杂志,2008,15(15):1957.

[397] 凌晓红,戴显风,胡苗叶.苦碟子注射液与硫酸依替米星不宜配伍[J].海峡药学,2009,21(10):176.

[398] 王会芳.盐酸普罗帕酮与苦碟子注射液存在配伍禁忌[J].医药世界,2009,11(7):370.

[399] 曾白林,居明乔,王宇环,等.脉络宁注射液在不同输液中的稳定性考察[J].药学与临床研究,2007,15(3):245-246.

[400] 刘英兰.脉络宁与盐酸莫西沙星存在配伍禁忌[J].护理学报,2007,14(6):22.

[401] 马媛媛,李雪宁.丹参注射液与临床常用注射液配伍的稳定性[J].中成药,2013,35(4):705-708.

[402] 胡茂德,张成爱,林祥辉,等.脉络宁和胞二磷胆碱在输液中的配伍[J].临沂医专学报,1995,17(2):105-107.

[403] 于芝颖,李玉珍.舒血宁注射液与临床常用输液的配伍稳定性[J].中国药学杂志,2012,47(6):467-470.

[404] 王羿，周雪，聂毓恬，等. 基于正交试验法对舒血宁注射液溶媒配伍方案的优选 [J]. 实用药物与临床，2020，23(1)：74-78.

[405] 方静，周学琴. 舒血宁注射液分别与5%葡萄糖注射液和果糖注射液配伍的稳定性考察 [J]. 中国药房，2011，22(19)：1792-1793.

[406] 徐建民，袁明清，沙超，等. 舒血宁注射液与常用输液配伍稳定性分析 [J]. 江苏医药，2017，43(21)：1569-1571.

[407] 褚奇星. 舒血宁注射液与七种输液配伍的微粒探讨 [J]. 中国现代药物应用，2014，8(1)：123-124.

[408] 何心，李雪峰，石春伟. 舒血宁注射液与环磷腺苷葡胺注射液的配伍稳定性考察 [J]. 中国药房，2008，19(5)：354-356.

[409] 张晨华. 舒血宁注射液与环磷腺苷葡胺注射液的配伍稳定性研究 [J]. 中国生化药物杂志，2015，35(9)：164-169.

[410] 陈淑明，王淑霞，陈彬彬. 舒血宁注射液与前列地尔注射液存在配伍禁忌 [J]. 护理实践与研究，2014，11(12)：101.

[411] 吴青佩. 注射用兰索拉唑与舒血宁注射液存在配伍禁忌 [J]. 护理实践与研究，2014，11(5)：85.

[412] 冀艳佳，杨惠雯，薛欣. 舒血宁与更昔洛韦钠存在配伍禁忌 [J]. 中国实用护理杂志，2013，29(34)：49.

[413] 汤玲一. 康莱特注射液与舒血宁注射液存在配伍禁忌 [J]. 中国实用护理杂志，2013，29(20)：63.

[414] 张思跃. 舒血宁注射液与哌拉西林钠他唑巴坦钠存在配伍禁忌 [J]. 中华现代护理杂志，2013，19(19)：2239.

[415] 刘敬，胡素梅. 舒血宁注射液与榄香烯注射液存在配伍禁忌 [J]. 中国实用护理杂志，2013，29(9)：64.

[416] 宣秧秧. 注射用泮托拉唑钠与舒血宁注射液存在配伍禁忌 [J]. 中国实用护理杂志，2012，28(27)：72.

[417] 张延艳，余泳. 注射用舒血宁与阿莫西林舒巴坦钠存在配伍禁忌 [J]. 中国实用护理杂志，2012，28(1)：63.

[418] 卞秀梅，李晓红，王学花，等. 泮托拉唑钠注射剂与舒血宁注射液存在配伍禁忌 [J]. 中华现代护理杂志，2012，18(6)：628.

[419] 聂丽华，李莎. 前列地尔与舒血宁注射液存在配伍禁忌 [J]. 中国实用护理杂志，2010，26(34)：48.

[420] 王大伟，于爱英，谭丽云. 注射用舒血宁与氨苄西林钠舒巴坦钠存在配伍禁忌 [J]. 中国实用护理杂志，2010，26(2)：54.

[421] 王艳. 脂肪乳与舒血宁和门冬氨酸钾镁存在配伍禁忌 [J]. 中国实用护理杂志，2010，26(1)：43.

[422] 曾岩洁,刘亚东,李雪芹. 舒血宁与呋塞米存在配伍禁忌 [J]. 中国实用护理杂志,2008, 24(20):41.

[423] 孔贞贞,刘姝敏. 注射用奥美拉唑钠与舒血宁注射液配伍禁忌分析 [J]. 世界最新医学信息文摘,2018,18(75):131.

[424] 李艳玲,韩玉娥,魏云英. 舒血宁与氨茶碱存在配伍反应 [J]. 河北职工医学院学报, 2005,22(4):21.

[425] 孟利娟. 舒血宁注射液与阿昔洛韦存在配伍禁忌 [J]. 现代中西医结合杂志,2008,17(23): 3615.

[426] 冯毅,何心,李雪峰. 舒血宁注射液与盐酸乌拉地尔注射液的配伍稳定性考察 [J]. 中国医院药学杂志,2009,29(9):767-768.

[427] 王秀宝. 舒血宁注射液与脂肪乳注射液之间存在配伍禁忌 [J]. 护理实践与研究(下半月版),2012,9(20):95.

[428] 随海波,蒋圆圆,左效艳. 舒血宁注射液与肌苷注射液存在配伍禁忌 [J]. 实用医药杂志,2012,29(3):275.

[429] 王之华,王少雄. 注射用头孢匹胺与舒血宁注射液存在配伍禁忌 [J]. 全科护理,2011, 9(33):3092.

[430] 董秋玉,王希香,刘娜. 舒血宁注射液与碳酸氢钠注射液存在配伍禁忌 [J]. 中国临床研究,2011,24(3):248.

[431] 严叶霞. 疏血通注射液与4种溶媒配伍稳定性考察 [J]. 中国药师,2013,16(7):1084-1085.

[432] 余驰,佘瑶瑶,李莎,等. 疏血通注射液与5种溶媒配伍的稳定性研究 [J]. 中国药师, 2018,21(7):1318-1321.

[433] 邓英,龚艳. 1例疏血通注射液与注射用磷酸川芎嗪粉针剂发生配伍禁忌的处理 [J]. 现代医药卫生,2009,25(22):3470-3471.

[434] 沈金龙. 3种中药注射液在常用输液中的微粒观察 [J]. 抗感染药学,2010,7(1):35-37.

[435] 李春华,吴建铭. 脉络宁及复方麝香注射液在两种输液中不溶性微粒考察 [J]. 抗感染药学,2004,1(3):138-139.

[436] 倪晓霓,徐斐. 刺五加注射液与五种输液配伍的稳定性考察 [J]. 山东医药工业,2002, 21(5):36-37.

[437] 叶平平,王争鸣. 盐酸培他啶氯化钠注射液与4种心血管中药的配伍稳定性 [J]. 中国医院药学杂志,2001,21(6):379-380.

[438] 丁志敏,何志敏,臧亚茹,等. 葡萄糖注射液pH值对4种配伍中药注射液稳定性的影响 [J]. 中草药,2006,37(4):552-553.

[439] 江滟,陈峥宏,朱以勇,等. 头孢曲松-川参通注射液配伍液抗菌活性的观察 [J]. 中国现代应用药学,2004,21(1):72-75.

[440] 江滟,陈峥宏,朱以勇,等. 川参通注射液与头孢唑林配伍的抗菌活性观察 [J]. 中国药师,2003,6(6):338-340.

[441] 朱以勇, 陈峥宏, 江滟, 等. 川参通与氟康唑配伍抗真菌活性的检测 [J]. 贵州医药, 2002, 26(10): 888-890.

[442] 彭晓珊, 滕健, 许李, 等. 正清风痛宁注射液与利多卡因注射液配伍安全性考察 [J]. 海峡药学, 2021, 33(7): 33-36.

[443] 滕健, 许李, 王小伟, 等. 正清风痛宁注射液与12种药物配伍稳定性考察 [J]. 中医药导报, 2019, 25(15): 49-52.

[444] 林俊榜, 张秀华, 涂文婷, 等. 艾迪注射液在0.9%氯化钠注射液中的稳定性研究 [J]. 中国药业, 2011, 20(1): 11-12.

[445] 蔡楚华. 6种常用中药注射液与溶媒配伍前后不溶性微粒的测定 [J]. 中国药房, 2013, 24(27): 2560-2562.

[446] 白万军, 孙晓利, 宋浩静, 等. 复方苦参注射液在两种输液中的稳定性考察 [J]. 中国药师, 2017, 20(4): 740-742.

[447] 周天鸣, 王锦玉, 仝燕, 等. 复方苦参注射液在常用输液中的稳定性考察 [J]. 中国实验方剂学杂志, 2011, 17(10): 22-24.

[448] 杨宝峰, 王玉华, 付丽佳. 复方苦参注射液在4种输液中不溶性微粒的考察 [J]. 中国药房, 2008, 19(24): 1872-1873.

[449] 温虹. 复方苦参注射液与5%葡萄糖注射液存在配伍禁忌 [J]. 临床军医杂志, 2011, 39(6): 1234.

[450] 段秀梅, 王鹏飞, 张亚锰, 等. 复方苦参注射液配伍稳定性研究 [J]. 亚太传统医药, 2022, 18(8): 81-86.

[451] 李靖, 张惠霞, 冯霞. 复方苦参注射液与肿瘤科常用药物配伍的稳定性研究 [J]. 亚太传统医药, 2018, 14(9): 41-42.

[452] 于然, 夏金. 肿瘤内科常用药物与复方苦参注射液配伍的稳定性研究 [J]. 中国药物滥用防治杂志, 2022, 28(7): 892-895.

[453] 李媛. 注射用泮托拉唑钠与复方苦参注射液存在配伍禁忌 [J]. 中国实用护理杂志, 2014, 30(1): 41.

[454] 董文文, 李明艳, 李锦燊, 等. 蟾酥注射液与头孢替唑钠配伍的稳定性研究 [J]. 西北药学杂志, 2009, 24(6): 487.

[455] 谢瑞芳, 周昕, 徐梦飞, 等. 华蟾素注射液输液配伍稳定性研究 [J]. 中国药物与临床, 2010, 10(6): 635-637.

[456] 彭家志, 何争民. 华蟾素与胰岛素在葡萄糖注射液中的配伍稳定性考察 [J]. 海峡药学, 2016, 28(6): 17-19.

[457] 罗秋品, 王田桂, 董卫华, 等. 华蟾素注射液与21种药物在输液中的配伍实验 [J]. 西北药学杂志, 1996, 11(6): 266-267.

[458] 罗秋品, 王田桂, 杨勤玲. 华蟾素注射液与七种输液的配伍试验 [J]. 西北药学杂志, 1997, 12(4): 165-166.

[459] 杨福兰,王凤华,姜勇,等. 注射用奥美拉唑钠与24种药物配伍的研究[J]. 护理研究, 2008, 22(4): 344-346.

[460] 梁晓美. 康艾注射液与5种输液配伍的稳定性[J]. 医药导报, 2013, 32(6): 805-806.

[461] 王波,马萍,王辉,等. 康艾注射液与稀释液配伍的不溶性微粒的考察[J]. 人参研究, 2021, 33(3): 32-34.

[462] 丁莹. 康艾与复方氨基酸注射液存在配伍禁忌[J]. 中国实用护理杂志, 2010, 26(20): 11.

[463] 赖正熬. 放置时间及温度对康艾注射液稳定性研究[J]. 四川中医, 2015, 33(11): 86-88.

[464] 王祁民,白万军,安静,等. 消癌平注射液与3种注射液的配伍稳定性研究[J]. 中国药房, 2017, 28(23): 3204-3208.

[465] 彭雯,王耀华,贾聚坤,等. 消癌平注射液与胰岛素在葡萄糖注射液中的配伍稳定性考察[J]. 中国药师, 2017, 20(9): 1665-1667.

[466] 毛绍云,汪瑞辰. 鸦胆子油乳注射液正交试验优化调配技术及其在不同溶媒中稳定性考察[J]. 中国药师, 2020, 23(3): 555-558.

[467] 虞希晨,寿军,宋萍,等. 鸦胆子油乳注射液及配置后静脉输液的室温稳定性研究[J]. 中国现代应用药学, 2015, 32(10): 1234-1237.

[468] 吴春芬,胡毅坚. 不同保存温度下鸦胆子油乳注射剂稳定性研究[J]. 山东中医杂志, 2010, 29(4): 266-268.

[469] 高记华,张虹玺. 矾藤痔注射疗法专家共识[J]. 中医临床研究, 2018, 10(15): 106-107.

[470] 宋学立,张少桦,杨珊珊. 人参多糖注射液与常用静脉注射液体配伍不溶性微粒考察[J]. 实用医药杂志, 2018, 35(4): 350-351.

[471] 唐惠娟,施若霖,曹艳君,等. 低温下8种中药注射液与溶媒配伍后不溶性微粒的观察与研究[J]. 中国药物滥用防治杂志, 2011, 17(5): 304-305.

[472] 秦毅. 头孢他啶与注射用香菇多糖存在配伍禁忌[J]. 中国实用护理杂志, 2009, 25(2): 38.

[473] 潘丹婷,林淑瑜,李玉堂,等. 亮菌甲素注射液与不同溶媒的配伍稳定性考察[J]. 实用药物与临床, 2014, 17(8): 1026-1029.

[474] 章敏,孙利萍,姚爱芳. 亮菌甲素与质子泵抑制剂存在配伍禁忌[J]. 护理研究, 2006, 20(8): 709.

[475] 张红梅,郑虹英. 亮菌甲素注射液与硫普罗宁及生物制品有配伍禁忌[J]. 护理与康复, 2008, 7(4): 319.

[476] 张少华,王嫒嫒. 甘利欣注射液在七种输液中的稳定性[J]. 西北药学杂志, 2000, 15(1): 26.

[477] 陈敏,孙为民,杨继红,等. 甘草酸二铵注射液与4种输液配伍的稳定性考察[J]. 中国药物与临床, 2006, 6(10): 769-770.

[478] 陶丽娟,周立英. 盐酸左氧氟沙星氯化钠注射液与甘草酸二铵存在配伍禁忌[J]. 内蒙古中医药, 2013, 32(13): 85-86.

[479] 张群,张月娟. 甘草酸二铵与硫酸庆大霉素存在配伍禁忌[J]. 中国实用护理杂志, 2012, 28(31): 32.

[480] 周小桦,何燕. 硫酸奈替米星注射液与注射用甘草酸二铵存在配伍禁忌 [J]. 中国实用护理杂志, 2009, 25 (33): 89.

[481] 王兰萍, 张仁敏, 宋建玲. 氟罗沙星与甘草酸二铵存在配伍禁忌 [J]. 中华现代护理杂志, 2009, 15 (28): 2948.

[482] 叶爱香. 硫酸依替米星和甘草酸二铵存在配伍禁忌 [J]. 中国实用护理杂志, 2009, 25 (22): 20.

[483] 翟庆慧, 王岩. 加替沙星葡萄糖注射液与甘草酸二铵注射液、复方甘草苷注射液存在配伍禁忌 [J]. 全科护理, 2011, 9 (31): 2892.

[484] 区海玲, 孔雪容, 潘琴, 等. 甘草酸二铵与环丙沙星、阿米卡星均存在配伍禁忌 [J]. 中国疗养医学, 2011, 20 (9): 828.

[485] 韩晓莉, 尹国莲. 甘草酸二铵与葡萄糖酸钙存在配伍禁忌 [J]. 中国误诊学杂志, 2009, 9 (26): 6277.

[486] 李安素, 阳秀虹. 甲磺酸培氟沙星与甘草酸二铵存在配伍禁忌 [J]. 中国社区医师(医学专业半月刊), 2008, 10 (8): 104.

[487] 苏丹, 杜贯涛, 刘广军, 等. 甘草酸二铵注射液与中性胰岛素注射液的配伍稳定性考察 [J]. 中国药房, 2010, 21 (42): 3981-3983.

[488] 石兰. 甘草酸二铵与昂丹司琼不宜配伍 [J]. 华北国防医药, 2006, 18 (6): 439.

[489] 黄玉斌. 甘草酸二铵注射液与三种注射液配伍的稳定性 [J]. 实用药物与临床, 2006, 9 (4): 213-215.

[490] 辛学俊, 梁震野. 甘草酸二铵和门冬氨酸钾镁在输液中配伍的稳定性 [J]. 医药导报, 2003, 22 (9): 643-644.

[491] 李雅清, 阙小妙. 氨基糖甙类药物与甘利欣存在配伍禁忌 [J]. 护理与康复, 2004, 3 (2): 143.

[492] 熊汉申, 李小石, 燕兰英. 甘草酸二铵与两种药物配伍后在不同输液中的稳定性研究 [J]. 中国药业, 2006, 15 (6): 11-12.

[493] 王松玲, 王建云. 泰星与甘利欣配伍结果观察 [J]. 山东医药, 2002, 42 (17): 18.

[494] 黄玉斌, 毛柳珺. 注射用丹参与甘草酸二铵注射液配伍的稳定性考察 [J]. 西北药学杂志, 2007, 22 (1): 30-32.

[495] 王艳霞, 张喜全, 万顺之, 等. 6种配伍液中异甘草酸镁的稳定性 [J]. 中国医院药学杂志, 2008, 28 (20): 1801-1803.

[496] 黄学苏, 王志强, 支爱玉, 等. 异甘草酸镁与两种常用注射液的配伍稳定性 [J]. 温州医学院学报, 2009, 39 (2): 176-178.

[497] 刘灿, 曹莉萍. 异甘草酸镁注射液与注射用甲磺酸加贝酯存在配伍禁忌 [J]. 当代护士(下旬刊), 2021, 28 (11): 91.

[498] 钟健敏, 薛标强, 肖诚胤, 等. 异甘草酸镁与胰岛素在10%葡萄糖注射液配伍稳定性考察 [J]. 中国医药科学, 2018, 8 (1): 40-42.

[499] 谢泸兰. 异甘草酸镁注射液与盐酸氨溴索注射液存在配伍禁忌 [J]. 西南军医, 2017, 19(2): 190.

[500] 何雪梅. 异甘草酸镁注射液与盐酸昂丹司琼注射液存在配伍禁忌 [J]. 当代护士 (中旬刊), 2016, 23(9): 62.

[501] 李华芳. 硫酸依替米星氯化钠注射液与异甘草酸镁注射液存在配伍禁忌 [J]. 中国乡村医药, 2016, 23(3): 48.

[502] 文娱, 李晓晖, 晋文慧, 等. 异甘草酸镁与还原型谷胱甘肽配伍后 pH 考察 [J]. 光明中医, 2016, 31(3): 346-347.

[503] 李晓晖, 文娱, 晋文慧, 等. 异甘草酸镁注射液与注射用还原型谷胱甘肽配伍的稳定性分析 [J]. 临床肝胆病杂志, 2016, 32(1): 143-147.

[504] 乔卫茹, 乔丽萍. 注射用盐酸氨溴索与异甘草酸镁注射液存在配伍禁忌 [J]. 护理实践与研究, 2015, 12(5): 69.

[505] 周丽莎, 彭渝. 注射用丁二磺酸腺苷蛋氨酸与异甘草酸镁注射液存在配伍禁忌 [J]. 中华现代护理杂志, 2015, 21(7): 827.

[506] 叶容. 异甘草酸镁注射液与注射用阿魏酸钠存在配伍禁忌 [J]. 中国实用护理杂志, 2013, 29(29): 21.

[507] 季芬芬. 注射用醋酸卡泊芬净与异甘草酸镁注射液存在配伍禁忌 [J]. 中国实用护理杂志, 2013, 29(18): 65.

[508] 张平, 高章萍. 盐酸氨溴索注射液与异甘草酸镁注射液存在配伍禁忌 [J]. 中国实用护理杂志, 2013, 29(2): 46.

[509] 奚玲. 注射用甲磺酸帕珠沙星与异甘草酸镁存在配伍禁忌 [J]. 中国实用护理杂志, 2012, 28(32): 41.

[510] 陈林招, 蒋巧, 王红霞. 异甘草酸镁注射液与长春西汀存在配伍禁忌 [J]. 中国实用护理杂志, 2012, 28(28): 29.

[511] 姚婷, 张萍. 乳酸环丙沙星与异甘草酸镁注射液之间存在配伍禁忌 [J]. 临床护理杂志, 2010, 9(6): 81.

[512] 李亚, 牛小霞. 异甘草酸镁注射液与加替沙星葡萄糖注射液存在配伍禁忌 [J]. 解放军护理杂志, 2009, 26(9): 48.

[513] 赵雯雯, 豆兴茹, 黄春燕, 等. 异甘草酸镁注射液与注射用环磷腺苷葡胺配伍的稳定性 [J]. 医药导报, 2019, 38(10): 1331-1334.

[514] 马静, 张惠敏, 谢玲玲. 悉复欢与注射用复方甘草酸单铵 S 存在配伍禁忌 [J]. 护理实践与研究, 2016, 13(12): 107.

[515] 陈晓嶷, 谢学建, 蒋凤. 注射用复方甘草酸单铵 S 与转化糖电解质溶液配伍的微粒测定与分析 [J]. 中国药业, 2014, 23(13): 16-17.

[516] 陈国华, 丰蕊, 杨艳, 等. 盐酸表柔比星与复方甘草酸单铵 S 氯化钠存在配伍禁忌 [J]. 山西医药杂志 (上半月刊), 2012, 41(8): 761.

[517] 王秋霞,王萍. 依诺沙星注射液与注射用复方甘草酸单铵S存在配伍禁忌[J]. 中国误诊学杂志, 2012, 12(9): 2148.

[518] 吴莉君. 注射用复方甘草酸单铵与奥美拉唑存在配伍禁忌[J]. 护理研究, 2006, 20(24): 2209.

[519] 郑玉兰,史道华,张婧芳,等. 复方甘草酸苷与还原型谷胱甘肽钠的配伍稳定性研究[J]. 海峡药学, 2014, 26(3): 20-22.

[520] 田姣龙. 氨溴索注射液与复方甘草酸苷注射液存在配伍禁忌[J]. 当代护士(下旬刊), 2018, 25(10): 191.

[521] 刘丽丽,王晓芳. 注射用复方甘草酸苷与盐酸罂粟碱注射液存在配伍禁忌[J]. 中华现代护理杂志, 2016, 22(12): 1728.

[522] 李阳,乙苏北,王岩,等. 注射用盐酸吉西他滨与注射用复方甘草酸苷存在配伍禁忌[J]. 中华现代护理杂志, 2013, 19(36): 4547.

[523] 王丽君,张会中,李小青,等. 注射用丁二磺酸腺苷蛋氨酸与复方甘草酸苷存在配伍禁忌[J]. 中国实用护理杂志, 2012, 28(35): 21.

[524] 李玲,王海红. 多种微量元素注射液(Ⅱ)与复方甘草酸苷注射液存在配伍禁忌[J]. 中国实用护理杂志, 2012, 28(33): 16.

[525] 孙颖. 果糖二磷酸钠注射液与注射用复方甘草酸苷存在配伍禁忌[J]. 中华现代护理杂志, 2012, 18(6): 687.

[526] 刘丹. 复方甘草酸苷注射液与人免疫球蛋白存在配伍禁忌[J]. 中国实用护理杂志, 2011, 27(16): 8.

[527] 陈芳,鲁晶,郝莉燕. 注射用复方甘草酸苷与注射用奥美拉唑钠存在配伍禁忌[J]. 全科护理, 2011, 9(31): 2874.

[528] 王莹,郭丽英. 复方甘草酸苷注射液与法莫替丁注射液之间存在配伍禁忌[J]. 解放军护理杂志, 2011, 28(18): 32.

[529] 徐嵘,霍炎,万丽丽,等. 复方甘草酸苷注射液与甲磺酸加贝酯存在配伍禁忌[J]. 药学实践杂志, 2011, 29(2): 152.

[530] 李慧敏,王燕青,田飞,等. 注射用硫酸依替米星与复方甘草酸苷存在配伍禁忌[J]. 护理学报, 2009, 16(19): 43.

[531] 任书青. 复方甘草酸苷注射液与四种输液配伍稳定性考察[J]. 河北医药, 2006, 28(8): 736.

[532] 董文文,杜振雄. 注射用复方甘草酸苷与3种药物配伍稳定性考察[J]. 黑龙江医药, 2009, 22(5): 687-688.

[533] 杨哨燕. 氟罗沙星与复方甘草酸苷有配伍禁忌[J]. 现代中西医结合杂志, 2009, 18(22): 2705.

[534] 廉佩. 注射用复方甘草酸苷与注射用泮托拉唑钠存在配伍禁忌[J]. 中国实用护理杂志, 2012, 28(36): 38.

[535] 常瑞. 复方甘草酸苷与维生素B_6存在配伍禁忌[J]. 中国实用护理杂志, 2013, 29(13): 71.

[536] 张海霞,方芸,葛卫红. 苦参碱注射液与常用输液的配伍稳定性考察[J]. 药学与临床研究, 2007, 15(5): 418-420.

[537] 王丽莉,李叶丰,王娴,等. 盐酸莫西沙星注射液和苦参碱注射液配伍稳定性考察[J]. 药品评价, 2014, 11(22): 21-23.

[538] 李克雄,徐为公. 注射用苦参碱的稳定性研究[J]. 中国药业, 2007, 16(21): 26-27.

[539] 张雪莲,席秋红,马玉明. 苦参素注射液与3种输液配伍的稳定性考察[J]. 基层中药杂志, 2002, 16(3): 16-17.

[540] 温海燕,宋金春. 膦甲酸钠和苦参素注射液体外配伍稳定性考察[J]. 中国药业, 2018, 27(22): 14-17.

[541] 徐帆,冯恩富,赵正英. 多索茶碱、洛贝林、尼克刹米、甲泼尼龙琥珀酸钠注射剂配伍稳定性研究[J]. 中国药师, 2008, 11(3): 310-313.

[542] 李惠. 洛贝林与三磷腺苷二钠存在配伍禁忌[J]. 中华医院感染学杂志, 2008, 18(9): 1340.

[543] 张晓玲. 洛贝林与呋塞米存在配伍禁忌[J]. 中国民康医学(下半月版), 2008, 20(14): 1666.

[544] 杜小萍,李令美,王若菲. 天麻素注射液与注射用长春西汀存在配伍禁忌[J]. 中国实用护理杂志, 2013, 29(2): 74.

[545] 高爱梅,熊先明,柯尊平,等. 天麻素与6种常用输液的配伍稳定性考察[J]. 山西医药杂志(上半月刊), 2010, 39(3): 268-269.

[546] 卢文胜. 天麻素提取物注射液在7种输液中的稳定性考察[J]. 中国药业, 2008, 17(4): 25-26.

[547] 林珠,胡毅坚. 高效液相色谱法测定天麻素注射液与氯化钾和维生素C的配伍稳定性[J]. 中国药物与临床, 2013, 13(2): 182-183.

[548] 张迪,谢雄,冯金生,等. (+)-氧化樟脑的合成研究[J]. 有机化学, 2016, 36(1): 202-206.

[549] 孙丽蕊,王珊珊,周微. 2017年吉林大学第一医院二部氧化樟脑注射液的使用情况分析[J]. 现代药物与临床, 2019, 34(2): 541-543.

[550] 岳志华,刘孟斯,兰奋. 氧化樟脑原料药及注射液国家药品标准提高工作概述[J]. 中国医药工业杂志, 2021, 52(3): 386-389.

[551] 曹兆流,曹晖,徐萍,等. 丹参酮ⅡA磺酸钠注射液说明书以外的配伍禁忌及应对[J]. 中南药学, 2020, 18(4): 694-697.

[552] 时文娟,李中东,谭秀艳,等. 丹参酮ⅡA磺酸钠注射剂与10种不同药物的配伍稳定性[J]. 中国临床药学杂志, 2017, 26(4): 238-242.

[553] 谢吉元,毛黎顺,李敏芝,等. 丹参酮ⅡA磺酸钠注射液与葡萄糖注射液及注射用水配伍制成不同浓度静脉滴注液的稳定性[J]. 贵州医药, 2016, 40(6): 630-633.

[554] 陈来珍. 丹参酮ⅡA磺酸钠注射液与10%氯化钾注射液存在药物配伍禁忌[J]. 医疗装备, 2015, 28(6): 59.

[555] 崔欣,徐秀红,赵清涛,等. 长春西汀与丹参酮ⅡA磺酸钠存在配伍禁忌[J]. 药学服务与研究, 2015, 15(1): 74.

[556] 孙艳艳,王辉坤,吴学梅.呋塞米注射液与丹参酮ⅡA磺酸钠注射液存在配伍禁忌[J].中国实用护理杂志,2013,29(30):34.

[557] 高丽萍,徐霞,沈灵毓.丹参酮ⅡA磺酸钠注射液与复合磷酸氢钾注射液存在配伍禁忌[J].中华现代护理杂志,2013,19(1):12.

[558] 陈嘹,李晓梅,杨贵芬.丹参酮ⅡA磺酸钠注射液与果糖二磷酸钠注射液存在配伍禁忌[J].中国实用护理杂志,2012,28(33):8.

[559] 伍林飞,寥燕.甲磺酸加贝酯与丹参酮ⅡA磺酸钠存在配伍禁忌[J].中国实用护理杂志,2012,28(5):71.

[560] 王平.痰热清注射液与丹参酮ⅡA磺酸钠注射液存在配伍禁忌[J].中华现代护理杂志,2011,17(19):2332.

[561] 翁李致.注射用氨曲南与丹参酮ⅡA磺酸钠注射液存在配伍禁忌[J].中华现代护理杂志,2011,17(13):1516.

[562] 赵晓林,郭兴萍,王晓霞.丹参酮ⅡA磺酸钠注射液与灯盏花素注射液存在配伍禁忌[J].中国实用护理杂志,2010,26(15):5.

[563] 黄丹丹,邱颂薇,龚晓霞.丹参酮ⅡA磺酸钠注射液与门冬氨酸钾镁存在配伍禁忌[J].中华现代护理杂志,2010,16(1):25.

[564] 汪艳霞,焦玉勤.潘诺与丹参酮ⅡA磺酸钠注射液存在配伍禁忌[J].中华现代护理杂志,2008,14(6):832.

[565] 郑青芳.丹参酮ⅡA磺酸钠与硫酸奈替米星存在配伍禁忌[J].中国实用护理杂志,2008,24(5):31.

[566] 蒋仁秀,李淑君,郑玲,等.丹参酮ⅡA磺酸钠与新瑞普欣存在配伍禁忌[J].中华现代护理杂志,2007,13(36):3531.

[567] 郑愈梅,张素巧,赵慧波,等.丹参酮ⅡA磺酸钠注射液与罂粟碱及去甲万古霉素注射药存在配伍禁忌[J].中华现代护理杂志,2007,13(20):1906.

[568] 方园,李冬咏.丹参酮与拜复乐存在配伍禁忌[J].中国实用护理杂志,2009,25(8):75.

[569] 郭雅娇,林艳,陈秀珍.依诺沙星与丹参酮ⅡA磺酸钠注射液存在配伍禁忌[J].解放军护理杂志,2010,27(3):220.

[570] 王珍玉.丹参酮磺酸钠与庆大霉素注射液存在配伍禁忌[J].中国误诊学杂志,2011,11(5):1016.

[571] 曹教育.丹参酮ⅡA磺酸钠与氯化钾用同一注射器加药存在配伍禁忌[J].安徽医药,2010,14(5):595.

[572] 戴启凤,丁珠云.硫酸异帕米星注射液与丹参酮ⅡA磺酸钠注射液存在配伍禁忌[J].临床肺科杂志,2010,15(1):97.

[573] 卫胜晓,雷利华,韩艳华,等.丹参酮ⅡA磺酸钠注射液与沐舒坦注射液之间存在配伍禁忌[J].护理实践与研究,2007,4(1):88.

[574] 郭喜红,张丹,于鲁海,等.葛根素注射液与5种输液配伍的稳定性考察[J].中国医院药学杂志,2000,20(12):755.

[575] 何志敏, 臧亚如. 注射用葛根素与4种输液配伍的稳定性研究 [J]. 中草药, 2004, 35(8): 50-51.

[576] 朱蓓蕾, 张春红. 葛根素注射液与5种药物配伍的稳定性 [J]. 医药导报, 2005, 24(11): 1069.

[577] 李锦燊. 加替沙星注射液与葛根素注射液的配伍稳定性 [J]. 中国药业, 2005, 14(12): 43-44.

[578] 袁虹英, 董娇. 注射用葛根素与盐酸溴己新葡萄糖注射液存在配伍禁忌 [J]. 当代护士（中旬刊）, 2016, 23(2): 74.

[579] 许小红, 胡冬梅. 萘普生钠与葛根素存在配伍禁忌 [J]. 现代护理, 2006, 12(27): 2586.

[580] 范垂东, 曾宪东. 乳酸环丙沙星氯化钠注射液与葛根素注射液配伍的稳定性考察 [J]. 中国医药指南, 2015, 13(35): 28-29.

[581] 任志强, 龙艾兵, 郭利民, 等. 注射用阿魏酸钠与葛根素的配伍稳定性 [J]. 中国医院药学杂志, 2003, 23(10): 606-607.

[582] 殷立新, 孙莉, 刘秀菊, 等. 葛根素注射液与28种药物配伍的稳定性 [J]. 华西药学杂志, 2002, 17(5): 388-389.

[583] 陈晓明, 潘柏良. 盐酸左氧氟沙星与葛根素注射液配伍稳定性考察 [J]. 中国药业, 2002, 11(5): 50-51.

[584] 刘腊娥, 陈立新, 刘凤琴, 等. 葛根素注射液的配伍实验研究 [J]. 中国药学杂志, 2002, 37(4): 286.

[585] 刘清平, 石贵荣. 胞二磷胆碱和葛根素注射液在两种输液中的配伍 [J]. 中国医院药学杂志, 1999, 19(11): 700.

[586] 张侠南. 盐酸罂粟碱注射液配伍警示 [J]. 家庭护士（下旬版）, 2008, 6(1): 279.

[587] 李丽平, 张肖杰, 司朗云, 等. 磷酸可待因有关物质的合成 [J]. 中国医药工业杂志, 2020, 51(10): 1277-1281.

[588] 丁珠云, 魏淑娟, 戴启凤. 藻酸双酯钠与硫酸阿米卡星注射液存在配伍禁忌 [J]. 临床肺科杂志, 2010, 15(1): 17.

[589] 董文琴. 藻酸双酯钠注射液与硫酸庆大霉素注射液存在配伍禁忌 [J]. 解放军护理杂志, 2006, 23(8): 96.

[590] 赖丽梅. 洛美沙星与藻酸双酯钠注射液存在配伍禁忌 [J]. 中国误诊学杂志, 2007, 7(17): 3957.

[591] 石敏. 注射用藻酸双酯钠与乳酸左氧氟沙星注射液存在配伍禁忌 [J]. 中国实用护理杂志, 2013, 29(30): 55.

[592] 曾金英, 陈再珍, 沈志芬. 依诺沙星与藻酸双酯钠存在配伍禁忌 [J]. 中国实用护理杂志, 2007, 23(15): 75.

[593] 吴世芹. 藻酸双酯钠与环丙沙星注射液存在配伍禁忌 [J]. 淮海医药, 2005, 23(5): 411.

[594] 赵辉. 穿琥宁注射液与4种药物在输液中配伍的物理稳定性考察 [J]. 天津药学, 1999(4): 26.

[595] 吴伟文,余伟标. 穿琥宁与18种药物配伍的稳定性考察 [J]. 现代医药卫生, 2005, 21(10): 1205-1207.

[596] 殷立新,刘秀菊,胡永福,等. 穿琥宁注射液与24种药物配伍的稳定性考察 [J]. 中国现代应用药学, 1999, 16(1): 55-56.

[597] 孟永钦,朱增燕,周沛珮. 穿琥宁注射液在输液中与常用药物配伍的稳定性考察 [J]. 儿科药学杂志, 2007, 13(1): 21-23.

[598] 李抒诗,李国清,高金波. 褶合光谱法考察注射用穿琥宁与常用注射液的配伍稳定性 [J]. 中医药学报, 2007, 35(5): 40-41.

[599] 张艳芬. 正交试验优选穿琥宁注射液与临床常用输液的配伍条件 [J]. 中国现代应用药学, 2016, 33(9): 1194-1198.

[600] 尹立岩,王晓琳,吴连芬,等. 穿琥宁与维生素 B_6 不恰当配伍状态分析 [J]. 儿科药学杂志, 2005, 11(1): 41-42.

[601] 郭洁文,侯小玲,秦乐平. 注射用穿琥宁与4种抗生素配伍的稳定性考察 [J]. 广东药学, 2001, 11(2): 26-28.

[602] 胡音哲,孙广宏,孙伟光,等. 注射用穿琥宁与头孢哌酮钠的配伍 [J]. 中国医院药学杂志, 2001, 21(7): 440-441.

[603] 崔桂顺,李海善,白英玉,等. 穿琥宁新配伍禁忌 [J]. 护理研究, 2006, 20(20): 1860.

[604] 林兰. 注射用穿琥宁与5种输液配伍的稳定性观察 [J]. 实用药物与临床, 2013, 16(6): 519-520.

[605] 李岩梅,高贵云. 穿琥宁与果糖二磷酸钠存在配伍禁忌 [J]. 解放军护理杂志, 2009, 26(10): 10.

[606] 许景荣. 穿琥宁注射液与沐舒坦注射液存在配伍禁忌 [J]. 中国实用护理杂志, 2009, 25(9): 37.

[607] 黄爱玲,郜玉珍. 穿琥宁与果糖二磷酸钠注射液存在配伍禁忌 [J]. 护理研究, 2001, 15(1): 34.

[608] 张亦工,游志红. 穿琥宁与抗生素针剂配伍禁忌的研究 [J]. 现代中西医结合杂志, 2002, 11(8): 698-700.

[609] 陈雅珠,王琼芬. 注射用穿琥宁与12种药物的配伍稳定性考察 [J]. 中国药房, 2000, 11(5): 229-230.

[610] 颜春鲁,程卫东,李立. 灯盏花、穿琥宁注射液与抗休克血管活性药物及抗胆碱药物配伍可行性研究 [J]. 甘肃中医, 2006, 19(2): 36-38.

[611] 祝永明,李士敏,吴筱丹,等. 氟罗沙星注射液与抗感染中药注射液配伍的稳定性 [J]. 中国临床药学杂志, 2004, 13(2): 90-93.

[612] 马宪荣,张晶. 注射用乳酸左氧氟沙星与穿琥宁针配伍禁忌 [J]. 中国误诊学杂志, 2009, 9(35): 8808.

[613] 张海霞,张俊贤,马赛. 注射用硫酸奈替米星与穿琥宁粉针剂存在配伍禁忌 [J]. 护理实践与研究(下半月版), 2008, 5(4): 95.

[614] 尉鹏飞. 注射用穿琥宁与注射用盐酸头孢吡肟配伍禁忌1例[J]. 中国误诊学杂志, 2007, 7 (15): 3687.

[615] 张侠南. 穿琥宁注射液与头孢米诺钠存在配伍禁忌[J]. 家庭护士 (下旬版), 2007, 5 (6): 9.

[616] 李翠英. 穿琥宁注射液与硫酸妥布霉素和复方庆大霉素注射液存在配伍禁忌[J]. 解放军护理杂志, 2005, 22 (8): 95.

[617] 郑万华, 李永光. 穿琥宁与葡萄糖酸钙注射液直接配伍产生混浊[J]. 中国药物与临床, 2002, 2 (5): 314.

[618] 徐桂芳, 杨巧华. 穿琥宁与葡萄糖酸钙注射液的配伍禁忌实验观察[J]. 山东医药, 2002, 42 (26): 77.

[619] 张汉利, 魏友霞, 罗俊, 等. 炎琥宁注射液在不同输液中的稳定性[J]. 医药导报, 2004, 23 (9): 692.

[620] 张晓伟, 邵珠民, 吕冬梅. 注射用炎琥宁与几种输液配伍的稳定性[J]. 中国医院药学杂志, 2004, 24 (9): 577.

[621] 莫妙容. 注射用炎琥宁与10%葡萄糖注射液存在配伍禁忌[J]. 护理实践与研究, 2015, 12 (1): 73.

[622] 黄芳. 注射用炎琥宁与10%葡萄糖存在配伍禁忌[J]. 实用临床护理学电子杂志, 2017, 2 (7): 188.

[623] 何锦妍, 邓卓航. 注射用炎琥宁与四种输液配伍的稳定性分析[J]. 实用医技杂志, 2015, 22 (10): 1107-1108.

[624] 冷雪娟. 炎琥宁与果糖二磷酸钠注射液存在配伍禁忌[J]. 中国实用护理杂志, 2008, 24 (4): 56.

[625] 周莉红. 炎琥宁与果糖二磷酸钠注射液存在配伍禁忌[J]. 解放军护理杂志, 2010, 27 (23): 1821.

[626] 曾平, 刘璟. 炎琥宁注射液与6种输液的配伍稳定性考察[J]. 中国药房, 2008, 19 (23): 1801-1803.

[627] 孙佛晓, 刘增伟, 张丽丽. 注射用炎琥宁与注射用硫普罗宁存在配伍禁忌[J]. 医学理论与实践, 2009, 22 (4): 496.

[628] 崔英姬. 炎琥宁与丁舒存在配伍禁忌[J]. 中国实用护理杂志, 2006, 22 (26): 46.

[629] 宋秀三, 向朝芳, 李耀华. 注射用炎琥宁与头孢替唑钠配伍稳定性研究[J]. 湖北民族学院学报 (医学版), 2007, 24 (4): 42-44.

[630] 陈富超, 万霖, 方宝霞, 等. 注射用炎琥宁与注射用头孢他啶配伍的稳定性考察[J]. 医药导报, 2009, 28 (6): 794-796.

[631] 黄晓君, 李星, 甘美婵. 炎琥宁粉针与地塞米松注射液在三种输液中的配伍稳定性考察[J]. 中国医药导报, 2010, 7 (10): 97-99.

[632] 陈富超, 李琴, 李鹏, 等. 注射用炎琥宁与头孢呋辛钠配伍的稳定性考察[J]. 药学实践杂志, 2009, 27 (2): 132-133.

[633] 刘红艳,王艳. 注射用头孢地嗪钠与注射用炎琥宁的配伍稳定性考察 [J]. 中国药物与临床,2011,11(7):862-863.

[634] 陈富超,方宝霞,李开俊,等. 注射用炎琥宁与注射用头孢拉定的配伍稳定性考察 [J]. 中国药房,2008,19(11):836-837.

[635] 韦仕勇. 注射用头孢唑肟钠与炎琥宁配伍稳定性考察 [J]. 抗感染药学,2008,5(1):28-30.

[636] 史明,郑芳,李鹏,等. 注射用头孢尼西钠与注射用炎琥宁配伍稳定性考察 [J]. 医药导报,2011,30(2):254-256.

[637] 张成湘. 炎琥宁与阿奇霉素的配伍稳定性研究 [J]. 临床合理用药杂志,2014,7(23):73-74.

[638] 黄晓华,郑芳,李鹏,等. 注射用头孢匹胺钠与注射用炎琥宁配伍的稳定性 [J]. 医药导报,2010,29(4):538-539.

[639] 杨晓静. 注射用盐酸川芎嗪与注射用炎琥宁存在配伍禁忌 [J]. 护理学报,2008,15(3):53.

[640] 钟荣. 注射用炎琥宁与盐酸川芎嗪存在配伍禁忌 [J]. 护理学报,2009,16(23):68.

[641] 冯志芳. 注射用炎琥宁与奥硝唑注射液存在配伍禁忌 [J]. 中国误诊学杂志,2007,7(17):4029.

[642] 彭茜,马占才. 注射用炎琥宁粉剂与奥硝唑氯化钠注射液存在配伍禁忌分析 [J]. 青海医药杂志,2013,43(2):13.

[643] 汪晓静. 注射用炎琥宁与注射用阿奇霉素存在配伍禁忌 [J]. 护理实践与研究,2015,12(7):153.

[644] 朱珠. 炎琥宁与克林霉素磷酸酯注射液存在配伍禁忌 [J]. 护理研究,2007,21(31):2905.

[645] 肖小梅. 注射用炎琥宁与维生素 B_6 注射液存在配伍禁忌 [J]. 临床护理杂志,2012,11(2):81.

[646] 陈富超,方宝霞,李鹏,等. 注射用炎琥宁与注射用头孢曲松钠配伍的稳定性研究 [J]. 中国药师,2008,11(8):928-930.

[647] 陈雯,方宝霞,李鹏,等. 注射用炎琥宁与头孢噻肟钠的配伍稳定性考察 [J]. 中国药房,2009,20(8):595-597.

[648] 张汉利,石静,魏友霞,等. 炎琥宁注射液与氨茶碱配伍的稳定性考察 [J]. 医药导报,2004,23(12):961-962.

[649] 张信平,潘洁. 注射用炎琥宁与利巴韦林注射液配伍的稳定性 [J]. 中国医院药学杂志,2006,26(4):494-495.

[650] 冯威,蔡雪桃. 注射用炎琥宁与赖氨匹林配伍的稳定性研究 [J]. 今日药学,2008,18(5):61-62.

[651] 时晓亚,陈富超,于琳,等. 注射用炎琥宁与甲硝唑注射液的配伍稳定性考察 [J]. 时珍国医国药,2008,19(4):992-993.

[652] 朱雪松,李鹏,郑芳,等. 头孢西丁钠与注射用炎琥宁配伍稳定性考察 [J]. 中国药师,2010,13(4):539-540.

[653] 庞淑芬. 盐酸小诺霉素与炎琥宁配伍禁忌 [J]. 临床合理用药杂志, 2014, 7 (13): 16.

[654] 张彩霞. 注射用炎琥宁与多索茶碱存在配伍禁忌 [J]. 中国实用护理杂志, 2013, 29 (4): 5.

[655] 杜小萍, 张玉珍, 张晓娣. 注射用炎琥宁与注射用长春西汀存在配伍禁忌 [J]. 中国实用护理杂志, 2013, 29 (1): 43.

[656] 付清. 注射用炎琥宁与转化糖电解质注射液存在配伍禁忌 [J]. 中国实用护理杂志, 2012, 28 (36): 8.

[657] 肖云兰, 聂爱萍. 注射用炎琥宁与复方氯化钠存在配伍禁忌 [J]. 中国实用护理杂志, 2009, 25 (29): 71.

[658] 巫小平. 多西环素与炎琥宁存在配伍禁忌 [J]. 中国实用护理杂志, 2009, 25 (26): 51.

[659] 黄瑛, 李自霞. 盐酸氨溴索与炎琥宁存在配伍禁忌 [J]. 中国药物与临床, 2010, 10 (7): 837.

[660] 刘保梅. 炎琥宁注射液与盐酸氨溴索注射液存在配伍禁忌 [J]. 临床护理杂志, 2012, 11 (4): 80.

[661] 柴红玉. 炎琥宁与氨曲南注射液存在配伍禁忌 [J]. 中国误诊学杂志, 2011, 11 (19): 4662.

[662] 高燕文, 马凌宇. 炎琥宁与门冬氨酸洛美沙星临床应用的配伍禁忌研究 [J]. 中国医药导刊, 2012, 14 (3): 473.

[663] 严雪娇. 悉复欢与炎琥宁之间存在配伍禁忌 [J]. 中国误诊学杂志, 2011, 11 (28): 6826.

[664] 陈艳娥, 王尚生. 炎琥宁与必嗽平存在配伍禁忌 [J]. 临床护理杂志, 2011, 10 (4): 81.

[665] 霍迎难. 加替沙星与炎琥宁间存在配伍禁忌 [J]. 医学理论与实践, 2010, 23 (9): 1176.

[666] 李自霞, 黄瑛. 葡萄糖酸钙注射液与炎琥宁存在配伍禁忌 [J]. 吉林医学, 2010, 31 (34): 6253.

[667] 王菊梅, 王玉红. 注射用炎琥宁与胃复安注射液存在配伍禁忌 [J]. 护理实践与研究, 2006, 3 (6): 89.

[668] 于庆坤, 阚淑月, 杨建春, 等. 盐酸左氧氟沙星注射液与抗感染中药注射液配伍的稳定性 [J]. 中国医院药学杂志, 2007, 27 (1): 120-121.

[669] 周秀芳. 莪术油注射液与几种大输液配伍的不溶性微粒考察 [J]. 中国药业, 2006, 15 (18): 38.

[670] 潘志强. 莪术油葡萄糖注射液与两种药物配伍的稳定性考察 [J]. 上海医药, 2004, 25 (12): 559-560.

[671] 林光勇, 朱光辉, 叶会洲, 等. 莪术油葡萄糖注射液与7种抗生素的配伍稳定性考察 [J]. 中国药业, 2004, 13 (9): 43.

[672] 肖健, 张辉, 樊冰, 等. 氟罗沙星与莪术油葡萄糖注射液配伍的稳定性考察 [J]. 中国药业, 2004, 13 (5): 43.

[673] 商国美, 杜慧珍, 王珏. 头孢唑啉钠与莪术油葡萄糖注射液配伍的稳定性实验研究 [J]. 中国药业, 2003, 12 (6): 29-30.

[674] 王芊, 周时泓, 叶英. 氨苄西林与莪术油葡萄糖注射液配伍的稳定性 [J]. 中国临床药学杂志, 2003, 12 (1): 40-41.

[675] 郑锦坤,金燕辛,招春贤. 莪术油葡萄糖注射液与5种抗生素的配伍性与稳定性实验研究[J]. 广东药学院学报,2003,19(3):219-221.

[676] 商国美,杜慧珍. 莪术油葡萄糖注射液与维生素C的配伍稳定性[J]. 中国临床药学杂志,2002,11(5):294-295.

[677] 吴宏卫,张静,陈才铭,等. 莪术油葡萄糖注射液与5种药物配伍稳定性考察[J]. 药学实践杂志,2002,20(1):21-24.

[678] 张辉,樊冰. 氧氟沙星粉针与莪术油葡萄糖注射液配伍稳定性[J]. 中国临床药学杂志,2000,9(5):310-311.

[679] 刘玉梅,冯桂梅,于倩,等. 莪术油葡萄糖注射液与注射用头孢唑肟钠配伍的稳定性观察[J]. 长春中医学院学报,1997,13(62):48.

[680] 葛蔚华,黄鹏. 莪术油注射液与青霉素钠的配伍稳定性[J]. 海峡药学,2009,21(1):23-25.

[681] 黄素慧,熊建华,孙丽蓉,等. 地塞米松与莪术油葡萄糖注射液的配伍稳定性考察[J]. 海峡药学,2006,18(4):45-47.

[682] 孙丽蓉,黄素慧,熊建华,等. 头孢曲松钠与莪术油葡萄糖注射液配伍的稳定性考察[J]. 浙江实用医学,2006,11(2):124-126.

[683] 黄素慧,任斌,熊建华,等. 更昔洛韦与莪术油葡萄糖注射液配伍的稳定性实验[J]. 天津药学,2006,18(1):17-18.

[684] 贺小青. 莪术油葡萄糖注射液与7种药物的配伍稳定性[J]. 西北药学杂志,2005,20(4):164-165.

[685] 王争鸣,张国忠. 莪术油葡萄糖注射液与7种药物的配伍稳定性[J]. 浙江中医学院学报,2000,24(2):73-74.

[686] 张莉,田恩圣,刘善奎,等. 莪术油葡萄糖注射液与5种抗生素的配伍稳定性[J]. 中国药房,2001,12(11):687-688.

[687] 于泽芳,宋浩静,李宵,等. 3个厂家银杏叶提取物注射液在两种溶媒中的稳定性考察[J]. 中国药师,2018,21(3):504-508.

[688] 孟作文,翟凤琴,康彩丽. 银杏叶提取物在5种溶液中的稳定性考察[J]. 临床合理用药杂志,2016,9(30):100-102.

[689] 危华玲,卢文胜. 银杏叶提取物注射液在5种输液中的稳定性考察[J]. 海峡药学,2005,17(5):7-9.

[690] 朱旭英. 注射用银杏叶提取物与前列腺素E_1注射液存在配伍禁忌[J]. 慢性病学杂志,2010,12(12):1568.

[691] 马岩,张大勇. 银杏叶提取物与胞二磷胆碱的配伍稳定性实验[J]. 黑龙江医学,2006,30(11):864.

[692] 张乃芬,曹妙君. 注射用泮托拉唑钠与银杏叶提取物存在配伍禁忌[J]. 中国乡村医药,2011,18(12):43.

[693] 高阳,王桂倩,王健,等. 丹参川芎嗪注射液临床应用专家共识[J]. 中国中药杂志,2019,44(14):2937-2942.

[694] 李峥,郎轶咏,张晓莉,等. 丹参川芎嗪注射液与常用溶媒配伍稳定性研究 [J]. 解放军药学学报, 2012, 28(4): 339-341.

[695] 张鑫. 丹参川芎嗪注射液与临床4种常见溶媒配伍后稳定性考察分析 [J]. 山西医药杂志, 2022, 51(10): 1160-1161.

[696] 周建萍. 丹参川芎嗪与灯盏花素存在配伍禁忌一例报告 [J]. 临床合理用药杂志, 2012, 5(27): 30.

[697] 袁昂,徐娟,刘雅楠. 丹参川穹嗪注射液与痰热清注射液存在配伍禁忌 [J]. 当代护士（上旬刊）, 2016, 23(10): 176.

[698] 韩晓云. 丹参川芎嗪注射液与呋塞米存在配伍禁忌 [J]. 山西医药杂志（上半月刊）, 2011, 40(9): 939.

[699] 陶思玉. 丹参川芎嗪与炎琥宁存在配伍禁忌 [J]. 中国实用护理杂志, 2013, 29(11): 50.

[700] 李雪芬. 硫辛酸注射液与丹参川芎嗪注射液存在配伍禁忌 [J]. 中华现代护理杂志, 2015, 21(5): 598.

[701] 闫国英,冯霞,李靖,等. 注射用泮托拉唑钠与临床常用中药注射剂配伍稳定性研究 [J]. 中医药导报, 2019, 25(17): 45-48.

[702] 冯霞,余利军,邓国祥,等. 注射用奥美拉唑钠与20种常用中药注射剂配伍稳定性研究 [J]. 中国医药导报, 2018, 15(27): 154-157.

[703] 余利军,李靖,朱玉婷,等. 注射用兰索拉唑与20种中药注射剂配伍稳定性研究 [J]. 实用药物与临床, 2019, 22(5): 530-534.

[704] 殷立新,刘秀菊,张玉茹,等. 盐酸川芎嗪注射液在常用输液中的稳定性考察 [J]. 中成药, 2000, 22(6): 400-401.

[705] 章炳文,张立新. 注射用盐酸川芎嗪的配伍稳定性考察 [J]. 海峡药学, 2009, 21(6): 21-23.

[706] 王桂芝,胡海涛,孙莉君,等. 胰岛素注射液与盐酸川芎嗪注射液配伍稳定性考察 [J]. 中国药物与临床, 2015, 15(8): 1189-1190.

[707] 陈亚丹,付秀娟,王相峰,等. 盐酸法舒地尔与注射用盐酸川芎嗪配伍稳定性考察 [J]. 中国药师, 2012, 15(12): 1751-1753.

[708] 温静. 注射用还原型谷胱甘肽与盐酸川芎嗪注射液存在配伍禁忌 [J]. 解放军护理杂志, 2011, 28(16): 11.

[709] 李萍,李嵘,杨君. 注射用盐酸川芎嗪与注射用甲泼尼龙琥珀酸钠存在配伍禁忌 [J]. 全科护理, 2011, 9(2): 105.

[710] 陶爱莲. 磷酸川芎嗪注射剂与注射用美洛西林舒巴坦钠存在配伍禁忌 [J]. 临床护理杂志, 2010, 9(5): 48.

[711] 文晓红. 注射用磷酸川芎嗪与注射用奥美拉唑钠存在配伍禁忌 [J]. 西南国防医药, 2010, 20(7): 770.

[712] 崔毓霞. 注射用盐酸川芎嗪与阿洛西林钠输液序贯与配伍禁忌的探讨 [J]. 中国实用医药, 2010, 5(19): 217-218.

[713] 朱凤珍. 头孢哌酮钠他唑巴坦钠与盐酸川芎嗪存在配伍禁忌 [J]. 中国误诊学杂志, 2010, 10(5): 1017.

[714] 叶赛银, 付翠香, 朱光辉, 等. 注射用盐酸川芎嗪与3种药物配伍稳定性考察 [J]. 中国医院药学杂志, 2009, 29(24): 2126-2128.

[715] 黄丹丹, 钱雪芳, 许萍. 注射用磷酸川芎嗪与门冬氨酸钾镁存在配伍禁忌 [J]. 山东医药, 2009, 49(47): 49.

[716] 马芸, 任丽. 注射用盐酸川芎嗪与注射用夫西地酸钠存在配伍禁忌 [J]. 护理学报, 2009, 16(10): 61.

[717] 王晓岩. 注射用泮托拉唑钠与盐酸川芎嗪之间存在配伍禁忌 [J]. 解放军护理杂志, 2009, 26(10): 42.

[718] 任敏立, 张朝霞, 张存存. 盐酸川芎嗪与头孢曲松钠存在配伍禁忌 [J]. 护理研究, 2008, 22(14): 1310.

[719] 孔洁. 盐酸川芎嗪与呋塞米注射液存在配伍禁忌 [J]. 护理研究, 2006, 20(13): 1196.

[720] 赵树藩, 殷立新, 王淑梅, 等. 盐酸川芎嗪注射液与28种药物配伍的稳定性观察 [J]. 中国新药杂志, 2002, 11(7): 552-554.

[721] 赵树藩, 殷立新, 谢卫红, 等. 盐酸川芎嗪注射液与9种药物配伍的稳定性考察 [J]. 中国医院药学杂志, 2002, 22(7): 448-449.

[722] 吕占国, 邢远臣, 苑振亭, 等. 盐酸川芎嗪注射液与5种注射剂配伍的稳定性 [J]. 辽宁药物与临床, 2001, 4(4): 177-178.

[723] 周密妹, 李性天, 曲春华, 等. 聚氯乙烯软袋对腹膜透析液中川芎嗪的吸附 [J]. 中国药学杂志, 1997, 32(9): 538-540.

[724] 孙丽丽, 鲁红, 徐小薇, 等. 3种不同材质输液容器对15种药物的吸着性研究 [J]. 中国药学杂志, 2007, 42(2): 132-135.

[725] 张群卫, 王伟迪. 灯盏花素与盐酸川芎嗪配伍禁忌1例 [J]. 医药导报, 2013, 32(12): 1656.

[726] 齐伟, 张世玲. 复方丹参注射液与盐酸川芎嗪注射液存在配伍禁忌 [J]. 实用中西医结合临床, 2003, 3(1): 55.

[727] 钱毓洲, 瞿发林. 浅析复方丹参注射液与维生素 B_6 注射液混合产生沉淀的机理 [J]. 中国中药杂志, 1995, 20(9): 549.

[728] 张海翠, 程慧. 痰热清注射液与注射用磷酸川芎嗪存在配伍禁忌 [J]. 齐鲁护理杂志, 2011, 17(16): 99.

[729] 李守村, 夏宗莉, 王丽芳. 丹参与川芎嗪注射液存在配伍禁忌 [J]. 时珍国医国药, 1999, 10(9): 728.

[730] 马超. 注射用盐酸川芎嗪与复方氨基酸(18AA)注射液配伍稳定性观察 [J]. 淮海医药, 2015, 33(6): 597-598.

[731] 李亚妹, 金春霞, 胡玉芬. 参芎葡萄糖注射液与托拉塞米注射液存在配伍禁忌 [J]. 中国实用护理杂志, 2013, 29(19): 64.

[732] 张涛,郑礼霞,余丽霞. 盐酸左氧氟沙星注射液与参芎葡萄糖注射液存在配伍禁忌 [J]. 中国实用护理杂志, 2013, 29(14): 45.

[733] 李艳,郑璇,张玉环. 左氧氟沙星氯化钠注射液与参芎葡萄糖注射液存在配伍禁忌 [J]. 中国实用护理杂志, 2013, 29(11): 25.

[734] 田冬春. 参芎葡萄糖注射液与乳酸环丙沙星氯化钠注射液存在配伍禁忌 [J]. 中华现代护理杂志, 2011, 17(10): 1135.

[735] 张思跃. 氟罗沙星甘露醇注射液与参芎葡萄糖注射液存在配伍禁忌 [J]. 中华现代护理杂志, 2008, 14(17): 1847.

[736] 侯春影,黄小翠. 氟罗沙星注射液与参芎葡萄糖注射液存在配伍禁忌 [J]. 解放军护理杂志, 2011, 28(3): 76.

[737] 谷丽娜,黄小翠. 注射用夫西地酸钠与参芎葡萄糖注射液存在配伍禁忌 [J]. 解放军护理杂志, 2011, 28(16): 11.

[738] 杨雅莉,刘小萍,曾菲,等. 注射用七叶皂苷钠与不同溶媒的配伍稳定性研究 [J]. 中医药导报, 2018, 24(22): 62-64.

[739] 陈洁,赵郁,杨小春,等. 注射用七叶皂苷钠对热稳定性研究 [J]. 中国药师, 2005, 8(12): 1051-1052.

[740] 段萍,谈大川. β-七叶皂苷钠与氧氟沙星葡萄糖注射液配伍的稳定性实验 [J]. 右江民族医学院学报, 2002, 24(1): 62.

[741] 陈明,段萍,谈大川. β-七叶皂苷钠与替硝唑葡萄糖注射液配伍的稳定性考察 [J]. 黔南民族医专学报, 2001, 14(1): 7.

[742] 陈明,段萍,谈大川. β-七叶皂苷钠与诺氟沙星葡萄糖注射液配伍的稳定性考察 [J]. 中国医院药学杂志, 2000, 20(12): 754-755.

[743] 张国伟,林志强. 注射用加替沙星与β-七叶皂苷钠的配伍稳定性研究 [J]. 中国药业, 2005, 14(6): 47-48.

[744] 杨毅恒,王晴,周勇,等. 注射用七叶皂苷与地塞米松注射液配伍稳定性研究 [J]. 中国药学杂志, 2010, 45(17): 1348-1352.

[745] 吴爱华,王翠英. 头孢吡肟与七叶皂苷钠之间存在配伍禁忌 [J]. 当代护士(中旬刊), 2012, 19(5): 187.

[746] 陈文霞. 注射用长春西汀与注射用泮托拉唑钠存在配伍禁忌 [J]. 全科护理, 2012, 10(33): 3142.

[747] 吴凤芝,吴妍,耿魁魁,等. 注射用七叶皂苷钠3种输液配伍渗透压分析 [J]. 中国药业, 2020, 29(11): 42-43.

[748] 彭显平,徐贵丽,牟冰,等. 高三尖杉酯碱与恩丹西酮、格拉司琼配伍的稳定性考察 [J]. 药学实践杂志, 2001, 19(6): 332-333.

[749] 彭家志,何争民. 胰岛素与榄香烯在葡萄糖注射液中的配伍稳定性考察 [J]. 中国药业, 2017, 26(1): 13-15.

[750] 宁萍,饶晓黎,胡玉. 榄香烯注射液配伍不同溶媒的稳定性变化探讨[J]. 医学理论与实践,2019,32(19):3041-3042.

[751] 胡彩梅. 榄香烯乳与硫酸镁配伍出现絮状物及输液反应报道[J]. 河南职工医学院学报,2002,14(1):86-87.

[752] 王玉震,仝川,柯春婷. 红豆杉植株紫杉醇含量研究进展(综述)[J]. 亚热带植物科学,2008,37(4):59-63.

[753] 夏晓冰,阎学文,邵珠民,等. 注射用阿魏酸钠与木糖醇注射液配伍稳定性考察[J]. 中国药房,2012,23(2):134-135.

[754] 郭良雪,李晓强,许向阳. 阿魏酸钠注射液与4种输液配伍的稳定性[J]. 中国医院药学杂志,2007,27(6):846-847.

[755] 任志强,易运辉,郭利民. 4种心血管药物与木糖醇注射液的配伍稳定性[J]. 中国医院药学杂志,2005,25(1):88-89.

[756] 许群英,魏必荣,潘柏良. 注射用阿魏酸钠与4种输液的配伍[J]. 中国医院药学杂志,2002,22(8):508.

[757] 陆妙. 新鱼腥草素钠注射液与常用葡萄糖注射液配伍的稳定性考察[J]. 广东药学院学报,2005,21(3):288-289.

[758] 丛军兹,缪淑霞,赵玉梅,等. 新鱼腥草素钠注射液与3种抗菌药物配伍的稳定性[J]. 中国医院药学杂志,2008,28(14):1217-1218.

[759] 苏富琴,周丽,高峥嵘. 大蒜素注射液与三种注射液配伍的稳定性研究[J]. 齐齐哈尔医学院学报,2003,24(12):1337.

[760] 谢黎崖,范明霞. 大蒜素注射液与常用输液配伍的稳定性考察[J]. 中国医院药学杂志,2007,27(3):397-398.

[761] 符棘玉,周雅君,薛大权,等. 大蒜素注射液与几种抗生素药物配伍的试验研究[J]. 数理医药学杂志,2007,20(1):44-47.

[762] 姚婕,杨萍,陈雪玲. 梓丙酯与果糖二磷酸钠存在配伍禁忌[J]. 当代护士(下旬刊),2014,21(4):190.

[763] 张敬一,刘阳,刘美彤,等. 梓丙酯注射液与不同输液配伍的稳定性研究[J]. 中国药物警戒,2016,13(8):496-499.

[764] 吴爱琴. 注射用梓丙酯与注射用兰索拉唑存在配伍禁忌[J]. 全科护理,2012,10(21):2015.

[765] 金红妍. 多烯磷胆碱与梓丙酯氯化钠注射液存在配伍禁忌[J]. 当代护士(综合版),2009,16(10):31.

[766] 胡琦. 梓丙酯氯化钠注射液与灯盏花素存在配伍禁忌[J]. 医学理论与实践,2009,22(1):29.

[767] 王林凤. 谷红注射液在临床常用输液中的稳定性考察[J]. 中国药师,2016,19(10):1999-2004.

[768] 刘秀珍,刘建军,徐文.银杏达莫注射液在三种大输液中的稳定性考察[J].中国医院用药评价与分析,2020,20(7):792-795.

[769] 张耀东,周学琴.银杏达莫注射液在葡萄糖注射液和氯化钠注射液中稳定性的研究[J].江西中医药,2009,40(4):71-73.

[770] 何正有,屠银芳,谢宝靖,等.基于指纹图谱技术评价银杏达莫注射液与7种药物的配伍稳定性[J].中国医院药学杂志,2015,35(16):1441-1445.

[771] 李燕灵,林夏飞.高效液相色谱法分析银杏达莫的游离总氨基酸含量及其与维生素C的配伍观察[J].实用药物与临床,2018,21(8):933-936.

[772] 刘璟,曾平,赵峰,等.银杏达莫注射液与9种常用药物配伍后的稳定性考查[J].天津药学,2007,19(6):36-38.

[773] 全英南,吕会玲.银杏达莫与氨基酸注射液存在配伍禁忌[J].中国误诊学杂志,2008,8(33):8075.

[774] 张力.头孢他啶与银杏达莫存在配伍禁忌[J].中国实用护理杂志,2013,29(1):53.

[775] 李荣,周玉生,肖俊辉,等.银杏达莫与三磷酸胞苷二钠注射液配伍的稳定性考察[J].南华大学学报(医学版),2010,38(6):830-832.

[776] 范翠琼,梅清华,兰树敏,等.银杏达莫注射液与奥硝唑注射液的配伍稳定性分析[J].今日药学,2013,23(8):488-489.

[777] 陈玲玲,陈雪丹,朱铮铮.银杏达莫注射液与阿昔洛韦注射液存在配伍禁忌[J].中国乡村医药,2015,22(23):50.

[778] 吴相焕,刘艳,石振玉.盐酸莫西沙星氯化钠注射液与参芎葡萄糖注射液配伍存在配伍禁忌[J].中医学报,2014,29:371

[779] 唐祺,吴妍,邓晓媚,等.细辛脑注射液与6种常见输液配伍质量及稳定性考察[J].中国药业,2015,24(21):96-99.

[780] 李锦燊,董文文,李明艳.细辛脑注射液与维生素C注射液配伍的稳定性研究[J].西北药学杂志,2010,25(5):366-367.

[781] 董文文,李锦燊,李明艳.细辛脑注射液与地塞米松磷酸钠配伍稳定性研究[J].黑龙江医药,2010,23(5):721-722.

[782] 何心.细辛脑与二羟丙茶碱注射液配伍稳定性研究[J].沈阳药科大学学报,2009,26(S1):48-50.

[783] 袁红英,杨雪萍,刘卫.奥硝唑注射液与几种药物的配伍禁忌[J].中国药业,2008,17(18):56.

[784] 李乃丽.盐酸罂粟碱与冠心宁注射液配伍禁忌的观察[J].中国误诊学杂志,2009,9(8):1805.

[785] 郭来秀,王兰箴,吕廷芝.盐酸罂粟碱与复方丹参注射液存在配伍禁忌[J].黑龙江护理杂志,1997,3(3):21.

[786] 幸兰.注射用头孢哌酮舒巴坦钠与盐酸罂粟碱注射液存在配伍禁忌[J].当代护士(中旬刊),2016,23(2):55.

[787] 李亚妹，胡玉芬，金春霞. 盐酸罂粟碱注射液与肝素钠注射液存在配伍禁忌 [J]. 中国实用护理杂志，2013，29（35）：55.

[788] 汪子钰，杨玉琼. 盐酸罂粟碱注射液与氟氯西林钠存在配伍禁忌 [J]. 中华现代护理杂志，2012，18（16）：1863.

[789] 王传玲，鲁美玲，于华. 罂粟碱注射液与门冬氨酸钾镁存在配伍禁忌 [J]. 中国实用护理杂志，2010，26（22）：57.

[790] 张莹，杨莎莎. 盐酸罂粟碱注射液与呋塞米注射液存在配伍禁忌 [J]. 中国实用护理杂志，2013，29（29）：11.

[791] 张静. 盐酸罂粟碱注射液与地塞米松磷酸钠注射液存在配伍禁忌 [J]. 解放军护理杂志，2008，25（1）：4.

[792] 孙婷婷，邵丽晓，黄丽丽. 注射用美洛西林钠与盐酸罂粟碱存在配伍禁忌 [J]. 西北药学杂志，2009，24（4）：322.

[793] 杜洪. 注射用兰索拉唑与盐酸罂粟碱存在配伍禁忌 [J]. 局解手术学杂志，2013，22（3）：318.

[794] 刘瑾，尹国英，张素芬，等. 罂粟碱与其他药配伍发生沉淀的分析 [J]. 中国医院药学杂志，2001，21（10）：635-636.

[795] 童彤，徐光宏，丁海文，等. 5种输液调配的注射用尖吻蝮蛇血凝酶成品输液稳定性研究 [J]. 中国医院药学杂志，2023，43（5）：515-518.

[796] 梁华金，陈飞丽. 头孢米诺钠冻干粉和尖吻蝮蛇血凝酶注射剂存在配伍禁忌 [J]. 临床护理杂志，2016，15（5）：81.

[797] 邢力丹，刘丽丽. 乳酸左氧氟沙星注射液与注射用血凝酶存在配伍禁忌 [J]. 中华现代护理杂志，2019，25（13）：1624.

[798] 张莹. 注射用白眉蛇毒血凝酶与注射用奥美拉唑钠存在配伍禁忌 [J]. 中国实用护理杂志，2013，29（4）：52.

[799] 余婷，陈俊英. 注射用埃索美拉唑钠与注射用白眉蛇毒血凝酶存在配伍禁忌 [J]. 中华现代护理杂志，2012，18（18）：2214.

[800] 谢春华，田宏. 注射用兰索拉唑与注射用血凝酶存在配伍禁忌 [J]. 解放军护理杂志，2015，32（14）：15.

[801] 蔡海敏，杜绍荣，龙波. 注射液二盐酸奎宁复方奎宁和硫酸庆大霉素的化学配伍 [J]. 药学实践杂志，1995，13（2）：92-93.

[802] 刘志邦. 复方奎宁注射液与盐酸普鲁卡因注射液的配伍变化 [J]. 人民军医，1978（10）：79-80.

[803] 杨峻山，陈玉武. 芹菜抗惊有效成分的分离和鉴定 [J]. 中国药学杂志，1984，19（11）：30-31.

[804] 陈飞女，邢晓琴，代秀梅，等. 3种不同材质输液器对丁苯酞氯化钠注射液中丁苯酞的吸附考察 [J]. 中国药师，2016，19（11）：2186-2188.

[805] 肖媛媛，周春华，李德强，等. 不同材质输液器对丁苯酞氯化钠注射液的吸附性考察 [J]. 中国临床药理学杂志，2017，33（7）：634-637.

[806] 成都制药一厂. 氢溴酸樟柳碱生产工艺 [J]. 医药工业, 1975(5): 12-15.

[807] 中国医学科学院药物研究所. 樟柳碱(莨菪烷类生物碱)的研究 [J]. 中草药通讯, 1976(6): 10-14.

[808] 王玉灵, 郭致杰, 胡冠芳, 等. 唐古特莨菪中生物碱的分离鉴定与杀虫活性研究 [J]. 植物保护, 2019, 45(4): 190-194.

[809] 王玉灵, 胡冠芳, 刘敏艳, 等. 唐古特莨菪中生物碱的分离、鉴定与生物活性研究 [J]. 草业学报, 2015, 24(12): 188-195.

[810] 张晓峰, 王环. 山莨菪植物体内4种莨菪烷类生物碱含量的变化 [J]. 西北植物学报, 2002, 22(3): 630-634.

[811] 李强. 氢溴酸山莨菪碱注射液与氯化钠注射液的配伍稳定性研究 [J]. 中国合理用药探索, 2022, 19(3): 104-108.

[812] 陈德俊, 梁翠荣, 张雷. 注射液pH对盐酸消旋山莨菪碱注射液稳定性的影响 [J]. 中国药师, 2013, 16(12): 1942.

[813] 陈美花, 陆秀英, 陈晓蓓. 多烯磷脂酰胆碱与4种药物配伍稳定性考察 [J]. 医药导报, 2009, 28(11): 1515-1516.

[814] 陈丽娟, 梁震野, 辛学俊. 盐酸山莨菪碱注射液与硫酸奈替米星注射液的配伍稳定性考察 [J]. 中国现代应用药学, 2006, 23(7): 675-676.

[815] 叶爱菊, 洪冰, 章小敏. 阿奇霉素枸橼酸二氢钠与盐酸山莨菪碱配伍的稳定性考察 [J]. 海峡药学, 2010, 22(8): 73-75.

[816] 梁震野, 辛学俊. 盐酸消旋山莨菪碱注射液与4种氨基糖苷类抗生素配伍的稳定性考察 [J]. 中国现代应用药学, 2004, 21(1): 71-72.

[817] 罗平. 乳酸环丙沙星与盐酸山莨菪碱注射液的配伍观察 [J]. 华西药学杂志, 1997, 12(2): 131-132.

[818] 辛学俊, 梁震野. 注射用磷霉素钠与盐酸山莨菪碱注射液配伍的稳定性考察 [J]. 西北药学杂志, 2003, 18(1): 23-24.

[819] 曾明艺. 头孢噻肟钠与五种针剂在输液中的稳定性考察 [J]. 中国药业, 1999, 8(11): 64-65.

[820] 李盾, 朱永泉, 贾剑霞. 盐酸山莨菪碱对头孢拉定注射液稳定性的影响 [J]. 中国临床药学杂志, 1998, 7(3): 139-141.

[821] 余红玲, 顾雪英, 何行厉. 头孢西丁钠与三种常用药物的配伍稳定性考察 [J]. 内蒙古中医药, 2009, 28(20): 39-40.

[822] 叶小燕, 顾雪英, 黄彩英. 注射用甲硝唑磷酸二钠与4种注射液在输液中的配伍稳定性试验 [J]. 临床和实验医学杂志, 2009, 8(9): 25-26.

[823] 沈云玉, 任鹏. 盐酸左氧氟沙星与4种注射液在输液中的配伍稳定性 [J]. 抗感染药学, 2006, 3(1): 32-33.

[824] 汤华. 注射用头孢噻肟与多种注射液的配伍稳定性 [J]. 海峡药学, 2006, 18(1): 49-50.

[825] 郑晓林, 韦曦. 盐酸左氧氟沙星注射液与注射用丁溴东莨菪碱配伍稳定性研究 [J]. 中国药业, 2010, 19(18): 26-27.

[826] 谢静, 兰晓玉. 注射用丁溴东莨菪碱在木糖醇和果糖注射液中的配伍稳定性考察 [J]. 中南药学, 2011, 9(1): 32-35.

[827] 云晓琳, 王勇, 陈民辉, 等. pH值对丁溴东莨菪碱溶液稳定性的影响 [J]. 今日药学, 2013, 23(1): 19-22.

[828] 卫康醇(去水卫矛醇) [J]. 药学通报, 1986, 21(3): 158-159.

[829] 梁乔芳, 刘华钢, 谭强, 等. 二去水卫矛醇对人脑肿瘤细胞体外抑制作用 [J]. 广西科学, 2015, 22(4): 454-456.

[830] 王志梅, 孙小莉, 李小琴. 注射用盐酸万古霉素与去乙酰毛花苷注射液存在配伍禁忌 [J]. 中华现代护理杂志, 2015, 21(5): 576.

[831] 金国章, 张振德, 徐振邦, 等. 控制性降压药: 环轮宁的药理研究和临床观察 [J]. 新药与临床, 1982, 1(2): 1-4.

[832] 洪山海, 李静芳, 马广恩. 石蒜科生物碱的研究: Ⅳ. 加兰他敏生产工艺及高含量植物的寻找 [J]. 药学通报, 1979(8): 372-373.

[833] 王晓燕, 黄敏仁, 韩正敏. 石蒜属植物中加兰他敏的分离提取及其应用 [J]. 南京林业大学学报(自然科学版), 2004, 28(4): 79-83.

[834] 李籽杉, 安周捷, 王婧, 等. 蛇足石杉主要活性成分及其生物合成研究进展 [J]. 中草药, 2022, 53(11): 3505-3517.

[835] 杨国浓, 刘孟娟. 羟基喜树碱与2种注射液配伍的稳定性考察 [J]. 中国现代应用药学, 1998, 15(3): 69.

[836] 石金芳, 豆兴茹, 尤晓明, 等. 依托泊苷、长春地辛和表阿霉素在输液中的配伍稳定性考察 [J]. 中国医院药学杂志, 2016, 36(21): 1920-1923.

[837] 巩佳威, 曲晓宇, 高凤, 等. 依托泊苷、表柔比星与环磷酰胺在输液中的配伍稳定性考察 [J]. 中国现代应用药学, 2019, 36(20): 2584-2587.

[838] 徐斌, 张琴, 郭夫江, 等. 高乌头的研究进展 [J]. 中成药, 2016, 38(4): 882-890.

[839] 张蕾, 孙丽娜, 薛璇玑, 等. 高乌头的化学成分及药理作用研究进展 [J]. 西北药学杂志, 2019, 34(3): 412-416.

[840] 贾春艳, 苗小楼, 张云鹤, 等. 高乌头炮制沿革、化学成分及药理作用研究进展 [J]. 中国中医药信息杂志, 2022, 29(1): 143-148.

[841] 孙为民, 杨继红, 宋琪雯, 等. 氢溴酸高乌甲素注射液与4种液体配伍的稳定性 [J]. 贵阳医学院学报, 2004, 29(3): 229-231.

[842] 刘勐, 史彦斌, 管玉珠. 氢溴酸高乌甲素注射液及冻干粉的稳定性 [J]. 中国医院药学杂志, 2010, 30(2): 111-113.

[843] 林彦君, 宋流东. 草乌甲素的研究进展 [J]. 中国民族民间医药, 2021, 30(20): 58-62.

[844] 袁梅, 马晓霞, 杨树德, 等. 滇西乌头化学成分研究 [J]. 中药材, 2013, 36(6): 938-940.

[845] 马晓强, 蒋山好, 朱大元. 滇西乌头中的二萜生物碱 [J]. 中国中药杂志, 1998, 23(11): 39-40.

[846] 邹月芝, 刘光兴, 刘香芸, 等. 荧光鉴别法在千金藤植物及生物碱罗通定和痛可宁中的应用 [J]. 中国药学杂志, 1996, 31 (2): 77-79.

[847] 梁柏林. 从华千金藤中提取颅痛定工艺的研究 [J]. 广西化工, 1996, 25 (2): 6-9.

[848] 焦红军, 彭秀丽. 注射用曲克芦丁与3种注射液配伍的稳定性考察 [J]. 临床医药文献电子杂志, 2020, 7 (3): 145-146.

[849] 张涛, 方启雪, 聂静, 等. 曲克芦丁注射液与碘伏存在配伍禁忌 [J]. 中国实用护理杂志, 2013, 29 (22): 55.

[850] 王丽嵘, 杨治国, 孙鲁山. 不同输液环境曲克芦丁的稳定性考察 [J]. 中国医院药学杂志, 2009, 29 (19): 1679-1700.

[851] 谢本树, 陈征. 注射用曲克芦丁与3种注射液配伍的稳定性考察 [J]. 海峡药学, 2009, 21 (6): 67-69.

[852] 王艳宁. 曲克芦丁注射液与2种注射液配伍的稳定性考察 [J]. 中国药房, 2005, 16 (10): 781-783.

[853] 李勃, 王玉刚, 乔立娟, 等. 曲克芦丁注射液的稳定性研究 [J]. 北方药学, 2006, 3 (3): 15-16.

[854] 赵岩. 观察多种常用溶媒配制鹿瓜多肽注射液的稳定性 [J]. 世界最新医学信息文摘, 2019, 19 (55): 115.

[855] 曾菲, 张成, 杨雅莉, 等. 不同溶媒配制鹿瓜多肽注射液的稳定性研究 [J]. 西南国防医药, 2018, 28 (3): 225-227.

[856] 高声传, 刘美彤, 付诗渊. 注射用骨瓜提取物与不同注射液的配伍研究 [J]. 中国药物警戒, 2016, 13 (12): 748-752.

[857] 朱红燕, 童玮. 注射用骨肽与果糖注射液存在配伍禁忌 [J]. 临床合理用药杂志, 2014, 7 (5): 12.

[858] 苏艳颖. 注射用复方骨肽与抗炎药物配伍稳定性考察 [J]. 航空航天医学杂志, 2017, 28 (8): 937-940.

[859] 范雪琴. 注射用复方骨肽与泮托钠唑存在配伍禁忌 [J]. 中国误诊学杂志, 2011, 11 (5): 1078.

[860] 延凤梅, 和晖, 弥金霞. 复方骨肽注射液与甲泼尼龙琥珀酸钠注射剂存在配伍禁忌 [J]. 解放军护理杂志, 2009, 26 (10): 53.

[861] 韦曦, 刘丽珍, 冯律律, 等. 从动物脏器中提取制备的注射剂与输液的配伍稳定性 [J]. 中国药师, 2008, 11 (8): 990-992.

[862] 刘向芳, 刘幸, 王璐, 等. 注射用脑蛋白水解物的配伍稳定性试验探究 [J]. 昆明学院学报, 2015, 37 (6): 99-102.

[863] 尚晓霞, 刘燕, 周艳. 双嘧达莫注射液与脑蛋白水解物注射液存在配伍反应 [J]. 中国误诊学杂志, 2006, 6 (6): 1194.

[864] 赵继铃, 冀建伟, 张鑫. 长春西汀注射液与脑蛋白水解物等的配伍禁忌 [J]. 中国实用神经疾病杂志, 2011, 14 (23): 71-72.

[865] 李金花,刘恒.单唾液酸四己糖神经节苷脂钠注射液不同输液中稳定性考察[J].中国药师,2013,16(11):1749-1751.

[866] 陈艳春,单爱云,李春红,等.丹参注射液对小牛血去蛋白提取物稳定性的影响[J].中国药业,2016,25(8):29-33.

[867] 吕新芝,苏小英,林茶美.维生素C注射液与小牛血去蛋白提取物存在配伍禁忌[J].护理实践与研究(下半月版),2013,10(2):66.

[868] 刘义华.丹参注射液与细胞色素C的配伍变化[J].中国医院药学杂志,1985,5(2):27-28.

[869] 李鹏,朱龙社,张方,等.常用输液溶剂中注射用乌司他丁稳定性研究[J].中国药业,2020,29(5):82-85.

[870] 林淑瑜,甘惠贞,李玉堂,等.注射用乌司他丁与2种常用溶剂在输液泵中的配伍稳定性考察[J].中国药房,2017,28(8):1041-1044.

[871] 赵丽萍.注射用乌司他丁与复方氨基酸存在配伍禁忌[J].当代护士(中旬刊),2016,23(7):120.

[872] 张建忠.尿激酶与3种输液配伍的不溶性微粒考察[J].中国药业,2010,19(24):28.

[873] 张建忠,夏运岳.尿激酶与肝素钠在输液中配伍的不溶性微粒考察[J].苏州大学学报(医学版),2003,23(6):672-673.

[874] 余雁,黄莺,屈佳.注射用尿激酶与盐酸万古霉素存在配伍禁忌[J].中华现代护理杂志,2013,19(10):1240.

[875] 周俊卿,温钦玲.注射用盐酸氨溴索与胸腺肽存在配伍禁忌[J].临床误诊误治,2010,23(12):1182.

[876] 薛文华,杨海英,王卫卫,等.泮托拉唑钠与注射用胸腺肽存在配伍禁忌[J].中国误诊学杂志,2010,10(34):8334.

[877] 王翠梅,贾艳焕.胸腺肽与丹参注射液配伍禁忌研究[J].山西医药杂志,2005,34(11):44.

[878] 张际春.注射用肝水解肽与注射用对氨基水杨酸钠存在配伍禁忌[J].中国误诊学杂志,2008,8(23):5715.

[879] 罗晓华.葡萄糖酸依诺沙星注射液与硫酸软骨素注射液存在配伍禁忌[J].护理研究,2007,21(28):2543.

[880] 邵瑞娜.硫酸软骨素注射液与典沙存在配伍禁忌[J].现代护理,2005,11(18):1538.

[881] 时银萍,管圆圆,潘莉,等.四种药物与常用输液溶媒的配伍稳定性考察[J].药学服务与研究,2015,15(2):138-140.

[882] 翁优娟.注射用促肝细胞生长素与前列地尔注射液存在配伍禁忌[J].解放军护理杂志,2013,30(2):18.

[883] 高声传,周芬,刘美彤.注射用肌氨肽苷与不同输液配伍的稳定性考察[J].中国药师,2016,19(7):1391-1395.

[884] 韩红梅，支英杰. 采用精密输液器输注中药注射剂的作用 [J]. 中国中药杂志，2012，37（18）：2758-2759.

[885] 李文东，王成刚，刘海涛，等. 澄清度检查法之仪器法的方法学研究 [J]. 中国药品标准，2016，17（4）：271-275.

[886] 李培芳，纵盼，周震，等. 静脉用中药注射剂成品输液物理性质考察 [J]. 安徽医药，2023，27（12）：2529-2537.

[887] 童彤，丁海文，吴健，等. 成品输液物理稳定性与相容性检查指标专家共识 [J]. 医药导报，2024，43（2）：149-155.

[888] 孙欣，范梦瑶，裴泽军. 醒脑静注射液静脉药物配制中心集中配置后的有效时间研究 [J]. 中国医院药学杂志，2019，39（4）：340-343.

[889] MONOGUE M L, ALMARZOKY ABUHUSSAIN S S, KUTI J L, et al. Physical compatibility of fosfomycin for injection with select i.v. drugs during simulated Y-site administration[J]. Am J Health Syst Pharm，2018，75（1）：e36-e44.

[890] THABIT A K, HAMADA Y, NICOLAU D P. Physical compatibility of ceftolozane-tazobactam with selected i.v. drugs during simulated Y-site administration[J]. Am J Health Syst Pharm，2017，74（1）：e47-e54.

[891] LEE T M, VILLAREAL C L, MEYER L M. Y-site compatibility of intravenous levetiracetam with commonly used critical care medications[J]. Hosp Pharm，2021，56（4）：282-286.

[892] KOLLER A K, KREBS S, DÖRJE F. Medication safety in intravenous therapy: a compatibility study of clonidine with drugs frequently used in intensive care[J]. Pharmaceutics，2020，13（1）：21.

[893] GHAZI I M, EL NEKIDY W S, ASAY R, et al. Simultaneous administration of imipenem/cilastatin/relebactam with selected intravenous antimicrobials, a stewardship approach[J]. PLOS One，2020，15（5）：e0233335.

[894] WANG M, ZHANG H, DONG R, et al. Compatible stability study of panax notoginseng saponin injection（xueshuantong®）in combination with 47 different injectables[J]. Biomed Chromatogr，2016，30（10）：1599-1610.

[895] TRISSEL L A, BREADY B B. Turbidimetric assessment of the compatibility of taxol with selected other drugs during simulated Y-site injection[J]. Am J Hosp Pharm，1992，49（7）：1716-1719.

[896] TRISSEL L A, MARTINEZ J F. Turbidimetric assessment of the compatibility of taxol with 42 other drugs during simulated Y-site injection[J]. Am J Hosp Pharm，1993，50（2）：300-304.

[897] TONG T, LI P, DING H, et al. Physical compatibility of Xuebijing injection with 53 intravenous drugs during simulated Y-site administration. PLoS One，2024，19（3）：e0299694.

中文药名索引

A

阿魏酸钠 266
艾迪注射液 130

B

巴曲酶 401
白花蛇舌草注射液 67
斑蝥酸钠 395
板蓝根注射液 63
梓丙酯 272
薄芝菌注射液 21
薄芝糖肽 408
玻璃酸酶 390
补骨脂注射液 144

C

草乌甲素 324
柴胡注射液 41
柴辛感冒注射液 70
蟾酥注射液 133
川参通注射液 121
川芎嗪 196
穿琥宁 180
穿心莲注射液 50
喘可治注射液 145
垂体后叶 353
刺五加注射液 4

促肝细胞生长素 364
促皮质素 357

D

大蒜素 269
大株红景天注射液 74
丹参川芎嗪注射液 200
丹参酮 II_A 磺酸钠 171
丹参注射液（注射用丹参/丹参滴注液） 86
斤红注射液 99
丹皮酚 180
单唾液酸四己糖神经节苷脂钠 342
胆木注射液 72
当归寄生注射液 125
灯盏花素注射液（注射用灯盏花素） 106
灯盏细辛注射液 109
地高辛 312
地龙注射液 145
丁苯酞 295
丁公藤注射液 125
丁溴东莨菪碱 300
毒毛花苷 K 316
多西他赛 217

E

莪术油 191

F

矾藤痔注射液　148
蜂毒　397
复方半边莲注射液　143
复方大青叶注射液　67
复方当归注射液　143
复方对乙酰氨基酚金银花注射液　415
复方风湿宁注射液　124
复方甘草酸铵　157
复方甘草酸单铵S　157
复方甘草酸苷　159
复方骨肽　339
复方蛤青注射液　146
复方苦参注射液　131
复方明矾布比卡因注射液　415
复方脑肽节苷脂　344
复方蒲公英注射液　69
复方曲肽　343
复方麝香注射液　120

G

甘草酸二铵　151
肝水解肽　363
肝素钙　388
肝素钠　367
肝炎灵注射液　56
高三尖杉酯碱　206
葛根素　174
谷红注射液　411
骨瓜提取物　336
骨肽　337
瓜蒌皮注射液　111
冠心宁注射液　104

H

汉防己甲素　322

蒿甲醚　294
红花注射液　95
红茴香注射液　126
华蟾素注射液　134
环轮宁　319
黄芪注射液　1
黄瑞香注射液　126
黄藤素注射液　65
黄体酮　327

J

肌氨肽苷　345
鸡矢藤注射液　129
健骨注射液　128
降纤酶　402
酒石酸长春瑞滨　236
枸橼酸咖啡因　167

K

康艾注射液　136
康莱特注射液　141
抗腮腺炎注射液　69
科博肽　403
苦碟子注射液　111
苦黄注射液　55
苦木注射液　66
苦参碱　161
苦参素　163
奎宁　293

L

榄香烯　207
勒马回注射液　71
利血平　326
亮菌甲素　410
磷酸可待因　292

灵孢多糖（赤芝孢子多糖） 407
羚羊角注射液 56
硫酸阿托品 306
硫酸长春地辛 235
硫酸长春碱 223
硫酸长春新碱 228
硫酸罗通定 321
硫酸软骨素 366
硫酸四氢帕马丁 321
硫酸鱼精蛋白 404
鹿瓜多肽 334
鹿茸精注射液 22

M

麻黄碱 317
吗啡 278
脉络宁注射液 113
毛冬青注射液 122
糜蛋白酶 363

N

脑蛋白水解物 340
脑苷肌肽 346
尿促卵泡素 333
尿促性素 331
尿多酸肽 334
尿激酶 329

P

脾多肽 360

Q

七叶皂苷钠 203
蕲蛇酶 400
羟喜树碱 242
青蒿琥酯 294

氢溴酸东莨菪碱 302
氢溴酸高乌甲素 323
氢溴酸加兰他敏 271
氢溴酸樟柳碱 297
清肝注射液 72
清开灵注射液（注射用清开灵） 23
清热解毒注射液 66
驱虫斑鸠菊注射液 144
曲克芦丁 325
去感热注射液 68
去甲斑蝥酸钠 396
云水卫矛醇 265
去乙酰毛花苷 311

R

热毒宁注射液 58
热可平注射液 68
人参多糖 149
人参糖肽注射液 21
绒促性素 332

S

三尖杉酯碱 205
三氧化二砷 406
桑姜感冒注射液 71
山莨菪碱 297
芍倍注射液 146
射干抗病毒注射液 66
参附注射液 6
参麦注射液 11
参芪扶正注射液 20
参芎葡萄糖注射液 202
肾康注射液 9
生脉注射液 14
石杉碱甲 320
舒肝宁注射液 57

舒血宁注射液　114
疏血通注射液　118
双黄连注射液（注射用双黄连）　29
缩宫素　354

T

胎盘多肽　327
痰热清注射液　42
替尼泊苷　260
天麻素　166
田基黄注射液　70
通关藤注射液　138
痛安注射液　142
土贝母皂苷注射液　72
退热解毒注射液　71

W

乌司他丁　328
乌头注射液　142

X

喜炎平注射液　50
细胞色素 C　392
细辛脑　273
夏天无注射液　125
香丹注射液（丹香冠心注射液）　102
香菇多糖　409
消痔灵注射液　147
硝酸士的宁　321
硝酸一叶萩碱　164
小牛脾提取物　359
小牛血去蛋白提取物　358
心肌肽　347
心脉隆注射液　120
新鱼腥草素钠　268
醒脑静注射液　48

杏芍氯化钠注射液　203
胸腺肽　361
雪莲注射液　127
雪上一枝蒿总碱注射液　127
血必净注射液　75
血凝酶　397
血塞通注射液（注射用血塞通）　80
血栓通注射液（注射用血栓通）　83

Y

鸦胆子油乳注射液　140
岩黄连注射液　68
炎琥宁　186
盐酸关附甲素　296
盐酸槐定碱　179
盐酸洛贝林　165
盐酸托泊替康　243
盐酸伊立替康　246
盐酸罂粟碱　275
氧化樟脑　170
野菊花注射液　69
野木瓜注射液　128
伊痛舒注射液　128
依托泊苷　250
胰岛素　348
胰激肽原酶　362
异甘草酸镁　154
抑肽酶　393
益母草注射液　144
茵栀黄注射液　34
银黄注射液　65
银杏达莫注射液　412
银杏二萜内酯葡胺注射液　118
银杏内酯注射液　117
银杏叶提取物　194
鱼肝油酸钠　404

鱼金注射液　64
鱼腥草注射液　37

Z

藻酸双酯钠　150
樟脑磺酸钠　171
正清风痛宁注射液　123
止喘灵注射液　145
肿节风注射液　48

猪苓多糖注射液　141
注射用丹参多酚酸　89
注射用丹参多酚酸盐　92
注射用红花黄色素　97
注射用黄芪多糖　3
注射用益气复脉　17
转移因子　360
紫杉醇　209
祖师麻注射液　126